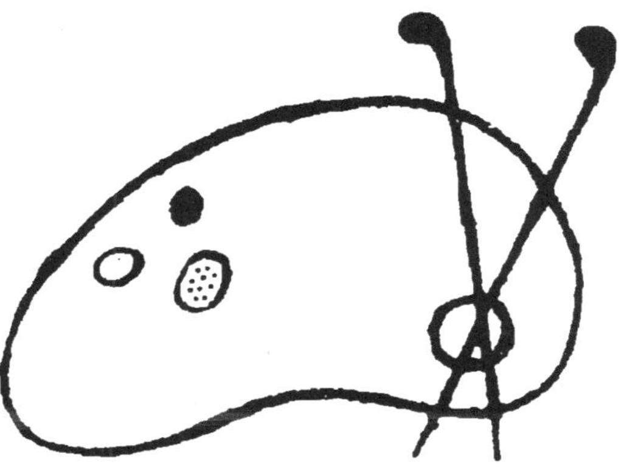

Début d'une série de documents
en couleur

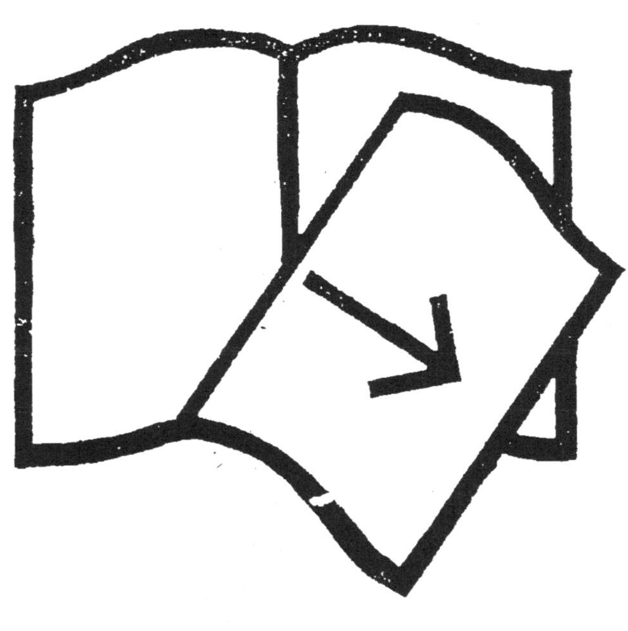

Couverture inférieure manquante

TRAITÉ COMPLET

DE

MÉDECINE

ÉLECTRO-HOMÉOPATHIQUE

Pathologie Nouvelle — Thérapeutique Nouvelle

GUIDE PRATIQUE

à l'usage des personnes qui désirent employer les remèdes homéopathiques complexes

PAR

P. PONZIO

Directeur de la " Clinique Electro - Homéopathique "

PARIS

LIBRAIRIE J.-B. BAILLIÈRE ET FILS

Rue Hautefeuille, 19, près du Boulevard Saint-Germain

1889

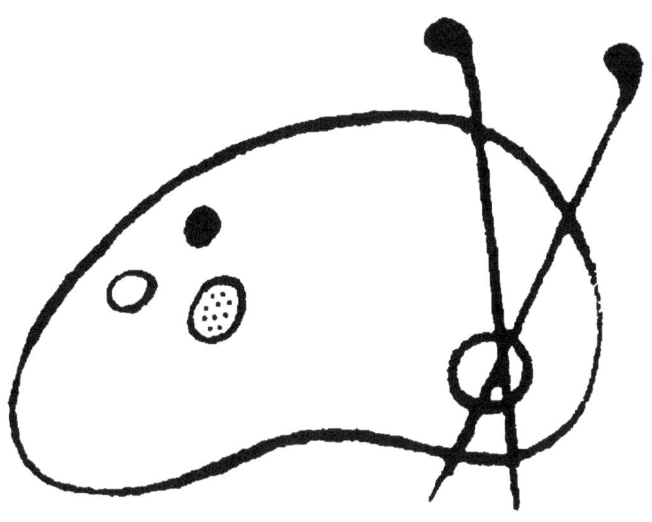

Fin d'une série de documents
en couleur

TRAITÉ COMPLET

DE

MÉDECINE

ÉLECTRO-HOMÉOPATHIQUE

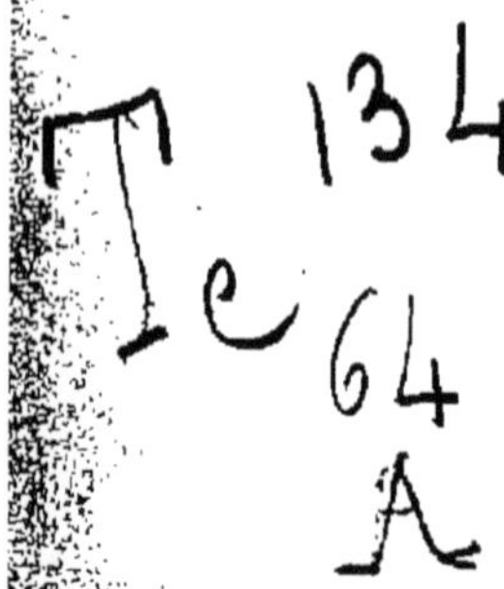

TRAITÉ COMPLET
DE
MÉDECINE
ÉLECTRO-HOMÉOPATHIQUE
OU
HOMÉOPATHIE COMPLEXE

Pathologie Nouvelle — Thérapeutique Nouvelle

GUIDE PRATIQUE

à l'usage des personnes qui désirent employer les remèdes homéopathiques complexes

PAR

P. PONZIO

Directeur de la " Clinique ", organe de l'Homéopathie complexe

(SIXIÈME MILLE)

PARIS
LIBRAIRIE J.-B. BAILLIÈRE ET FILS
Rue Hautefeuille, 19, près du Boulevard Saint-Germain

1889

PRÉFACE

Ce livre est dédié aux médecins de bonne foi. Il s'adresse également aux pères et aux mères de famille, à ceux que leur autorité rend responsables, dans une mesure plus ou moins étendue, de la vie et du bien-être d'autrui, enfin, à toutes les personnes désireuses de ne pas ignorer les lois qui président à l'équilibre de la vie humaine, et qui considèrent l'entretien de leur santé comme un devoir social de premier ordre.

L'Electro-Homéopathie est présenté ici pour la première fois en corps de doctrine logiquement coordonné et rattaché à l'ensemble de la science médicale. Ce n'est pas une doctrine née d'hier, spontanément éclose dans le cerveau d'un réformateur fantaisiste. Ses origines remontent aux premières années de l'homéopathie (1834) Le docteur Julius Aegidi, disciple et ami de Hahnemann, doit être considéré comme le premier fondateur de cette méthode. Sa découverte fut accueillie avec joie et approuvée par Hahnemann lui-même.

Depuis ce temps, les découvertes effectuées dans le même ordre d'idées par Soleri, Bellotti et Finella ont donné à la science nouvelle ses assises fondamentales et nous permettent aujourd'hui d'affirmer hautement la réforme homéopathique sous le nom d'Electro-Homéopathie, ou homéopathie complexe. Elle se recommande à l'attention du public et du monde savant par une expérience de plus d'un demi-siècle.

En 1877, le docteur Finella écrivait, dans la préface de son ouvrage, *Nouvelle Méthode homéopathique* : « Nous ne craignons pas d'af-« firmer que les temps sont venus où la lumière « doit se faire ». Et plus loin : « Puisse cette « lumière ramener à l'homéopathie bien des « ennemis qui, peut-être un jour, se déclareront « convaincus devant l'efficacité de nos nou-« veaux agents. »

Après douze années, la doctrine élucidée par le docteur Finella a pris sa place au grand jour de la science et s'est déjà répandue de toutes parts. Un grand nombre d'homéopathes, ceux du moins qui, tout en restant fidèles à la tradition, ne reculent pas devant le progrès, se sont ralliés à la réforme et ont accompli, grâce à elle, des guérisons qui leur étaient impossibles avec l'homéopathie simple.

Nous avons vu aussi des médecins allopathes venir à nous et nous demander nos remèdes. Après avoir essayé notre méthode et en avoir constaté les bons effets, ils sont devenus ses adeptes fervents et ses propagateurs infatigables. Ce sont là ces adversaires dont parle le docteur Finella et que tenait éloignés la méthode rigoriste de l'unité de remèdes. Nous sommes heureux de les savoir ramenés, non à notre doctrine, mais à l'homéopathie elle-même.

Enfin, les personnes qui n'appartiennent à aucune école médicale, ni par profession, ni par goût, les malades qui désirent se soigner eux-mêmes en prenant pour guides le bons sens e l'expérience, forment autour de la nouvelle méthode un contingent considérable et qui s'accroît tous les jours.

C'est à eux tous que nous adressons notre ouvrage. Il les éclairera sur les points qui ont pu rester obscurs pour ceux. Il les confirmera dans leurs notions acquises. Nous l'adressons aussi avec confiance aux sceptiques, aux incrédules même, avec la certitude de forcer leur conviction, pour peu qu'ils veuillent s'initier aux principes fondamentaux de notre doctrine.

Le comte Mattei ne peut être considéré comme un révélateur de la science nouvelle qui n'est autre que l'homéopathie complexe, chose qu'il n'a jamais voulu ni dire ni reconnaître. Au lieu d'exposer la lumière aux regards de tous, il l'a mise sous le boisseau. Il a toujours fait mystère, non-seulement de la composition de ses remèdes, mais encore des principes et de la doctrine qui pouvaient le guider. Ce n'est pas ainsi que procèdent les novateurs sérieux. Aujourd'hui encore, il se flatte d'observer sur tous ces points un secret inviolable et d'être seul à l'exploiter. De telle sorte que son système, ne pouvant être discuté, se dérobe entièrement à l'éloge et à la critique : il est donc comme nul et non avenu. Au point de vue scientifique, on peut dire que le comte Mattei *n'existe pas*.

Nous avons suivi une marche radicalement inverse. Le comte Mattei n'a jamais expliqué ce nom d'Electro-Homéopathie donné à la méthode nouvelle, peut-être parce qu'il ne s'en rendait pas lui-même un compte très exact. Nous l'avons fait. Nous avons renoué le fil de la tradition qui s'était rompu entre ses mains. Nous avons développé, sans secret ni mystère, les principes et la doctrine qui résultent de nos travaux et nous avons loyalement publié la composition de nos remèdes. En agissant ainsi, nous croyons nous être acquis des droits à l'estime du public et du monde médical, tandis que le comte Mattei reste, de par sa volonté même, au rang des empiriques et des spéculateurs en remèdes secrets.

Dans l'exposé de notre doctrine comme dans l'examen des méthodes allopathiques, nous nous sommes appuyé, soit pour défendre, soit pour combattre, sur des autorités reconnues dans la science. En homéopathie simple, l'*Organon* de Hahnemann et les savants commentaires de M. Léon Simon père sur cet évangile de la médecine nouvelle ; en homéopathie complexe, les ouvrages du docteur Bellotti et du docteur Finella ; en allopathie, les écrits de Littré et de Claude Bernard, la *matière médicale* de Trousseau et Pidoux, la *Pathologie générale* de M. Bouchut : telles sont les sources principales où nous avons puisé. Nous devons aussi une mention spéciale au commandeur Ghirelli qui nous a converti à l'Electro-homéopathie et qui, dans nos recherches, nous a aidé de ses conseils et de son expérience. Qu'il reçoive ici l'expression de toute notre gratitude. Enfin lorsque nous avons dû passer au crible de la dialectique les opinions de l'ancienne école, nous l'avons fait avec l'ardeur que commande la recherche de la vérité ; mais dans la chaleur d'une discussion permise, nous n'avons jamais oublié le respect dû aux personnes et nous avons observé la plus grande déférence pour leur talent et leur caractère.

Nous sommes de ceux qui déplorent l'antagonisme existant entre les sectes rivales de la médecine : et nous croyons que les malades sont les premières victimes de cet état de guerre en permanence dans toutes les écoles. Sans poursuivre un vain éclectisme, nous pensons, après tant d'autres, qu'une trêve prolongée, sinon un traité de paix, serait grandement souhaitable dans l'intérêt de la santé publique.

Nous n'avons certes pas l'autorité qu'il faut pour proposer une telle conciliation, ni même pour ébaucher cette large synthèse médicale qui est le secret de l'avenir. Toutefois, qu'il nous soit permis de le déclarer, la situation que nous avons prise nous place à égale distance des deux grandes armées qui se disputent l'empire de la médecine et nous crée une indépendance qui a bien son prix. C'est pourquoi il nous semble que notre méthode offre à tous les belligérants un point de ralliement utile sous les auspices de la grande loi des semblables.

Quoi qu'il en soit d'une telle aspiration qui paraîtra peut-être ambitieuse, nous sommes sûr de rencontrer l'assentiment universel en souhaitant de voir se substituer au scepticisme médical qui stérilise, la foi scientifique qui unit et féconde.

INTRODUCTION

Philosophie de la Médecine

L'Art médical.

« La première, l'unique vocation du médecin, est « de rendre la santé aux personnes malades; c'est « ce qu'on appelle guérir. Il est temps que tous ceux « qui se disent médecins cessent enfin de trom- « per les pauvres humains par des paroles vides « de sens, et qu'ils commencent à agir, c'est-à-dire « à soulager et guérir réellement les maladies. »

Ainsi s'exprime Hahnemann à la première page de son *Organon*. On ne peut mieux définir la fonction du médecin. Si l'on fait attention à l'étymologie du mot, *medicus*, de *medeor*, je soigne, on verra que le médecin est avant tout un praticien qui doit poursuivre et extirper le mal, en pratique et non en théorie, dans le corps des malades et non dans les livres. L'étymologie grecque est encore préférable : ιατρος de ιάομαι je guéris. Non pas seulement soigner, mais guérir, tel doit être l'objet de tout praticien. « Rétablir la santé, dit encore « Hahnemann, c'est le premier et unique but du « médecin pénétré de l'importance de sa mission, « qui consiste à secourir son prochain et non à « pérorer d'un ton dogmatique. » (*Organon*, § 17.)

Ces dernières paroles établissent une distinction

nette entre la curiosité scientifique qui endurcit le cœur et l'active charité qui donne l'amour de la vie, inspire la foi et fait naître l'espérance. Le médeçin vraiment digne de ce nom se donne tout entier à son œuvre : il ne lui suffit pas de soigner, de soulager, il veut encore guérir. Il aspire à rayer le mot *incurable* du dictionnaire de la médecine. Il n'a de trêve, il n'a de repos que lorsqu'il a remis sur pieds son malade, complètement rétabli et délivré du plus petit symptôme morbide. C'est son chef-d'œuvre à lui : il le contemple avec le même bonheur que le peintre son tableau, le sculpteur sa statue, le musicien sa partition. Cette lutte contre la mort le passionne, aiguise ses facultés, l'élève moralement. Chaque insuccès est une amertume, chaque guérison une joie.

Or, soulager son prochain, ce n'est pas le disséquer. Rien de plus contraire au génie de la profession médicale que cette soif scientifique de connaître qui a fait dire aux docteurs d'autrefois : *Experimentum faciamus in anima vili*. Nous avons connu un étudiant en médecine, interne dans un des grands hôpitaux de Paris, qui nous avoua ingénûment avoir quelquefois désiré la mort d'un sujet offrant quelque beau cas pathologique, plus ou moins incurable, et même attendu avec impatience le moment où, sur la table d'autopsie, le cadavre pourrait enfin s'offrir à son scalpel. Soif déréglée, ardeur malsaine, qui donne le mépris de la vie et le goût de la mort. Caprice impuissant et cruel, comparable à celui de l'enfant qui brise son jouet sans parvenir à le mieux connaître ! Le vrai médecin ne demande pas à la mort le secret de la vie : il observe l'homme vivant et en bonne santé ; il expérimente au besoin sur lui, pour mieux apprendre à guérir l'homme malade ; et c'est au chevet de ce dernier qu'il déploie toutes les ressources de son art, qu'il s'étudie à conjurer toutes les crises, à disputer sa victime à la mort, à retarder le plus longtemps possible l'instant fatal, bien loin de le désirer, de le souhaiter avec ardeur afin de repaître sa science dans les chairs du cadavre, comme font les corbeaux et les oiseaux de proie !

Guérir, voilà donc l'objectif du médecin, et non pas forger des systèmes, disséquer ou pérorer. Un avocat célèbre, repoussant tous les éloges adressés à son éloquence, s'écriait, avec une modestie louable qui était en même temps l'expression d'un légitime orgueil : « Je n'ai qu'un mérite, un seul : *je gagne mes causes.* » Ainsi doit faire tout médecin : il doit mettre sa gloire dans la guérison seule; il doit gagner tous ses procès contre la nature hostile, contre le mal, laissant à d'autres l'honneur des découvertes anatomiques ou physiologiques, et se rendant ainsi digne de ce beau nom de thérapeutiste, ou guérisseur, qui exprime la plus haute mission de l'homme sur la terre : rendre la santé, propager et maintenir la vie !

Longtemps l'ancienne médecine a fait de son art l'humble auxiliaire de la science, sacrifiant la pratique médicale à la théorie, vivant presque uniquement de la métaphysique doctrinale, et n'ayant pas assez de dédain pour cette grande école empirique, mot dont elle a fait un terme de mépris et presque le synonyme de charlatan, alors que sa signification exacte, qu'il faut lui rendre (ἐν, dans; πεῖρα, essai) est celle même que comportent les mots : observation, expérience.

Elle en revient aujourd'hui. Cédant à l'irrésistible mouvement de philanthropie qui entraîne les sociétés modernes, elle s'humanise, elle s'initie à d'autres préceptes, mais avec quelle maladresse, quelle hésitation, quelle timidité !

M. Bouchut, dans ses *Nouveaux éléments de Pathologie générale,* page 412, s'écrie : « Si la médecine cesse de prétendre à la guérison des maux « qui accablent l'humanité pour se contenter d'en « faire des études au moyen de la loupe, de la « balance ou du scalpel, elle cesse d'être la méde-

« cine; ce n'est plus que de l'histoire naturelle et « elle ment à la belle devise qui fait sa gloire: *Gué-« rir quelquefois, soulager souvent, consoler tou-« jours.* »

N'en déplaise à M. Bouchut, néophyte inconscient de l'empirisme, cette devise ne fait nullement la gloire de la médecine, car elle est un aveu caractérisé d'impuissance. Se donner pour but de *guérir quelquefois,* c'est mentir à la haute mission du médecin, qui doit aspirer à guérir *toujours,* et qui est intimement convaincu que la nature et son art lui en fourniront les moyens; c'est renier la médecine, la rendre sans objet, la priver de toute raison d'être. *Soulager souvent,* ce n'est pas encore assez : c'est attaquer mollement l'adversaire, c'est rendre les armes avant d'avoir combattu. *Consoler toujours* n'est pas du ressort de la médecine.

Lorsqu'un malade vous appelle à son chevet, ce n'est pas pour être consolé, c'est pour être soulagé, c'est pour être guéri. Or, vous ne le guérirez pas, vous ne le soulagerez pas, vous le consolerez encore moins si vous n'avez pas la plus robuste confiance dans les ressources de votre art; si vous venez à lui pénétré à la fois de la grandeur du mal et de l'impuissance de vos moyens, de l'incertitude de vos méthodes, de l'inanité de vos doctrines. C'est malheureusement ce qui perce dans la devise de M. Bouchut. On sent bien qu'il n'a pu débarrasser ses épaules d'un lourd fardeau; le scepticisme l'accable, la foi lui manque, il n'a pas émancipé son esprit.

Ce qui est à retenir dans la phrase qui précède, c'est la distinction enfin reconnue entre la science et l'art, entre l'anatomie ou la physiologie et la médecine; c'est la différence qui existe entre le théoricien expérimentateur et le praticien.

Au premier, le microscope, la balance et le scalpel; il fait de l'histoire naturelle. Au second, toutes les ressources de la thérapeutique : il pratique l'art de guérir.

Objet de la médecine, ses principes, sa méthode.

Ainsi la médecine est un art, mais un art très libre et très indépendant, ayant son objet, ses principes et sa méthode, distincts de l'objet, des principes et jusqu'à un certain point des méthodes philosophiques. C'est un tel art que parvint à instituer Hippocrate, dans son traité de l'*Ancienne Médecine,* en le dégageant de la pernicieuse influence des écoles philosophiques et particulièrement de l'école d'Elée. (1)

La même œuvre fut accomplie de nos jours par Hahnemann qui dut à son tour le soustraire au despotisme des hypothèses philosophiques conçues par les successeurs dégénérés d'Hippocrate et le rétablir dans tous ses droits: ce qu'il fit dans l'*Organon,* ce livre immortel qui devrait être la Bible de tout médecin.

L'objet de cet art, c'est de guérir ; ses principes se résument dans l'observation ; sa méthode, c'est l'expérience. Guérir par les moyens que suggèrent l'observation et l'expérience, c'est toute la médecine, c'est toute la science. « En médecine, a dit « M. Léon Simon père, l'homme le plus savant est « celui qui guérit plus et qui guérit mieux. Les « connaissances qui ne mènent pas à cette fin der- « nière constituent ce qu'avec beaucoup d'esprit, « Sydenham disait de la médecine de son temps, « lorsqu'il la qualifiait : *Ars garrulandi potius « quam sanandi.* »

Objet positif et bien déterminé ; principes inattaquables ; méthode rigoureuse, telle est la triple obligation qui s'impose au praticien dans l'exercice de son art. Nous verrons au cours de cet ouvrage

---

(1) Léon Simon, père : *Commentaires sur l'Organon d'Hahnemann,* page 350 de l'*Exposition de la Doctrine médicale homéopathique.* Paris, J.-B. Baillière et fils. 1872.

sur quels points doit porter l'observation, sur quelles données s'appuie l'expérience pour réaliser l'objet suprême de l'art, qui est de guérir. Est-ce à dire cependant que la médecine doive rejeter toute étude théorique, renoncer aux sciences naturelles et se confiner dans un empirisme étroit qui la conduirait par un autre chemin à la stérilité et à l'impuissance ?

Nullement. Le médecin doit connaître les sciences qui constituent les éléments principaux de son art ; mais il y doit puiser librement, sans aucune soumission servile, ayant toujours pour appui sa méthode, pour guides préférés l'observation et l'expérience ; il doit suivre les sciences dans leurs indications certaines ; il peut les devancer même dans la découverte de la vérité. Ainsi l'architecte, qui a besoin de connaître les sciences sur lesquelles s'appuie l'art de la construction, géométrie, statique, mécanique, stéréotomie et qui pourtant arrive à résoudre des problèmes imprévus, à trouver des formules nouvelles qui contribuent aux progrès de ces sciences mêmes.

Quelles sont les sciences que le médecin a besoin de posséder pour exercer son art en pleine connaissance de cause ? Son but étant de guérir, c'est-à-dire de modifier la vie humaine momentanément déviée de son type normal, il lui faut d'abord connaître les conditions normales de l'existence ; il a besoin d'une conception physiologique et doit savoir quelle idée la doctrine médicale se fait de la vie humaine.

Cette conception de la vie et de ses conditions essentielles l'oblige à connaître l'homme tout entier, non seulement en lui-même, dans sa nature spirituelle et corporelle, dans sa constitution et son organisme, mais par rapport à son milieu, aux influences sans nombre qu'il doit subir et qui le tiennent sous leur dépendance. Il doit, en un mot, étudier l'homme dans la nature, sans vouloir les isoler l'un de l'autre, mais, au contraire, en recherchant l'infinité des rapports subtils qui les lient l'un à l'autre, se souvenant toujours de cette belle pensée de Pascal :

« L'homme n'est qu'un roseau, le plus faible de « la nature, mais c'est un roseau pensant. Il ne faut « pas que l'univers entier s'arme pour l'écraser. « Une vapeur, une goutte d'eau suffit pour le tuer. « Mais quand l'univers l'écraserait, l'homme serait « encore plus noble que ce qui le tue, parce qu'il « sait qu'il meurt ; et l'avantage que l'univers a sur « lui, l'univers n'en sait rien. Toute notre dignité « consiste donc en la pensée. »

Cet ensemble de connaissances sur la nature de l'homme et sur la vie précède et doit dominer la pathologie, la matière médicale et la thérapeutique, qui sont le domaine exclusif du médecin. Voyons en quoi consiste cette encyclopédie.

Encyclopédie médicale. Sciences naturelles.

L'homme en présence de l'univers : voilà, en somme, l'objet des sciences naturelles. Empruntons encore une citation à Pascal.

« . . . Qu'est-ce qu'un homme dans l'infini ? « Mais pour lui présenter un autre prodige aussi « étonnant, qu'il recherche dans ce qu'il connaît « les choses les plus délicates. Qu'un ciron lui « offre dans la petitesse de son corps des parties « incomparablement plus petites, des jambes avec « des jointures, des veines dans ces jambes, du « sang dans ces veines, des humeurs dans ce sang, « des gouttes dans ces humeurs, des vapeurs dans « ces gouttes ; que, divisant encore ces dernières « choses, il épuise ses forces en ces conceptions, « et que le dernier objet où il peut arriver soit « maintenant celui de notre discours ; il pensera « peut-être que c'est là l'extrême petitesse de la « nature. Je veux lui faire voir là dedans un abîme

« nouveau. Je lui veux peindre non seulement « l'univers visible, mais l'immensité qu'on peut « concevoir de la nature, dans l'enceinte de ce « raccourci d'atome. Qu'il y voie une infinité d'uni- « vers, dont chacun a son firmament, ses planètes, « sa terre, en la même proportion que le monde « visible ; dans cette terre des animaux, et enfin « des cirons, dans lesquels il retrouvera ce que « les premiers ont donné ; et trouvant encore dans « les autres la même chose, sans fin et sans repos, « qu'il se perde dans ces merveilles, aussi éton- « nantes dans leur petitesse que les autres par « leur étendue ; car, qui n'admirera que notre corps, « qui tantôt n'était pas perceptible dans l'univers, « imperceptible lui-même dans le sein du tout, soit « à présent un colosse, un monde, ou plutôt un « tout, à l'égard du néant où l'on ne peut arriver ? « Qui se considérera de la sorte s'effrayera de « soi-même, et se considérant soutenu dans la « masse que la nature lui a donnée entre ces deux « abîmes de l'infini et du néant, il tremblera dans « la vue de ces merveilles; et je crois que sa « curiosité se changeant en admiration, il sera plus « disposé à les contempler en silence qu'à les « rechercher avec présomption. »

Cette peinture de l'infiniment petit, opposée à celle de l'infiniment grand, recule dans tous les sens l'horizon de la nature, et par conséquent celui de la science. L'homme explore aujourd'hui ces immenses domaines. Depuis que le calcul de l'infini a été introduit par Leibnitz dans l'analyse mathématique, l'infini s'est fait place dans toutes les sciences d'observation ; il a agrandi leur champ d'étude, il les sollicite de toutes parts. L'astronome le recherche sans pouvoir l'atteindre à travers l'objectif de sa lunette, qui lui découvre toujours quelque monde nouveau, perdu dans les lointains du ciel. Le physiologiste le poursuit dans le miroir du microscope où le grossissement des lentilles lui révèle l'innombrable variété des microzoaires qui peuplent chaque atome de l'espace; et, arrêté par l'imperfection de ses instruments, il lui faut tenir compte de la vie *ultra microscopique* dont il constate les effets redoutables sans pouvoir jamais en discerner les causes. En sorte que l'invisible vient se joindre à l'infini pour donner à l'étude de la nature une intensité, une profondeur et une subtilité auparavant inconnues dans la science.

Dans ce champ illimité, qu'est-ce qui intéresse particulièrement le médecin? Nous l'avons dit, c'est la connaissance de l'homme par rapport au milieu dans lequel il est placé. Or, l'homme ayant pour habitacle la terre, et celle-ci étant enveloppée par l'immensité des espaces célestes, la biologie ou science de la vie, doit s'entourer des notions puisées dans la cosmologie, ou science de l'univers.

Dans ce dernier ordre d'idées, deux sciences sont d'abord nécessaires au médecin : la *chimie,* minérale, végétale, organique, ou étude des forces moléculaires, de l'affinité et des combinaisons intimes de la matière ; la *physique,* ou étude des agents naturels, tels que la pesanteur et la cohésion, le son, la lumière, la chaleur, l'électricité, l'atmosphère et les eaux considérés comme milieux. Ajoutons-y l'*astronomie* en tant qu'elle se préoccupe des phénomènes célestes pouvant influer sur la vie du globe, tels que les saisons, les éclipses, les marées, en un mot, les influences solaires, lunaires et astrales.

Les sciences qui ont pour objet l'étude proprement dite de la terre ont plus d'intérêt encore pour lui : la *géologie,* qui étudie les transformations du globe ; la *minéralogie,* qui cherche à classer par les éléments géométriques de leurs formes les pierres et les métaux ; la *botanique* qui, par les découvertes de sa physiologie végétale et la clarté de ses classifications, lui permet de se reconnaître dans ce vaste canton de la nature ; la *zoologie* enfin, où il trouvera de nombreux points d'appui et de comparaison pour élucider les problèmes de l'anatomie et de la physiologie humaines.

Voilà cet immense arsenal de la nature, ce puissant réservoir de forces que le philosophe doit contempler avec admiration et respect et que l'hygiéniste, le thérapeutiste doit explorer sans relâche pour en pénétrer les mystères, car il y puisera tour à tour le remède et l'aliment. Il les demandera à l'animal, à la plante, au minéral, comme il les demandera aux effluves de l'air, à la liquidité des eaux, à la lumière ou à la chaleur diffuse du soleil. Or, comment pourrait-il en tirer un effet utile ou bienfaisant s'il n'était versé dans la connaissance de leurs propriétés, dans la loi de production de leurs phénomènes, s'il ne méritait, en un mot, ce nom de naturaliste, qui devrait être inséparable de celui de médecin ?

Mais entre toutes les sciences de la nature, il en est deux tout à fait indispensables et que l'on peut considérer comme le fondement de la médecine. La première est l'*anthropologie* ; la seconde, l'*embryologie*. Ce sont les deux faces du même sujet : l'homme répandu à la superficie du globe, dans la variété de ses races et de ses espèces, en lutte perpétuelle contre les fatalités cosmiques ; l'homme caché au fond des germes impénétrables, dans l'unité de sa nature, se régénérant, procédant à des transformations mystérieuses par un effet de la liberté spirituelle créatrice des individus.

L'anthropologie, science de création récente, cherche à déterminer la place de l'homme dans la nature. Elle voit en lui le dernier chaînon des espèces animales et le rattache à la terre par ses origines ; elle étudie l'influence des terrains, de la faune et de la flore, du climat, de la configuration du sol, de la présence des eaux sur le développement des races. Elle cherche la loi d'évolution des espèces ; elle les classe, les détermine par l'appréciation de leurs caractères extérieurs, notamment par l'ouverture de l'angle facial et la configuration de la tête. Mais surtout elle se livre à l'étude anatomique et physiologique du cerveau, présumant que cet organe de nos facultés intellectuelles, siège principal de la vie et de la pensée, une fois bien connu, lui livrera le secret du monde extérieur, dont il paraît être le miroir et l'image.

L'embryologie, de création plus récente encore, remonte à l'origine des êtres en la cherchant dans les phénomènes les plus intimes de la génération. Elle s'attache à pénétrer les mystères de la procréation individuelle ; et dans l'individu, pris à son premier germe, à son degré primitif de développement, elle retrouve une image réduite et abrégée de l'espèce ; elle étudie la vie fœtale dans ses phases successives et assiste pour ainsi dire à la formation de l'âme, à l'apparition des premiers éléments figurés, à la genèse des organes. Elle poursuit ses recherches dans le monde des végétaux, parmi les espèces animales, recherchant partout la loi d'identité du renouvellement des races par l'individu. *Omne vivum ex ovo.*

Il nous semble inutile d'insister sur la haute importance de ces études fondamentales pour le médecin, utile et indispensable prélude de l'anatomie et de la physiologie humaines. Il est maintenant une dernière science qui rentre comme les autres dans le cadre des études médicales. C'est la *sociologie*, histoire des hommes rassemblés en société, leurs mœurs, leurs coutumes et leurs lois. L'hygiéniste comme le thérapeutiste ont besoin de la connaître. Il y a, en effet, une médecine légale, une législation sanitaire. La criminalité, la folie sont des fleaux pour la société, comme le sont les miasmes insalubres engendrés par la malpropreté humaine. Le médecin est appelé à les conjurer, à prescrire des règles générales. Institutions hospitalières, épidémies, inhumations, hygiène de l'enfance, du travailleur, des armées, tous ces problèmes le sollicitent, font de lui un homme public, un législateur. Il doit donc connaître l'histoire, les mœurs et les lois.

Telle est, rapidement esquissée, l'encyclopédie des sciences générales utiles au médecin. On voit quelle immense préparation exige cet art si difficile qui, s'adressant au corps de l'homme, a besoin d'étendre la sphère de sa connaissance à la nature entière. Mais quand bien même le médecin posséderait à fond toutes ces connaissances, si ce ne sont pour lui que des sciences d'érudition, si elles ne sont pas coordonnées par une pensée d'ordre supérieur, s'il ne s'est pas élevé jusqu'à la synthèse, il restera impuissant devant le malade. L'arbre demeurera stérile et ne donnera point de fruits. Il lui faut, pour conclusion utile et féconde à ses études, une doctrine, une philosophie. Cette doctrine, cette philosophie, nous allons en tracer les lignes importantes, en ébaucher les reliefs principaux.

Philosophie de la médecine. Les Ecoles. Animisme. Vitalisme. Matérialisme

La philosophie de la médecine a été instituée par Hippocrate, qui, nous l'avons dit plus haut, a ramené la méthode à ses deux principes essentiels, l'observation et l'expérience. Il s'agit maintenant de savoir ce que l'expérience et l'observation nous révèlent en ce qui touche une conception primordiale de la vie humaine.

Les doctrines qui partagent le monde médical peuvent se réduire à trois, qu'il est permis de considérer comme des manifestations partielles et incomplètes de la vérité : le spiritualisme ou animisme de Stahl ; le vitalisme de Barthez, et le matérialisme ou organicisme de Broussais et de l'école du XVIIIme siècle. Une brève critique de chacune de ces trois écoles nous acheminera vers une meilleure position du problème et nous permettra de dégager une solution plus satisfaisante.

D'après Stahl, l'âme, ou principe général de la vie, se construit à elle-même son corps. Ceci ne peut jamais être qu'une vérité de foi : l'observation ni l'expérience ne le démontreront jamais. Le " comment " échappe à toutes les investigations. L'argument de Leibnitz a porté le coup fatal à cette hypothèse : pour que l'âme, a-t-il objecté, fût capable de construire son corps, il faudrait qu'elle fût douée d'étendue et de matérialité, ce qui est une pétition de principe et ruine de fond en comble toute la doctrine spiritualiste. Stahl ne pouvait répondre : il n'avait rien pour combler l'abîme qui sépare l'âme, pur esprit, et le corps, simple agrégat matériel.

La doctrine opposée diamétralement à celle de Stahl est le matérialisme médical, ou plutôt l'organicisme. Ici, la vie n'est plus une cause, elle devient un effet; elle n'est plus un principe, mais un résultat. La vie résulte du jeu des organes; et l'organisme lui-même n'est qu'une modification de la matière. Mais quelle est cette modification ? En quoi consiste-t-elle? Broussais et son école ne l'expliquent pas; dès lors, toute cette doctrine s'écroule par la base, elle est sans point d'appui, ou, pour mieux dire, elle s'appuie sur le néant des idées. Dire que l'organisme est une modification de la matière, c'est ne rien dire, tant que l'on n'a pas défini la matière et les conditions de son existence. Il n'y a là qu'une supposition gratuite, une hypothèse dénuée de fondement. Ici encore le " comment " nous échappe : le passage de la matière à l'esprit n'est pas mieux connu par Broussais que ne l'est par Stahl le passage de l'esprit à la matière.

La doctrine intermédiaire est celle de Barthez et de l'école de Montpellier. C'est le vitalisme. Pour Barthez, la vie n'est pas un effet du jeu des organes; elle est, au contraire, la cause et l'origine des phénomènes. Il existe un principe vital, immatériel, abstrait, qui n'a cependant rien à voir avec l'âme purement spirituelle de Stahl et qui a le pouvoir d'engendrer le mouvement et les manifestations diverses de la vie dans l'homme. En un mot, au delà de tous les organes, il existe quelque chose d'inconnu dans son essence, une force, cause de mouvement, antérieure à son effet, supérieure à lui, le dominant. C'est cette force qui constitue l'être vivant, et l'organisme n'est que son expression visible; mais l'organe obéit à la vie, comme l'esclave à son maître, comme le patient à l'agent. L'idée nouvelle introduite par Barthez dans la philosophie de la médecine est une idée de mouvement qui peut se traduire par cette formule: *La vie est une force.*

Lorsque Hahnemann parut, il se prononça avec énergie contre le matérialisme de Broussais qui dominait alors dans la pratique médicale et dont il constatait journellement les désastreux effets. Théoriquement, il lui répugnait d'admettre que l'atome, la molécule, le corps produisissent l'âme. Il repoussait également les théories de Stahl; et, avec Leibnitz, il demandait, sans que l'école pût lui fournir de réponse, comment s'opérait le processus de la construction du corps et des organes par un pur esprit nécessairement immatériel, c'est-à-dire sans étendue dans le temps ni l'espace.

Il professait que la métaphysique, pas plus que la chimie, ne pouvaient rendre raison des phénomènes mystérieux et complexes de la vie. Il n'y avait donc pour lui ni animisme ni organicisme. Mais, par cela même que Hahnemann admettait que la vie est une cause et non pas un effet, il appartenait à l'école de Montpellier. Hahnemann était vitaliste. Seulement, avec la puissance de son génie, il développa l'idée primordiale ; il sut rendre cette idée plus large et plus compréhensive; il agrandit la doctrine et fonda le dynamisme.

Le Dynamisme de Hahnemann. Doctrine de la vie. La Force vitale.

Pour comprendre jusqu'à quel point le dynamisme de Hahnemann surpasse le vitalisme de Barthez ainsi que les autres doctrines médicales qu'il embrasse et amplifie dans son vaste sein, il faut lire l'*Organon,* résumé lumineux de l'observation et de l'expérience. Car ce fut l'observation et l'expérience qui engendrèrent la théorie de la force vitale, et celle-ci doit être considérée comme une des plus grandes découvertes des temps modernes. Esquissons-la à grands traits : nous y trouverons les caractères d'une vérité-principe, par conséquent immortelle, sans conditions ni contingences.

« Ce que la vie est en elle-même et dans son « essence, nous dit Hahnemann, jamais les mortels « ne le découvriront. » On ne peut (scientifiquement) aller au delà des *manifestations phénoménales* de la vie et des lois qui les régissent. Le « noumène » nous échappe ; seul, le « phénomène » est à notre portée, se prête à l'observation et se plie à l'expérience.

Or, il existe dans l'homme trois ordres de phénomènes irréductibles l'un à l'autre. Ce sont les phénomènes de l'intelligence et de la volonté, les phénomènes du sentiment et enfin les phénomènes ayant un caractère physique ou chimique. Ceux de l'ordre intermédiaire n'ont rien de commun avec les propriétés de la matière vivante, avec cette sensibilité que Haller appelle irritabilité, Brown incitabilité, Broussais irritation, ni avec les facultés de l'ordre spirituel. C'est la force vitale.

Cette force vitale, ou dynamisme dans l'homme, se rapporte à l'organisme matériel ; elle est la cause profonde des phénomènes physiologiques, pathologiques et thérapeutiques dont l'homme est le sujet. Equilibrée, présidant avec une admirable sagesse à l'harmonie des fonctions dans l'état de santé, désaccordée chez l'homme malade, elle reprend son équilibre et son jeu normal par l'effet de la guérison. Nous aurons à l'étudier dans ses manifestations infiniment variées, seuls points qui permettent de la saisir.

Cette théorie de Hahnemann a pour conséquence inévitable et pour développement naturel la doctrine de la vie la plus large et la plus profondément philosophique qu'il nous soit peut-être donné de concevoir. Elle concilie, dans leurs principes vrais, les trois doctrines contradictoires qui se sont jusqu'ici disputé le champ de la médecine.

Il résulte, en effet, de cette théorie que, étant donnée la vie humaine, on se trouve en présence de trois ordres distincts de faits : les faits de conscience, ressortissant à l'*esprit;* les faits physiologiques, ressortissant à l'*âme;* et les faits matériels, ressortissant au *corps*.

Hahnemann (*Organon*, § 9) distingue nettement l'esprit de la force vitale. « Dans l'état de santé, « dit-il, la force vitale qui anime dynamiquement « la partie matérielle du corps exerce un pouvoir « illimité. Elle entretient toutes les parties de « l'organisme dans une admirable harmonie vitale, « sous le rapport du sentiment et de l'activité, de « manière que l'*esprit* doué de raison qui réside en « nous peut librement employer ces instruments « vivants et sains pour atteindre au but élevé de « notre existence. » Ainsi la force vitale est douée de sentiment et d'activité; l'*esprit* a pour attribut la raison; tous deux se meuvent dans des sphères distinctes, l'une appréciable à nos sens dans l'évolution de ses phénomènes, l'autre échappant totalement à l'ouïe, à la vue, au tact, au goût, à l'odorat, au calcul et restant confiné dans le domaine de l'invisible et de l'impondérable.

En donnant à la force vitale son vrai nom, qui

est *âme*, on rétablit dans leur situation relative, au regard de la vérité, la doctrine de Stahl et celle de Barthez. Le premier n'a vu que l'esprit et n'a pas soupçonné la force vitale : sa doctrine est donc incomplète. Le second, pénétré de la notion de force, n'a pas su donner à l'agent vital dont il a entrevu la puissance, le nom d'*âme* qui lui convient, et a méconnu l'esprit dans la réalité de son existence. Sa doctrine est donc encore incomplète.

Enfin, au-dessous de ces deux ordres de faits, se placent les faits ressortissant au *corps*, doué d'activité chimique et physique, activité moléculaire, la seule qu'aient saisie les organiciens, qui font de ces éléments corporels un tout, alors qu'ils ne sont qu'une partie. En effet, la vie du *corps* se dérobe à l'interprétation complète, comme s'y dérobe la vie spirituelle. Multipliez les analyses, divisez, combinez à l'infini les atomes et les corpuscules : ces métamorphoses variées vous éclaireront ; mais elles ne vous donneront guère que des nombres, des poids et des mesures, c'est-à-dire des chiffres. Abîmez-vous dans la contemplation des phénomènes de l'intelligence et de la volonté vous n'en saisirez jamais la virtualité propre ; la *psyké*, l'esprit vous échappera toujours.

Seule la vie physiologique s'épanouit à nos yeux et parle réellement à notre pensée. C'est l'âme vivante qui nous guide, qui éclaire pour nous ce qu'il nous est donné d'apercevoir et de comprendre dans la sériation infinie des phénomènes vitaux. Tel est le dynamisme de Hahnemann, qui explique à la fois, en les montrant sous leur vrai jour, le spiritualisme de Stahl, le vitalisme de Barthez et le matérialisme de Broussais. Ce n'est pas un vain éclectisme, c'est une synthèse logique de la médecine, analogue à la révolution opérée en philosophie par la dialectique de Pascal, de Descartes et de Leibnitz. C'est enfin un retour à la vraie doctrine de la vie, telle que, depuis des siècles, elle s'est lentement élaborée dans la conscience de l'humanité.

Ainsi l'homme est triple : *esprit, âme* et *corps*. Voilà ses trois éléments constitutifs. La formule toute nouvelle qu'a donnée M. Lordat des principes de Barthez s'identifie exactement, sauf les termes, avec cette série ternaire. M. Lordat définit l'homme un « double dynamisme ». « C'est, dit-il, « un être dont l'unité se décompose didactique- « ment et de bas en haut : 1° en un agrégat ma- « tériel, le corps ; 2° en une âme de seconde majesté, « mortelle et néanmoins de l'ordre métaphysique, « laquelle fait la vie de ce corps et que Barthez « appelait principe vital ; 3° en une âme intelli- « gente et immortelle qui dessert la raison et la « volonté. » Nous ne comprenons pas que M. Lordat appelle un « double dynamisme » l'homme qu'il décompose en trois éléments vivants. L'homme est un *triple dynamisme*. Quant à la définition en elle-même, il ne manque au troisième élément que son nom véritable pour la rendre exacte et complète : que M. Lordat appelle l'âme intelligente « esprit » et il aura défini la constitution ternaire de l'homme telle que nous l'avons développée plus haut.

Nous acceptons la définition de M. Lordat, avec cette différence que, pour nous, il n'y a rien de mortel dans les trois éléments définis par lui : ni les molécules matérielles du corps, ni l'âme vivante ou animale, ni le principe spirituel, car, à la mort de l'homme, tous trois sont engagés dans de nouvelles combinaisons dynamiques.

Nous préférons toutefois, en raison même de la précision des termes, à cette formule métaphysique, les paroles que saint Paul adresse aux Thessaloniciens : *Deus nobis sanctificet vos per omnia ut integer* SPIRITUS *vester et* ANIMA *et* CORPUS *sine querela, in adventu Domini nostri Jesu Christi*. (Première épître aux Thessaloniciens, chapitre V, verset 25.)

La pensée théologique contenue dans ce verset

échappe à notre compétence ; mais nous aimons à retenir l'affirmation énergique et précise qui s'en dégage quant à la doctrine de la vie. Saint Paul assurément savait ce qu'ont ignoré Stahl, Barthez et Broussais. *Spiritus, anima, corpus* : voilà la trilogie vitale; voilà la trinité dans l'homme. Toute physiologie doit en revenir là sous peine d'errer à tâtons dans les ténèbres de l'erreur.

L'Homme dans la Nature.

Mais la découverte de Hahnemann va au delà d'une simple théorie de l'homme. Ce qui constitue sa force et son originalité, c'est qu'elle s'élève à une conception totale de la nature envisagée dans ses relations directes, dans ses *correspondances,* avec la constitution intime de l'homme. Le dynamisme, en effet, trouve son application, non seulement chez l'animal, mais encore dans les végétaux, dans les minéraux même. Dynamisés, c'est-à-dire ayant développé leurs vertus et leurs propriétés, ils rétablissent l'harmonie dans l'organisme humain désaccordé par le mal. Pour chaque maladie, il existe dans la nature un analogue, une substance qui, poison à l'égard de l'homme sain, devient médicament chez le malade.

La loi des semblables, dont la découverte est due à une expérience personnelle de Hahnemann, lui fut révélée comme par un jeu du hasard. Hahnemann lui-même est bien près d'y voir une révélation de la Providence. On sait que, mal satisfait des explications contradictoires données sur l'action du quinquina, il résolut d'essayer sur lui-même les propriétés d'un agent aussi précieux pour la guérison d'un grand nombre de maladies. Il reconnut avec surprise que ce médicament, devenu poison pour lui, développait dans ses organes des symptômes analogues aux maladies mêmes dont il procure la guérison. Ce simple fait devint le point de départ de la plus importante révolution en médecine. Ainsi la chute d'une pomme dans un verger illumina comme un éclair la théorie de la gravitation en voie d'enfantement dans le cerveau de Newton.

Après avoir renouvelé et multiplié ses expériences, Hahnemann se crut enfin maître du grand secret et put écrire ces paroles mémorables : « Il « est dans *les vues de la nature* que tout médica- « ment développe dans l'homme sain une maladie « artificielle du même ordre que celle qu'il a le « pouvoir de guérir. » Ainsi se trouvait rétabli l'équilibre entre l'homme et la nature extérieure. Ainsi Hahnemann restaurait scientifiquement, en la dégageant de ses erreurs et de ses préjugés, en la fondant indestructiblement sur l'expérience, la doctrine des signatures et des correspondances ébauchée par Paracelse et avant lui par les alchimistes du moyen âge. Ainsi se vérifiait, grâce à ses recherches et à ses travaux, cette opinion ancienne qui veut que l'homme, petit monde ou *microcosme*, ne soit qu'un reflet, un abrégé du grand monde ou *macrocosme*, l'individu une image parfaite de l'univers.

Et du même coup Hahnemann dépassait de cent coudées l'ancienne médecine. Il voyait, dans le monde des animaux, des plantes et des minéraux, des talismans qui n'y avaient point été aperçus avant lui. Il vivifiait à la fois la zoologie, la minéralogie et la botanique. Il créait la pharmacologie. Il fondait une matière médicale nouvelle. Et pendant ce temps les successeurs dégénérés d'Hippocrate continuaient de tâtonner dans le choix et l'application des remèdes, aveugles devant cette nature qui restait pour eux un grimoire indéchiffrable.

Nous allons voir quelle supériorité ce point de vue donnait à Hahnemann sur toutes les écoles médicales qui n'avaient pas reçu comme lui les leçons réfléchies de l'observation et l'illumination soudaine de l'expérience.

Thérapeutisme de Hahnemann.

Nous avons pu nous assurer, par ce qui précède, que le dynamisme de Hahnemann s'élève à la hauteur d'une véritable philosopie de l'homme et de la nature. Il s'oppose non seulement à l'organicisme étroit des physiologistes du XVIIIe siècle, mais encore au mécanicisme, considéré comme système de la nature et faisant de la vie un effet, un résultat, au lieu d'y voir ce qu'elle est réellement, une cause.

Nous allons montrer maintenant la haute situation prise par Hahnemann dans le domaine de la thérapeutique, vis-à-vis de Barthez et de l'école de Montpellier, la seule qui ait pu maintenir ses principes et sa méthode dans l'écroulement des autres doctrines, car l'animisme de Stahl, comme le matérialisme de Broussais, n'ont plus aujourd'hui que des défenseurs timides et mal convaincus.[1] Au fatalisme inhérent de cette école, Hahnemann oppose l'intelligente activité et la liberté de ses moyens.

C'est un précepte passé en force de loi, chez les vitalistes de Montpellier, que le médecin doit, suivant l'aphorisme d'Hippocrate, aider la nature dans ses efforts pour se soulager du mal. D'après cette donnée, toute maladie serait une simple réaction de la vie contre l'action des causes morbifiques. Cette réaction aurait ses lois et une marche nécessaire que le médecin doit respecter. Nous ne repoussons pas précisément cette notion

---

(1) Voir à ce sujet la discussion sur le vitalisme soulevée à l'Académie de médecine par une communication de M. Piorry relative au traitement de la variole. — Bulletin de l'Académie de médecine, Paris, 1855, t. XX, p. 549.

de la maladie ; et nous reconnaissons qu'il y a, dans une telle philosophie, une sorte de piété, un respect quasi religieux de la nature. Seulement nous croyons que ce respect va trop loin ; et il reste à savoir si la nature elle-même est bien comprise par les vitalistes, si la parole d'Hippocrate a été par eux interprétée conformément à sa pensée véritable.

« Les doctrines vitalistes, s'écrie M. Parchappe dans la discussion à l'Académie de médecine que nous rappelons plus haut, empruntent leurs « indications thérapeutiques principales à la « nécessité de *seconder* les efforts médicateurs de « la nature, en favorisant la tendance régulière du « développement morbide dans sa marche vers la « guérison. » Les phénomènes appelés critiques doivent être attendus et sollicités ; et le médecin n'intervient activement que pour remédier aux accidents et aux complications.

C'est le fatalisme en thérapeutique ; ce sont les données de la médecine expectante, qui assiste en paix au déroulement des phénomènes, quelquefois jusqu'à ce que mort s'ensuive, et qui tient à épuiser la maladie quitte à épuiser le malade. — Tout autre, il faut en convenir, est la marche suivie par le disciple de Hahnemann. Sans attendre que la vie soit menacée par ce qu'on appelle assez vaguement des accidents et des complications, il combat la maladie dès son début ; il sait que les efforts du médecin doivent tendre à ramener sans retard la vie à son type normal ; il nie enfin qu'il y ait nécessité de laisser les maladies parcourir toutes leurs phases, toutes leurs périodes (1).

Les successeurs de Hahnemann ont-ils raison d'agir ainsi? On parle beaucoup de *nature médicatrice,* sans trop s'être expliqué sur ce qu'il faut entendre par le mot nature ; et l'on nous conte

---

(1) Voir LÉON SIMON père : *Commentaires sur l'Organon de Hahnemann*, p. 414.

volontiers les merveilles qu'elle opère spontanément, livrée à elle-même dans le corps de l'homme. Nous ne les nions pas. Pourtant cette action est limitée. Eliminer un poison, un venin, un corps étranger ; isoler un produit morbide des parties saines qui l'entourent ; oblitérer une artère trop ouverte ; absorber les matériaux d'une inflammation des parenchymes ; consolider par la production d'un suc spécial des os fracturés : ce sont là des actes de conservation instinctive, que démontre l'expérience.

La régénération des tissus, voire même des organes complets chez les animaux inférieurs ; la résistance des poumons à l'absorption d'une trop grande quantité d'air ; un exsudat inflammatoire liquifié, changé en pus et dirigé à travers la profondeur des tissus jusqu'à la peau ; le rétablissement de l'équilibre circulatoire par des hémorragies supplémentaires ou par une circulation collatérale établie autour du vaisseau engorgé ; la cicatrisation des plaies ; l'enkystement des tumeurs du foie ; la pétrification des produits morbides de l'organisme pour prévenir leur accroissement, par exemple les concrétions calcaires formées dans les tumeurs fibreuses de l'utérus ; les phlegmons aigus de l'ovaire cheminant à l'extérieur vers la peau, dans la vessie ou dans l'intestin et guérissant ainsi sans l'intervention du chirurgien ; la division des tissus réparée par la reproduction de tissus semblables, jusqu'au tissu nerveux lui-même : ces efforts de la nature pour se soulager du mal sont indéniables. Ils sont un effet de la loi de réparation naturelle ; ce sont des procédés instinctifs de l'économie luttant contre la désorganisation des tissus. Mais cette force est aveugle ; elle ne va pas jusqu'à rétablir l'équilibre dans les cas graves et compliqués.

Oui, la nature médicatrice est impuissante dans la plupart des cas. Cette force vitale qui agit seule contre les premières atteintes du mal est douée de sentiment et d'action, mais non de raison et de volonté. Hahnemann constate que la force vitale ne jouit pas de l'intelligence, qu'elle n'a pas cette prévoyance et cette sollicitude éclairée qu'on lui attribue trop gratuitement. Elle admet, en effet, sans hésitation dans le corps les plus grands fléaux de notre existence terrestre, les miasmes chroniques ; elle les laisse exercer tranquillement leurs ravages jusqu'à ce que mort s'ensuive ! Pour se débarrasser d'un corps étranger introduit dans la cornée transparente, elle détruit l'œil entier par la suppuration ! Dans une hernie étranglée, elle ne sait briser l'obstacle que par la gangrène et la mort !

Ses efforts sont extrêmement incomplets ; ils sont douloureux et souvent dangereux pour le malade, qu'elle cherche à sauver à quelque prix que ce soit, même en sacrifiant un organe innocent et indemne. Son énergie est une énergie grossière, automatique et sans intelligence. La nature médicatrice, livrée à elle-même, ne guérit que par des moyens violents et imparfaits, par la répercussion des maladies d'un organe sur un autre, par l'atrophie et la mort d'un membre pour sauver le reste. Souvent elle se trouve incapable d'agir. Peut-elle rapprocher les lèvres d'une plaie? redresser et affronter les deux bouts de l'os dans une fracture? lier une artère et empêcher qu'un homme plein de force et de vie succombe à la perte de tout son sang ?

La nature médicatrice ne suit pas, et ne peut pas suivre, les inspirations d'une pensée réfléchie. Ses actes sont indirects et révolutionnaires, « tandis que la raison, ce don magnifique de la Divinité, « nous a été accordée pour pouvoir surpasser la « force vitale dans les secours à porter à nos semblables » (HAHNEMANN : *Introduction à l'Organon*, p. 88). L'art n'est pas une chose vaine ; guérir n'est pas un vain mot. La raison se montre supérieure à la nature. La vraie médecine, œuvre de réflexion et de jugement, est une création de l'esprit humain.

Elle guérit en ménageant les forces ; elle éteint la maladie d'une manière directe, rapide, et non par des lésions nouvelles, comme le fait la force vitale, qui est instinctive, automatique et incapable de raisonnement.

Et comment la médecine atteint-elle son but? En s'adressant à la nature elle-même ; en puisant dans son immense laboratoire les médicaments appropriés. Voilà la vraie nature médicatrice. Elle a son siège dans l'étendue entière du règne animal, du règne végétal et du règne minéral. Livrée à ses propres forces dans le corps de l'homme et des animaux, elle ne peut rien ou peu de chose. La maladie étant venue du monde extérieur, qui nous entoure, nous presse et nous domine, c'est aussi au monde extérieur qu'il faut s'adresser pour la guérir. Voilà pourquoi les animaux, lorsqu'ils sont malades, ne se contentent pas de laisser agir en eux la nature médicatrice : ils cherchent le remède parmi les herbes des champs. Ainsi doit agir l'homme raisonnable, en utilisant à son profit les vertus dynamisées des animaux, des plantes et même des pierres et des métaux. Ainsi le prescrit la doctrine thérapeutique de Hahnemann.

Le résumé de cette doctrine permet de mettre en regard et de présenter dans un juste équilibre la théorie du mal et celle du remède.

Le Mal et le Remède.

Le mal a une nature immatérielle plus profondément cachée que ne le croient les médecins de la vieille école. Il ne provient ni de pléthore, ni d'anémie, ni d'âcreté dans les humeurs. Son origine est dynamique. Le corps n'est jamais malade que dynamiquement. A ceux qui refuseraient d'attribuer à la maladie une cause non matérielle, il suffirait de rappeler que le virus de la syphilis, invisible et insaisissable, s'inocule dans le sang malgré le lavage le plus complet des parties génitales, que le faible souffle d'un malade communique en un instant l'infection de la variole, que la simple lecture, le contact d'une lettre transmet une maladie miasmatique. Des causes purement morales suffisent pour troubler l'équilibre des fonctions : on a vu un saisissement, une frayeur, causer instantanément un ictère universel ; les cheveux blanchir rapidement en quelques minutes sous l'effet de la terreur ; des propos offensants déterminer une fièvre bilieuse ; des pronostics fâcheux, une prédiction sinistre, causer la mort à jour fixe ; une surprise, joie ou douleur inattendues, suspendre aussitôt le cours de la vie. Il n'est aucune partie de l'organisme qui soit à l'abri des lésions produites par les impressions morales : l'appareil digestif, le système nerveux, l'organe circulatoire. C'est ce qui permet à Hahneman de peindre les maladies comme « des aberrations dynamiques que notre « vie spirituelle éprouve dans sa manière de sentir « et d'agir ; c'est-à-dire des changements imma-« tériels dans notre manière d'être. » La cause première des maladies, *prima causa morbi*, nous est inconnue ; elle n'est appréciable que par ses phénomènes, ses symptômes, dont l'étude patiente, approfondie et sagace nous permet toujours d'en tracer un tableau complet.

Le mal ayant une origine dynamique, ne peut être détruit que par une puissance dynamique. De là le remède. Le dynamisme des médicaments constitue à lui seul l'objet d'une science nouvelle, auquel la physique et la chimie apportent le tribut de leurs lois. Mais ce qui crée au médicament sa virtualité propre, ce qui est le signe de son individualité, c'est la propriété dont il jouit de développer dans l'organisme une maladie médicinale semblable à la maladie naturelle, mais un peu plus forte qu'elle et qui, par l'effet de la réaction, cause la disparition de celle-ci et disparaît ensuite elle-même sans avoir occasionné ni trouble ni dommage dans l'organisation. Dans l'ordre moral, une tristesse profonde est subitement dissipée par quelque mauvaise nouvelle, vraie ou supposée ; les pleurs s'apaisent si votre consolateur pleure plus amèrement que vous ; le rire immodéré est aussitôt réprimé par un rire plus violent ; la colère domine la colère. Dans l'ordre physique, une odeur désagréable est chassée par une odeur plus forte, tabac ou sel volatil ; le bruit du canon dans l'éloignement est diminué dans l'oreille du soldat par les coups de la grosse caisse ou le roulement du tambour ; les lueurs grandissantes de l'aube éclipsent à notre vue la scintillation d'une étoile ; le goût amer d'une boisson s'efface sous une amertume plus grande, par exemple en prenant une goutte de quinquina après une cueillerée de gentiane ; la brûlure du doigt est radicalement guérie en le plongeant dans l'eau bouillante, c'est-à-dire par une brûlure instantanée et plus forte. Dans une rage de dents, en exaspérant la douleur, on supprime la douleur même. Ce sont là des effets dynamiques de la loi de réaction. C'est la puissance souveraine du rhythme qui se fait sentir dans le jeu des forces, quelles qu'elles soient.

La force immatérielle cachée dans l'essence intime des médicaments ne peut être reconnue en elle-même ; l'expérience et l'observation peuvent seules nous éclairer sur les effets qu'elle produit. Opposer aux symptômes morbides des symptômes médicinaux semblables et qui les surpassent en force : tel est le grand art de la thérapeutique hahnemanienne.

Elle dépasse de beaucoup les méthodes expectantes du vitalisme de Montpellier, qui n'a rien su faire pour la matière médicale ni la thérapeutique et qui les a laissées toutes deux dans leur obscurité première, tandis que la méthode de Hahnemann est essentiellement agissante ; et elle agit dans le sens de la nature elle-même, réalisant ainsi d'une façon supérieure le précepte d'Hippocrate : aider la nature dans ses efforts pour se libérer du mal.

Quel plus puissant moyen de l'aider, que de suivre les indications qu'elle nous donne en imprimant à l'organisme la maladie qu'il a déjà, mais avec un léger excès, pour déterminer le rétablissement de l'équilibre? Cette maladie médicinale, l'organisme l'attend, la sollicite; elle ne peut lui venir que du dehors: réduit à ses propres forces, il épuisera la maladie naturelle à son propre détriment, en sacrifiant un organe et quelquefois en perdant la vie. Cette interprétation du naturisme d'Hippocrate nous semble la seule large et vraiment compréhensive. En développant ce principe par sa découverte de la loi des semblables, Hahnemann n'a pas été servile imitateur, disciple attaché à la lettre qui tue et infidèle à l'esprit qui vivifie; il a été lui-même créateur et maître. Il s'est montré le digne continuateur et l'émule du père de la médecine.

Dynamisme simple.

Par sa découverte de la force vitale considérée comme un pur dynamisme, Hahnemann s'est placé au premier rang des rénovateurs de la médecine. Il a obéi à l'esprit qui gouverne la science moderne et s'est rendu l'égal des Newton et des Lavoisier. Qu'est-ce, en effet, que l'*attraction*, découverte par le premier? La tendance d'un corps à tomber vers un centre. Un dynamisme! Qu'est-ce que l'*affinité*, vue par le second? La puissance que possèdent deux atomes, deux molécules, deux corps à se combiner entre eux. Un dynamisme! Qu'est-ce que la *force vitale* définie par Hahnemann? La tendance de l'être vivant à maintenir dans un juste équilibre les forces diverses dont l'énergie se déploie dans l'organisme humain. Un dynamisme encore!

Tel que Hahnemann l'a conçu ce dynamisme est simple. Il ne met pas un seul instant en doute l'unité de la force vitale. Elle est permanente, immatérielle, bien qu'indéfinissable dans son essence, et ne se manifeste que par les phénomènes de la vie organique. Elle ne se touche, ni ne se voit, ni ne se flaire, ni ne se goûte. Elle n'a pas pour limites les bornes étroites du visible et du tangible. Elle est distincte de l'esprit, en ce que les choses de l'intelligence et de la volonté sont hors de son domaine. Négativement elle est autocratique et aveugle, car le plus souvent elle est incapable de rétablir l'harmonie détruite par la maladie. Positivement elle est dynamique, c'est-à-dire douée de sentiment, et pourvoyant ainsi à la conservation de l'individu et de l'espèce, dominatrice souveraine et régulatrice dans l'état de santé.

Une distinction profonde est établie entre l'esprit, le sentiment ou force vitale, et le corps. Le dynamisme de Hahnemann domine la physiologie, aussi bien que la pathologie et la thérapeutique. Il renferme tous les éléments du problème médical et constituera un jour un ensemble complet. Il donnera une physiologie, une matière médicale, une thérapeutique unies par une méthode commune, ayant pourtant chacune leur sphère et leur domaine propres. C'est une œuvre de temps et de labeur. « Hahnemann n'a touché qu'en passant au « problème physiologique, dit M. Léon Simon père. Il ne s'y est pas arrêté, laissant la tâche à « ses continuateurs. »

Evidemment, nul, dans la science, ne peut se flatter d'avoir dit le dernier mot. Le développement normal des doctrines de Hahnemann devait nécessairement se produire. Le dynamisme complexe devrait succéder au dynamisme simple. Les voiles de la vérité ne tombent que l'un après l'autre; et les plus grands novateurs meurent toujours avant d'avoir épuisé leur idée.

C'est la marche naturelle de l'esprit humain.

Les disciples convaincus de Hahnemann observent sa méthode et étudient sa doctrine d'un esprit libre ; ils estiment que la science ne doit pas rester stationnaire, qu'elle ne doit pas se fixer et s'éterniser dans un dogme. Ils croient que son école doit, après lui, travailler à agrandir le champ qu'il a conquis. « Hahnemann, dit encore M. Léon Simon père, n'a pu développer sa « pathologie au même degré que sa thérapeutique. « En s'appuyant sur la méthode suivie par lui « dans l'étude de cette science et en la rattachant « à sa doctrine générale, on verra ce que ses « disciples doivent faire pour compléter ce qu'il a « laissé inachevé. »

En physiologie, en pathologie, en thérapeutique même, il y a lieu de considérer que le dynamisme complexe est la conséquence naturelle et le développement du dynamisme simple instauré par Hahnemann dans la philosophie médicale. Il s'y trouve d'ailleurs contenu en germe. La force vitale, tout en étant une force unique, déploie une harmonie merveilleuse dans le développement des phénomènes multiples de la vie. L'unité disparaît, la complexité se montre.

Le savant commentateur de Hahnemann et son fidèle disciple a si bien compris cette vérité d'avenir qu'il s'écrie, dans un beau mouvement que l'on pourrait presque qualifier de prophétique : « Animistes, vitalistes et matérialistes « tourbillonneront longtemps encore autour de la « vérité hahnemanienne ; mais ils finiront par où « finissent toutes les luttes scientifiques, c'est-« à-dire qu'ils s'absorberont dans la méthode « hahnemanienne, *prise dans son unité et dans* « *toute sa* COMPLEXITÉ. » (1)

Les pages qui suivent contiennent un abrégé de

(1) LÉON SIMON père : *Commentaires sur l'Organon de Hahnemann* p. 410.

la doctrine du dynamisme complexe, exposée dans ses grandes lignes et avec ses reliefs principaux.

Dynanisme complexe. Théorie de la vie.

Comme nous l'avons fait observer ci-desssus, dans le déroulement des phénomènes de la vie l'unité s'éclipse, la complexité apparaît. L'unité est à la base, au centre et au sommet ; elle est à la fois le point de départ et le point d'arrivée : mais ce n'est jamais qu'un point mort. Pour que la vie apparaisse, il faut que l'unité se divise ou se multiplie et se résolve en pluralité. C'est ainsi que se forme la série. La plus simple de toutes est la série binaire, autrement dit la dualité. Elle constitue l'élément essentiel de toute force, la condition absolue de tout mouvement. Δυναμις, qui veut dire à la fois force et mouvement, a pour radical δυω, deux; et cette étymologie indique bien l'idée que les Grecs, nos maîtres en philosophie, attachaient à cette définition du mécanisme élémentaire : c'est une idée de dualité. Toute la théorie du dynamisme complexe est fondée sur ce principe.

On le sait déjà, pour nous la vie est synonyme de force et de mouvement. C'est un dynamisme. Leibnitz, dans sa conception de la nature, par une analyse de la substance poussée jusqu'à l'infini, arrive à la *monade*. Quelques physiologistes, entre autres Hoffmann, lui empruntent cette monade. Mais on reste impuissant, avec elle, à concevoir le phénomène de la vie. Comme nous l'avons dit c'est un point mort, ou, pour mieux dire, sans mouvement : il cache, il contient la vie, il ne la manifeste pas. Et il la cacherait, il la contiendrait pendant l'éternité s'il ne se produisait en lui ce que les chimistes appellent une « [illegible]lise », s'il ne se subdivisait pas en unités nouvelles, qui se meuvent les unes autour des autres : alors la vie se montre, le phénomène apparaît. Il faut donc en venir à la *dyade* si l'on veut figurer la dualité, qui est le premier et le plus simple des dynamismes, dans l'ordre complexe. La combinaison immédiatement supérieure est la *triade*, composée de trois éléments. Les séries binaires et ternaires sont d'ailleurs les plus fréquentes dans les phénomènes de condensation et de dispersion du mouvement.

Tout mouvement suppose deux forces au moins en équilibre, dont l'une est foyer par rapport à l'autre. Si le dynamisme prend de la consistance, le foyer se dédouble et il se crée deux pôles, avec un foyer au centre : série ternaire. C'est le phénomène de la polarisation. Les vibrations d'une corde sonore livrée à elle-même se subdivisent nettement en trois sons distincts : la *tonique*, la *tierce* et la *quinte*. Le son engendre des sériations infiniment variées, dont une des plus remarquables est la gamme chromatique, qui représente une série ternaire et une série quaternaire accouplées (1).

Puis, donc, que tout ce qui vit se série et se polarise, tenons pour certain que l'homme, dans sa formation et dans le développement de son organisme, est soumis à cette loi universelle ; et cherchons à nous rendre compte des éléments qui constituent la complexité de son être et de sa vie.

Dualité entre l'homme et la nature. Anthropogénie

La première vérité qui nous apparaît dans cette recherche, c'est la dualité existant entre l'homme et l'univers. Chacun d'eux, pris à part, constitue un tout complet, un monde, et ces deux mondes

---

(1) Par exemple, l'arc-en-ciel, qui est une véritable gamme de couleurs.

sont en présence dans un rapport constamment variable d'accord ou d'antagonisme, d'antipathie ou de sympathie.

Mais, quelles que soient l'énergie, l'indépendance et la vitalité de l'homme, il est sujet par rapport à l'univers : celui-ci l'enveloppe, le domine, le maîtrise. « Une vapeur, une goutte d'eau suffit pour le « tuer, » dit Pascal. Il est soumis à toutes les influences extérieures sans pouvoir jamais s'y dérober. Son dynamisme est inférieur au dynamisme de son milieu. Voilà la seconde vérité que nous révèle l'observation.

Ce n'est pas encore tout. Le rapport de dépendance est beaucoup plus étroit. En réalité, l'homme est une création de son milieu. Il y naît comme le frai dans la mer, comme les étoiles dans la voie lactée et ne s'individualise qu'après sa naissance. Il a sa place marquée dans la nature, au plus haut chaînon des espèces animales. Il se transforme et s'élève constamment. Sa genèse est perpétuelle. On pourrait appeler cet acte réfléchi de la nature une *anthropogénie*, en considérant la race humaine comme un produit de la terre, au même titre que toutes les espèces végétales et animales. Il résulte de cette considération une troisième vérité : c'est que l'homme étant une création de son milieu, doit, pour vivre, s'harmoniser parfaitement avec lui. Toute rupture d'équilibre entre l'homme et le milieu occasionne, si elle s'opère lentement, la maladie; si elle est brusque, la mort. Cette vérité est d'une extrême importance en physiologie.

Enfin, nous pouvons déduire de ce qui précède que la dualité entre l'univers et l'homme se résout pour ce dernier en une loi d'appropriation inévitable et fatale, marque de sa destinée sur la terre. En partant donc de l'univers pour arriver jusqu'à l'homme, et saisissant pour la première fois le caractère *fonctionnel* de celui-ci, nous pouvons formuler les trois propositions suivantes : *Le milieu est antérieur à l'espèce. L'espèce est antérieure à l'individu; et, dans chaque individu, la fonction est antérieure à l'organe.* C'est ce qui va nous apparaître avec bien plus de clarté dans les considérations que nous avons à présenter sur l'embryogénie.

Dualité dans l'homme. Embryogénie. Action séminale. L'individu. La race. Mélange des races. Segmentation. Dualité de l'agent vital.

« C'est dans la génération qu'il faut chercher et « saisir les lois de la vie [1]. » Chose étrange, la fatalité qui s'affirme avec tant d'énergie et d'évidence sur les races maîtrisées par leur milieu disparaît quand nous sommes en présence du germe, de l'embryon. Ici la liberté renaît et l'homme reprend son avantage sur l'univers. C'est, en effet, dans ce creuset que s'élaborent les changements qui doivent modifier profondément et transformer les espèces. Le mot de Pascal revient à la mémoire : « Toute notre force consiste donc en la pensée. »

Nous allons voir, en effet, cette pensée à l'œuvre. Elle va élaborer, lentement, sûrement, nos organes et appliquer en toute liberté la loi d'appropriation.

Ici encore, le principe fondamental du dynamisme s'impose dans sa complexité. L'embryogénie nous montre la dualité dans l'homme, comme l'anthropogénie nous a montré la dualité entre l'homme et la nature. L'action séminale est double. Le germe isolé est impuissant. L'ovule livré à lui-même est stérile. Seul leur rapprochement engendre la vie.

A peine les ovules ont-ils été fécondés que les phénomènes vitaux apparaissent. Le mouvement

---

(1) Bouchut, *Nouveaux éléments de Pathologie générale.*

se produit; des éléments figurés se tracent; des tissus se forment; et tout ce travail s'opère dans les données complexes du dynamisme. C'est ici que l'on peut saisir l'inanité des doctrines matérialistes de l'organicisme : il prétend que la vie résulte des combinaisons de là matière, que la fonction est créée par le jeu des organes. Nous voyons, au contraire, la vie supérieure à l'organisation, antérieure à ses actes. Nous voyons la fonction précéder l'organe. L'impressionnabilité, la respiration, la circulation, le mouvement s'exercent avant qu'il y ait des nerfs, des cellules pulmonaires, des veines, des artères, des muscles. Les corpuscules, les globules du sang sont doués de mouvements spontanés. La matière vivante peut donc penser, sentir, agir sans organes distincts. Les fonctions ne précèdent pas seulement les organes : elles les créent, elles les forment. La *promorphose* est la propriété de prendre une forme particulière pour réaliser un but préconçu. « Il semble, dit M. Bouchut, que la volonté d'agir ait le pouvoir de « créer des organes pour l'action. » Il semble que l'on voie l'esprit créer son âme, l'âme créer son corps.

A la question posée par Diderot : « Peut-on voir « quand on n'a plus d'yeux ? entendre quand on « n'a plus d'oreilles? aimer quand on n'a plus de « cœur? » il est possible aujourd'hui de répondre : L'embryon, dans le sein maternel, peut sentir sans organes des sens, se mouvoir sans muscles, respirer sans poumon. Ces organes divers, le cœur, l'estomac, le cerveau, ne se forment qu'après la manifestation de la pensée, des besoins de circulation, d'alimentation, et pour les satisfaire. C'est la loi d'appropriation.

L'âme, instrument de l'esprit, donne donc à l'organisme son impulsion première. Elle crée l'individu ; elle le crée de toutes pièces. L'action séminale est décisive à cet égard. Par elle, l'homme est petit ou grand, valétudinaire ou vigoureux, éphémère ou vivace; il est sanguin ou bilieux, nerveux ou lymphatique; il naît avec ses diathèses, syphilitique, dartreuse, épileptique. Produit d'une pensée déterminée et préconçue, il va jouer son rôle dans le monde.

L'action séminale n'est pas moins décisive en ce qui concerne la race. Elle la modifie, tout en maintenant la fixité des espèces, par le renouvellement et la variété des individus, en leur transmettant des diathèses, des idiosyncrasies, des modes de développement préconçus pour réaliser des types nouveaux. Toutes ces modifications sont contenues dans le germe et dans l'ovule à la fois, et se dessinent par la fécondation, l'imprégnation.

Quelquefois l'image sommeille pendant la première génération pour ne se manifester qu'à la seconde ou à la troisième. De là, les faits d'atavisme : la ressemblance sautant d'un grand-père à sa petite-fille ; un enfant de couleur paraissant tout à coup chez des blancs. Cette action du germe actuel sur le germe futur, franchissant même plusieurs descendances, est inexplicable par le matérialisme. Une veuve peut engendrer d'un nouvel époux un fils qui sera le portrait vivant de son mari défunt. Les phénomènes de prolificité observés chez certains insectes, neuf générations successives de pucerons produites par un seul germe: rien ne démontre mieux que tous ces faits le pouvoir de l'action séminale.

Le mélange des races, le blanc et le noir confondus dans l'ovule humain, la truite et le saumon produisant une variété nouvelle ; les individus nouveaux reproduisant indifféremment la diathèse de la souche mâle ou celle de la souche femelle et quelquefois les deux diathèses combinées : voilà encore des faits que seul le dynamisme complexe peut expliquer.

Le pouvoir générateur semble même se transmettre à chaque cellule du corps, principalement dans les espèces inférieures. Qu'est-ce, en effet, que la reproduction par segmentation : un polype divisé en plusieurs morceaux et reconstitué au complet dans chacune de ses parties? la queue du lézard, l'œil de la salamandre, la tête du limaçon renaissant après avoir été coupés? et chez l'homme lui-même, la possibilité de refaire les tissus décomposés, de réparer les parties blessées, n'est-elle pas un reste de cette faculté séminale départie aux molécules mêmes des corps vivants?

M. Bouchut, auquel nous empruntons la plupart de ces faits, leur donne une interprétation qui paraîtra sans doute hasardée. Il a recours, pour les expliquer, au phénomène de la fermentation. La vie est, dit-il, une fermentation. Il va jusqu'à appeler l'âme un ferment vital ; il trouve, d'ailleurs, que cette âme, cet agent, est de nature matérielle ; variable dans chaque espèce, elle est la cause de toute génération ovulaire.

On ne saurait trop le répéter, l'essence intime de la vie, sa cause première, échappe à notre observation ; les phénomènes seuls sont perceptibles pour nous. Or, il n'est pas d'une observation judicieuse de comparer l'action séminale, les mouvements physiologiques de l'embryon ou l'œuvre réparatrice des tissus à l'acte de la fermentation, sous prétexte que deux ou plusieurs éléments y sont en présence, comme le levain dans la pâte, ou le moût dans la bière.

On n'est pas encore fixé aujourd'hui sur la nature de la fermentation. « Les uns croient, avec Pasteur, « que la fermentation est le résultat des actes « vitaux, se passant à l'abri de l'air, d'êtres orga- « nisés dont l'existence est intimement liée et « nécessaire à la production du phénomène ; les « autres pensent, avec Berthelot, que la fermenta- « tion est plus prompte et plus complète quand « ces organismes existent, mais que leur pré- « sence n'est pas indispensable, et que d'ailleurs, « quand ils agissent, ce n'est pas par eux-mêmes,

« mais par l'intermédiaire des ferments solubles « qu'ils sécrètent et qui font de la fermentation un « acte purement chimique.[1] Laquelle de ces deux hypothèses est adoptée par M. Bouchut ? Si c'est celle de Pasteur, qu'il nous fasse voir le jeu des *ferments organisés* amenant la transformation moléculaire sans rien céder à la matière décomposée. Si c'est celle de Berthelot, qu'il nous montre le *ferment soluble* opérant la même réaction ! Personne n'est en état de savoir si la fermentation est un acte physiologique ou un acte purement chimique. Il est donc téméraire de lui assimiler les phénomènes de la vie organique dans la nature animale. Il eût été sans doute plus sage de suspendre tout jugement sur ce point.

Mais pourquoi vouloir chercher midi à quatorze heures ? Il n'était point nécessaire d'aller si loin pour définir, non l'essence intime et la nature de ces phénomènes, ce qui n'est donné à personne, mais leur phénoménalité même, leur dynamisme. M. Bouchut passe continuellement à côté sans le voir, sans le comprendre. Leur complexité native lui échappe. C'est qu'il est imbu, malgré lui, d'entités métaphysiques, de causalité pure. Il ne peut s'élever à la conception dialectique de la science moderne. Ainsi, ayant à constater à chaque pas des actes de polarité, des mouvements coordonnés, des redoublements et dédoublements sans fin, il ne cesse de nous parler d'un agent vital unique. C'est l'agent vital tout seul, au masculin singulier, qui opère ces merveilleuses sériations, sans qu'on puisse en soupçonner le comment.

Ce que M. Bouchut ne voit pas, et ce qu'il faut pourtant lui dire, c'est que, dans l'action séminale et dans les actes qui en résultent, cet agent vital est *double*. Le principe féminin et le principe masculin sont tous deux nécessaires. L'agent est à la fois mâle et femelle ; et ce premier dédoublement

---

(1) LITTRÉ : *Dictionnaire de Médecine*, Article *Fermentation*.

engendre tous les autres. C'est le point de départ de la série physiologique. Et cette loi, qui régit l'individu, est aussi celle qui régit l'univers. Les séries cosmologiques ou biologiques à trois, à cinq, à sept, à douze termes sont toutes sorties de la série binaire primitive, ont toutes été formées par le double agent, mâle et femelle, positif et négatif. Voilà la seule vérité qu'il soit utile de connaître ; et nous allons voir que ce principe est fertile en conséquences.

Genèse des organes. Fluides organiques. Polarisation du mouvement. Solides organiques. Systèmes organiques. Physiologie.

Après la genèse de l'homme dans la nature (anthropogénie), après la genèse de l'embryon dans l'homme par le double principe mâle et femelle (embryogénie), vient la genèse des organes dans l'embryon et dans l'homme. Nous touchons ici à la physiologie proprement dite.

C'est par étapes successives que se crée l'organisme. Nous l'avons dit, la fonction en exercice précède l'organe. C'est le dynamisme fonctionnel. Il se substitue par degrés, au fur et à mesure des besoins, le dynamisme organique sur lequel il s'appuiera. Les premiers phénomènes de la vie embryonnaire sont des phénomènes de mouvement. Une rotation se produit dans le plasme qui, peu à peu, différencie sa substance. Cette substance est fluidique et liquide. Les éléments nerveux se condensent d'abord. Le sang de la mère dont l'embryon est nourri, se polarise : il devient sang rouge, plus actif, plus énergique, et sang blanc, ou lymphe, plus lent, plus négatif, obéissant, sous l'influence nerveuse, à cette inévitable loi de dualité qui veut que tout mouvement se condense en foyers et se disperse en courants d'inégale intensité. On dirait un pôle électrique dégageant de la force et s'équilibrant en séries.

Les corpuscules sanguins, lymphatiques, nerveux sont engagés dans ces mouvements rotatoires ; et ce n'est que plus tard que les cordons nerveux se dessineront, que le sang rouge se liquéfiera, que la lymphe prendra sa consistance et son cours. Plus tard encore, des premiers conduits, veinules et artérioles, formeront leurs lacis pour diriger et contenir le sang ; des canaux et des glandes pointeront dans la lymphe ; des réseaux nerveux accompagneront les uns et les autres. Et ce n'est qu'après l'éclosion de ces tendres systèmes vasculaires que l'on verra s'ébaucher des organes rudimentaires. Car le cerveau ne vient qu'après les nerfs, et les nerfs qu'après le mouvement. Le cœur ne vient qu'après les veines et artères ; et celles-ci, de même que le système glandulaire, qu'après le sang et la lymphe. De même, le foie ne vient qu'après les premiers conduits biliaires ; et ceux-ci n'apparaissent qu'après la bile.

Telle est la marche suivie par la nature. Elle va toujours du simple au composé, des séries primaires aux séries complexes. Mais ce qui est constant, c'est la liquidité des premières substances organisées. Les polarisations primitives s'opèrent dans les humeurs qui se différencient en liquides neutres, acides ou alcalins, traduisant ainsi les diathèses individuelles transmises par le germe, nerveuse, sanguine, lymphatique, bilieuse. Les doctrines de l'humorisme trouvent donc dans l'embryogénie une confirmation inattendue.

La nutrition moléculaire, ou affinité vitale, qui maintient le type des êtres à travers la rénovation de leur substance, ne se trompe pas dans ses actes de promorphose. Elle envoie l'atome nerveux au cerveau, l'atome sanguin au sang, l'atome lymphatique à la lymphe. La genèse des tissus se conforme aux besoins de la fonction. Ainsi, dans le fœtus, une ébauche d'alimentation prélude à la formation d'un estomac rudimentaire. Le rhythme respiratoire existe déjà que les cellules pulmonaires sont à peine constituées.

De même, le tissu osseux ne se forme qu'à la suite des tissus et des premiers viscères organiques pour envelopper et protéger ceux-ci, comme les nerfs s'étaient formés pour servir de conducteurs à la force nerveuse, les veines pour contenir le sang, les canaux et glandes lymphatiques pour conduire et emmagasiner la lymphe. Le tissu osseux, presque aussi tendre à ses débuts que les tissus organiques, se développe d'abord autour du cerveau et de la moëlle épinière : les parois craniennes, les vertèbres dorsales sont sa première formation et constituent, pour ainsi dire, l'axe de l'individu; partant de cet axe, les côtes s'ébauchent ensuite pour enfermer les premiers systèmes viscéraux et viennent se souder au sternum. La tête et le tronc sont ainsi à peu près complets. Mais la charpente osseuse ne s'arrête pas là. Des prolongements latéraux et longitudinaux doivent la compléter.

C'est ici que vraiment se révèle la promorphose, ou formation des éléments figurés, dans ce qu'elle a de préconçu au point de vue du type invariable des espèces. Il ne faudrait pas croire, en effet, que la genèse des organes soit livrée au hasard des besoins fonctionnels. L'être entier est déjà dans l'embryon. Nous avons même vu que ses diathèses sont prévues pour plusieurs générations. Il ne faut donc point s'étonner que des fonctions qui ne s'exercent pas encore, telles que la locomotion, se préparent, dès la matrice, des organes appropriés et que les appendices huméraux viennent s'ajouter au tronc, le bassin se souder à la dernière vertèbre dorsale et le fémur se dessiner de part et d'autre de ce dernier appareil.

Ce sont là des organes de la vie de relation. Ils n'apparaissent qu'après ceux de la vie personnelle ; mais ils complètent l'individu et lui impriment le sceau de sa destinée. C'est une application frappante de la loi d'appropriation et de mise en équilibre de l'homme et de son milieu. Ces fonctions préexistent dans l'espèce ; l'habitacle terrestre les impose : elles sont donc antérieures à l'individu et aux organes qui doivent les exercer.

Ainsi les organes de préhension, qui sont les bras et les mains, se forment dans le fœtus, bien que celui-ci n'ait rien à saisir ni à prendre. Le bassin se dessine pour enfermer les rudiments d'organes urinaires et les replis inférieurs de l'intestin, destinés à la défécation, bien que le sujet n'ait rien à restituer à la terre, puisqu'il ne lui demande rien : le conduit alimentaire ne s'en forme pas moins, depuis la bouche jusqu'à l'anus. L'organe de la génération, contenu aussi dans le bassin, répond au premier besoin de l'espèce : il ne s'exercera qu'à une époque relativement éloignée. Les jambes et les pieds constituent leurs articulations, bien que le fœtus n'ait point à courir ni à marcher.

Telle est, en anatomie, l'importance du squelette. Le premier, il dessine l'effigie humaine. Il apparaît comme une esquisse des relations qui doivent exister entre l'individu et l'univers. Il est la *figure* exacte de la genèse de l'homme par la nature, de l'anthropogénie. Le squelette constitue un élément inépuisable d'étude en anthropologie et en morphologie. Cette solidification de certains tissus dans le corps humain, au cours de la vie fétale, apporte en physiologie des éléments nouveaux ; elle confirme dans une certaine mesure la doctrine des solidistes qui attribuent des propriétés vitales importantes aux solides de l'organisme : nerfs, vaisseaux, muscles, tendons, membranes, ligaments, os, cartilages.

Ce que nous venons de dire du tissu osseux, nous pourrions le dire également du tissu musculaire dont les faisceaux s'adaptent et se superposent par degrés aux jointures des articulations pour devenir plus tard les ressorts mécaniques du mouvement. Limitons-nous à observer que ce phénomène de solidification s'opère, lui aussi, sériellement, depuis les nerfs et vaisseaux dont la substance est inerte ou la tunique molle jusqu'aux muscles et aux os qui acquièrent une consistance comparable à celle de la fibre végétale ou même du minéral. N'y a-t-il pas, dans cette double genèse musculaire et osseuse, prise à son origine, un phénomène de polarité pareil à celui qui opère, dans le plasma, le départ du sang et de la lymphe ?

Nous voici arrivés au seuil de la vie extra-utérine. Nous pouvons, en présence de l'animal complet, résumer la genèse des organes, en énumérant les fonctions dans leur ordre normal, conforme aux besoins de la vie individuelle comme aux nécessités de la vie extérieure. Voici ces fonctions, considérées au point de vue de la conservation de l'homme et de sa reproduction.

La première fonction qui ait constitué son organe concerne le *moi*, l'homme intérieur. C'est la pensée, ou cogitation, qui s'est créé un cerveau. *Toute génération commence par la tête.* Prolongé en moelle épinière et ramifié en nerfs périphériques pour transmettre au corps les volontés de l'esprit et pour recevoir l'image des impressions de la vie intérieure et de la vie extérieure, le cerveau se dédouble en un plexus solaire qui devient le siège de l'agent vital proprement dit, et commande à la vie instinctive des organes par les différents systèmes de nerfs vaso-moteurs, communiquant d'ailleurs avec le cerveau au moyen du nerf grand sympathique. La vie spirituelle et la vie animale ont ainsi leur double foyer. On dirait une double pile électrique distribuant partout les courants de la force nerveuse. Ce sont là les fonctions d'INNERVATION.

Viennent ensuite les fonctions d'ALIMENTATION et celles correspondantes de RESTITUTION. L'homme puise dans la nature extérieure les aliments qui lui sont nécessaires et se les approprie par une opération chimique connue sous le nom de digestion. L'organe principal affecté à cette opération est l'estomac, qui procède à la première digestion par le moyen du suc gastrique et du suc pancréatique; mais la fonction proprement dite de l'alimentation, son « moment physiologique » ne commence qu'à la deuxième digestion dans le gros intestin, ou duodénum, par l'intervention de la bile, car c'est ce processus qui détermine l'assimilation et distribue la nourriture en la faisant porter vers le sang par les vaisseaux chylifères et lympathiques. Il faut ensuite restituer à la terre le surplus non employé des aliments. Cette fonction est remplie, pour la restitution liquide, par les organes urinaires, les reins et la vessie; et pour la restitution solide par le colon et l'intestin grêle qui amènent les déjections au dehors.

La NUTRITION comprend deux genres de fonctions qui appartiennent les unes à la vie intérieure seulement : ce sont les fonctions de *circulation* ayant pour organe principal le cœur, pour organes accessoires les veines et artères; les autres en partie à la vie du dehors : ce sont les fonctions de *respiration* dont le poumon et les bronches sont le double organe ayant pour mission de puiser dans l'atmosphère l'air indispensable à l'homme et d'opérer dans le tissu pulmonaire l'oxigénation nécessaire au renouvellement du sang. Les fonctions de REPRODUCTION concernent la vie de l'espèce;

elles s'exercent par les organes de la génération : le pénis chez l'homme, l'utérus chez la femme. Les fonctions de MOUVEMENT ont trait aux besoins de locomotion que l'homme éprouve pour se déplacer sur le sol, pour entrer en relation avec la nature extérieure, en vue de s'alimenter et de soutenir le combat de la vie. Elles ont pour organes les muscles distribués dans tous ses membres et placés aux différents points d'insertion des organes pour faciliter leurs mouvements, volontaires ou automatiques. Nous réunissons dans une même classe ces trois ordres de fonctions, Nutrition, Reproduction, Mouvement, parce qu'elles ont un véhicule commun qui les alimente toutes trois : c'est le sang. En effet, le sang, agent essentiel de la nutrition, fournit à celle-ci son aliment plastique, sa matière première : il s'équilibre dans le cœur et se recompose dans le poumon. Mais son action n'est pas moins certaine sur les muscles qu'il vivifie en fortifiant leur substance et sur les organes de la génération dont il accentue l'éréthisme, fournissant d'ailleurs au liquide spermatique ses éléments essentiels.

Reste une quatrième classe de fonctions, subdivisée en deux ordres, fonctions mal connues, mal appréciées quoique de première importance dans le mécanisme de la vie humaine. Pour essayer de les définir, nous parlerons d'abord de leurs organes, qui sont au nombre de deux : la peau, c'est-à-dire l'enveloppe périphérique de l'homme et le plus externe de ses organes ; les os, c'est-à-dire l'appareil le plus interne, l'axe fondamental de l'organisme.

La peau a pour caractère anatomique essentiel la porosité. La contexture même de son tissu la rend éminemment pénétrable et lui permet de réaliser les phénomènes variés d'endosmose et d'exosmose. C'est un vêtement, mais un vêtement perméable qui laisse passer aussi bien les effluves vivifiantes que les miasmes morbifiques. Physiologiquement, la peau sert à soustraire les organes intérieurs, qu'elle enveloppe, aux impressions thermiques trop violentes; elle maintient l'équilibre entre la température du corps humain et celle de l'air ambiant. Cette opération, à la fois mécanique et chimique, est constante: l'excès ou le défaut de calorique dans cette équilibration perpétuelle laisse un résidu liquide, qui est la sueur. Telle est la fonction de TRANSPIRATION, capitale pour le maintien de la santé et indice précieux dans l'état de maladie. Le derme et l'épiderme sont les premières enveloppes; mais les muqueuses en général participent de la nature de la peau et jouissent de propriétés analogues.

Les os, jusqu'ici trop négligés en physiologie, sinon en pathologie, car ils ont la propriété de souffrir comme le reste et même leurs souffrances atteignent parfois un degré singulier d'acuité, les os, disons-nous, sont un véritable organe et exercent une fonction. Cette fonction, quelle est-elle? Il ne faudrait pas croire que l'appareil osseux soit un simple élément statique dans la structure du corps humain, chargé de maintenir en place les différents systèmes organiques qu'il enferme ou soutient et de donner à l'homme sa verticalité. La contexture de son tissu, les canaux médullaires qui parcourent l'os, font de lui une matière vivante et lui créent des affinités avec les autres tissus. Cette relation intime ne se manifeste pas seulement à la suite de divers états pathologigiques, comme dans les maladies arthritiques aiguës ou dans les altérations profondes du sang et de la lymphe. La nutrition de l'os est en rapport avec celle de tous les autres organes; il acquiert un diamètre, une consistance, une coloration variées, suivant la nature des éléments assimilables que lui fournit l'alimentation. Son rôle dans le maintien de la santé est incontestable. Il donne au corps humain non seulement un point d'appui pour ses organes, mais encore la stabilité physiologique qui se manifeste par un état de calme et de repos, de force et de bien-être éminemment propice à l'équilibre général des fonctions. Que l'os soit atteint dans sa constitution intime, l'être entier dépérit; que sa substance se régénère avec facilité, la vie corporelle s'épanouit en pleine vigueur. L'os, à l'état vivant, est jaune, légèrement humide; quelques-uns de ses conduits nourriciers, ramifiés et anastomosés, viennent s'ouvrir à sa surface. Sa fonction est une fonction de tout repos, bien différente de celle du muscle, où le mouvement se condense, au contraire, en activité. Nous avons déjà indiqué cette sériation, analogue à celle qui se produit entre le sang et la lymphe. C'est la loi naturelle de polarisation: les éléments stables s'opposent aux éléments mobiles, et cette opposition même constitue l'équilibre de la vie. Nous pouvons maintenant préciser la fonction dévolue à l'os dans l'ensemble de l'organisme humain. Nous proposons de la dénommer fonction de STABULATION.

Ce mot a pour étymologie le latin *stabulum*, étable, dérivé de *stabulare*: ce verbe est formé par l'adjonction, avec apocope et aphérèse, des deux verbes *stare*, demeurer, et *ambulare*, marcher. *Stabulare* signifie rigoureusement : marcher au repos. L'étable est le lieu de repos des animaux; et la stabulation a pour objet de les engraisser en les assujettissant au repos le plus complet [1]. Fortifier l'organisme par la nutrition de l'os, consolider les éléments stables dans le corps humain: tel est l'objet de la stabulation physiologique; tel est le résultat de certains régimes alimentaires que prescrit le médecin en vue d'atteindre le tissu osseux. La stabulation et la transpiration concourent toutes deux, par des opérations différentes, à l'équilibre statique dans les tissus. Nous les rapprochons dans une seule classe de fonctions parce que la peau et les os, qui leur servent respective-

(1) Voir LITTRÉ : *Dictionnaire de Médecine*, au mot *Stabulation*.

ment d'organes, ont une tonalité analogue et que le véhicule essentiel de leur activité physiologique est la lymphe, qui se présente à nous comme l'élément sédatif et modérateur par excellence.

En résumé, neuf ordres de fonctions constituent l'ensemble de l'organisme humain. L'INNERVATION, qui dérive de la pensée : vie spirituelle et vie animale, activité de la conscience. L'ALIMENTATION et la RESTITUTION, qui établissent le circulus nourricier entre la planète et l'homme qu'elle a produit. La NUTRITION, qui se dédouble en *Circulation*, fonction interne et en *Respiration*, fonction à la fois interne et externe. La REPRODUCTION, ou génération de l'espèce. Le MOUVEMENT, ou faculté de locomotion externe et interne. Enfin la TRANSPIRATION, ou équilibre du dedans avec le dehors et la STABULATION, équilibre du dedans avec lui-même. Voilà la série physiologique.

Ces neuf fonctions sont groupées en quatre classes répondant aux quatre systèmes organiques de la vie humaine : 1° L'Innervation, qui constitue le *système nerveux*, 2° L'Alimentation et la Restitution, qui appartiennent au *système bilieux*. 3° La Nutrition (circulation et respiration), la Reproduction et le Mouvement qu'entretient le *système sanguin*. 4° La Transpiration et la Stabulation, dévolues au *système lymphatique*.

Les nerfs, la bile, le sang et la lymphe seraient donc les agents principaux de la vie dans sa phénoménalité complexe. On peut voir reparaitre ici l'humorisme d'Hippocrate, mais radicalement transformé. La science moderne nous a donné une théorie du mouvement que ne pouvait connaître le père de la médecine, mais qu'il pressentait avec l'intuition profonde du génie. La *pituite*, le *sang*, la *bile* et l'*atrabile*, mal connus, mal définis et donnés comme produisant la santé par leur équilibre, la maladie par leurs perturbations, étaient une ébauche imparfaite de sériation physiologique. Les médecins de l'ancienne école, la prenant au pied de la lettre, n'ont vu là qu'un phénomène purement statique et ont édifié sur cette donnée une pathologie grossière (les « humeurs peccantes » dont Molière nous divertit en sont un réjouissant spécimen) et une thérapeutique barbare qui se résume dans le trilogisme grotesque du bachelier Argan : *seignare, purgare, clisterisare.* Ce rabâchage a duré vingt siècles. Les découvertes de la physiologie et de l'anatomie ont permis de mieux connaitre les liquides de l'organisme, de mieux définir leurs fonctions. Le jeu de la force nerveuse et la subtilité de son action ; la constitution intime du sang et de la lymphe ; l'action de la bile sur l'organisme ont été aujourd'hui pénétrés fort avant. Il était réservé au dynamisme de projeter la plus vive clarté sur ces phénomènes et d'en apporter la synthèse, confirmant ainsi les vues d'Hippocrate par une théorie toute moderne et absolument scientifique.

L'homme, le vir *et l'*anthropos. *Sériation dans l'individu. La Nature extérieure; les forces, les agents. Sériation dans l'univers.*

Si nous redescendons des sommets de la synthèse, nous pouvons envisager maintenant l'homme dans l'exercice normal de ses fonctions et dans le jeu régulier de ses organes.

Il sera pour nous en même temps réalité et symbole. Un et triple dans sa vie intérieure, à la fois esprit, âme et corps, il pense, il sent, il agit ; il se nourrit et se reproduit. Il possède un cerveau qui se dédouble en plexus au centre même de son organisme. Il a un cœur qui, par son rythme permanent, active ou modère la circulation du liquide nourricier. Il est porté par un appareil osseux qui, tout en protégeant ses organes, entretient en lui le calme et la fixité de sa vie. Il est doué de la faculté génératrice, dont l'organe, pénis ou utérus, lui permet de se survivre à lui-même. Voilà l'homme interne, l'*homo*, le *vir*.

Nettement engagé dans son milieu, harmonisé avec lui au moyen des organes de la vie extérieure, nous le voyons en état de communiquer sa pensée par la voix et la parole, ayant à sa disposition un double appareil de phonation et d'articulation. Ses sensations lui donnent en raccourci l'immense théâtre de la vie : les organes des sens lui transmettent les impressions venues de cinq mondes distincts et pour ainsi dire infinis. Par la vue, il pénètre dans le monde des couleurs et des formes; par l'ouïe dans celui des sons; par l'odorat, dans celui des aromes; et par le goût il s'informe des saveurs qui l'éclairent sur la nature des substances. Le tact, cet habile avertisseur, lui permet de se rendre compte du degré de condensation ou de dispersion du mouvement : fluidité, compacité, calorique : c'est le monde de la molécule engagée dans l'infinie variété de ses évolutions. Ainsi armé, l'homme est en relation directe avec la nature. Il en jouit ou il en souffre. Il peut jusqu'à un certain point la conquérir et la dominer. Mais il reste vis-à-vis d'elle dans un rapport continu de dépendance. Il dépend de l'air qui l'enveloppe, le domine, le fait vivre ou le tue, par son poumon, organe de la respiration. Par son estomac, véritable racine intérieure de l'homme, il dépend de la terre qui lui donne l'aliment et à laquelle il rend, par son intestin, le surperflu du bol alimentaire. Par son épiderme, il se maintient en équilibre avec les fluides atmosphériques et les liquides : la chaleur, l'eau, l'électricité. Par ses muscles, il se déplace, il parcourt son domaine, il exerce une action mécanique directe sur les êtres et les choses. C'est l'homme en présence de son espèce, des espèces inférieures, et de la nature entière, aux prises avec les difficultés de la vie, dans sa misère et sa grandeur, dans sa fatalité et sa liberté. C'est l'*anthropos*.

Cette dualité de la vie, à la fois intérieure et

extérieure, n'empèche pas l'homme de s'harmoniser avec lui-même. Il constitue une série physiologique à neuf termes dont les phénomènes, infiniment variés, manifestent sa force vitale. L'unité se dérobe, la multiplicité s'affirme. Chacun de ces neuf organismes est distinct, a son domaine propre et sa sphère d'activité, bien qu'une solidarité mystérieuse les unisse l'un à l'aure. Ainsi, dans le ciel, se groupent les étoiles et s'organisent les systèmes planétaires. *E pluribus unum.* Ainsi l'homme est un reflet de l'univers, le petit monde une image du grand monde. C'est ce merveilleux phénomène qu'avait saisi l'organicisme en donnant une telle importance au jeu mécanique des organes, au point de lui faire engendrer la vie, tandis que c'est précisément le contraire qui est vrai !

Nous rendons justice à ce point de vue de l'école philosophique du XVIIIe siècle ; et de même que la doctrine de Hahnemann sur la force vitale conciliait dans une large synthèse l'animisme, le vitalisme et le matérialisme, on peut voir que notre théorie physiologique concilie scientifiquement l'humorisme, le solidisme et l'organicisme, qui ne sont que des aspects différents du même phénomène. Il n'y a pas de doctrine absolument erronée. Chacune d'elles renferme quelque principe juste. Les saisir là où ils se trouvent, les reconnaître avec bonne foi et les synthétiser par une méthode rigoureuse, c'est le moyen d'atteindre la vérité.

Pour conclure, établissons sur sa base le dynamisme complexe. L'homme est une sériation vivante, une genèse perpétuelle. Sa vie, les fonctions qui en dérivent et les organes qu'elles produisent sont d'ordre complexe. La santé, ou accord des fonctions, est donc un phénomène complexe. Par voie d'antithèse, la maladie est une contre-sériation qui engendre le désaccord fonctionnel : c'est donc aussi un phénomène complexe. Il en résulte que le remède qui doit lui être appliqué ne peut la détruire et ramener la santé que s'il est complexe à son tour, les actions et les réactions ne se produisant dans la vie que entre espèces semblables et séries analogues.

Le remède est caché dans le vaste sein de la nature. Là aussi, le dynamisme complexe règne. L'univers est une sériation. Il contient et porte les groupes stellaires comme des atomes qui voltigent dans un rayon de soleil. Les forces telluriques, atmosphériques, sidérales qui enveloppent l'homme se polarisent incessamment. La lumière, la chaleur, l'électricité, l'air et l'eau exercent leur influence dynamique sur la nutrition. Le règne animal, le règne végétal et le règne minéral sont eux aussi en état de genèse perpétuelle ; leurs séries infiniment variées offrent à l'homme d'inépuisables ressources. En un mot, depuis le plus infime microzoaire perdu dans la masse du sang jusqu'au globe le plus énorme gravitant dans l'espace céleste, tout est soumis à la puissance souveraine du rythme. Pythagore et Platon l'ont dit. La science moderne l'a démontré. Elle étend chaque jour ses conquêtes. Le dynamisme complexe, en médecine, est au dynamisme simple de Hahnemann ce que le dynamisme astronomique actuel est à la gravitation de Newton.

Encyclopédie médicale.

Les sciences médicales proprement dites.

Les sciences naturelles et la philosophie de la médecine ne suffisent pas au praticien qui veut être consommé dans son art. Il a besoin de connaître encore les sciences médicales proprement dites. Elles sont au nombre de quatre : L'HYGIÈNE, ou connaissance des lois de la santé ; la PATHOLOGIE, ou connaissance des lois de la maladie ; la PHARMACOLOGIE, ou connaissance des remèdes ; la THÉRAPEUTIQUE, ou connaissance du mode d'application des remèdes en vue de rendre la santé au corps malade.

L'HYGIÈNE est la science de la santé. Elle est publique ou privée selon qu'elle étudie les lois et détermine les règles de la salubrité pour une population, dans l'armée, dans une ville, aux champs, à l'atelier, dans l'école; ou pour la famille, dans la maison. Elle est individuelle quand elle s'adresse à la personne pour étudier en elle les conditions fondamentales de la vie et de la santé.

Elle se subdivise en trois branches qui correspondent à ses trois objets principaux : maintenir la santé, prévenir la maladie, ramener la santé.

1° L'*Hygiène* proprement dite ou connaissance exacte des conditions voulues pour l'équilibre sanitaire. Elle sert de base fondamentale à l'*Eubiotique*, ou art de bien vivre et à la *Macrobiotique*, ou art de vivre longtemps. Son moyen, son instrument, c'est le régime.

2° La *Prophylaxie* est une médecine préventive. Elle a pour objet de prévoir les maladies qui peuvent menacer une population, une famille, un individu et de les prévenir par un régime approprié, voire même un véritable traitement. Dans ce dernier cas, bien que s'adressant à l'homme sain, le médecin le considère à l'état pathologique et lui inocule une maladie pour le préserver d'une maladie semblable. La vaccine est la prophylaxie de la petite vérole. Le virus rabique est la prophylaxie de la rage. La science étudie dans ce moment la prophylaxie de la syphilis, du choléra, de la phtisie tuberculeuse, etc.

3° La *Diététique* est l'hygiène des malades. Il y a un régime pour eux comme il y en a un pour les hommes sains. Il est plus sévère, plus rigoureux. Son nom indique le principe qui l'anime : régularisation de la diète. La diététique accompagne le traitement et contribue à ses bons effets. Elle hâte la convalescence et la guérison.

La PATHOLOGIE est la connaissance des perturbations, anomalies, aberrations dans les fonctions de la vie humaine, répercutées ou non sur les organes. C'est l'étude des phénomènes morbides. Elle comprend :

1° L'*Etiologie*, ou recherche des causes de la maladie. Elle distingue les causes en générales et particulières, prédisposantes et déterminantes. Elle s'occupe des états antérieurs pour le malade comme pour son milieu.

2° La *Symptomatologie* ou connaissance des symptômes morbides qui donnent l'image de la maladie. Elle doit comprendre ces symptômes dans leur totalité et enseigner à les classer méthodiquement et complètement.

3° La *Sémiologie* ou connaissance des symptômes caractéristiques, qui éclairent sur le choix du remède et le mode de traitement. C'est l'étude des « signes ». La *Sémiotique* est l'art de pratiquer la sémiologie. Cet art se subdivise en deux branches : le *Diagnostic*, ou différenciation des symptômes, considérés à l'état actuel et dans l'état antérieur ; le *Pronostic*, ou prévision sur le cours de la maladie et sa terminaison.

4° La *Nosologie* s'occupe des formes diverses des maladies, détermine leurs caractères principaux et cherche à les ranger, d'après ces caractères, en classes, ordres, genres, espèces et variétés, comme ont su le faire Jussieu pour la botanique et Cuvier pour le règne animal. La méthode naturelle de classification n'a pas encore été trouvée en médecine.

La PHARMACOLOGIE est la science des remèdes. Les remèdes sont puisés dans le laboratoire de la nature. Ils peuvent être empruntés aux agents physiques et constituent alors des moyens curatifs cosmiques, atmosphériques et telluriques : Climatologie, Electrologie, Aérologie, Hydrologie, Balnéologie. Ces éléments médicaux se rapprochent beaucoup des moyens hygiéniques. Ils n'en constituent pas moins une médication réelle qui se traduit, non par un régime proprement dit, mais par un véritable traitement.

Les remèdes peuvent être demandés au règne animal, au règne végétal et au règne minéral. Ils constituent dans ce cas la *Matière médicale*. La matière médicale a été renouvelée de fond en comble par Hahnemann, qui a su introduire en zoologie, en botanique et en minéralogie une heureuse application de la loi des semblables. C'est son plus grand titre de gloire. L'art de se procurer les substances médicinales, celui de les préparer dynamiquement et celui de les conserver sont de la compétence du pharmacien.

La THÉRAPEUTIQUE est l'art de choisir et d'appliquer les remèdes ou médicaments en vue de faire disparaître les symptômes morbides, de détruire la maladie et de rétablir la santé. C'est l'art de guérir, c'est toute la médecine. On la nomme encore *Iatrie*, du grec ἰάτρια, dérivé de ἰάομαι, je guéris. Elle se divise en médecine externe et en médecine interne.

La médecine externe comporte les moyens d'application des méthodes puisées dans l'étude des agents et forces physiques de l'espace : Climatothérapie, Electrothérapie, Aérothérapie, Hydrothérapie, Balnéothérapie. C'est une médication quasi-hygiénique. La *Chirurgie*, ou médecine opératoire, n'est pas précisément de la médecine externe, puisqu'elle parvient à atteindre des tissus ou produits morbides cachés dans la profondeur de l'organisme. Elle emploie les moyens traumatiques et mécaniques et traite, par voie d'ablation, d'extraction, de rajustement, de redressement, de compression, de cautérisation, d'anaplastie, toutes les lésions anatomiques du corps humain.

La médecine interne comporte l'ingestion des médicaments et leur action dynamique à l'intérieur du corps, en vue de procurer la guérison de toutes les maladies aiguës ou chroniques. Elle est inutile en cas de lésions purement anatomiques que la main du chirurgien peut toujours secourir. Elle est indispensable dans les cas beaucoup plus nombreux de lésions physiologiques, c'est-à-dire de troubles fonctionnels et organiques.

La thérapeutique est générale si elle étudie les méthodes curatives applicables à toutes les maladies. La plupart des médecins font de la thérapeutique générale. Elle est spéciale si elle se limite à l'étude et au traitement des maladies affectant certaines catégories de personnes, certains organes du corps humain ou certains états pathologiques. Les médecins qui se livrent à ces travaux particuliers sont appelés spécialistes. Il existe, par exemple, des médecins militaires, des médecins pour les maladies des femmes et celles des enfants. La psychiatrie est le traitement des maladies morales et intellectuelles; ceux qui s'en occupent sont appelés aliénistes. L'obstétrique a pour objet le traitement des maladies des femmes en couches. Les maladies des yeux, celles des oreilles, celles des dents ont leurs spécialistes. L'orthopédiste traite les déformations et les déviations du corps humain. Les spécialistes peuvent rendre de grands services parce qu'ils acquièrent une expérience consommée dans le domaine pathologique qu'ils explorent; mais c'est à la condition d'appliquer rigoureusement la méthode d'observation et de ne jamais perdre de vue les grandes lignes de la science.

L'encyclopédie médicale proprement dite se réduit donc à quatre termes : *Hygiène*, ou science de la santé ; *Pathologie*, ou science des maladies ; *Pharmacologie*, ou science des remèdes, et *Thérapeutique*, ou art de guérir. Ce dernier est le sommet de la médecine : il résume la loi et les prophètes. Tout médecin vraiment digne de ce nom doit concentrer l'énergie et la puissance de ses facultés sur cette idée : *guérir* ; et la parole qui l'exprime doit devenir le mot d'ordre impérieux de toute sa vie. Guérir est l'objet unique de la médecine. Consoler n'est pas de sa compétence, soulager ne suffit pas, il faut guérir. Le médecin n'est pas un homme de laboratoire, poursuivant avec le microscope, la balance ou le scalpel, une vérité scientifique trop souvent fugitive. Il ne fait pas de théorie, il ne pérore pas, il ne disserte pas. C'est un praticien. Sa place est au chevet des malades, au milieu de l'humanité souffrante ; chez le pauvre, étiolé par la misère ; chez le riche, atteint par le spleen et la consomption morale. Sa vie est une perpétuelle descente aux enfers ; il ne voit que pleurs, souffrances et tortures ; il n'entend que plaintes et malédictions : il assiste aux plus douloureux spectacles. C'est pourquoi il lui faut un grand courage, beaucoup de patience et d'abnégation. La science pour lui n'est rien si, dans ce voyage à travers l'empire du mal physique, elle n'est fortifiée par la foi. Il doit posséder la force morale, connaître son pouvoir spirituel. En temps d'épidémie, ce courage grandit encore ; le médecin s'expose, se répand, se multiplie. Il devient un véritable apôtre. Il est armé d'un puissant talisman : la certitude que le remède *existe*, l'espoir inébranlable de la guérison. A cette condition seule, il pourra être utile et travailler, comme le comporte sa haute et sublime fonction, à la rédemption physique de l'humanité.

LIVRE PREMIER

GENÈSE DE L'ÉLECTRO-HOMÉOPATHIE

CHAPITRE PREMIER

IMPUISSANCE DE L'ALLOPATHIE

La Médecine à vol d'oiseau.

Depuis des siècles, il n'y a qu'un cri dans le monde contre l'impuissance de la médecine. La pauvre humanité, accablée par l'infinie variété de ses maux, se tourne et se retourne comme Job sur son fumier, n'ayant autour d'elle que de faux docteurs, incapables de la soulager et de la guérir. Les consolations dont on l'étourdit se résument toutes dans cette parole de résignation apparente qui n'est, au fond, qu'un cri de désespoir : « Bénissez Dieu et mourez ! » Et l'humanité, comme Job, raille ses consolateurs et ses médecins, lorsqu'elle ne blasphème pas Dieu et ne maudit pas le jour où elle est née.

D'où vient cette impuissance? Du long divorce qui a existé entre la science et la nature. En se détachant de la vie animale par les efforts de sa raison, l'homme s'est condamné à l'erreur; mais il est du même coup entré dans cette voie glorieuse qui devait le conduire à la vérité par les étapes successives de l'expérience. La transformation graduelle des erreurs en vérités, c'est toute l'histoire de la pensée humaine. C'est aussi celle de la médecine. Mais cette histoire est pleine de luttes, de révolutions et de déchirements. Elle est tragique comme la destinée de l'homme.

La médecine scientifique fut, en Europe, le résultat des premières spéculations philosophiques sur les dieux, la nature et la vie. Elle s'éloigna insensiblement de la pratique inconsciente pour pénétrer dans le domaine des hypothèses; et sa pratique nouvelle réfléchit nécessairement toutes les erreurs de sa théorie. Une révolution devint nécessaire ; elle fut accomplie par Hippocrate, qui, une première fois, rapprocha la science de la nature, et mit en honneur l'expérience et l'observation.

Pendant que la médecine scientifique préludait ainsi à ses premiers essais, cherchant à connaître l'homme, à le deviner, à l'expliquer, la médecine naturelle, obéissant à l'instinct, à la tradition, se maintenait chez les peuplades sauvages et dans les couches profondes des peuples civilisés. Elle ne raisonnait pas; mais elle guérissait, sans savoir pourquoi ni comment. De nos jours, nous avons vu à Paris le docteur noir et le docteur malgache accomplir de merveilleuses guérisons avec les secrets rapportés par eux des tribus d'Amérique et d'Asie parmi lesquelles ils avaient longtemps vécu. Leurs remèdes étaient simples et puisés seulement dans l'immense arsenal de la nature végétale. Il va sans dire que ces deux guérisseurs non diplômés furent condamnés pour exercice illégal de la médecine, au nom sans doute de la raison, qui a le droit de se tromper, contre l'instinct, auquel il n'est pas permis de toucher juste.

La médecine naturelle et la médecine scientifique poursuivirent leur marche parallèlement, l'une dans l'ombre, immuable et persévérante comme l'instinct des animaux; l'autre en pleine lumière, accomplissant la série de ses évolutions. Galien, systématisant Hippocrate, fut le grand maître dans cette deuxième période. Il immobilisa, il fixa la médecine; il l'enferma dans les dogmes invariables de sa théorie, dans une liturgie médicale hors de laquelle il n'était point de salut. Le génie romain, dominateur et tyrannique, s'opposait ici au libre génie grec. Hippocrate n'avait fondé qu'une école, Galien proclamait des dogmes, créait un culte, établissait une Eglise, qui devint la Faculté, redoutable, toute-puissante. Cet esprit d'autorité, si profondément réfractaire à tout progrès, a régné durant tout le moyen âge et a traversé les siècles jusqu'à nos jours, où il résiste encore à l'immense poussée que lui imprime la science libre.

Mais, dès le moyen âge, l'esprit de libre recherche se frayait d'occultes chemins et préparait les voies au précurseur de la médecine nouvelle, à Paracelse, le grand et puissant docteur de la Renaissance. Il brûlait les livres savants de toute l'ancienne médecine, les latins, les juifs, les arabes. Il déclarait qu'il n'avait rien appris que de la médecine populaire, des *bonnes femmes* (c'est ainsi qu'on appelait les sorcières), des bergers et des bourreaux (presque tous habiles chirurgiens). Paracelse réconciliait la science et la nature. Il rentrait de plain pied dans le domaine de l'expérience, de l'observation. Il déchiffrait, avec l'œil éclairé du savant, le grimoire de la tradition. Ce fut une conquête de l'esprit de liberté.

Ce ne fut pourtant qu'au dix-neuvième siècle que s'accomplit la grande réforme. Hahnemann seul, par sa découverte de la loi des semblables, réalisa l'hymen de la médecine scientifique et de la médecine naturelle. Il fit cesser, pour le plus grand bien de l'humanité, ce divorce immoral entre la science et la nature, entre la raison et l'instinct, entre le savant qui tue avec méthode et l'ignorant qui guérit sans principes. La doctrine est trouvée : on sait et l'on guérit. L'homéopathie est le vrai nom de la médecine.

Toute l'histoire de la médecine est contenue dans ces quatre noms : Hippocrate, Galien, Paracelse, Hahnemann. Les deux premiers représentent l'ancienne loi ; les deux derniers, la nouvelle. Galien et Paracelse servent de transition entre Hippocrate et Hahnemann. L'un continue Hippocrate et l'immobilise. L'autre, s'opposant à Galien, prépare Hahnemann, qui doit renouveler Hippocrate. Tel est, en quelque sorte, le diagramme des fluctuations suivies en Europe par la doctrine médicale depuis sa première apparition chez le peuple hellène. Un docteur moderne, de race germanique, Hahnemann, accomplira, après vingt siècles, la même révolution que celle rendue nécessaire par les erreurs des premiers philosophes. Il détruira toutes les sectes restantes de la vieille médecine comme Hippocrate détruisit celles qui pullulaient sur son sol ; et il aura ainsi mérité le nom de père de la médecine nouvelle.

L'œuvre de Hahnemann n'est pas achevée encore. C'est à ses disciples qu'il appartient de la continuer avec vigueur et de la mener à bonne fin. L'allopathie (il faut appeler ainsi l'ensemble des erreurs qui consistent, sous prétexte de la seconder, ou avec prétention de la contrarier, à méconnaitre les lois de la nature, en appliquant au mal un remède inapproprié) l'allopathie, disons-nous, a vécu moralement. Son impuissance doit être constatée par voie scientifique ; et c'est à l'homéopathie qu'il appartient de lui signifier sa déchéance.

Pour cela, pour mettre en pleine lumière à la fois sa nullité, son aveuglement et sa fatale clairvoyance, il suffit de la considérer sous un triple aspect : 1° ses doctrines incohérentes, jugées par l'homéopathie, avec l'unité de ses principes et la généralité de sa méthode ; 2° ses opinions contradictoires sur l'homéopathie qu'elle a vu naître sans la comprendre et qu'elle voit prospérer avec crainte et tremblement ; 3° enfin sa pensée sur elle-même et l'arrêt de mort prononcé contre elle par ses plus grands docteurs. Cette critique se résume en trois mots : Impuissance, scepticisme, immoralité. Ainsi se consomme la ruine des vieilles écoles qui n'ont plus rien à apprendre à l'humanité et qui sont devenues pour elle un obstacle, un arrêt. Il ne restera plus, une fois ces erreurs reconnues et constatées par tous, qu'à déblayer le sol pour y construire l'édifice nouveau, sur les plans que nous a laissés Hahnemann.

§ 1er. — L'allopathie jugée par l'homéopathie.

L'impuissance séculaire de la vieille médecine s'explique par l'inanité de ses doctrines, par son ignorance très réelle en pathologie, en pharmacologie et en thérapeutique. Nous ne parlons pas de l'anatomie physiologique et pathologique. Il faut reconnaître que, dans ce domaine, la science a été enrichie de nombreuses découvertes, jusque dans ces derniers temps. Il n'est pas une partie du corps humain qui n'ait été explorée minutieusement et qui n'ait donné lieu à de judicieuses observations. Le microscope, la loupe et le scalpel ont augmenté la somme de nos connaissances en ce qui touche les éléments anatomiques et parfois même le rôle d'un organe, l'exercice d'une fonction. L'anatomie physiologique fut illustrée, au milieu de cent autres investigateurs, par Harvey, qui découvrit le mécanisme de la circulation du sang et par Claude Bernard qui pénétra le jeu des nerfs vaso-moteurs. L'anatomie pathologique s'est éclairée, tout récemment encore, par l'étude approfondie des microzoaires au point de vue de l'influence morbifique dont leur présence est le signe dans l'organisme, étude à laquelle s'oppose la théorie plus nouvelle encore des alcoloïdes cadavériques ou ptomaïnes. Voilà sans doute des découvertes dont la physiologie s'est enrichie, des recherches dont la pathologie pourra profiter un jour ; mais elles restent à l'état partiel ; aucune idée générale ne les assemble, aucune synthèse ne les unit, aucun souffle ne les vivifie.

Ignorance pathologique.

C'est que la méthode est elle-même vicieuse, hors d'état d'envisager un ensemble, et ne pousse jamais au-delà du détail. Chercher le secret de la vie dans les combinaisons chimiques semble être son unique préoccupation. La doctrine générale est imparfaite et ne veut voir qu'un des aspects de la vie. Animistes, vitalistes, matérialistes ne tiennent qu'une portion de la vérité et n'ont jamais pu se résoudre à opérer la synthèse de leurs doctrines, par intolérance et faute d'un principe supérieur. On arrive tout au plus à un électisme de mauvais aloi qui produit la confusion dans les sciences médicales et l'impuissance la plus radicale dans l'art de guérir.

Une physiologie erronée, privée de toute notion exacte sur le principe vital, ne peut engendrer qu'une pathologie erronée comme elle. Le phénomène de la maladie échappe à la vieille médecine comme lui a échappé le phénomène de la santé dans son équilibre dynamique. (1)

Elle se trompe d'abord sur la cause des maladies. Aveuglée, dans toutes les écoles, par un grossier matérialisme, elle veut voir et palper. Or, l'essence des maladies n'est pas moins invisible qu'impal-

(1) Voir les développements fournis à ce sujet dans notre Introduction.

pable. Elle se figure pouvoir trouver la cause de la maladie, mais ne la trouve point en réalité parce qu'on ne peut ni la connaître ni par conséquent la rencontrer. Cette cause ne peut tomber sous les sens.

« Les maladies ne dépendent d'aucun principe « morbifique matériel, dit Hahnemann ; elles con« sistent uniquement en un désaccord dynamique « de la force qui anime virtuellement le corps de « l'homme. » *Organon*. Préface, p. 56.

Les altérations dans le sentiment et dans l'activité de l'organisme résultant d'impressions purement dynamiques, il est absurde de s'arrêter à une cause matérielle. Les médecins de la vieille école ne l'entendent pas ainsi. N'ayant pu saisir la cause dans sa manifestation phénoménale, ils en imaginent une, *image vague et fantastique*. C'est tantôt l'âcreté des humeurs, tantôt l'altération des solides, tantôt l'irritabilité des tissus organiques. Or, ni les liquides, ni les vaisseaux, ni les tissus ne sont l'origine des lésions qu'ils éprouvent. Ces phénomènes morbides sont un effet, un résultat, un caractère de la maladie ; ils ne sont pas la maladie elle-même. La vieille médecine prend l'un des caractères pour la cause.

Cette erreur en étiologie générale, cette incroyable persistance à donner à la maladie une origine matérielle, jusqu'à voir dans le microbe qui résulte, avec tous les autres phénomènes, du désaccord dynamique, le générateur de la maladie, cette erreur, disons-nous, conduit à une symptomatologie imparfaite. L'ensemble des symptômes ne saurait être résumé nettement ; la plupart du temps, on en détache un, qui devient cause principale et qui donne un dessin inexact, un tableau erroné de la la maladie.

Comment veut-on, après cela, qu'une sémiologie vraiment rationnelle soit possible ? S'il passe de la théorie à la pratique, l'allopathe ne peut se reconnaître en sémiotique. Le *signe* lui échappe, l'indication thérapeutique lui fait défaut. Son diagnostic est incomplet, son pronostic incertain. Tout se déforme : tout est vague et fantastique, comme l'image de la maladie elle-même !

Ignorance pharmacologique.

Cette ignorance du caractère phénoménal des maladies aussi bien que de la valeur réelle des symptômes n'est qu'une des raisons de l'impuissance de la vieille médecine en thérapeutique. Il y en a une autre : c'est son ignorance encore plus profonde en pharmacologie.

Ici nous sommes proprement dans le chaos. Rostan, une des lumières de l'école, déclare que « chaque dénominotion de classe de médicaments, « chaque formule même est une erreur. »(1) Bichat, le plus illustre disciple de Broussais, s'écrie : « La « matière médicale est, de toutes les sciences, « celle où se peignent les mieux les travers de « l'esprit humain. Que dis-je, ce n'est point une « science ; c'est un mélange informe d'idées « inexactes, d'observations puériles, de moyens illusoires, de formules aussi bizarrement conçues « que fastidieusement assemblées, On dit que la « pratique de la médecine est rebutante. Je dis « plus ; elle n'est pas, sous certains rapports, celle « d'un homme raisonnable quand on en puise les « principes dans la plupart de nos matières médicales. » (2)

Voilà un jugement que la vieille médecine ne saurait frapper d'opposition. Bichat est un maître, une autorité pour elle. Dire que les principes de la matière médicale allopathique ne

(1) ROSTAN : *Cours de Médecine clinique*, t. 1, p. 85 et 107.

(2) BICHAT : *Anatomie générale. Considérations générales*. T. VI, p. 18.

peuvent engendrer que folie dans la pratique de la médecine, c'est beaucoup plus que nous n'aurions jamais osé exprimer; et cette opinion, d'un si grand poids, suffit déjà pour condamner la thérapeutique des allopathes en consacrant l'inanité de sa source pharmacologique.

Qui pourrait, en effet, se reconnaître dans ce dédale où les routes s'entrecroisent sans jamais conduire à rien ? La polypharmacie est incapable de simplification parce qu'elle manque de méthode et que ses médicaments sont assemblés au hasard, non d'après l'observation et l'expérience. La lumière est absente de ce capharnaüm où viennent s'entasser tous les jours des remèdes nouveaux, sans autre guide que le caprice, la routine aveugle ou la spéculation.

L'erreur capitale de l'allopathie, en pharmacologie, c'est d'expérimenter le médicament sur l'homme malade, afin de connaitre ses propriétés et de les appliquer d'après les effets ainsi observés, *ab usu in morbis*. C'est de l'empirisme dans le mauvais sens du mot. C'est avouer que l'on ne sait pas en vertu de quelle loi on applique les remèdes. C'est le tâtonnement perpétuel érigé en principe, au détriment du malade, qui devient ainsi une constante matière à expérimentation. *Experimentum faciamus in anima vili.*

Ce n'est pas *in anima vili*, c'est-à-dire sur le pauvre malade, que l'homéopathie expérimente. Elle a, dès ses débuts, répudié cette méthode barbare. C'est sur l'homme sain, qui peut supporter l'expérimentation. Il en résulte qu'avant d'appliquer un remède, elle en connaît d'avance les effets. Ce moyen est le seul qui permette de connaître effectivement, par leurs vertus et leurs propriétés, les substances minérales, végétales ou animales que l'on veut employer. La santé est une pierre de touche toujours identique à elle-même qui permet d'apprécier leur action ; et c'est ainsi seulement qu'elles peuvent révéler leur rôle dans la nature, le secret de leurs affinités. C'est la vraie méthode expérimentale.

La maladie, en revanche, ne peut fournir que des indications illusoires. Tel remède, tonique aujourd'hui, sera débilitant demain, suivant l'état du malade. Les symptômes pathogéniques (que l'allopathe ignore) se produisent dans le corps du patient à côté des symptômes pathologiques (qu'il connaît assez mal). Il en résulte une inextricable confusion au milieu de laquelle le malencontreux médecin a de la peine à démêler les effets du mal et ceux du remède. En sorte qu'il ne peut employer ce dernier qu'au hasard, à l'aveugle et qu'il se sert en réalité d'un instrument qu'il ne connaît pas.

Si la matière médicale allopathique est, au dire de Bichat, le miroir de la folie, une image renversée de la nature dans laquelle il est impossible de se reconnaître, en revanche la matière médicale fondée par Hahnemann et continuée par ses successeurs est l'honneur de l'esprit humain. Toutes les substances sont classées d'après leurs effets pathogéniques reconnus, les médicaments individualisés, avec leur rôle fixe et leur valeur spécifique nettement déterminée, chacun à sa place dans le cadre pharmacologique calqué sur la nature elle-même. C'est l'ordre, c'est la clarté qui règnent ici, au lieu de l'obscurité et de la confusion.

Vainement l'allopathie a cherché une classification rationnelle des médicaments. Ses efforts ont été stériles sur ce point comme sur tous les autres. L'expérimentation scientifique faisant défaut, aucune classification n'est acceptable, de l'aveu même des sommités médicales. « Celui qui « administre un médicament, dit M. Bouchut,(1) « devrait toujours savoir ce qui va résulter de

(1) Bouchut et Desprez. *Dictionnaire de Médecine et de Thérapeutique*. Introduction, p. XXXIII et XXXIV.

« son remède. — Malheureusement il n'en est pas « toujours ainsi et si l'on est fixé sur la manière « d'agir de quelques remèdes, tels que l'opium, la « belladone, la strychnine, le curare, etc., il en « est un bien plus grand nombre dont on ignore la « spécificité organique. On doit donc chercher à « classer les remèdes d'après leur action physio- « logique, et c'est ce qu'ont fait un grand nombre « de médecins. »

Par exemple, Giacomini cherche à classer les médicaments d'après leur action physiologique (hyposthénisants et hyperesthénisants) sur l'organisme; mais cet essai de classification est tellement conjectural que le même auteur s'écrie : « Il « règne tant d'incertitude sur les déterminations « de chaque substance qu'il faut encore attendre « avant de les accepter. » De même en ce qui concerne la classification tentée par Burgraeve d'après l'action des remèdes sur les éléments histologiques (médicaments nervins, myotiques, hématiques, glandulaires, parasiticides). Ici encore, l'incertitude est telle que M. Bouchut est contraint de déclarer « hypothétique » cette méthode de classification et de la repousser. On ne peut mieux confirmer l'opinion de Bichat ni mieux démontrer que la matière médicale allopathique est la proie inévitable du chaos, puisque toutes les tentatives faites pour y apporter l'ordre et la clarté restent infructueuses.

Que reste-t-il à faire? Classer arbitrairement les remèdes d'après leur influence supposée, en les rapprochant par « la ressemblance de leur but, de « leurs effets ou de leur action sur l'ensemble de « l'organisme. » (1) Peut-on imaginer rien de moins scientifique qu'une telle base de classification? Il en résulte une série de médications qui constitue le catéchisme thérapeutique de l'allopathie. Lais-

---

(1) Bouchut et Desprez, *loc. cit.* p. XXXVI.

sant de côté la médication *expectante*, la médication *morale* et la médication *hygiénique*, qui n'ont rien à voir avec la pharmacologie, nous sommes en présence de : 1° la médication *antiphlogistique* ou *débilitante* ; 2° la médication *tonique* ou *stimulante* ; 3° la médication *stupéfiante* ou *calmante* ; 4° la médication *évacuante* ou *vomitive* et *purgative*; 5° la médication *astringente*; 6° la médication *antispasmodique* ; 7° la médication *révulsive* ; 8° la médication *spécifique*. Détachant encore de ce groupe la médication *spécifique*, la seule vraie, positive et rationnelle, nous voyons que les sept médications qui précèdent ne sont qu'un informe essai de systématisation de toutes les folies de la vieille médecine, un monceau d'erreurs et de préjugés.

L'allopathie a fait en pharmacologie ce qu'elle avait fait en pathologie. Aussi incapable de discerner l'action réelle d'un remède par l'observation de ses symptômes pathogénétiques que de saisir le caractère propre du mal en synthétisant ses symptômes pathologiques, elle a renouvelé pour le médicament l'erreur que la maladie, mal étudiée, lui avait fait concevoir ; elle s'en est créée *une image vague et fantastique*, substituant ainsi les idoles de son imagination à la réalité des faits, le rêve aux résultats acquis de l'observation et de l'expérience, le « roman de la médecine, » comme dit Molière, à l'histoire de la vie.

Ignorance thérapeutique.

L'ignorance effective de la vieille école en pathologie, ses erreurs fondamentales en pharmacologie doivent lui créer une flagrante infériorité en thérapeutique.

Ne connaissant pas le mal, ne connaissant pas le remède, elle ne peut que marcher à tâtons lorsqu'il s'agit d'appliquer celui-ci à celui-là. Elle ne sait pas guérir. Ses méthodes sont inefficaces nécessairement, dangereuses quelquefois, incertaines toujours.

C'est en vain que l'allopathie prétend imiter la nature dans ses efforts pour se soulager du mal. « Les moyens allopathiques ne sont jamais, dit Hahnemann, qu'une mauvaise copie des secours « peu efficaces que la grossière nature est en état « de donner quand on l'abandonne à ses seules « ressources. » C'est en vain que l'allopathie, employant une méthode inverse, aspire à d'heureux résultats en contrariant la nature au lieu de la seconder. « La médecine allopathique, dit encore Hahnemann, augmente le mal quand elle imite « la nature dans ses procédés, ou suscite des « dangers nouveaux quand elle opprime ses efforts. » C'est en vain que l'allopathie, s'abstenant à la fois de contrarier, d'imiter et de seconder, livre le malade à ses propres forces en pratiquant la méthode expectante. Si la mort ne survient pas, le malade ne se rétablira qu'à ses dépens, par l'abolition d'une fonction ou le sacrifice d'un organe.

Il n'y a donc pas de milieu. La vieille médecine, en présence de ses malades, ne sort pas de cette alternative : Elle les laisse mourir en les abandonnant à leur sort (expectation); ou elle les tue en cherchant soit à déplacer le mal (méthode allopathique), soit à l'anéantir (méthode antipathique). Dans ces deux derniers cas, elle aggrave le mal en y ajoutant des maladies nouvelles, de telle sorte qu'elle tue doublement le malade, qui meurt de sa maladie ou du remède, et quelquefois des deux.

Cette alternative est cruelle ; mais elle n'est que trop véritable. L'allopathie est impuissante à rendre la vie, restaurer la santé. Elle ne peut guère que donner la mort, par action ou par omission. La plupart des traitements qu'elle applique ne sont que des variétés d'un délit prévu par les lois et sévèrement puni : l'homicide par imprudence. (1)

Prétendue imitation de la nature. Allopathie naturelle spontanée. Homéopathie naturelle fortuite. Parodie de la nature médicatrice.

Avant de passer à la critique des méthodes thérapeutiques de l'ancienne école, réduisons à sa valeur la prétention qu'elle affiche d'imiter dans ses procédés la nature médicatrice.

Premièrement, c'est une erreur de croire que la nature, livrée à ses seules ressources dans le corps de l'homme, puisse arriver, quand elle y arrive, à une guérison complète. Les efforts spontanés de la force vitale, efforts douloureux et dangereux pour sauver le malade à quelque prix que ce soit, sont souvent impuissants à amener une résolution; et il n'est pas rare que la mort en soit le résultat. C'est que la force vitale est aveugle: douée de sentiment et d'activité, elle sent, elle agit instinctivement; elle combat la maladie d'après les lois de la constitution organique, mais non d'après les inspirations d'une pensée réfléchie. Son action est donc nécessairement imparfaite.

L'homme est triple: corps, âme et esprit. Le corps et l'âme agissent seuls dans cette médication spontanée: le sentiment et l'activité sont en jeu. C'est là ce que Hahnemann appelle la grossière nature. La raison se tait, l'esprit n'intervient pas. En préconisant les efforts de l'instinct, en limitant la nature médicatrice à la force vitale interne de l'homme, on commet une erreur: on oublie que

---

(1) Voyez plus loin (l'*Allopathie jugée par elle-même*) l'opinion d'un allopathe très connu et très recommandable, le docteur Frank.

l'homme est enveloppé par la nature extérieure, qu'il en est solidaire et que toute maladie n'est qu'une rupture d'équilibre entre l'homme et son milieu. La maladie a une cause étrangère; elle vient du dehors: le remède doit donc être puisé au dehors, demandé au monde étranger. Voilà la vraie nature médicatrice: elle est hors de l'homme comme le sont les agents morbifiques qui le déséquilibrent; elle est dans les forces physiques de l'espace, dans la substance des trois règnes, animal, végétal et minéral. La force vitale interne (sentiment et activité) ne peut se les approprier; elle est réduite à se défendre contre le mal, et elle le fait de son mieux; mais elle ne peut l'attaquer. C'est à l'intelligence, en relation avec le monde extérieur par les organes des sens et par ceux de la volonté qu'il appartient de délibérer en faisant usage de sa faculté propre (raison) et de choisir le remède qui combattra victorieusement le mal. Voilà ce que l'allopathie n'a pas compris, puisqu'elle a isolé l'homme de la nature qui l'entoure et qu'elle voit en lui seul la source et l'origine du mal, comme elle y voit aussi le remède: elle ne saisit donc pas le rôle et la valeur du médicament: c'est pourquoi sa matière médicale est si imparfaite et ne présente qu'une image du chaos. Voilà, en revanche, ce que l'homéopathie a supérieurement compris; et c'est ce qui explique que sa matière médicale soit une image de l'ordre qui règne dans la nature.

Maintenant il faut reconnaître que la nature médicatrice interne déploie, dans ses efforts pour rétablir la santé, un certain art qui dénote son instinctive clairvoyance. Elle juge la fièvre par la sueur et l'urine; la pleurésie par le saignement du nez, par des sueurs et des crachats muqueux; d'autres maladies par le vomissement, la diarrhée et le flux du sang; les douleurs articulaires par des ulcérations aux jambes; l'angine par la salivation ou par des métastases ou des abcès qu'elle fait naître dans des parties éloignées du corps. Sans remèdes, sans secours venu du monde extérieur, voilà ce que la force vitale peut faire pour se défendre contre le mal. C'est beaucoup, mais c'est incomplet. Ces opérations de la force vitale sont une allopathie naturelle, c'est-à-dire une cure spontanée par des moyens autres (ἄλλος) que le mal lui-même (πάθος), soit une dérivation dans les cas de sueur et d'urine, de vomissement et de diarrhée, d'expectoration et d'hémorragie ; une révulsion dans les cas d'ulcération ou d'abcès ; une substitution dans ceux de métastase, seuls moyens qui soient à la disposition de l'organisme interne pour se débarrasser du mal.

Ce sont des palliatifs. La cure est douloureuse ; la lutte inégale et prolongée ; souvent la mort n'est que retardée jusqu'à épuisement complet de l'organe ; la guérison, lorsqu'elle survient, laisse après elle des traces profondes et ineffaçables. Pour que la guérison fût radicale, il faudrait que la force vitale pût provoquer une maladie nouvelle, mais semblable à celle dont il souffre, un peu plus forte qu'elle : alors il y aurait cure spontanée, directe et dynamique, ménageant les forces et éteignant la maladie d'une manière immédiate et rapide. Ce serait une homéopathie naturelle. Cela n'est pas au pouvoir de la force vitale livrée à elle-même. Le hasard seul, en dehors de la médecine homéopathique, a pu produire un pareil résultat. Il l'a fait très souvent en introduisant dans l'organisme une maladie analogue, mais non identique à celle qui y existait, et celle-ci disparaissait radicalement sans laisser de traces (1). Lorsque la maladie introduite par le hasard était différente, l'autre s'éclipsait momentanément pour reparaître ensuite.

(1) De très nombreux exemples de ce fait sont donnés par Hahnemann dans son « Introduction à l'Organon », § II, *Guérisons homéopathiques dues au hasard*, pages 111 à 151.

La nature médicatrice interne, la grossière nature, ne fait donc voir à l'observateur qu'un tissu de souffrances et ne lui montre rien qu'il puisse ou qu'il doive imiter s'il veut exercer réellement l'art de guérir. Il faut noter toutefois que cette nature médicatrice, toute grossière qu'elle est, reste de beaucoup supérieure à ses imitateurs. L'allopathie est-elle un calcul raisonné? Non, c'est une imitation indolente, irréfléchie, à la fois inutile et maladroite, une superfétation au travail instinctif de la nature.

Imitation inutile, parce que l'organisme sait bien se débarrasser, sans le secours de la médecine évacuante, des matières dégénérées et des impuretés qui deviennent visibles dans les maladies et qui ne sont que le produit de la maladie, renaissant aussi longtemps que celle-ci dure. C'est donc en vain que le médecin allopathe, prenant l'effet pour la cause, et constatant la présence de ces produits morbides, cherche à en débarrasser les vaisseaux sanguins et lymphathiques par les organes urinaires ou les glandes salivaires, la poitrine par les glandes trachéales et bronchiales, l'estomac et le canal intestinal par le vomissement et les déjections alvines. La nature suffit à cette besogne palliative ; et elle dispose pour ce faire, dans la profondeur des tissus, de moyens qui ne sont pas à la portée de l'allopathie artificielle; elle ne se trompe ni sur la nature du mal, ni sur l'heure et le moment d'agir.

Imitation maladroite. C'est en vain que l'allopathe provoque artificiellement la sueur ou l'hémorragie traumatique afin de dériver le mal; qu'il emploie des moyens révulsifs tels que: vésicatoires, cautères et sétons; qu'il attaque des organes innocents en vue de substituer une maladie à une autre: ses moyens sont presque toujours inopportuns et contrecarrent la nature au lieu de l'aider. Les sétons et cautères ne vaudront jamais l'abcès qui se forme naturellement sur la peau. Les vésicatoires, entretenus à perpétuité, deviennent des procédés absurdes et contraires à la nature elle-même.

Telle est l'imitation des allopathes. C'est une mauvaise copie des moyens naturels, une caricature, une vaine parodie. Elle ne ressemble pas plus à la nature que ne ressemble au tableau du maître le barbouillage d'un écolier. C'est autrement que le génie imite la nature : il l'envisage de haut, l'observe avec méthode et surprend ses secrets. Le hasard, par exemple, révèle que la jusquiame, qui possède la faculté d'exciter les convulsions, fait disparaître des spasmes quasi-épileptiques ; que les feuilles du séné, qui occasionnent la colique et produisent l'insomnie chez l'homme sain, guérissent des coliques violentes chez le malade et le débarrassent de ses insomnies ; que la suette (comme cela arriva en Angleterre en 1485) disparaît comme par enchantement après l'application de sudorifiques. Ce sont là des traits de lumière pour l'observateur : il cherche à confirmer tous ces faits par l'expérience, et il découvre la loi, c'est-à-dire une relation de cause à effet. Ce n'est plus, à proprement parler, une imitation ; c'est une découverte, une création de l'art, et non pas une copie servile de la nature dans quelques-uns de ses procédés, partiels et imparfaits.

Les trois méthodes allopathiques.

On voit combien peu sont justifiées les prétentions de l'allopathie à prendre la nature pour guide et pour modèle, pour unique souveraine, lorsqu'ils ne la prennent pas pour victime de leurs théories insensées et de leur folle pratique.

Rien de plus contradictoire, en effet, que les allures de l'allopathe en présence de la maladie.

Le voici qui s'intitule fièrement ministre de la nature. Il prétend favoriser de tout son pouvoir les efforts qu'elle fait pour se soulager : il les exagère même : il se montre plus royaliste que le roi, plus prévoyant que la providence même. Des évacuations naturelles se produisent ; il les entretient et les augmente. Un exanthème humide se forme pour amender tel ou tel symptôme fâcheux de l'état intérieur : le ministre de la nature applique aussitôt un épispastique sur la surface suppurante pour tirer de la peau une quantité d'humeur plus grande encore. Quand la maladie fait affluer le sang dans les veines du rectum ou de l'anus (hémorroïdes borgnes), il applique des sangsues en grand nombre afin d'aider la nature et d'ouvrir au sang une nouvelle issue de ce côté. Ainsi font ces serviteurs fâcheux dont le zèle maladroit, sous prétexte de prendre les intérêts de leurs maîtres, crée à ceux-ci des embarras nouveaux et les précipite dans toutes sortes de mésaventures,

Mais, profondément surpris des résultats négatifs qu'il obtient, irrité, exaspéré par ses insuccès, voilà que le médecin allopathe suit une marche inverse. De ministre de la nature qu'il était, il devient son bourreau. Il renonce à la seconder ; il l'attaque, il la contrarie, il la pousse dans ses derniers retranchements. Il déploie contre elle tout l'appareil de ses répercussifs, tout l'arsenal des moyens antagonistes. C'est l'antipathisme absolu, radical. Il combat l'insomnie et les diarrhées anciennes par l'opium à fortes doses, les hémorragies utérines par des injections de vinaigre, les ulcères par des préparations de plomb et de zinc. Mais, ce faisant, il ne combat jamais qu'un syptôme isolé, et toujours au grand détriment du malade.

Le plus sage au milieu d'un tel déploiement de forces, est encore celui qui observe une bienveillante neutralité, le médecin qui se renferme dans les pratiques expectatives. Au moins celui-là ne pèche-t-il que par omission. Il laissera périr le malade, il est vrai ; mais il n'aura du moins aucun meurtre sur la conscience et il se lavera les mains, comme Ponce Pilate, en laissant à la nature la responsabilité de ses méfaits.

L'allopathie n'a guère que trois manières d'être vis-à-vis le malade. En sorte que l'on peut ranger toutes ses médications sous trois méthodes principales. Elle attend : méthode *expectante*. Elle aide la nature ou limite : méthode *allopathique* proprement dite ou *dérivative*. Enfin elle contrarie la nature : méthode *antipathique* ou *antagoniste*. Ces trois méthodes sont aussi vaines aussi dangereuses l'une que l'autre. Les deux dernières se subdivisent en sept médications différentes dont deux sont dérivatives : la médication *évacuante* et la médication *révulsive*, et cinq antagoniques : la médication *astringente*, la médication *débilitante*, la médication *antispasmodique*, la médication *fortifiante* et la médication *stupéfiante*. Nous allons les passer successivement en revue et toucher du doigt le néant des doctrines allopathiques.

Méthode expectante.

L'expectation n'est pas une méthode, encore moins une médication. Ne rien faire est une manière d'être qui n'a jamais été considérée comme un moyen d'action. Tout au plus l'expectation permet-elle d'observer les phénomènes morbides sans utilité aucune pour le malade et sans profit certain pour la science. C'est une observation stérile complètement dépourvue des conditions exigées par la méthode expérimentale.

Elle est sans utilité pour le malade, parce que chaque progrès du mal rend sa situation de plus en plus irrémédiable. Il n'y a pas de rémission vraie; il n'y a pas de crise salutaire, il n'y a que des accidents morbides dont les suites sont toujours fâcheuses et qu'il faut arrêter dès le début. Consacrer un temps précieux à contempler la marche de la maladie est une expectative coupable. Le secours doit être prompt s'il veut être efficace. L'agent morbifique n'attend pas pour exercer et poursuivre ses ravages : il ne faut donc pas attendre pour les enrayer. Procéder autrement, c'est faire preuve de fatalisme ; c'est s'incliner, non devant la nature médicatrice, mais devant la nature homicide, devant les agents de destruction : c'est admirer la perfection inouïe de leurs moyens, le génie diabolique de la dissolution. De telle sorte que le médecin expectant, qui observe pieusement les progrès d'une affection pathologique, a tout l'air d'un adorateur du mal qui se prosterne non devant la vie, mais devant la mort.

Ce n'est pas ainsi que l'homéopathie entend le rôle de la médecine auprès du lit des malades. Repoussant tout fatalisme aveugle, elle espère en la guérison et y croit; elle a foi dans le succès. C'est pourquoi elle agit; c'est pourquoi elle fait usage de sa liberté. « La philosophie expectante, dit M. Léon Simon père, semble plutôt empruntée « au Coran de Mahomet qu'à la pensée chrétienne « qui domine la science de notre temps et de nos « contrées. » La philosophie moderne est essentiellement active. L'hygiène elle-même repousse les moyens expectants : à peine un symptôme de malaise paraît-il qu'il est aussitôt réprimé par un exercice actif et normal des fonctions : l'hygiène n'est guère qu'une continuelle médecine préventive. A plus forte raison la médecine coercitive doit-elle redoubler d'énergie et de promptitude vis-à-vis le malade, qui n'a plus les mêmes recours que l'homme bien portant. On pourrait dire de la médecine ce qu'un ancien a si bien dit de l'éloquence. Elle a trois qualités principales qui sont : l'action, l'action et l'action.

Méthode dérivative ou allopathique.

La dérivation artificielle, ou méthode allopathique proprement dite, se manifeste par deux moyens, deux médications différentes : *évacuation, révulsion.*

Evacuation.

La médication *évacuante* est tantôt *vomitive* et tantôt *purgative*. Elle n'a pas seulement pour objet de débarrasser l'estomac ou l'intestin par évacuation directe des matières nuisibles qui les obstruent, chose que la nature fait toute seule et spontanément, lorsque cela est nécessaire, sans avoir besoin qu'on l'y sollicite. Elle prétend encore, par le moyen d'une dérivation plus subtile, par un effet réflexe, agir sur d'autres organes. Ainsi, elle emploie le vomissement dans l'état subbural, au début des fièvres typhoïdes, dans les fièvres intermittentes, les angines tonsillaires, la coqueluche, le croup, les maladies aiguës ou chroniques des bronches. Or, il est sans exemple, à moins d'une évacuation naturelle dont l'effet ne peut être que momentané, qu'une amélioration réelle ait jamais été produite par ces moyens factices. Bien au contraire, la fièvre typhoïde, atténuée au début par le dérivatif, redouble ensuite d'intensité, l'angine ne s'arrête pas dans sa marche, la bronchite prend un caractère plus grave. C'est un palliatif, ce n'est pas un remède.

En revanche, les allopathes méconnaissent le caractère dynamique du vomissement naturel et spontané. Ils constatent bien que beaucoup de lésions, ont une action réflexe sur l'estomac : impressions morales, vertiges, lésions de cerveau, du poumon, de l'utérus, du péritoine, et produisent le vomissement. Ils reconnaissent que le vomissement artificiel est dû moins à l'action irritante des vomitifs sur la muqueuse gastrique qu'à leur impression sur les centres nerveux (1); exemple : le tartre stibié qui, injecté dans les veines, produit le vomissement. Mais ils ne tirent pas de ces faits leur conséquence légitime : c'est que le vomissement est un phénomène dynamique, non un moyen curatif, mais un symptôme qui doit disparaître avec les produits qu'il évacue et tout l'ensemble des autres symptômes. Ils prennent le caractère pour la cause.

De même pour la purgation. Elle n'a pas seulement un effet mécanique d'expulsion. *Pour déterger*, comme on dit dans Molière. Elle enlève du serum à la masse du sang, en activant la sécrétion des glandes de Peyer et de Brown ; et alors elle devient révulsive, antiphlogistique. A quoi bon cet effet débilitant? Nous ne voyons que des dangers dans une telle hypersécrétion qui affaiblit le malade sans utilité. Il vaut mieux s'en tenir à l'expulsion purement mécanique. *Pour déterger, pour déterger*, crie à M. de Pourceaugnac l'apothicaire escorté de ses matassins.

Les purgatifs sont gradués habilement par l'ancienne école (c'est là un de ses triomphes) : laxatifs, ils évacuent simplement la matière stercorale ; minoratifs, c'est la bile qui s'en mêle ; enfin drastiques, ils rejettent à la fois la bile, le mucus, les glaires. C'est le « clystère carminatif » de M. Purgon. Vraiment vous ôtez tout cela :

(1) Bouchut et Desprez : *Dictionnaire de médecine et de thérapeutique*. Introduction.

bile, glaires, mucus ! il s'en formera encore. Ce ne sont que des symptômes ; et vous les prenez pour la cause.

Révulsion.

Nous arrivons à la médication *révulsive*. une des plus funestes et qui ont fait le plus de mal à l'humanité souffrante. Nous sommes sur les frontières de la médecine défensive. Nous touchons presque à la médecine de combat. Le génie destructif de Galien, sous prétexte de vivifier Hippocrate, a créé tout un redoutable arsenal ; il a voulu préluder à la conquêie du mal comme l'a fait Rome, sa patrie, pour la conquête du monde, par la ruse et la violence. Il a mis à la portée des allopathes un armement complet. Or, il n'y a rien de plus dangereux que des armes entre les mains des ignorants et des maladroits. Elles frappent à l'aveugle ; elles atteignent tout, hors le but que l'on vise.

Guérir les maladies avec des médicaments et par des procédés qui agissent sur d'autres parties du corps que celles attaquées, révulser le mal par une répercussion sur des organes moins impor tants, peut paraître le comble de l'habileté et sembler une heureuse imitation de la nature. Mais il n'en est rien. En allopathie, la maladie et la répercussion sont deux phénomènes dissemblables qui subsistent l'un et l'autre. Le premier disparaît un instant devant le second ; mais il reparaît ensuite sans que ce dernier ait cessé d'exister. Comme si le patient n'avait pas assez d'une maladie, on lui en donne deux !

La révulsion accidentelle, sur laquelle on prétend se modeler, est un phénomène incompris du médecin allopathe. Il n'est pas vrai que lorsque deux opérations morbides (dissemblables) s'accomplissent dans l'organisme, la plus considérable anéantit l'autre. Elle l'arrête, elle la suspend, voilà tout. On a vu la grossesse suspendre la marche d'une phtisie pulmonaire; mais celle-ci reprend son cours après la délivrance. Ce n'est pas là une guérison : c'est un soulagement temporaire. La lactation chez les nourrices empêche les règles; mais celles-ci reviennent avec l'état normal. Une maladie aiguë chez tout ulcéreux arrête (momentanément) la suppuration. Un érysipèle survenant au milieu d'une bronchite la suspend; il ne la guérit pas. Est-il permis de conclure de ces faits qu'il soit habile d'introduire dans l'organisme une maladie nouvelle pour chasser l'ancienne ? Un seul cas est favorable à la guérison et la produit même forcément : c'est celui où la maladie nouvelle est semblable à l'ancienne. Toute l'homéopathie repose sur cette donnée. Mais c'est précisément ce que l'allopathe ne veut pas faire.

Quant à la révulsion naturelle (que l'on confond à tort avec les révulsions accidentelles dont il est question plus haut), ce déplacement des maladies d'un organe important sur un autre qui l'est moins, ce procédé instinctif de la nature n'est, comme toujours, qu'un moyen palliatif; il ne s'accomplit qu'au détriment du malade et presque toujours par le sacrifice entier de l'organe sur lequel s'est opéré la révulsion Ce n'est pas là, non plus, un modèle à imiter.

Que les allopathes ne parlent donc point de réaction vitale lorsqu'ils appliquent leurs révulsifs au malheureux patient ! Cette réaction, lorsqu'elle a lieu, s'opère en sens inverse de la guérison. L'impression locale est favorable; l'effet général est désastreux, le retentissement funeste. Que ce soit le calorique extérieur : hydrothérapie aiguë, ou les agents révulsifs traumatiques : saignée et sangsues, ou les irritants de la peau : sudorifiques, sinapismes, cautères, sétons, ventouses, acupuncture, moxas : nous ne voyons là que des instruments de torture inutiles et dans ceux qui les emploient les plus cruels ennemis du genre humain.

La saignée et les sangsues ont toujours leur place dans la pratique de l'allopathie. Il est bien vrai que, par une sorte de fausse honte, cette place a été quelque peu réduite. Ainsi l'on parle de *petites* saignées au pied ou au bras, de sangsues en *petit nombre*. Mais si la saignée est petite, si les sangsues sont en petit nombre, elles n'agiront point, la réaction ne se produira pas. N'ayez donc point de pudeur déplacée. Pratiquez de larges saignées comme autrefois ; et, à l'exemple de Sangrado, votre illustre ancêtre, versez une bonne pinte de sang pour la plus grande gloire de la médecine !

Etant donnée l'inanité, ou plutôt l'extrême danger de la médication révulsive, peu nous importe que le révulsif soit appliqué à grande distance du siége de la maladie lorsque celle-ci est grave, ou très près lorsque l'affection est légère : il n'en faut point du tout, et cette question de topographie nous inquiète peu. Mais il importe de relever un troisième cas où se révèle l'ingénuité des allopathes : c'est la révolution sur place, qui n'est qu'une fausse homéopathie. C'est la doctrine de la substitution pure. Ils reconnaissent l'utilité de substituer sur le lieu même une maladie à une autre. Ici encore, ils touchent de très près la vérité ; mais, par une fatale hallucination, ils s'en éloignent aussitôt, car cette maladie médicinale sera très dissemblable de l'affection pathologique et par conséquet ne la guérira pas.

Et cependant, ils confessent sans le vouloir cette vérité qu'ils ignorent, et qui les presse de toutes parts. Tout y est, jusqu'à l'identité des termes : « Phlegmasies cutanées, phlegmasies mu-« queuses, toutes cèdent facilement à une phleg-« masie nouvelle provoquée par l'impression d'un

« stimulant spécial. »[1] Une phlegmasie guérie par une phlegmasie : les semblables par les semblables. L'aveu est complet ; et son auteur ne s'aperçoit point qu'il vient de confesser l'homéopathie !

C'est ainsi qu'une ophtalmie peut être radicalement guérie par le nitrate d'argent, capable lui-même de produire l'ophtalmie ; que les vomitifs sont utiles dans la gastrorrhée, le vésicatoire sur l'érysipèle, les lotions d'eau vinaigrée contre la cuisson du prurigo. Tous ces exemples sont empruntés aux mêmes auteurs. Ils ne nous étonnent point, car les faits qu'ils relatent nous sont familiers. Ce qui nous surprend, c'est l'aveuglement intellectuel des allopathes qui ont des yeux pour ne point voir et qui confessent la vérité sans la comprendre. Il y a là un phénomène d'ophtalmie morale plus curieux que le cas physique relaté ci-dessus, mais, pour lequel malheureusement il n'existe point de remède. *Oculos habent et non vident.*

En résumé, révulser, comme évacuer, c'est tout un, relativement à l'organe malade que l'on veut guérir. Ces deux médications sont aussi impuissantes l'une que l'autre. La méthode dérivative est définitivement condamnée, non moins par l'incertitude de sa doctrine que par ses tristes résultats. Elle a fait mourir à elle seule plus de gens que n'en ont exterminé les guerres de plusieurs siècles.

Méthode antagoniste ou antipathique.

L'antagonisme, ou méthode antipathique, est l'art de guérir (il vaudrait mieux dire : de ne point guérir) à l'aide de médicaments qui produisent un état *contraire* à celui du malade.

---

(1) Bouchut et Desprez : *Dictionnaire de Médecine et de Thérapeutique*. Introduction.

C'est ici la médecine meurtrière. Il ne s'agit plus d'aider la nature ni de l'imiter, mais bien de la combattre, de contrarier les symptômes du mal. Cette méthode a pour origine la théorie des qualités de Galien. La maladie étant le contraire de la santé, il convient, pour rétablir l'état normal, d'opposer aux symptômes morbides des symptômes diamétralement inverses afin de les surmonter et de les détruire. Il n'est plus question de dériver le mal en l'expulsant ou en le déplaçant, comme l'indique la nature et suivant la méthode hippocratique, prudente sinon efficace. On veut l'anéantir. C'est le *contraria contrariis curantur* dans toute son audace.

Mais cette opposition despotique arrête ou fausse les tendances natives en les poussant dans une voie malheureuse. Le *similia similibus* n'est pas moins hardi ; mais il est plus logique : en opposant aux symptômes morbides des symptômes semblables, il se conforme aux mouvements de la nature dont il suit les vues et les inclinations. Dans les maladies de la peau, l'antagonisme fait rentrer les dartres,ulcères, boutons, par le moyen de frictions, pommades ou bains, sans se douter qu'il y aura répercussion dans les organes profonds; c'est une médecine grossière qui attaque le mal visible, superficiel, et ne voit pas le désordre intérieur. L'homéopathie ne ferme pas les issues ; elle les laisse ouvertes et domine la maladie, c'est-à-dire l'ensemble des symptômes, par des remèdes internes.

La méthode antipathique applique ses médicaments en partant de ces points de vue erronés (les qualificatifs de Gallien) et leur attribue des vertus curatives conformes à ses théories. C'est pourquoi elle les nomme antiphlogistiques, antispasmodiques, persuadée qu'avec eux elle combattra victorieusement la phlogose (inflammation) ou le spasme. Cinq médications découlent de la méthode antipathique : la médication *astringente* ; la médication *débilitante* ou *antiphlogistique* ; la médication *antispasmodique* ; la médication *fortifiante* ou *tonique* ou *stimulante* ; la médication *stupéfiante* ou *calmante*.

Astringence.

La médication *astringente* cherche à procurer le resserrement du calibre des vaisseaux, la diminution des excrétions, une plus grande dureté de la fibre vivante. Nous soupçonnons ces procédés, entre les mains des allopathes, d'intervenir à contre-temps, c'est-à-dire de resserrer quand il faudrait relâcher. L'eau froide, la glace, les fruits acides, l'alun, le sulfate de fer et l'acétate de plomb ont bien leur action sur l'économie ; mais ne produisent-ils pas un état morbide inverse, c'est-à-dire l'irritation, la fièvre et l'aridité des tissus ? Les hémostatiques eux-mêmes, perchlorure de fer et autres, atteignent-ils le but lorsqu'ils arrêtent momentanément une émission sanguine ? N'est-ce pas toujours à recommencer, tant que l'ensemble des symptômes n'a pas été couvert et radicalement supprimé ? Palliatifs toujours, remèdes jamais !

Débilitation. — Théorie de la réaction.

La médication *débilitante* a pour objet de combattre l'état inflammatoire, de diminuer les forces générales du sujet, de tempérer le mouvement circulatoire local, d'étouffer une fièvre ou une phlegmasie, de vaincre les accidents locaux de l'inflammation. Il est à remarquer que le médecin allopathe, doucereux s'il emploie les moyens dérivatifs et rappelant volontiers l'apothicaire M. Fleurant lorsqu'il cherche à insinuer son clystère carminatif « pour purger les entrailles de Monsieur », devient arrogant et fanfaron dès qu'il applique la méthode antagoniste. Il ne parle alors que de combattre, d'étouffer, de vaincre, d'anéantir. Il attaque ses malades avec vigueur et les mène tambour battant. C'est un vrai conquérant, un homme de guerre.

Pour atteindre ce but homicide qui consiste à « diminuer les forces du sujet », la médecine offensive dispose de nombreux moyens, qui peuvent être rangés sous trois chefs distincts. Elle a les débilitants, les altérants, les émollients.

Parmi les débilitants, il faut compter la diète, qu'elle soit absolue ou simplement lactée, albumineuse, végétale ; les viandes blanches, le repos, les boissons acidules ; les ventouses, les sangsues, la saignée, indispensable, nous dit-on, au début des phlegmasies pour en arrêter le développement et diminuer la chaleur animale. Nous voyons reparaître la saignée, les sangsues, les ventouses, non plus pour jouer le rôle modeste de révulsif et s'effacer d'une manière toute dérivative, mais avec l'emploi hautement avoué de délibitant, avec la mission très précise et très déterminée d'affaiblir en tirant du corps le prétendu trop plein du sang (comme s'il pouvait jamais être en excès!) et en privant l'organisme de la quantité normale de ce liquide indispensable à la vie, au rétablissement de la santé !

Les altérants ont une action plus intime et plus pénétrante. On cite les diurétiques (le nitre, la scille, la digitale); les sudorifiques ; le calomel à petites doses souvent répétées ; le tartre stibié, qui aboutit à ce résultat précieux d'abaisser la température du corps humain de 1 à 3 degrés ; le kermès et les autres préparations antimoniales ; l'iode et les préparations iodées ; l'or et les préparations aurifères.(1) Enfin les émollients achèvent la série en offrant la ressource de leurs bains

(1) Voir, pour la doctrine et les détails de la médication allopathique, l'Introduction au *Dictionnaire de Médecine et de Thérapeutique* de MM. Bouchut et Desprez, § 2. *Du genre de médication à employer dan les maladies*.

chauds prolongés, de leurs injonctions, de leurs fomentations, de leurs cataplasmes d'orge ou d'amidon, d'huile ou d'axonge, de guimauve ou de farine de lin. Il est certain que la nature humaine ne peut résister longtemps à de pareilles armes et que la santé même la plus robuste doit finir par capituler devant ce formidable arsenal de la débilitation.

En osant faire emploi d'une médication si redoutable, l'allopathie est tenue d'en démontrer les bons effets, sous peine d'encourir le reproche de dilapider les forces humaines, de détruire sans profit l'œuvre du Créateur. Elle essaie cette démonstration ; mais hélas ! ses arguments sont tels qu'ils témoignent d'une ignorance absolue des effets ultérieurs du remède et ne sont, par conséquent, pas de nature à nous rassurer ni à tempérer nos inquiétudes.

« Lorsque la médication débilitante est em-
« ployée avec vigueur, nous dit-on, ses effets
« sont bien marqués et souvent immédiats ; mais
« la réaction curative provoquée par elle peut se
« faire attendre. » Ce doute exprimé n'est certes pas rassurant. On poursuit néanmoins l'étrange théorie : « Au moment même, la médication di-
« minue l'état inflammatoire (rougeur de la peau,
« chaleur du corps, force du pouls), amoindrit
« la congestion et le travail inflammatoire des
« tissus ; *mais* (1) ce n'est que plus tard, lorsque
« l'organisme, privé de l'excès de force qui le
« surchargeait, peut réagir, que la guérison s'ac-
« complit. » A ce sophisme redoublé, nous pouvons répliquer tout d'abord : La réaction curative

---

(1) Voilà un *mais* étrangement placé. Cette copule comparative a généralement pour objet de mettre en regard des termes contradictoires, ou du moins très différents : Sévère *mais* juste. Je meurs, *mais* je suis vengé. Il n'est pas noir, *mais* blanc. Ici on l'emploie, en dépit du bon sens et de la grammaire, pour contrebalancer des termes identiques. C'est à peu près comme si l'on disait : « Dans le premier moment, la médication antiphlogistique *débilite*; MAIS plus tard... elle *débilite* encore » Les vices de logique engendrent forcément les vices de langage.

se fait tellement attendre qu'elle ne vient jamais. Ce qui se produit nécessairement, d'une manière plus ou moins tardive, c'est une réaction morbide.

Puisque l'on parle de réaction, il serait bon d'en connaître les lois. Or, on les ignore totalement. En effet si, au moment même, le remède débilitant diminue l'état inflammatoire, dans le moment d'après, et en retour, cet état sera augmenté. Le remède excèdera les forces après les avoir réduites. C'est l'effet naturel de la réaction : elle ne s'accomplit jamais qu'en sens inverse. Si l'action est débilitante, la réaction sera excédante ; elle ramènera des forces, mais à l'état morbide, irrité, déséquilibré. De sorte que ce que l'on aura donné pour ôter l'irritation produira une irritation nouvelle. Il n'y a pas de réaction qui ne soit contraire à l'action : son nom même l'indique. Nous sommes fâchés de renvoyer notre auteur au rudiment.

Cette théorie des réactions vitales est la clef même de l'homéopathie. Hannemann a été le premier à la mettre dans tout son jour. Dans l'administration au corps humain de toute substance active, il a constaté deux effets contraires qui se suivent de près ou de loin : un effet *primitif* dû à l'action de la substance elle-même, et un effet *secondaire* dû à la réaction de l'organisme. Exemples : le café fort stimule au début les organes (effet primitif) ; mais il laisse ensuite de la pesanteur et une tendance au sommeil (effet secondaire). L'opium procure, sur le premier moment, un engourdissement profond (effet primitif ; mais plus tard, dès le lendemain, le corps est plus que jamais en proie à l'insomnie (effet secondaire). C'est sur cet effet secondaire que compte l'homéopathie pour amener la guérison. Elle sait d'avance, lorsqu'elle administre un remède, quelle réaction il engendre. Sa médecine est dualiste comme la nature, sa méthode raisonnée : elle voit le double effet qui se produira et va jusqu'au bout de l'action curative. Tandis que l'allopathie, simpliste par nature, ne va pas au-delà de l'effet primitif parce qu'il est visible et pour ainsi dire palpable. Dès qu'il s'agit de raisonner sur l'effet secondaire elle se perd dans la nuit. C'est la cataracte intellectuelle, la cécité.

La réaction vitale est subtile, il faut le reconnaître. Mais la nature physique est pleine de réactions figurées qui aident à la comprendre. Par exemple, le son et la lumière renvoyés par une surface réfléchissante. On sait (on le touche presque, parce qu'on le voit et on l'entend) que l'angle d'incidence produit par l'onde sonore ou le rayon lumineux est égal et opposé à l'angle de réflexion. Il était réservé aux théoriciens de l'allopathie de nous montrer une réflexion rectiligne, traversant de part en part la surface réfléchissante, de trouver des réactions qui sont identiques à l'action, qui la continuent et qui, par conséquent, ne sont pas des réactions.

Mais ce sont de ces petites réactions ordinaires; bien commodes, mises là pour donner confiance, pour montrer que l'on a aussi ses théories et que si l'on tue les malades on sait absolument pourquoi et comment.

La médication antiphlogistique se condamne elle-même. Elle sait où elle va; par conséquent elle est dangereuse et ne doit être appliquée dans aucun cas, ni dans l'hyperesthésie franche, ni dans l'oppression des forces; ni dans la pléthore (phénomène fantastique et qui n'existe pas), ni dans les phlegmasies aigues, ni dans le rhumatisme, ni dans les pyrexies, ni dans les hémorragies actives, ni dans l'anasarque, ni dans les inflammations locales, ni dans aucune forme morbide quelle qu'elle soit, parce qu'elle ne peut qu'aggraver l'état du malade et se montre totalement incapable de lui rendre, avec le calme, les forces qu'elle lui a ôtées. Mais le médecin allopathe, le partisan déterminé du *contraria contrariis*, persévère quand même dans sa méthode. Ses insuccès ne le découragent point. Lorsqu'il n'a pas réussi à abattre les symptômes graves, qui reparaissent toujours plus alarmants, il s'obstine, il s'acharne, il redouble ses coups, il accumule faute sur faute, peut-être pour endormir sa conscience. Ainsi font les criminels. *Il faut continuer*, dit Macbeth harcelé par ses remords. Comme il y a une logique et une fatalité du crime, il y a une logique de l'erreur.

Antispasmodisme

La médication *antsipasmodique* s'étudie à contrebalancer l'éréthisme, l'agitation, le spasme et les différents désordres nerveux. Elle s'attaque aux névroses et névralgies, à l'hystérie, à l'hypocondrie, à la migraine, à l'épilepsie, aux convulsions, à la chorée ; et elle emploie pour les réduire, tantôt le musc et l'assa fœtida, tantôt la fleur de tilleul et les feuilles d'oranger, tantôt l'éther et la valériane. Sans produire le sommeil comme le font les stupéfiants, elle prétend par l'application de ces substances, apaiser des troubles dynamiques dont l'origine est purement spirituelle. La vieille médecine traite les désordres nerveux par les antispasmodiques sans se douter qu'elle les exaspère et les rend incurables. L'éther à lui seul a fait plus d'ataxiques et de névrosés que tous les excès de la chair ou de l'esprit qui peuplent les hôpitaux et les cabanons.

Tonification et stimulation

Il faut s'arrêter un instant à la médication *tonique* ou *stimulante* parce qu'elle confirme l'erreur fatale des allopathes en matière de réaction. Comme la médication antiphlogistique, elle va contre son but. L'allopathie excédait les forts en leur administrant les débilitants. Voici maintenant qu'elle affaiblit les faibles en leur donnant des toniques et des stimulants.

On nous dit : « Les toniques prolongés produisent, l'inertie des tissus et des organes. » Et encore : « Il ne faudrait pas croire qu'on peut « employer indéfiniment les stimulants réflexes « chez l'homme. La tolérance des organes pour « la stimulation a un terme qu'on ne peut dépasser « sans produire un effet différent et opposé. » Et plus loin : « A l'action vitale exagérée qui résulte « des impressions stimulantes intérieures suc- « cède une débilité d'autant plus grande que la « stimulation a été plus vive. »

On reconnaît donc la réaction ; mais on ne l'applique pas ! On se borne à dire : « Il faut « savoir exciter les organes d'une façon modérée. « Il ne faut pas dépasser le but. » Mais exciter les organes d'une façon modérée, ne pas aller jusqu'à la réaction, c'est ne rien faire. De deux choses l'une : ou vous n'atteignez pas le but et vous fatiguez inutilement le malade ; ou vous dépassez le but et alors vous faites quelque chose : mais vous tuez, de votre propre aveu.

Ne serait-il pas plus simple de procéder homéopathiquement, ou, pour mieux dire, de suivre la nature en tonifiant les forts, car alors la réaction s'opère et l'état inflammatoire disparaît ; en débilitant les faibles, et aussitôt, par un acte réflexe, les forces reparaissent dans l'organisme ? ...Mais les allopathes sont aveugles, par décret providentiel !

Stupéfaction.

Il est heureux pour les allopathes qu'une providence maligne ait mis à leur disposition tout l'arsenal des calmants. C'est le cache-misère de leur thérapeuthique, le tombeau où ils enfouissent toutes leurs erreurs : voilà un asile sûr où, comme dit le poète, l'espérance tombe, et dont les endormis ne se réveillent pas, La médication *narcotique, sédative* ou *stupéfiante* a pour but de produire le calme, le bien-être et le repos là où règnent l'agitation, la douleur, le spasme, la convulsion.

Loin de nous la pensée de méconnaître les services rendus par les calmants anesthésiques qui, en abolissant la sensibilité et les mouvements volontaires, permettent à la chirurgie d'accomplir son œuvre en épargnant d'intolérables souffrances au malade. Ce sont des bienfaits pour l'humanité. Nous parlons seulement ici des calmants narcotiques et des calmants vireux dont les médecins allopathes font un si grand usage lorsque toutes les autres médications ont échoué. Celle-là est leur recours suprême ; elle constitue, de leur part, un navrant aveu d'impuissance ; mais elle masque, elle atténue, elle couvre la stérilité de leurs efforts. C'est pourquoi,malgré l'issue funeste qu'ils doivent en attendre, ils ne la dédaignent jamais, se justifiant sans doute de son application par cette pensée philosophique que la mort est, après tout, la guérison de tous les maux.

Ils ont à leur portée une riche gamme sédative et sont en état de produire la stupéfaction sous les formes les plus variées. Tantôt ils attaquent l'intelligence qu'ils anéantissent et tantôt ils détruisent la sensibilité. Souvent aussi ils troublent certaines fonctions avant de les abattre. S'ils emploient l'opium et ses préraratious, la morphine, le lactucarium, ils obtiennent l'assoupissement, le sommeil (avec ou sans cauchemar), la stupeur, l'ivresse, à moins que le patient ne s'avise de prendre le remède à rebours et que le stupéfiant administré pour calmer et endormir ne surexcite à un très haut degré et n'empêche le sommeil, ce qui arrive quelquefois. S'ils font usage des solanées vireuses : belladone,jusquiame, ciguë, datura, aconit, alors ce sont des phénomènes d'un autre ordre, non moins curieux et non moins salutaires:

étonnement intellectuel, délire, hallucination, somnolence, coma.

Mais que ce soit le narcotisme ou l'apathie délirante, le moral le plus rebelle finit toujours par être dompté ; et en enlevant au malade le sentiment de toute chose, on lui enlève aussi celui de la souffrance, ce qui est évidemment le plus utile service qu'on puisse lui rendre. Utile, quoique triste. Peu importe, en effet, que le malade n'éprouve plus de joie, pourvu qu'il ne sente plus la douleur ! Les bienfaits de la médication stupéfiante sont résumés dans cette belle et consolante parole : « Elle endort celui qu'on ne peut guérir. » Et comme on ne peut presque jamais guérir, elle en endort beaucoup. L'allopathe, cessant d'être un tourmenteur et renonçant à la médecine chronique comme à la médecine aiguë et offensive, change subitement de rôle et d'attitude. Il devient un endormeur. Il pousse doucement le malade du lit dans la tombe. Il console ses derniers instants. De ministre de la nature qu'il était, on ne s'attendait pas à le voir si tôt ministre de la mort. Il a enfin trouvé le vrai remède. Les Parques l'inspirent ; Morphée lui apprend à secouer ses pavots.

Impuissance de l'allopathie.

Entre l'abandon prémédité des malades sous la forme négative de l'*expectation* (ce qui est un premier aveu d'impuissance) et leur empoisonnement par les moyens soporatifs de la *stupéfaction* (ce qui est un suprême et dernier aveu d'impuissance) se placent les deux méthodes dérivative et antagoniste avec les manœuvres plus ou moins violentes de l'*évacuation*, de l'*astringence* et de la *révulsion*, et les pratiques meurtrières de la *débilitation*, de l'*antispasmodisme* et de la *tonification* ou *stimulation*. C'est la base fondamentale de la thérapeutique, l'organon des allopathes, l'arbre du mal à sept branches, mortel comme l'upas de Java, stérile comme le figuier de l'Evangile.

L'un des adeptes les plus déterminés de l'allopathie, un défenseur résolu du *contraria contrariis,* s'écrie, avec une nuance d'admiration, en résumant tous ces procédés contraires à la fois au bon sens et à la nature : « La base de toute « bonne thérapeutique a pour éléments principaux « la médication évacuante, les antiphlogistiques, « les stupéfiants et les spécifiques. » Nous avons laissé la médication spécifique en dehors de notre examen critique de l'allopathie parce qu'en effet, opposée aux autres médications, qui sont purement chimériques, elle est seule réelle, positive, efficace ; mais nous démontrerons plus tard que les allopathes ne comprennent pas le premier mot à cette méthode qu'ils prétendent connaître et dont l'application raisonnée fait la gloire de l'homéopathie. Mais en prenant pour base thérapeutique les évacuants, les débilitants, les stupéfiants et les spécifiques, notre docteur ne s'aperçoit pas qu'il prône une thérapeutique boîteuse dont les méthodes sont contradictoires et forment un assemblage monstrueux qui outrage la raison humaine. En effet, *évacuer,* c'est aider la nature ; *débiliter* et *stupéfier,* c'est la contrarier ; *spécifier,* c'est la dominer. Comment concilier de pareils éléments qui sont aux antipodes les uns des autres ? Tel est le syncrétisme de l'allopathie. Faute d'un principe supérieur, sans guide logique, sans doctrine, elle se livre à un vain éclectisme et croit avoir fait preuve d'esprit scientifique en amoncelant pêle-mêle et sans ordre les méthodes les plus disparates, en créant le chaos.

Elle est dans son élément ; et notre docteur ne voit pas que la médecine qu'il prêche n'a pas changé depuis Molière, que son orientation est toujours la même. Ses quatre médications correspondent exactement à celles qui nous sont révélées dans les consultations mises à la scène par notre grand comique. Les *débilitants* se retrouvent dans les conseils donnés par MM. Tomès et Desfonandrès qui se déclarent pour l'émétique et la saignée, et les *évacuants* dans ceux de MM. Bahis et Macroton qui sont pour la purge et le lavement. Seuls les *stupéfiants* n'ont pas été prévus par le poète et demanderaient un Molière nouveau. Quant aux *spécifiques*, entendus à la mode des allopathes, ils existaient déjà. Nous n'avons qu'à nous référer aux électuaires, baumes et onguents de l'empirique Mondor, popularisés par la verve gauloise de Tabarin.

Telle est l'image des contradictions de la vieille médecine que ne peuvent rajeunir les théories les plus savantes de l'anatomie physiologique et pathologique. L'allopathie est aussi impuissante de nos jours pour soulager et guérir qu'elle l'était dans les siècles passés. Toutefois, si elle n'a pas la puissance de rétablir la santé, elle a le privilège de soigner, fût-ce en tourmentant et en tuant. C'est ce qu'exprime à merveille le *præses*, dans le divertissement du *Malade imaginaire*, lorsqu'il concède au récipiendaire, avec le bonnet de docteur, le droit (*virtutem et puissanciam*) de médicamenter. *Medicandi.*

Cette puissance de tourmenter et de tuer se manifeste de cent façons diverses. En purgeant et en évacuant. Il faut expulser du corps les causes matérielles de la maladie, par les cholagogues, les mélanogogues, les sialagogues; faire vomir pour évacuer la bile dans les fièvres bilieuses; chasser la pituite et les vers dans la boulimie, les tranchées et l'enflure du ventre chez les enfants. *Purgandi.*

Il faut guérir une maladie avec un nombre considérable de sangsues, quel que soit le lieu qu'elle occupe; opérer des saignées locales et générales qui seront poussées jusqu'à la syncope pour mieux juguler le mal; verser le sang presque jusqu'à tuer le malade, afin de faire disparaître la couenne ou la prétendue pléthore; de telle sorte que, s'il en réchappe, la période de retour sera interminable et qu'il présentera cette mine exsangue particulière aux convalescents de l'allopathie. *Seignandi.*

Il faudra triompher quand même du mal par l'extraction, l'ablation, la ponction, en employant les antiphlogistiques, les antiseptiques, les fondants, les résolutifs et autres moyens antagonistes et déployer la plus grande énergie: liant les polypes, extirpant les glandes tuméfiées, disséquant les kystes; opérant les anévrismes, les fistules lacrymales, les fistules à l'anus; amputant les seins cancéreux ou les membres dont les os sont frappés de carie; desséchant les vieux ulcères aux jambes par l'emploi des astringents, des oxydes de plomb, de cuivre et de zinc; cautérisant les chancres, détruisant localement les fics et verrues, repoussant la gale par des onguents de soufre, de plomb, de mercure ou de zinc; et pour couronner le tout, chassant les douleurs des membres au moyen du baume Opodeldoch. *Perçandi, taillandi, coupandi.*

Quelles sont les suites? Des formes nouvelles de maladies plus fâcheuses que l'affection primitive. Car c'est un des grands privilèges de l'allopathe que de créer impunément des affections nouvelles, de devenir en quelque sorte le dispensateur des maladies et de se rendre ainsi redoutable non seulement aux personnes malades, mais encore aux gens bien portants. « Vous « faites la railleuse, disent les docteurs à Lisette; « mais vous passerez quelque jour par nos mains. —Crève, crève, diront-ils encore; cela t'appren« dra une autre fois à te jouer à la Faculté. Ce privilège d'impunité, les allopathes en usent et en abusent! On les a vus, pendant les cruelles périodes d'invasion cholérique, soutenir des discussions oiseuses sur la nature du mal; puis tout à coup se ruer sur les malheureuses victimes du fléau, frappant en aveugles, saignant, purgeant, émétisant, réfrigérant, réchauffant, débilitant, fortifiant, frictionnant, révulsant, altérant, en un mot, *occidendi, impune, per totam terram*.

Cette puissance pour le mal, si curieusement mise en évidence dans le latin macaronique de Molière, est le corollaire inévitable de l'impuissance à guérir et à soulager inhérente aux doctrines allopathiques. Une expérience plusieurs fois séculaire démontre que l'humanité s'est fort mal trouvée des méthodes expectante, dérivative, antagoniste obstinément employées par les disciples d'Hippocrate que fourvoya le néfaste génie de Galien. La conscience publique repousse aujourd'hui ces médications routinières, absurdes. La vraie médecine, non moins soucieuse de guérir que de connaître, s'écrie : Ni allopathisme, ni antipathisme. La seule médication, la seule méthode, la seule doctrine, c'est l'homéopathie.

Ce qui prouve mieux que toute autre chose la supériorité de la médecine homéopathique, c'est la sûreté avec laquelle il lui est possible de formuler son jugement sur l'allopathie. Que l'on pèse et considère la précision des termes employés par Hahnemann dans les lignes qui suivent ; et l'on comprendra que l'homme qui savait apprécier ainsi en quatre mots l'ancienne médecine dans la totalité de ses erreurs ne pouvait qu'être en possession de la vérité et avait quelque autorité pour fonder une médecine nouvelle.

« *L'allopathie*, dit Hahnemann, *est l'art de di-* « *riger des mélanges de médicaments inconnus* « (ignorance pharmacologique) *contre des formes* « *de maladies arbitrairement admises* (ignorance « pathologique), *le tout d'après des vues matériel-* « *les en contradiction avec la nature et l'expé-* « *rience* (ignorance physiologique et doctrinale), « *et, par conséquent, sans résultat avantageux* » « (ignorance thérapeutique). — HAHNEMANN, *Introduction à l'Organon*, p. 62.

Tout ce qui précède n'est que le développement méthodique de cette formule dont chaque proposition a été par nous surabondamment démontrée. L'allopathie a trouvé son maître dans Hahnemann ; et il n'est pas douteux, après la lecture de cet arrêt, justifié par tant d'échecs misérables, que ses méthodes incertaines ne soient définitivement condamnées dans l'esprit du lecteur.

§ 2. — L'Homéopathie jugée par l'Allopathie.

Depuis trois quarts de siècle, c'est-à-dire depuis sa naissance, l'homéopathie est en butte aux attaques réitérées de la vieille médecine. Ce qui ne l'a pas empêchée de grandir et de s'implanter tous les jours davantage parmi les peuples civilisés des deux mondes. Ses médecins se comptent par milliers et ses adeptes par millions. Elle prospère davantage là où elle trouve plus de liberté. Sur le continent américain elle possède des universités, des instituts, des hôpitaux ; les statistiques officielles constatent, comparativement avec ceux de l'ancienne médecine, les résultats qu'elle obtient. (1) Il en est de même dans une bonne partie de l'Europe, où, tous les jours, elle gagne du terrain, malgré la résistance de l'école officielle qui défend toutes ses positions, chaires, cliniques, académies, avec l'énergie du désespoir. En présence d'une action aussi résolue, aussi décisive, il serait puéril à nous de prétendre apporter

(1) Un fait qui démontre mieux que toute autre chose peut-être les immenses progrès réalisés aux Etats-Unis par l'homéopathie, ce sont les avantages faits par les Compagnies d'assurances sur la vie à ceux de leurs assurés qui prennent l'engagement de se faire soigner par des médecins homéopathes. Les Compagnies d'assurances n'ont point de parti pris scientifique ; elles se règlent sur les tables de mortalité. Et ce petit fait prouve d'une manière irrécusable que la mortalité est plus grande dans la clientèle des médecins allopathes que dans celle des disciples de Hahnemann.

à l'homéopathie un secours dont elle n'a nul besoin ; sa marche est assurée sur tous les points et sa victoire est certaine. Il suffit d'achever la déroute morale de l'allopathie.

C'est donc simplement en vue d'analyser un état d'esprit de l'allopathisme, de mettre en évidence son déplorable aveuglement, son incrédulité et son scepticisme à l'égard de la vérité que nous rappellerons les objections contradictoires soulevées par elle contre la doctrine de Hahnemann. Aveuglement fatal : ils ont vu le rénovateur de la médecine et ne l'ont point reconnu ! Ils sont témoins de ses œuvres et les contestent. Ils voient et ils nient ; ils entendent et ils nient. Ils sont aveugles et sourds comme ces idoles impassibles dont parle l'Ecriture, comme ces prêtres affolés de superstition qui ne veulent ni regarder ni écouter. *Oculos habent et non vident. Aures habent et non audiunt.* Signe précurseur de décadence, indice sûr d'une dissolution prochaine !

Dans l'école allopathique, il y a deux manières de juger l'homéopathie : une manière directe, brutale, officielle, que l'on pourrait appeler *exotérique* et qui entretient la polémique et la controverse. « L'homéopathie n'est pas une science ni une méthode ; c'est du charlatanisme pur. » Cette opinion, inculquée au plus grand nombre et religieusement professée comme un article de foi, dénote en même temps, comme nous l'allons démontrer, de l'*inconscience* et de la *fourberie*, qui sont deux formes différentes, l'une positive et l'autre négative, du scepticisme.

Mais il existe une autre manière d'apprécier la doctrine et les actes de l'homéopathie, celle-ci à la portée d'un très petit nombre seulement, qui sont des habiles et des initiés : c'est la manière *ésotérique*. « L'homéopathie est une science, une méthode : c'est une médecine expérimentale. » Opinion intime, cachée avec soin dans le for intérieur, et qui pousse à des contrefaçons, à des imitations plus ou moins heureuses, de façon à réformer insensiblement la science et la pratique médicales sans payer au réformateur, que l'on frustre de sa gloire, le juste tribut d'hommages et de reconnaissance qui lui est dû. Il n'y a qu'un terme pour caractériser la mauvaise foi de ces allopathes voleurs d'idées : c'est de la *scéléralesse*, qui est une forme nouvelle, plus dangereuse, plus aiguë, de cette maladie de l'âme appelée scepticisme.

Objections incohérentes soulevées contre l'homéopathie.

Occupons-nous d'abord des objections officielles qui, depuis soixante-quinze ans, traînent dans les discussions académiques, dans les in-octavos savants et dans les manuels populaires de l'allopathie, non pour les réfuter, car elles l'ont été mille fois, mais pour en faire le diagnostic au point de vue de l'état mental des sectateurs de la vieille école.

Ces objections sont contradictoires; elles varient suivant le caractère, l'humeur, le tempérament des allopathes qui les soutiennent. Les uns (ce sont les *inconscients*) prétendent que les homéopathes ne guérissent pas; et ils s'appuient sur trois raisons : 1° Le *similia similibus* est un principe absurde, contraire à la nature, à la raison et à l'expérience; 2° les remèdes homéopathiques sont des poisons qui tuent au lieu de guérir; 3° (car cette opinion, diamétralement opposée à la précédente, a aussi ses partisans) les remèdes homéopathiques n'ont aucune action sur l'organisme; les globules sont inertes, les dilutions chimériques. Une autre catégorie d'allopathes (ceux-là mêlent à leur inconscience une nuance de *fourberie*) reconnaissent que les homéopathes guérissent; mais ils attribuent leurs guérisons : 1° à l'imagination ; 2° à la puissance de la nature médicatrice.

Passons en revue ces opinions incohérentes que, pour l'honneur de la médecine, nous ne voudrions pas avoir à définir ; mais accomplissons cette besogne avec tous les ménagements que comportent certaines lésions cérébrales et conservons, en présence de pareilles divagations, ce respect mêlé de compassion que l'on éprouve en pénétrant dans un refuge d'aliénés.

La loi des semblables. Toxicité des remèdes homéopathiques. Globules et dilutions. Pratique inconsciente des allopathes.

1° La loi des semblables n'est pas une création factice de l'esprit humain, comme le sont les médications arbitraires et erronées de l'allopathie. C'est une révélation de l'expérience. Dans le deuxième paragraphe de son Introduction à l'*Organon* et sous le titre : *Exemples de guérisons homéopathiques opérées involontairement par des médecins de l'ancienne école*, Hahnemann cite, en fournissant à l'appui des preuves et des autorités absolument irréfutables, plus d'une centaine de cas où les allopathes ont réussi sans savoir ce qu'ils faisaient, en donnant, dans un moment d'oubli des préceptes de leur école, un remède dont la thérapeutique reçue leur aurait prescrit d'administrer précisément le contraire. Ce médicament était homéopathique : c'est-à-dire qu'il était capable de produire par lui-même une maladie semblable à celle qu'il pouvait guérir.

Ces guérisons dues au hasard, ou plutôt à l'heureuse ignorance *(felix culpa)* des médecins, auraient dû les éclairer sur les voies mystérieuses dont la nature se sert pour réparer les maux qu'elle cause. Elles auraient dû leur révéler à eux-mêmes la loi bienfaisante des semblables, si manifestement contraire à leur barbare *contraria contrariis*. Bien loin de là : aveugles devant le hasard, aveugles devant l'expérience, aveugles devant la proclamation lumineuse de la loi, ils nient l'évidence et la lumière ; ils protestent systématiquement, machinalement.

Et cependant, avec leur maladresse ordinaire, ils appliquent tous les jours cette loi sans s'en douter. Qu'est-ce, en effet, que certaines médications qu'ils croient dérivatives ou révulsives et qui ne sont qu'homéopathiques ? Pourquoi ordonnent-ils l'ipecacuanha contre les vomissements ? des purgatifs contre certaines diarrhées ? Pourquoi vaccinent-ils ? Pourquoi appliquent-ils des caustiques et des vésicants sur une partie déjà irritée et provoquent-ils ainsi une seconde irritation artificielle ? (1)

Mais si nous leur demandons : pourquoi l'ipeca, qui est apte à produire le vomissement, supprime-t-il les vomissements ? Pourquoi l'arsenic arrête-t-il certaines diarrhées semblables à celles qu'il provoque ? Pourquoi le virus vaccin, qui développe une variole artificielle des plus bénignes, prémunit-il contre la variole confluente ? Pourquoi le mercure et ses composés, qui produisent des altérations locales caractéristiques, sont-ils aptes à guérir celles qui leur ressemblent le plus ? les allopathes ne savent que répondre, ce que nous comprenons fort bien. Mais à cette nouvelle question : Est-ce *contraria* ou *similia* ? ils feront des gestes de dénégation pour bien montrer qu'ils sont tout à fait inconscients. Et lorsqu'ils s'aviseront de parler, ils diront les uns qu'ils emploient le mercure parce que c'est un fondant, les autres parce que c'est un sudorifique,

---

(1) Voir le *Formulaire pathogénétique usuel* de J. PROST-LAGUZON, Introduction, § 1er, *L'homéopathie jugée par l'allopathie*, p. 3 et suivantes. — Paris, J.-B. Baillère et fils, 1872.

ceux-là parce que c'est un contre-stimulant, quelques-uns parce que c'est un stimulant, d'autres parce que c'est un neutralisant; puis, pour se mettre d'accord, tous clameront d'une voix que c'est un anti-syphilitique, mais aucun d'eux ne conviendra que c'est un remède homéopatique, c'est-à-dire qu'il produit chez l'homme sain une affection semblable à celle qu'il guérit chez la malade et que c'est là le secret de sa puissance curative. Monsieur Jourdain faisait de la prose sans le savoir; le héros comique de Sedaine était philosophe sans le savoir : il était réservé aux allopathes de nos jours de nous montrer dans leurs personnes des homéopathes sans le savoir.

Ainsi nier les lois de la nature tout en les appliquant; nier le mouvement en marchant, la respiration en respirant, c'est un prodige d'inconscience qui touche de très près à l'hallucination et à la folie.

2° Les médicaments homéopathiques sont des poisons actifs qui tuent au lieu de guérir. Les allopathes ignorent, hélas! que, dans les vues de la nature, tout remède est nécessairement un poison, puisqu'il est désormais constant que ce remède doit être apte à produire la maladie qu'il est capable de guérir. Poison pour l'homme sain; remède pour le malade!

L'allopathie ignore cette vérité; elle la conteste même avec énergie... mais elle l'applique! Allopathes, leur crie M. Prost-Lacuzon, n'employez-vous pas l'opium et ses sels, l'acétate et le chlorhydrate de morphine, la codéine à doses très fortes? la belladone, le datura, la jusquiame? les solutions arsénicales, le nitrate d'argent, le cyanure de potassium? l'eau de laurier-cerise, la noix vomique et la strychnine jusqu'à saturation?

Ils les emploient. C'est toujours de l'homéopathie inconsciente, mais appliquée à rebours, c'est-à-dire qu'au lieu de transformer le poison en remède pour le malade, elle fait du remède un poison qui tue celui qu'il devrait guérir. Rien de plus dangereux qu'une arme entre les mains d'un insensé !

3° Les médicaments homéopathiques sont sans action. Les globules sont inertes, les dilutions sont chimériques. C'est pourtant un principe reconnu que l'action chimique d'un corps est en raison directe de la divisibilité et de la mobilité de ses molécules. Etre mobile et divisible, c'est la condition essentielle de la vie, comme l'immobilité et la compacité sont les signes visibles de l'inertie, de la mort. Une substance agit, non en raison de sa masse, mais en raison de sa superficie, en multipliant ses points de contact, en augmentant sa fluidité. Or, plus sa divisibilité est grande, plus sa surface est étendue, et par conséquent plus son absorption est facile, plus son action est réelle.

La matière est infinie et ne peut être annihilée. Un grain de musc est presque impondérable : son odeur dure plus de vingt ans. Quel est le poids des émanations odorantes d'une plante ? Quel est le poids d'un courant électrique ? Les miasmes qui minent sourdement ou tuent rapidement ne se pèsent ni au gramme ni au milligramme. Les maladies les plus meurtrières, les plus foudroyantes, sont précisément celles dont le virus est le plus insaisissable : rougeole, variole, pustule maligne, peste, choléra. Quel est le poids de ce virus ? Quelle est sa forme ? Quelle est sa couleur ? Pourquoi les venins animaux sont-ils plus dangereux en été ? Parce qu'ils sont rendus plus fluides par la chaleur ; parce qu'ils sont plus divisés, plus volatilisés et, par conséquent, produisent des accidents plus redoutables.

Il ne faut donc point croire qu'un médicament n'agisse que par sa masse ou son poids ; il agit surtout en raison de sa nature et de sa superficie. Récamier a dit : « C'est aux principes impondérables seuls que chaque médicament doit sa « façon d'agir, sa puissance et son efficacité. » L'homéopathie met en œuvre cette force médicamenteuse au moyen de la dynamisation, soit de la division excessive ; et c'est ainsi que des substances inertes, telles que le lycopode et la silice, sont devenues éminemment actives. Les préparations homéopathiques sont les seules qui augmentent la superficie d'un corps, qui développent sa puissance d'absorption et de pénétration. Voilà comment les globules sont inertes, voilà comment les dilutions sont chimériques.

Mais ce qui paraîtra surprenant, c'est que ces mêmes allopathes qui déversent l'ironie sur les doses minimes appliquent cette loi de la nature, tout en la niant avec la plus grande énergie. Allons, adorateurs de la matière, dit encore M. Prost-Lacuzon, inoculez le virus rabique et apprenez-nous ce que pèse cette fraction insaisissable située à la pointe de la plus fine aiguille ! Faites-nous savoir le poids de l'atome variolique que vous inoculez à l'enfant ; l'organisme entier en est infecté, et cependant il ne montre pas au dehors le plus petit signe visible ! Dans le traitement de la syphilis par les pilules au cyanure de mercure, qui ne contiennent que trois milligrammes chacune de ce sel et qui s'emploient à la dose d'une à deux par jour, calculez ce que vous aurez administré de substance active pendant une période de cent cinquante jours que peut durer ce traitement : de quarante-cinq à quatre-vingt-dix centigrammes, pas même un gramme ! (1) La méthode dosimétrique préconisée par le docteur Burgraeve et tous les homéopathes honteux n'est-elle pas à l'ordre du jour ?

---

(1) Voir à ce sujet notre revue, la *Clinique Electro-Homéopathique*. deuxième année n° 14, du 16 septembre 1885. *Etude comparative entre l'électro-homéopathie et l'allopathie sur le traitement des maladies de la peau*, par Léon Bertrand.

C'est inconsciemment pourtant que la plupart des allopathes pratiquent sans la connaître et tout en la dénigrant la théorie des doses minimes. Ils maudissent l'instrument qui leur sert et crachent sur le pain qui les nourrit. Que font de plus les déments et les forcenés?

Hommages involontaires à l'homéopathie.

Cette inconscience de l'ancienne école à l'égard de l'homéopathie ne s'arrête pas aux pratiques de ses docteurs, pratiques qui les condamnent eux-mêmes en justifiant leurs adversaires. Elle remonte jusqu'à la doctrine. Nous trouvons une manifestation bien frappante de cet état d'esprit dans la théorie de la médication spécifique donnée par M. Bouchut. (Introduction au *Dictionnaire de Médecine et de Thérapeutique*.) Ce zélateur de l'antique médecine décerne, sans s'en douter, aux méthodes nouvelles qu'il attaque, un hommage d'autant plus caractéristique qu'il est involontaire et spontané.

Ses éloges s'adressent, il est vrai, à la médication spécifique dont il justifie l'emploi dans des termes très précis. Après avoir constaté l'existence d'une spécificité d'action des remèdes sur un organe de préférence à un autre, par exemple de l'alcool sur le cerveau, de l'aloès sur le rectum, de la digitale sur le cœur, de la strychnine sur les muscles, du seigle ergoté sur l'utérus, M. Bouchut s'écrie: « Mais si un médi-
« cament peut exalter ou abolir, en totalité ou
« en partie, les fonctions d'un organe, comment
« lui refuser une vertu spécifique contre certai-
« nes de ses altérations? » C'est toute l'homéopathie condensée en quelques mots par un de ses adversaires les plus résolus. En effet, sa méthode consiste à observer l'action d'un médi-

cament sur l'organe sain pour appliquer ensuite ce médicament à l'organe malade. Exemple: la belladone agit sur la pupille pour exalter sa fonction; si la pupille est malade, si elle donne des signes d'hyperesthésie, nous appliquons la belladone. *Similia similibus*. Et M. Bouchut, répondant lui-même à sa propre question, s'écrie « Cela est impossible! De la spécificité organique « à la spécificité curative, il n'y a qu'un pas, » consacrant ainsi de ses propres mains le grand principe homéopathique; puis il ajoute: « bien que « l'un ne conduise pas inévitablement à l'autre, « elles sont difficiles à séparer et s'éclairent « réciproquement. » Elles s'éclairent si bien que sans leur rapprochement, il n'y a point de guérison possible.

Et M. Bouchut, faisant à la thérapeutique hahnemanienne une réclame non voulue, énumère une série de traitements qu'il appelle spécifiques et qui sont tout simplement homéopathiques: le quinquina contre les fièvres intermittentes et pernicieuses; l'ammoniaque contre l'ivresse et l'alcoolisme aigu; l'ergot de seigle dans les hémorragies utérines; le mercure et l'iodure de potassium contre le syphilisme; l'iode contre la scrofule et les scrofulides.

Est-il besoin d'insister? Là pourtant s'arrête la clairvoyance du docteur juré de l'allopathie. A peine a-t-il saisi une lueur de vérité qu'il retombe aussitôt dans les ténèbres. Ce que M. Bouchut ne voit pas, c'est que la médication spécifique, la seule vraie, base fondamentale de l'homéopathie, exclut toutes les autres; et que, s'il l'avait réellement comprise, il aurait du même coup renoncé aux vieilles médications erronées de l'évacuation, de l'astringence et de la révulsion comme aux débilitants, aux antispasmodiques, aux stimulants et aux stupéfiants, ainsi que l'a fait Hahnemann et toute son école. Il prouve ainsi que la méthode spécifique est une lettre morte pour lui, comme pour tous les allopathes. Il n'y a pas de conciliation possible entre le vrai et le faux, à moins d'admettre indifféremment, pour en tirer parti, les principes et les formules les plus contradictoires, ce que font en religion ces faux dévots qui marmottent du bout des lèvres de vaines prières, au lieu d'adorer Dieu en esprit et en vérité.

Ce que M. Bouchut ne voit pas davantage, c'est qu'il méconnaît la haute spiritualité, le caractère éminemment rationnel du spécifisme, en déclarant que « la raison n'est pas son guide » *(sic)* et qu' « elle ne relève que de l'empirisme. » Puis il ajoute : « On apprend qu'une substance « possède des qualités occultes neutralisantes « de tel ou tel état morbide et on la met en « usage en suivant les *règles* que l'*expérience* a « consacrées. » Mais suivre les règles de l'expérience, c'est précisément le rôle de la raison; c'est le véritable procédé scientifique, et c'est celui que l'homéopathie emploie !

Ce qui est empirique, c'est la fausse observation; ce qui est contraire à la raison, c'est ce que l'expérience ne démontre pas, et que pourtant l'on applique : et c'est ce que vous faites! En vous contentant d'un « à peu près » dans l'action des remèdes spécifiques, vous vous écartez de la rigueur que prescrit la méthode; et par cela même que vous préconisez une médication qui, d'après vous, ne relève que de l'empirisme, vous faites abdication de tout esprit scientifique et vous acceptez les spécifiques douteux, les remèdes équivoques, en un mot, les drogues quelconques du premier charlatan venu.

En face d'une inconscience qui nie ce qu'elle pratique et qui va jusqu'à l'éloge involontaire de la doctrine qu'elle attaque, on reste désarmé; mais l'on ne peut que constater avec stupeur un état mental qui joint tant d'aveuglement à tant d'incrédulité.

Guérisons homéopathiques attribuées : 1° à l'imagination; 2° à la nature médicatrice.

Que dire maintenant des allopathes qui, tout en reconnaissant les guérisons opérées par l'homéopathie, attribuent ces guérisons à toute autre chose qu'aux remèdes administrés, c'est-à-dire : 1° à l'imagination ; 2° à la nature médicatrice ? Peut-on réellement croire à leur bonne foi, ou faut-il simplement douter de la lucidité de leur cerveau ?

1° Ceux qui voient, dans les guérisons de l'homéopathie, un effet de l'imagination et le lui reprochent comme un acte de supercherie, ne font pas réflexion que la thérapeutique suggestive, exercée depuis vingt-cinq ans par le docteur Liébeault, de Nancy, a donné des résultats tels et si nombreux qu'il n'est plus permis aujourd'hui de douter que l'on puisse guérir par l'imagination. Le traitement des maladies au moyen du sommeil hypnotique a été expérimenté par des membres de la Faculté de médecine eux-mêmes (1). Il est donc téméraire à un allopathe d'imputer à crime chez autrui ce qui est considéré comme très légitime dans l'école à laquelle on appartient.

Mais quelle que soit la valeur des méthodes suggestives appliquées au traitement des maladies, l'honneur n'en revient pas à l'homéopathie, qui n'a rien à voir avec le magnétisme ni avec le braidisme dont elle ne conteste en quoi que

---

(1) Lire le curieux ouvrage du docteur H. BERNHEIM, plein de vues nouvelles et d'observations thérapeutiques très remarquables : *De la suggestion et de ses applications à la thérapeutique*. Paris. Octave Doin, éditeur, 1886.

ce soit la puissance. Ses remèdes puisent leur force en eux-mêmes et dans leur action dynamique prévue et calculée, non dans le secours que pourrait leur apporter l'imagination du malade. Si un homéopathe attentif s'inquiète, comme tout médecin consciencieux doit le faire, du moral de son sujet et croit que le calme de l'esprit, la sérénité d'âme contribuent à hâter une guérison, il n'a jamais fait de ces éléments psychiques le principe de ses cures ; et il se borne à répondre à ceux qui voient en lui un mystificateur adroit se jouant de la crédulité du malade ou spéculant sur les ressources de l'imagination humaine :

L'homéopathie a guéri radicalement des maladies compliquées chez des enfants à la mamelle et chez des animaux. Or, on se demande en vertu de quels ressorts secrets l'âne, le cheval ou le bœuf se sera *figuré* qu'il allait guérir et comment son imagination aura pu concevoir une si haute idée des méthodes hahnemaniennes ! Cette objection ne résiste donc pas à l'examen et tombe en poussière au simple toucher de la logique. Reste donc l'argument de la nature médicatrice.

2° Les aigrefins de l'allopathie ne se prévalent pas de l'objection qui touche aux prétendus effets de l'imagination, sachant fort bien qu'elle n'est pas soutenable. Ils ne s'attardent plus à contester le *similia similibus*, de peur qu'on ne leur en montre chez eux des applications inconscientes ou secrètement voulues. Ils ne parlent plus des poisons de l'homéopathie, se souvenant des abus déplorables engendrés dans leur propre pratique par un inhabile emploi des toxiques. Obligés de se rendre à l'évidence et de confesser les nombreuses guérisons obtenues par les homéopathes, ils s'accrochent en désespérés à l'argument des doses minimes ; et malgré les preuves convaincantes qui leur ont été données, malgré les emprunts réitérés qu'ils font eux-mêmes à la méthode *dosimétrique*, les voici qui clament : L'action des remèdes homéopathiques est nulle. Seule, la nature médicatrice guérit.

Cette opinion a été soutenue à diverses reprises par M. Bouchut, que nous sommes fâchés de retrouver ici. Voici comment il s'exprime, dans l'Introduction du *Dictionnaire de Médecine et de Thérapeutique*, p. XXXVI, en comparant la méthode homéopathique à la méthode expectante des allopathes contemplateurs :

« Chez les jeunes sujets et chez l'homme adulte « de bonne constitution, la plupart des maladies « aigues guérissent *par les seuls efforts de la nature* « et sans qu'il soit nécessaire de recourir à aucun « médicament. (Nous nous demandons, dans ce cas, à quoi sert la médecine). C'est ce que « démontre surabondamment la pratique de l'ho- « méopathie, où, sous le nom d'un remède réel, « on ne donne que des *atomes insaisissables*, « *indémontrables* et *chimériques* dont l'action « sur l'organisme est absolument nulle (parce que le sang ne coule pas, qu'il n'y a ni vomissement ni diarrhée, ni affaiblissement ni surexcitation ni stupeur), La seule différence entre les deux « méthodes consiste en ce que la première déclare « *honnêtement* ne vouloir rien faire tant que « l'état du malade ne l'exige pas, tandis que « l'autre *trompe* le malade en lui faisant croire « à l'efficacité d'un remède imaginaire. »

Il est difficile d'accumuler en si peu de lignes plus d'injustices et d'erreurs. Mais quelle valeur peut avoir cette attaque passionnée après les nombreux passages du même M. Bouchut que nous avons reproduits plus haut et desquels se dégage, malgré lui-même nous en convenons, mais avec la plus lumineuse évidence, un éloge inconscient, involontaire, de l'homéopathie? Et quoi! cette méthode, basée tout entière sur le spécifisme, auquel elle doit ses plus beaux succès et que M. Bouchut déclare être une médication inéluctable dont il fait une des bases fondamentales de la thérapeutique, cette méthode serait fictive, l'action de ses médicaments serait nulle, elle tromperait le malade! Il faut ici opposer M. Bouchut à lui-même; il faut lui rappeler comment, sous couleur de médication révulsive, il préconise avec ingénuité les moyens homéopathiques de traitement et rend au *similia similibus* un hommage spontané! (1) S'il plaît à M. Bouchut d'adorer inconsciemment et sous un autre nom ce qu'il cherche à brûler sous le nom d'homéopathie, nous n'en sommes pas responsables; il nous aura suffi de le mettre, au point de vue des idées, en contradiction flagrante avec lui-même.

M. Bouchut ne perd pas une occasion d'accoupler ensemble les homéopathes et les charlatans. Nous voulons bien croire qu'il est sincère en accusant les premiers de tromperie, car il nous répugne de penser qu'il ait recours à l'imposture. Nous aimons mieux douter de la solidité de son jugement et voir dans cette opinion injurieuse, excessive, une aberration mentale engendrée par le fanatisme sectaire.

Cette opinion étant la reproduction à peu près authentique de ce que pensent beaucoup d'allopathes, elle mérite quelques mots de commentaires qui serviront simplement à éclaircir la diagnose de leur état intellectuel.

En accusant les homéopathes de tromper leurs malades pour les guérir, les allopathes ne s'aperçoivent pas qu'on pourrait leur répondre : Faites-

---

(1) Voir plus haut, pages 86, 87 et 88.

en autant. Guérissez donc vos malades en leur faisant croire à l'efficacité d'un remède imaginaire. Ce sera une pieuse fraude. *Piè mendax.* Et les malades ne vous en garderont pas rancune! Mieux vaudrait, après tout, guérir en trompant que tromper, comme vous le faites, en conduisant à la tombe un malade qui n'est pas toujours désespéré, par l'abus des stupéfiants les plus énergiques!

Mais tel n'est pas le cas. L'homéopathie ne trompe pas. Elle se conforme aux données de la nature en agissant dynamiquement sur une maladie d'origine dynamique. Voilà pourquoi elle guérit. Ce que vous ne pouvez faire, car avec elle, les crachats, les pus, les engorgements et tous les produits morbides de la maladie disparaissent pour ne plus revenir, tandis qu'avec vous ils s'évanouissent momentanément pour reparaître ensuite avec plus de violence et d'intensité.

L'homéopathie ne donne pas de remèdes imaginaires. Elle n'administre pas de médicaments anodins. Ses atomes ne sont pas plus insaisissables que le virus variolique que vous suspendez à la pointe d'une aiguille, plus indémontrables que les trois milligrammes de cyanure de mercure que vous administrez chaque jour à vos syphilitiques, plus chimériques que les virus atténués de la rage que vous infiltrez sous la peau. Votre supposition est réjouissante. Ainsi les homéopathes se sont tous entendus pour tromper les malades en leur donnant, sous des noms de remèdes réels, des atomes fictifs. C'est une vaste conspiration, une association immense de malfaiteurs dont Hahnemann est le chef. Cette matière médicale, honneur de l'esprit humain, est une ample mystification, une pharmacopée de remèdes imaginaires ; l'*aconitum*, remède imaginaire ; *belladona, nux vomica, veratrum album*, songe et fiction ; *ferrum metallicum, phosphorus, calcarea carbonica*, rêverie fantastique et fumée ! Vaines apparences ! C'est la pharmacie du diable. Et tout cela pour tuer?

Non, pour guérir ! Heureux brigandage, honnêtes malfaiteurs ! Des assassins qui rendent la vie ! Des menteurs qui disent la vérité ! Des trompeurs enfin qui vous annoncent qu'ils vont vous guérir et qui vous guérissent en effet ! Quel intolérable charlatanisme !

A d'autres vos contes de nourrices. Il faut que les guérisons de l'homéopathie vous aient bien frappés de stupeur pour vous faire déraisonner ainsi !

On ose affirmer que l'homéopathie est une expectation systématique déguisée, ajoutant que ce système est absurde ; il faut dire encore immoral ! Absurde, en effet, car l'expectation devant les progrès de la nature morbide est une abdication que l'homéopathie réprouve et condamne de toutes ses forces. On dit que les seuls efforts de la nature guérissent la plupart des maladies aiguës chez les jeunes sujets et chez l'adulte de bonne constitution. Nous demandons ce que deviennent sans secours les jeunes sujets atteints de fièvre typhoïde, de variole confluente ou de bronchite aiguë et les adultes frappés de méningite ou d'érysipèle, si robuste que soit leur constitution. Nous avons vu ce que sait faire la nature médicatrice interne livrée à elle-même. N'y revenons pas.

Les allopathes attribuent à la nature les heureux succès de l'homéopathie ; mais ils ne peuvent se glorifier des leurs, car la nature médicatrice ne leur livre que des sujets estropiés, mutilés dans une ou plusieurs parties du corps. Ces guérisons complètes, promptes, radicales, les confondent. Ils aiment mieux croire à un miracle qu'à une science qu'ils renient sans la comprendre, sans vouloir même la connaître. Dans leur superstition et leur affollement, ils préfèrent transformer leurs adversaires en magiciens, en sorciers, leur créer un prestige, une auréole de guérisseurs surnaturels plutôt que de reconnaître en eux de simples praticiens appliquant des méthodes purement scientifiques, appuyées sur l'expérience et l'observation.

Aveuglement toujours, scepticisme, incrédulité volontaire ! C'est un état mental déplorable, incompatible avec la paix intérieure. Les allopathes sont bien à plaindre !

Esotérisme allopathique.

Nous avons fait allusion à l'*ésotérisme* allopathique qui consiste à s'approprier les doctrines et les méthodes d'autrui en ayant soin de cacher les sources où l'on puise, à renier ouvertement pour imiter en secret. Une école, quelle qu'elle soit, se déshonore en s'adonnant à l'hypocrisie pour mieux mentir à son principe et en spoliant les grands hommes au profit de ses petits intérêts de secte ou de boutique. C'est le dernier degré de l'abaissement intellectuel et moral.

Conclusion.

Nous reviendrons plus tard sur ce point. Pour le moment, contentons-nous de résumer cette critique des objections soulevées par l'allopathisme contre les doctrines homéopathiques. Nous y voyons le tableau nosographique exact d'une affection mentale des plus affligeantes : le scepticisme sous ses formes les plus diverses, avec ses symptômes les mieux caractérisés : dénigrement systématique, parti pris, injustice voulue et préméditée ; et, par dessus tout, inconscience, légèreté, perfidie. Triste bilan, diagnostic fâcheux qui nous met en présence d'une maladie de l'âme, à la fois incurable et mortelle !

Il se trouve qu'en voulant juger l'homéopathie, l'allopathie se juge. Par un phénomène qui n'est pas rare dans les actes de la vie spirituelle, une substitution inattendue s'opère. L'homéopathie, pleinement justifiée, s'efface, disparaît de la sellette et nous voyons à sa place la vieille médecine, déjetée, humiliée, ayant à répondre de ses erreurs, de ses crimes et de ses méfaits; et, chose plus extraordinaire encore, accusée, convaincue, condamnée par elle-même. Elle se dédouble; elle occupe le banc des accusés, elle siège sur le fauteuil du juge. C'est l'allopathie jugée par l'allopathie. Voilà, certes, un procès édifiant; et c'est évidemment une grande leçon pour tous, c'est une chose pleine d'enseignements que de voir la médecine dégénérée d'Hippocrate et de Galien obligée enfin de comparaître devant le tribunal de sa propre conscience!

§ 3. L'allopathie jugée par elle-même

C'est un phénomène sans exemple, dans l'histoire des sectes philosophiques ou religieuses, que l'acte qui consiste à se renier soi-même. L'apostasie, non d'un dogme révélé, mais de sa conviction intime, l'anathème proféré contre sa propre pensée, le suicide moral : voilà des faits contre lesquels proteste la vitalité inhérente à toute croyance, fondée ou non sur la raison. Les sectes médicales nous donnent ce spectacle.

L'impuissance de la médecine allopathique, minutieusement constatée dans les premières pages de ce livre, trouve des témoins, ou plutôt des juges, parmi ses propres adeptes, depuis les plus grands jusqu'aux moindres, à commencer par les maîtres pour finir par les disciples. Chacun d'eux vient édicter sa sentence, puis se retire et fait place à un autre, dans une série inépuisable. C'est tantôt un cri de colère et tantôt une raillerie, quelquefois une plainte désespérée, mais toujours un anathème qui emprunte sa force à la répétition de la même pensée. Ces arbitres désabusés de leur propre science redisent tous le même mot : Impuissance ! comme autrefois l'Ecclésiaste: *Vanitas vanitatum, omnia vanitas !*

Commençons par les maîtres. Et d'abord voici le chef de l'école animiste, Stahl, le porte-flambeau du spiritualisme médical. Il évalue à sept sur dix le nombre des malades qui succombent sous les coups des médecins. Parlant de la thérapeutique allopathique, il dit : *Je voudrais qu'une main hardie entreprît de nettoyer cette étable d'Augias; j'ose pénétrer dans cette science peuplée d'erreurs où la langue est aussi défectueuse que la pensée, où tout est à refondre: les principes et la matière* (1). Il y pénétra en effet : mais les erreurs n'en furent point chassées; pas plus que la pensée, la langue ne se réforma ; les principes et la matière restèrent ce qu'ils étaient. L'Hercule est venu plus tard pour nettoyer cette étable d'Augias ; il fit passer à travers, comme un fleuve impétueux, sa méthode qui devait tout emporter, tout balayer. Il est venu et ils ne l'ont point connu !

A côté de ces graves accents, voici la note ironique. Elle est proférée par le grand-maître de l'école vitaliste, par Barthez, ce Méridional qui n'est qu'un Latin transformé, légèrement teinté de fatalisme musulman. *Nous sommes*, disait-il, *des aveugles qui frappons avec un bâton sur le mal ou sur le malade; tant mieux pour le patient si c'est le mal que nous attrapons !* (2). Et Madame Dubarry, à laquelle il confessait son incrédulité

---

(1) ALIBERT, *Nouveaux éléments de thérapeutique et de matière médicale*. Prolégomènes, 5e édition, 1826.

(2) *Mémoires de Madame Dubarry*, t. VI.

en médecine par ce trait digne de figurer dans les aphorismes pessimistes de Chamfort, Madame Dubarry riait, comme on riait alors de tout, dans cet effondrement universel des choses, dans cette fin d'un monde qui faisait dire à chacun: «Après nous le déluge!» Toutes les ignorances de l'allopathie sont fustigées d'un seul mot dans la phrase vengeresse que nous citons plus haut. Qu'est-ce que la thérapeutique pour Barthez? Un bâton dans la main d'un aveugle!

Maintenant, c'est au tour de Broussais, le chef du matérialisme moderne en médecine, celui qui avait besoin de palper pour croire et qui n'avait disait-il, jamais vu « les oreilles » de la conscience. Celui-là touche plus à fond. Son scalpel met à nu la tare morale. *La médecine est l'art de bercer les malades d'un espoir chimérique* (1). Ainsi, d'après Stahl, la science est peuplée d'erreurs et le médecin ne sait rien en physiologie ni en pathologie; suivant Barthez, il n'est pas plus instruit dans la thérapeutique dont il se sert comme le fait un aveugle pour frapper avec son bâton; et enfin Broussais nous apprend que le médecin s'étudie à bercer les malades d'un espoir chimérique, c'est-à-dire qu'il n'est pas seulement un double et triple ignorant, mais encore un charlatan et un imposteur!

Ce ne sont pas des boutades philosophiques. Ces traits portent trop à fond pour ne pas provenir d'une expérience amère et d'une conviction réfléchie. Et ceux qui les ont fulminés sont précisément les trois grands maîtres de la science médicale en France! Leur satire cruelle atteint à la fois le savoir théorique, la pratique médicale et la probité professionnelle. Est-il possible de récuser une opinion si sincère?

Nous pourrions nous borner à ces extraits.

(1) BROUSSAIS. *Examen des doctrines médicales*, p. 287 et 838.

Ils suffisent pour nous permettre d'enregistrer la condamnation de l'allopathie par elle-même. Elle est frappée au cœur par ses trois docteurs les plus illustres; elle ne s'en relèvera pas. Il faut poursuivre cependant. Tant d'autres sommités médicales ont poussé le cri de désespérance qu'on ne peut faire à moins de l'entendre, d'en être poursuivi, impressionné, hanté!

Hélas! s'écrie douloureusement Girtanner, *qui parviendra à découvrir le bon grain perdu dans l'immense fumier que les médecins entassent depuis deux mille ans?* (1). Bordeu fait entendre cette plainte : *Voilà trente ans que je devine et je suis las de deviner.* Le docteur Valleix se lamente ainsi : *Que de regrets on éprouve en voyant tant d'études, de veilles, de génie dépensés pour obtenir d'aussi faibles résultats! Que d'erreurs pour quelques vérités!* (2). Boerhaave accuse : *Si l'on vient à peser mûrement le bien qu'a procuré aux hommes une poignée de vrais fils d'Esculape et le mal que l'immense quantité des médecins a fait au genre humain depuis l'origine de l'art jusqu'à ce jour, on pensera sans doute qu'il serait plus avantageux qu'il n'y eût jamais eu de médecins dans le monde* (3). Gilibert, premier médecin de Stanislas, roi de Pologne, médecin en chef de l'Hôtel-Dieu de Lyon, est plus sévère encore : *Les médecins les plus savants,* dit-il, *sont les plus dangereux et ceux qui tuent le plus de malades, vu qu'ils ne doutent de rien* (4). Le docteur Frank poussait jusqu'au bout sa logique impitoyable et voulait faire disparaître la caste médicale, qu'il considérait comme une secte malfaisante, un fléau pour le genre hu-

---

(1) Discours du député Wolf à la Chambre des représentants de Hesse 1839 (*Archives de Médecine homéopatique* Paris, 1837, t. VI, p. 264.

(2) VALLEIX. *Guide du Médecin praticien.* Paris, 1842, t. I, p. 4.

(3) BOERHAAVE. *Institut méd.* page 401.

(4) *L'Anarchie médicale ou la médecine considérée comme nuisible à la société.* Neufchâtel, 1772.

main. Il demandait aux gouvernements de l'Europe d'exercer des poursuites contre les médecins et de les rendre responsables des milliers de meurtres qu'ils commettent. Il voulait leur faire interdire l'exercice de leur profession !

La litanie serait interminable. Il nous faut l'abréger. Que l'on feuillette cependant les ouvrages de Magendie, de Récamier, de Bérard, de Chomel, de Barbier, de Munaret, de Malgaigne, de Bouchardat, de bien d'autres encore, dont les noms fatigueraient notre plume, et l'on y trouvera toujours quelque page où éclatent ces mêmes cris de découragement et de désespoir.

Que prouve cette impuissance de l'allopathie constatée par les allopathes les plus considérés, les plus illustres? Elle prouve que le scepticisme, cette plaie qui ronge la vieille école depuis des siècles, s'est étendue à tout le corps médical et a gagné les meilleurs, les plus sains, les plus robustes. La foi est morte. La vie se retire. L'anarchie médicale est complète. L'école de Paris professe un vain éclectisme qui est la négation de tout système propre. Elle se dit organo-vitaliste; mais, en réalité, elle ne croit à rien, pas même à sa propre existence!

Cette décadence intellectuelle était dépeinte en termes saisissants, dès 1830, par le docteur Frappart, qui avait été l'élève et l'ami de Broussais, et qui, dans ses « Lettres sur le Magnétisme, » écrivait ceci : *Médecine, pauvre science! Médecins, pauvres savants! Malades, pauvres victimes! Tous les vingt ans au plus, la même école change de système; parfois il y a deux ou trois systèmes dans la même école; bref, parmi les médecins sortis d'une même école et ayant le même système, il n'y en a pas quatre qui puissent s'en-*

tendre au lit du malade. Votre science est dans l'anarchie, votre profession en décadence, votre métier sur le bord de l'abîme; vous n'avez point de corps médical; vous vivez dans l'isolement, la haine et le mépris les uns des autres; la déconsidération vous envahit de toutes parts; vous êtes sans résistance comme sans puissance, et le moindre choc, longtemps et courageusement répété, achèvera de vous perdre. J'ai donc un profond dégoût de la médecine et des médecins.

Ces paroles, pour ainsi dire prophétiques, frappent juste. La décadence intellectuelle se réfléchit nécessairement dans les mœurs, elle devient décadence morale. Par une pente invincible, l'impuissance conduit au scepticisme et le scepticisme à l'immoralité. *Quand on a fait de la médecine pendant dix ans, on ne peut plus avoir de conscience!* Cette parole terrible, dite par un médecin de Paris en grand renom et rapportée par M. Prost-Lacuzon, qui ne le nomme pas [1], résonne à notre oreille comme le glas funèbre de l'allopathie. C'est la décadence professionnelle constatée, le cynique aveu de cette perversion du sens moral qui fait mentir tant de médecins à leur mission : dureté du cœur, abolition des sentiments de pitié et de miséricorde; lucre, âpreté au gain, avidité; exploitation du malade, suivant la formule donnée, il y a deux cents ans déjà, par M. Fillerin, dans l'*Amour médecin*, de Molière : « Nous ne sommes « pas les seuls qui tâchons à nous prévaloir de la « faiblesse humaine. Mais le plus grand faible des « hommes, c'est l'amour qu'ils ont pour la vie. « Nous en profitons, nous autres, et savons pren- « dre nos avantages de cette vénération que la « peur de mourir leur donne pour notre métier. « Conservons-nous donc dans le degré d'estime où « leur faiblesse nous a mis. »

---

(1) Prost-Lacuzon : *Formulaire pathogénétique usuel.* Introduction, p. 4.

Par malheur pour eux, les médecins allopathes n'ont pas su s'y conserver. Ils se dessinent de jour en jour davantage, dans leur pratique médicale, sous leurs traits les plus saillants : cruauté, avarice, charlatanisme. Le public les abandonne. Les querelles et les dissensions de l'école arrivent jusqu'à lui. Que peut-on espérer ? Quand le pontife arrache sa tiare et renie son Dieu, que feront désormais les fidèles? Ils déserteront le temple et le laisseront tomber en ruines !...

CHAPITRE II

LA RÉFORME DE HAHNEMANN

Homéopathie simple

En regard de la vieille médecine, plongée depuis deux mille ans dans les ténèbres de la barbarie, le dix-neuvième siècle a vu surgir en pleine lumière une médecine nouvelle fondée sur l'observation et l'expérience et substituant à la brutalité des moyens primitifs une méthode plus élevée, plus sûre qui consacre définitivement ce grand principe: le respect de la vie humaine.

« L'homéopathie ne verse pas une seule goutte « de sang. Elle ne purge pas, ne fait jamais ni « vomir ni suer, ne répercute aucun mal externe « par des topiques, ne prescrit ni bains chauds « ni lavements médicamenteux ; elle n'applique « ni vésicatoires ni sinapismes ni sétons ou cau- « tères; jamais elle n'excite la salivation, jamais « elle ne brûle les chairs jusqu'à l'os avec le « moxa ou le fer rouge. Jamais elle ne calme les « douleurs avec l'opium. »

« Elle évite tout ce qui pourrait débiliter le « moins du monde ; elle se garde autant que pos-

« sible d'exciter la douleur, parce que la douleur « épuise les forces ; elle n'emploie que des médi- « caments dont elle connaît bien les effets, c'est-à- « dire la manière de modifier dynamiquement « l'état de l'homme ; elle cherche parmi eux celui « dont la faculté modifiante (la maladie médi- « cinale) est capable de faire cesser la maladie « par son analogie avec elle (*similia similibus*) et « elle donne celui-là seul, à doses rares et faibles « qui, sans causer de douleur ni délibiter, excitent « néanmoins une réaction suffisante. »

« Elle éteint la maladie naturelle sans affaiblir, « tourmenter ou torturer le malade. Les forces « reviennent d'elles-mêmes à mesure que l'amé- « lioration se dessine. »

Ainsi s'exprime Hahnemann dans la préface à l'*Organon*, écrite à Koethen le 25 mars 1835. Une telle médecine, vivifiée par des principes tout spirituels, fut un immense bienfait pour l'humanité qu'elle délivra de la médecine matérielle des tourmenteurs et des bourreaux, de la médecine pénitentiaire. A cette médecine qui versait le sang par les sangsues et la saignée, qui exténuait l'homme bien portant par la diète, qui calmait les douleurs par le sommeil et la mort de l'intelligence, Hahnemann opposa une médecine qui traite sans souffrances, qui sauve et guérit. Ce fut une rédemption pour la vie physique de l'homme sur la terre.

Le grand mérite de Hahnemann, ce qui met le sceau à son génie et l'éclaire d'une vive splendeur morale, c'est la soif de guérir, de délivrer la pauvre humanité des maux physiques qui l'accablent ; il connut la pitié, il fut grand par le cœur, et c'est avec le cœur, c'est avec la foi que l'on fonde : en elle seule réside l'activité créatrice. Sans méconnaître la haute importance de la physiologie et de la pathologie, Hahnemann comprit que la thérapeutique est la fin dernière de la science. Il ne fut pas seulement profond physiologiste, pathologiste novateur et sagace (nous le démontrerons), il fut surtout thérapeutiste, c'est-à-dire guérisseur. Il dota l'art médical du seul principe thérapeutique que justifient l'observation et l'expérience. L'histoire de cette grande découverte doit être racontée ici brièvement.

La vie de ce réformateur de la médecine moderne peut être donnée en exemple. En lui la pénétration de l'intelligence s'allie à la plus grande énergie morale. L'homme de génie est doublé d'un homme de caractère. Athlète admirablement trempé pour la lutte, Hahnemann sait faire preuve d'héroïsme ; après sa découverte, il propage la bonne nouvelle avec une ardeur infatigable, endure la persécution et l'outrage et finalement triomphe par la seule puissance de sa conviction.

Rien de plus édifiant que la gestation d'une grande découverte chez l'investigateur qui l'a enfantée. Les détails biographiques importent peu. [1] C'est l'évolution des idées qui intéresse : elle fait partie de l'histoire même de la science. Il n'est pas indifférent de savoir comment est née telle ou telle invention, quelle part y ont eue le hasard et l'expérience, et ce que la raison de l'homme a su faire des données que lui fournit l'observation de la nature. Cette incubation lente, aidée par les tâtonnements que comporte la recherche de la vérité, est la gloire de l'esprit humain. Son histoire est instructive pour les

---

(1) Nous recommandons au lecteur, non seulement pour le détail, mais pour l'ensemble des faits et des idées, la belle *Notice sur la vie, les travaux et la doctrine de Hahnemann* placée par M. Léon Simon père en tête de la cinquième édition française de l'*Organon*. Paris, J.-B. Baillière 1873.

chercheurs, consolante et moralisatrice pour tous. Elle démontre surtout que le génie est fait de patience et de labeur.

Par son éducation première, Hahnemann était prédestiné aux recherches et aux découvertes scientifiques. Né le 10 avril 1755, à Meissen, en Saxe, dans ce foyer intellectuel qui donna à l'Allemagne sa langue et au monde le réformateur le plus radical et le plus complet que la médecine ait connu depuis Hippocrate, Hahnemann était fils d'un peintre employé dans une manufacture de porcelaines de Saxe. L'art industriel fut son premier milieu. Il se familiarisa de bonne heure, du moins par ouï-dire, avec les procédés qui mettent aux prises les substances minérales pour obtenir ces produits de la céramique que rehausse un habile décor. Ce fut là, sans doute, ce qui lui permit plus tard de révéler dans un opuscule le secret de la préparation du *jaune de Cassel* si souvent employé dans les arts. Toujours est-il que ses premiers travaux ont pour objet des études de chimie industrielle et de chimie médicale, organique ou minérale. Ainsi il s'occupe de l'empoisonnement par l'arsenic, du chauffage par le charbon de terre ; il donne le mode exact de préparer le mercure soluble, indique de nouvelles préparations mercurielles pour combattre les maladies vénériennes, dénonce les effets désastreux de ce métalloïde qu'il apprend à connaître dans toutes ses propriétés, à la fois si redoutables et si salutaires ; il publie des recherches chimiques sur la bile et les calculs biliaires, recherche l'influence que certains gaz exercent sur la fermentation du vin, annonce un moyen très puissant d'arrêter la putréfaction ; il s'occupe de l'insolubilité de quelques métaux et de leurs oxydes dans l'ammoniaque caustique, du spath pesant, d'un nouveau principe constituant de la plombagine. Ce sont là des œuvres de jeunesse qui dénotent à la fois le goût de la science expérimentale et une vive préoccupation de la santé publique. Le médecin se montre déjà avec l'ardeur de guérir, avec la soif de donner une tendance pratique à ses études; et le chimiste de la première heure contient en germe le puissant dynamiste qui combinera un jour les éléments de la matière médicale pure.

Mais avant d'en venir là, il lui fallait passer par la longue et cruelle série d'initiations que la destinée réserve à tous les inventeurs, à tous les audacieux qui veulent pénétrer les secrets de la nature. Hahnemann étudia la médecine à Vienne et à Leipsig. Arrivé dans cette dernière ville à l'âge de vingt ans, avec vingt ducats pour toute fortune, il lui fallut se créer des ressources et faire marcher de front ses études avec un travail mercenaire qui pût lui donner de quoi vivre : il se livra à la traduction en allemand d'ouvrages anglais et français; et pour concilier les exigences de cette double vie, il prit au sommeil une nuit sur deux. Il ne fallut pas moins que son énergie morale, soutenue par la constitution la plus robuste, pour supporter impunément les fatigues d'un tel labeur.

Hahnemann fut reçu docteur en médecine à Erlangen, où il passa sa thèse le 10 août 1779. Il se maria en 1785 avec Henriette Kuchler, fille d'un pharmacien à Gommern, près de Magdebourg. En 1787, il était à Dresde, où il exerçait la médecine, jouissant d'une flatteuse considération que lui avaient value les travaux dont il était l'auteur, possédant une nombreuse clientèle, devenu même, par intérim, médecin en chef des hôpitaux de la ville. En 1791, la Société économique de Leipsig l'admettait au nombre de ses membres; l'Académie scientifique de Mayence l'appelait à faire partie de son cénacle. Enfin, à cette même époque, au moment où il revenait s'établir à Leipsig, qui l'avait vu pauvre étudiant, luttant avec peine contre les nécessités de la vie, la renommée lui souriait, la fortune s'offrait à lui. Sa carrière médicale s'annonçait sous les plus brillants auspices : il allait assurer pour jamais le bien-être à lui-même et à sa famille.

C'est à ce moment que Hahnemann prit une résolution héroïque. Les médecins sceptiques qui exploitent la crédulité des malades et spéculent sans remords sur la peur de mourir feront bien de méditer cet exemple. Il brisa son avenir, fit le sacrifice de sa renommée, repoussa la fortune, se condamna lui-même avec tous les siens aux angoisses d'une vie précaire. Il renonça à l'exercice de la médecine.

Et pourquoi Hahnemann prit-il une telle détermination ? C'est que depuis longtemps il avait expérimenté la vanité de l'art de guérir. Il ne voyait dans la médecine qu'illusion et mensonge, méthodes incertaines, duperie et charlatanisme. Il l'avait pratiquée de trop près pour ne pas être convaincu de sa parfaite inanité. Sa conscience lui criait qu'il allait devenir malhonnête homme, que les biens mis à sa portée par la considération même dont il jouissait, par une clientèle nombreuse et confiante, seraient des biens mal acquis. Il obéit au cri de sa conscience. Il renonça aux richesses, aux honneurs ; il retourna à l'ancienne pauvreté. Il reprit ce métier de traducteur qui devait être désormais l'unique soutien de sa famille.

Et pendant ce temps, dans une société spirituelle et corrompue, au milieu du bien-être factice que déploient le luxe et la mollesse, Broussais, l'un des flambeaux de la science française, s'écriait avec un cynisme qui lui valait le rire et les applaudissements : « La médecine est l'art de bercer les « malades d'un espoir chimérique ! » Que pensent nos médecins d'aujourd'hui de ce bizarre contraste ? De quel côté se trouvent, à leurs yeux, le sens du devoir, le respect de la profession médicale, l'amour de l'humanité ? Est-ce chez le sophiste qui émet sans vergogne un si étourdissant paradoxe, ou chez le médecin modeste et consciencieux qui donne, au prix du plus douloureux sacrifice, un tel exemple de droiture et de probité ?

Alors commença pour Hahnemann une vie nouvelle. *Vita nuova.* Il venait de dépouiller le vieil homme. Il se régénérait lui-même avant de régénérer la médecine. Mais ce fut aussi le temps des dures épreuves, des expiations. Aux soucis matériels s'ajoutaient les angoisses morales. Sa femme n'acceptait pas le sacrifice, ne comprenait pas ses scrupules : aussi l'accablait-elle chaque jour de ses reproches. Elle plaidait pour la vie de ses enfants, pour la cause sainte de la famille. (Hahnemann eut de Henriette Kuchler jusqu'à onze enfants.) Quelles perplexités cruelles, quels déchirements, quelle lutte intérieure entre les devoirs du père de famille et ceux de l'homme social ! Tortures que seules connaissent les grandes âmes ! Martyre réservé aux inventeurs, qui ne rendent témoignage à la vérité qu'au prix de leur repos et parfois même de leur sang !

Hahnemann fit preuve de beaucoup de patience et d'une grande fortitude. Il redoubla d'ardeur au travail. En 1792, il commença à Francfort la publication d'un ouvrage populaire, l'*Ami de la Santé*, et en 1793 celle d'un *Dictionnaire de Pharmacie.* Thérapeutique et matière médicale s'ébauchaient déjà dans son cerveau. Mais il avait renoncé à guérir. Pour que le problème de la guérison se posât devant lui avec un caractère poignant d'acuité, il fallut que ses enfants fussent attaqués de graves maladies. Nouveau martyre, nouvelles tortures, nouveaux combats intérieurs ! Le médecin impuissant ne savait que répondre au père désespéré. Sans illusion aucune devant le lit de ses chers malades, il descendit jusqu'au plus profond de sa conscience et en remonta avec un cri d'espoir, avec un élan de foi et d'adoration. « Il y a, dit-il, « un Dieu qui est la bonté, la sagesse même. Il est « impossible que ce Dieu ait abandonné l'homme « sans secours contre l'infinité de ses maux. Il doit

« y avoir un moyen créé par Dieu pour guérir les « maladies avec certitude. »

Cette idée ne l'abandonna pas. Il se mit à la recherche, convaincu qu'il trouverait.

Dans cette période critique de son évolution mentale ; dans cette gestation préparée par l'héroïsme et le sacrifice, Hahnemann fut arraché au doute par une inspiration religieuse. Il se trouvait dans la même situation que Descartes. Il cherchait le problème de la certitude en médecine comme Descartes cherchait le problème de la certitude en philosophie. Comme lui, il avait fait table rase du passé ; comme lui, il avait secoué le joug de la tradition ; comme lui, enfin, il avait eu recours à l'écart absolu. L'un et l'autre descendit dans les profondeurs de sa conscience. Descartes en rapporta le *Cogito ergo sum* qui devint le principe vivant, le souffle du spiritualisme moderne. Hahnemann y trouva Dieu, c'est-à-dire la bonté dans la nature : et la médecine nouvelle était fondée. La flamme était prête, l'étincelle n'avait plus qu'à venir.

Nous voyons s'ébaucher cette genèse dans les écrits que Hahnemann a rassemblés sous le titre *Etudes de médecine homéopathique.* On y trouve, retracée par lui-même avec toutes ses péripéties, l'histoire de sa découverte. Elles correspondent aux *Méditations* de Descartes. C'est surtout dans la *Lettre sur l'urgence d'une réforme en médecine* que se dessine la stratégie qu'il veut employer pour ravir son secret à la nature. Il n'a pas seulement renoncé à la profession médicale, rompu tous les liens de confraternité qui l'attachaient aux médecins de l'ancienne école ; il a aussi émancipé son esprit, il a abjuré les doctrines mêmes, il a voulu affranchir la médecine de la servitude trop longtemps acceptée des sciences physiques ou métaphysiques. Et alors, dans la pleine liberté de sa pensée, il s'écrie : « Il doit exister un moyen, « inaperçu des savants, précisément parce qu'il est « trop simple, trop facile, trop à notre portée. Il « ne faut pas le chercher bien loin : il faut le cher- « cher tout près. Voici comment je le chercherai. « J'observerai la manière dont les médicaments « agissent sur le corps de l'homme lorsqu'il se « trouve dans l'assiette tranquille de la santé (Haller, avant lui, avait entrevu, indiqué ce mode d'expérimentation). Ces changements doivent signifier « quelque chose, car c'est là, sans doute, le seul « langage dans lequel ils puissent exprimer le but « de leur existence. » Ce langage, ce verbe mystérieux de la nature dans l'homme, ce grimoire des symptômes médicinaux produits par le suc des plantes sur les organes humains, fut épelé jadis par les *obis* des tribus sauvages de l'Océanie. Balbutié en Europe par les sorcières du moyen âge, resté le fond de la médecine populaire, il devint l'un des éléments principaux de cette doctrine des signatures et des correspondances enseignée par les maîtres de l'alchimie, amants passionnés de la nature, et reprise par Paracelse, qui mêla beaucoup d'erreurs à quelques grandes vérités. Ce langage, ce verbe, ce grimoire devait être déchiffré par Hahnemann à la clarté de la méthode expérimentale.

Un jour, pendant qu'il traduisait (pour vivre) la matière médicale de Cullen, il fut frappé des explications contradictoires données par les auteurs sur l'action du quinquina, spécifique de la fièvre intermittente. L'idée lui vint, pour s'éclairer, d'expérimenter sur lui-même. « Alors, dit-il, apparurent « tous les symptômes à moi connus de la fièvre « intermitttente, jusqu'au frisson caractéristique. » Ce fut là l'étincelle qui fit jaillir la flamme ; ce fut le trait de lumière qui vint illuminer la science médicale jusque dans ses dernières profondeurs. Le génie avait conçu l'idée ; le hasard la faisait éclore. Obéissant à cette heureuse inspiration, Hahnemann continua, renouvela ses expériences. Après le quinquina, il essaya sur lui-même le mercure, la belladone, la digitale. A la question posée par lui avec anxiété, avec crainte et tremblement, la nature faisait toujours la même réponse : Le poison est un remède, le remède est un poison. Ainsi s'explique l'antique symbole de la lance d'Achille, qui panse les blessures qu'elle a faites. C'est une image de la nature : elle frappe et elle guérit par le même moyen. La révélation était complète. Il était donné à Hahnemann de résoudre le problème de la certitude en médecine, de formuler enfin la loi cherchée par tant de générations. Les semblables par les semblables. *Similia similibus.*

La loi thérapeutique était trouvée, le rapport entre le remède et la maladie connu. Ce fut une révolution en médecine, pareille à celle que Copernic opéra dans les sciences astronomiques en détruisant l'hypothèse de Ptolémée et en démontrant que le soleil, immobile par rapport à nous, occupe le centre de notre système planétaire. Changement d'axe, vie nouvelle sur la terre, transformation radicale dans les mœurs et les idées. De même Hahnemann, en détrônant Galien, en renversant les idoles du passé, ouvrait aux sciences médicales d'immenses perspectives, créait un monde nouveau. Penseur hardi et réformateur résolu, il comprit la nécessité de détruire l'antique édifice jusque dans ses fondements pour y substituer la doctrine féconde, la méthode vraie, indestructiblement appuyée sur l'observation et l'expérience, seuls moyens, pour le savant, de rendre hommage à la Divinité, de pratiquer le culte de la nature.

Mais ce n'est pas sans résistance que le vieux monde médical allait recevoir communication de la vérité, ce qui équivalait pour lui à une sommation de disparaître.

Hahnemann n'hésita point. En possession de la lumière, il ne voulut point la mettre sous le boisseau, mais au contraire la faire resplendir sur tous. C'est en 1800, la première année du siècle, qu'eut lieu sa grande découverte. De cette année date pour lui une hégire nouvelle, la période d'application de ses principes. Il reprend l'exercice de la médecine, mais armé d'une méthode nouvelle, pourvu de ressources thérapeutiques qu'il se crée lui-même, en novateur, en maître et non plus en disciple. Il veut d'abord essayer les procédés nouveaux sur la nature vivante, soigner des malades et les guérir. Et pour être plus sûr de ses résultats, il n'administre que des médicaments qu'il a préparés lui-même. Ses connaissances en chimie, son aptitude aux manipulations, sa longue expérience des métamorphoses de la matière végétale et minérale le servaient merveilleusement. Il n'aurait pu, sur ce point, se fier à d'autres qu'à lui ; et pour le salut de sa doctrine, il se vit obligé d'enfreindre la loi qui, en Allemagne comme en France, interdit aux médecins la préparation de leurs remèdes.

Qui pourrait lui reprocher cette infraction, aujourd'hui que la matière médicale homéopathique, largement assise dans ses dispensaires, a contribué à sauver tant de vies humaines? Au début de l'homéopathie, il ne fallait pas moins que des préparateurs comme Hahnemann, comme Bœnninghausen, comme Jahr, pour sauver la pharmacopée naissante de toute altération, de tout alliage impur introduits par l'ignorance ou la mauvaise foi. C'est ainsi que, dans les premiers temps de l'imprimerie, il fallait, pour être typographes et correcteurs, pour tirer les presses, de savants hellénistes comme les Elzeviers, les Rabelais, les Etienne Dolet.

La première guérison de l'homéopathie fut celle d'un aliéné, enfermé dans l'hospice de Georgenthal. C'était un homme de lettres du nom de Klockenbring, qu'une épigramme de Kotzebue avait rendu fou. Blessure de l'amour-propre répercutée profondément dans tout l'organisme. D'autres guérisons suivirent. Elles furent effectuées à Brunswick, à Keingslutter, à Hambourg, à Ecklembourg, à Torgau, au milieu de l'étonnement des uns, de l'incrédulité et de la dérision des autres, faisant déjà naître et siffler autour de lui les serpents de la calomnie. D'autres que lui auraient pu être ébranlés par cette hostilité naissante, douter d'eux-mêmes et de leur découverte ; mais sa conviction le sauvait. Sa foi ardente, sincère, ne se démentit jamais.

Ce ne fut qu'après cinq ans de pratique et d'expériences, en 1805, qu'il se décida à proclamer sa découverte, qu'il affirma publiquement par écrit le principe nouveau, savoir : « que les maladies « se guérissent d'une manière prompte et sûre « avec les médicaments qui produisent dans « l'homme sain un état semblable à celui que l'on « observe chez le malade. » Deux opuscules publiés en cette même année 1805 furent le point de départ de son enseignement. L'un est intitulé *Médecine de l'expérience*(1) et contient un exposé sommaire de sa méthode. L'autre a pour titre *Fragments sur les principes positifs des médicaments*(2) et présente les symptômes de vingt-six substances expérimentées sur l'homme sain. Là se trouve l'embryon de la doctrine de Hahnemann. Ces deux modestes ouvrages devaient acquérir de larges proportions et devenir, fortifiés par l'étude, la méditation et l'expérience, l'un l'immortel *Organon*, l'autre la *Matière médicale pure*, impérissable création de son génie.

---

(1) *Heilkunde der Erfahrung*. Berlin, 1805.
(2) *Fragmenta de viribus medicamentorum positivis, sive in sano corpore humano observatis*. Leipsig, 1805.

De 1805 à 1810, Hahnemann se recueillit. Sa vie fut silencieuse. Il rassemblait ses découvertes, ses recherches, ses expériences pour les coordonner entre elles et les présenter en un corps de doctrine. Il préparait une exposition méthodique de ses idées. Enfin, en 1810, parut à Dresde la première édition de l'*Organon*. Un an après, en 1811, il publiait le premier volume de la *Matière médicale pure* qui devait se poursuivre d'année en année et confirmer par les voies expérimentales l'excellence de sa méthode. Dans cette même année 1811, il rentrait à Leipsig pour la troisième fois afin d'y professer et d'y pratiquer publiquement l'homéopathie.

Là commençait son apostolat. Le réformateur, en guerre ouverte avec l'ancienne école, propageait la bonne nouvelle. La persécution se réveilla aussitôt et ne lui épargna aucune amertume. En butte aux sourdes intrigues des médecins ses confrères, dénoncé par les pharmaciens, diffamé par la critique qui le traitait de visionnaire et de charlatan, il soutint la lutte de pied ferme et combattit courageusement pendant neuf années, opposant aux injustices sans cesse renaissantes l'énergie et l'activité de sa propagande, répondant aux dénégations, aux doutes, à la raillerie par des faits, par le témoignage irrécusable de ses guérisons. En 1820, pourtant, lassé par la violence des persécutions, il accepta l'asile que lui offrit le duc Ferdinand et se réfugia dans la petite ville d'Anhalt-Kœthen pour y exercer librement son art et poursuivre en paix le cours de ses études.

Mais l'inimitié de ses persécuteurs le suivit dans sa retraite. L'ignorance et les passions populaires, ameutées contre lui, troublèrent son repos, menacèrent sa sécurité. Il eut à endurer les railleries insultantes des incrédules, les injures grossières de la populace. La foule irritée et sauvage parlait de le lapider. Ses vitres furent brisées à coups de pierres. La force publique dut intervenir. A dater de ce jour, Hahnemann resta enfermé chez lui. Quinze années de claustration lui furent imposées par l'intolérance de ses contemporains.

Cependant son œuvre se répandait dans le monde. De 1810 à 1834, l'Allemagne épuisa cinq éditions de son *Organon*. Trois éditions françaises de ce même ouvrage furent publiées de son vivant. La première édition de la *Matière médicale pure* fut achevée en 1821 ; une deuxième parut en 1826. Un noyau de disciples se forma autour de lui. La renommée vint le visiter dans son asile de Kœthen. Des consultations lui arrivèrent de tous les points d'Europe. Sa clientèle augmenta de jour en jour. Il connut enfin la tranquillité, la gloire et le bien-être et put jouir paisiblement du triomphe de ses idées, laissant la critique mordre et l'envie s'exaspérer.

En 1827, il perdit sa première femme, Henriette Kuchler, et se remaria, le 18 janvier 1835, à l'âge de soixante et dix-neuf ans, avec une Française, Mlle Mélanie d'Hervilly, venue à Kœthen pour y recevoir ses soins. La même année, il quitta l'Allemagne pour se rendre à Paris. Il dut partir la nuit pour se dérober aux obsessions de la foule. On voulait le retenir de force ; et c'était le même peuple qui avait cherché à le lapider quinze ans auparavant !

Hahnemann vécut paisiblement à Paris. Il y pratiqua l'homéopathie pendant les huit dernières années de sa vie et y mourut le 2 juillet 1843, à l'âge de quatre-vingt-huit ans, laissant le souvenir d'une inaltérable probité médicale, ayant accompli en médecine la plus grande réforme qu'aient connue les temps modernes.

« L'homéopathie, a dit Hahnemann, repose sur « l'expérience et veut être jugée par les faits. »

C'est la marque de toute doctrine vraiment scientifique. Celle-ci offre un caractère indéniable de force et de grandeur. Dans sa partie critique, elle se sépare complètement, radicalement, du passé de la science ; elle n'a pour la tradition qu'un respect limité ; elle repousse les conceptions aventureuses, les systèmes factices qui ont fait tant de mal au genre humain. Dans sa partie dogmatique, elle est absolue, catégorique, affirmative. Elle se distingue par l'unité et la liaison de tous ses principes.

Cette doctrine, telle qu'elle est sortie des mains de Hahnemann, est complète. Non qu'il ait exploré tous les domaines de la science, ce qui est au-dessus des forces d'un seul homme, si grand que soit son génie ; mais par la rigueur de sa méthode, par l'ampleur et la logique de son principe fondamental, il lui a donné l'orientation dont elle a besoin et qui la guidera désormais dans sa marche.

Ce principe fondamental, c'est le dynamisme, synthèse inévitable des doctrines animiste, vitaliste, matérialiste qui ont engendré tant de disputes entre les hommes. Hahnemann a fait taire ces sectes rivales, comme Descartes mit un terme aux vaines querelles de la scholastique. De son vivant, qui donc osa se constituer, contre lui, le champion de l'un ou l'autre de ces principes périssables ? Qui donc osa défendre l'origine organique des fonctions de la vie animale ou les hypothèses humoristes, solidistes, organicistes du passé ? De ce principe supérieur du dynamisme découle l'unité grandiose de sa doctrine ; il l'anime et la vivifie de toutes parts, il en fait un tout harmonique, doué d'esprit, d'âme et de corps, comme l'être humain, impérissable dans ses transformations et capable de se renouveler, de renaître sans cesse de lui-même, toujours jeune et vivant à côté de l'ancienne doctrine, qui n'est plus qu'un cadavre.

Cette doctrine a donné au monde médical non seulement une conception physiologique de la vie humaine, mais aussi quelques principes pathologiques d'une rare fécondité, une loi thérapeutique et une matière médicale nouvelle. Elle est donc complète ; elle est donc pourvue de tous ses éléments organiques qui n'attendent plus que du temps leur développement normal et régulier.

En pathologie (mérite trop contesté à l'esprit créateur de Hahnemann) il a, dans son livre sur la *Doctrine et le traitement des maladies chroniques*, ouvert des échappées lumineuses. Sa théorie sur l'origine miasmatique des maladies, qui n'est d'ailleurs qu'une exacte interprétation de la nature, n'est-elle pas devenue l'aliment des doctrines étiologiques d'aujourd'hui, où l'étude des miasmes et des virus tient une si grande place ? Là où il ne put fournir des travaux achevés, il fut du moins précurseur, et précurseur du plus grand génie.

En thérapeutique, il a, pour jamais, établi sur ses bases, le spécifisme homéopathique, sans exclusion, sans étroitesse de vues, ne méconnaissant, dans aucun cas de maladie, l'action générale exercée sur tout l'organisme par n'importe quelle substance. En matière médicale enfin, sa réforme est si visible, si éclatante, qu'il est superflu d'insister sur l'immense bienfait qu'elle a procuré à la médecine.

Sous un autre aspect, la réforme de Hahnemann a ramené la pratique médicale à la plus admirable simplicité. En détruisant le principe de Galien, il a détruit en même temps dans leur germe les médications violentes d'autrefois, leurs moyens grossiers et barbares, leurs vains simulacres. Il a fait disparaître la saignée, la purge réitérée et le vomitif féroce ; les cautères, sétons, vésicatoires et tout l'appareil des révulsifs employé par la médecine des contraires. Il a condamné les doses massives et révélé l'œuvre de mort accomplie par l'antique matière médicale sous l'empire de la routine et de la tradition.

En revanche, il a enseigné l'art de guérir par des moyens plus conformes à la dignité humaine, en s'appuyant sur la raison et l'expérience, en appliquant les doses atténuées, en sachant utiliser l'incroyable puissance des infiniment petits. C'est une médication subtile, raffinée, un instrument de progrès. D'une part la matière, et de l'autre l'esprit. Là-bas les œuvres, qui donnent la mort. Ici la foi, qui engendre la vie.

Donc, unité dans la doctrine et simplicité dans les moyens d'action. Moralement c'est toute l'homéopathie. Un troisième caractère doit pourtant être signalé chez les disciples de Hahnemann et chez Hahnemann lui-même. C'est le rigorisme des principes. On a reproché au maître la hardiesse de sa parole, l'énergie et la fougue de ses attaques contre l'ancienne médecine. Elles partaient d'une conviction ardente. Elles étaient une nécessité. Il fallait, comme Polyeucte, renverser les vieilles idoles ; comme Jésus lui-même, confondre les hypocrites, chasser du temple médical les trafiquants dans l'art de guérir. Ce n'est pas avec des paroles doucereuses que l'on opère une telle révolution. C'est le fouet à la main et la satire aux lèvres.

Il fallait, en outre, pour cette œuvre de combat, former un noyau de disciples bien compact et bien discipliné. On ne détruit pas des erreurs plusieurs fois séculaires sans exercer une action énergique et continue, sans se séparer nettement, sans s'affirmer avec autorité. Hahnemann le comprit. Il fut absolu dans ses prescriptions, impitoyable pour toute déviation de la ligne qu'il avait tracée. Il y allait du salut de son école. C'est pourquoi il n'hésitait pas à écrire dans la préface de son *Organon*, datée de Koëthen, 1835 : « Il n'est pas « permis aux adeptes de l'homéopathie de revenir « aux pratiques routinières de l'ancienne école, « dont les principes sont aussi différents des nôtres « que le jour l'est de la nuit, sans renoncer par « cela même au titre d'homéopathe. » Cette parole fut obéie fidèlement par les adeptes de Hahnemann : c'est ce qui leur a permis de donner à la nouvelle doctrine sa place dans le monde, de réformer entièrement la pratique médicale, de la régénérer dans son esprit et ses mœurs. Ils furent les puritains de la médecine.

Il s'agit maintenant de savoir si, après une lutte qui a duré trois quarts de siècle, lorsque les positions principales sont conquises, lorsque la médecine allopathique est jugée dans la conscience universelle, appréciée par elle à sa juste valeur, il est toujours nécessaire d'observer la même tactique. Ne faut-il pas pousser en avant des pointes hardies pour conserver la situation acquise et gagner encore du terrain? Ne faut-il pas permettre à l'unité de la méthode de s'épanouir dans la variété de ses principes ? Ne faut-il pas, enfin, se départir de la règle canonique : *Un seul mal, un seul remède*, longtemps indispensable pour tenir tête à l'adversaire, mais rendue aujourd'hui caduque par les victoires mêmes qu'a remportées l'homéopathie ?

CHAPITRE III

LA RÉFORME D'ÆGIDI

Homéopathie complexe

Découverte en 1800 par Hahnemann, révélée par lui au monde pour la première fois en 1805, enfin exposée méthodiquement dans l'*Organon* en 1810, expérimentalement démontrée en 1811 dans la *Matière médicale pure*, la loi des semblables ne tarda pas à éclairer quelques esprits supérieurs, tout prêts à s'écrier, comme l'infortuné Bordeu : « Voilà trente ans que je devine, et je suis las de deviner. » Elle les rallia à la nouvelle méthode, et, du même coup, ils renoncèrent aux pratiques hétéroclites de l'ancienne école pour adopter cette pratique dont Hahnemann disait si bien (Préface de l'*Organon*) : « C'est une médecine très simple, « toujours la même dans ses principes et ses pro- « cédés. »

Dans toute médecine, il y a des principes généraux qui dominent la thérapeutique et s'imposent à l'application journalière du médecin ; mais cette application est nécessairement variable avec les cas si nombreux de maladies, très souvent imprévus dans quelque circonstance particulière de leurs symptômes ou de leur marche ; il faut donc laisser quelque initiative au libre arbitre du praticien. Toutefois, dès que les deux écoles furent en présence, on fut à même de constater des différences tellement radicales dans leurs manières de procéder que Hahnemann a pu dire encore (Préface de l'*Organon*) « qu'elles différaient entre elles comme le jour et la nuit. » Par exemple, l'ancienne médecine choisissait un remède *contraire* au mal ; elle en associait *plusieurs* d'une manière arbitraire ; enfin, elle administrait cette mixture à doses *massives* et souvent répétées. La médecine nouvelle avait recours aux *semblables*, n'administrait qu'*un seul* remède et le donnait à doses rares et *faibles*. Voilà l'homéopathie pratique dans son intégrité primitive, opposée aux routines grossières de l'allopathie. C'était pour elle une nécessité absolue de s'affirmer en sens inverse de sa rivale et d'obtenir ses guérisons par des moyens radicalement opposés aux siens. Rigoureusement, étant donnés les insuccès perpétuels de la médecine régnante, il n'y avait qu'à la prendre à rebours, à faire exactement le contraire de ce qu'elle faisait pour réussir. Cette façon d'être contradictoire, cet esprit d'opposition voulue aux dogmes établis, aux pratiques accréditées, existait à un haut degré chez les premiers adeptes de l'homéopathie.

Cependant l'expérience confirmait chaque jour la certitude de la méthode hahnemanienne, notamment en ce qui touche le premier point, savoir l'application de la loi des semblables, et le troisième, c'est-à-dire le procédé des doses infinitésimales. Quant à l'unité des remèdes, ce mode d'action se liait étroitement aux préceptes concernant la durée d'action du remède, le temps nécessaire à sa réaction, sa répétition à des intervalles plus ou moins éloignés, son éviction, en cas d'insuffisance, par un remède nouveau, son alternance même, en présence de certaines complications, avec un second remède agissant *ex æquo* avec le premier, en un mot à cette partie toute spéciale de la thérapeutique qui s'occupe du mode d'administration des médicaments. Ici se dessinaient, dès cette époque, des points faibles dans la pratique. Les praticiens d'alors, tous hommes du plus grand mérite, doués de l'intuition médicale la plus sûre, se trompaient rarement. Mais il ne fallait pas moins que les Jahr, les Bœnninghausen, les Hahnemann, ces maîtres dans l'art de guérir, pour trouver du premier coup d'œil le semblable exact, le véritable spécifique homéopathique; dès lors, le dosage et le mode de répétition n'étaient plus qu'un jeu pour leur habileté technique. Mais il n'était pas donné à tous de triompher par l'application de règles aussi étroites ; quelques-uns éprouvèrent le besoin d'une latitude plus grande, d'une élasticité, dans le choix et l'administration des remèdes, plus conforme à la variété infinie des cas, aux tâtonnements qu'exige leur complication naturelle. Les maîtres eux-mêmes, dans l'expérience journalière de leur clinique, sentirent plus d'une fois l'aiguillon de la difficulté.

C'est pourquoi la découverte d'Aegidi fut tout d'abord accueillie avec joie par le fondateur de l'homéopathie.

En 1833, le docteur Julius Aegidi, ancien médecin de la princesse Frederica de Prusse, disciple et ami de Hahnemann, fit part au maître de la nécessité dans laquelle il s'était trouvé, non plus d'alterner, mais de mélanger deux remèdes; il lui exposa ses idées en les appuyant sur 233 guérisons obtenues grâce aux remèdes complexes qu'il avait employés. Hahnemann répondit à la communication d'Aegidi par la lettre suivante, datée du 15 mai 1833 :

« Cher Collègue et Ami,

« Ne croyez pas que je rejette ce qui est bon,
« par simple préjugé, ou parce que que cela pourrait

« apporter quelques modifications à ma doctrine. « Je ne désire que la vérité et je sais que c'est « aussi la seule chose qui vous préoccupe. Je me « réjouis de votre heureuse idée, parce que vous « avez su en fixer les véritables limites. Deux « remèdes pourraient être donnés en mélange à « une haute dilution, pourvu que chacun d'eux, « dans sa sphère d'action, soit homéopathique.

« Dans ce cas, cette manière de procéder est « un avantage pour notre art et ne doit pas être « rejetée. Je profiterai de la première occasion « pour faire un essai : je ne doute pas de ses « bons résultats.

« Je suis également heureux de voir que Bœnning-« hausen approuve une telle méthode. Oui, je crois « que deux remèdes peuvent être donnés mélangés, « ce que nous faisons d'ailleurs à présent même « quand Sulphur et Calcarea sont donnés sous la « forme de Hepar Sulphuris, ou Sulphur et Mercur « lorsque l'on administre Cinnabaris.

« Permettez-moi de communiquer votre décou-« verte au monde, dans la cinquième édition de « l'*Organon*, qui paraîtra bientôt. Jusqu'à ce « moment, veuillez, je vous prie, garder votre « découverte pour vous-même, et priez le docteur « Jahr (que j'estime beaucoup) d'en faire autant. « Je crois devoir en même temps protester et pré-« munir le monde contre le mélange arbitraire de « deux remèdes sans distinction.

« Votre bien dévoué

« S. HAHNEMANN. »

Cette lettre consacre immuablement l'adoption, dès sa naissance, de la méthode des remèdes complexes par le père de l'homéopathie. Les termes sont formels : *Deux remèdes pourraient être donnés en mélange à une haute dilution, pourvu que chacun d'eux, dans sa sphère d'action soit homéopathique. — Cette manière de procéder est un avantage pour notre art et ne doit pas être rejetée. — Oui, je crois que deux remèdes peuvent être donnés mélangés, ce que nous faisons d'ailleurs à présent même.* La lettre nous renseigne, en outre, sur l'approbation donnée par Bœnninghausen et le docteur Jahr à cette méthode. L'homéopathie complexe ne pouvait souhaiter de meilleures lettres de naturalisation. Il ne saurait donc être question, dans aucun cas, de schisme et d'hérésie.

Ce document devra être médité par tous les homéopathes comme un acte réfléchi du fondateur de la doctrine, comme un exemple de sagesse qui fait le plus grand honneur à la mémoire de Hahnemann. Il constitue un témoignage éclatant du libéralisme de son esprit : « Ne croyez pas, dit-il, « que je rejette ce qui est bon, par simple préjugé, « ou parce que cela pourrait apporter quelques « modifications à ma doctrine. Je ne désire que la « vérité. » Mais il témoigne en même temps de sa prudence, du sentiment de sa responsabilité comme chef d'école.

Hahnemann s'écrie : « Je me réjouis de votre « heureuse idée parce que vous avez su en fixer les « limites. » Mais il ne se contente pas de manifester platoniquement sa joie. Il ajoute : « Permettez-moi « de communiquer votre découverte au monde, « dans la cinquième édition de l'*Organon*, qui « paraîtra bientôt. Jusqu'à ce moment, veuillez, je « vous prie, garder votre découverte pour vous- « même, et prier le docteur Jahr d'en faire autant. » Rien de plus légitime que cette prière de Hahnemann : en échange de la consécration éclatante qu'il allait donner à la nouvelle méthode, il recommandait à ses disciples une discrétion absolue, une union plus étroite que jamais avec le maître, pour le bien de la cause commune. Enfin il écrivait, prévoyant les abus possibles : « Je crois devoir

« en même temps protester et prémunir contre le « mélange arbitraire de deux substances sans dis- « tinction. »

Le 19 juin 1833, Hahnemann écrit une nouvelle lettre au docteur Aegidi. Il lui annonce qu'il a consacré un paragraphe de la cinquième édition de l'*Organon* spécialement à cette matière, et que ce paragraphe a été envoyé la nuit prédédente à MM. Arnold avec prière de l'imprimer sans retard.

La cinquième édition de l'*Organon* parut à Dresde en 1834. Elle ne porte pas le paragraphe annoncé par la lettre du 19 juin 1833. Elle ne fait pas connaître au monde la découverte d'Aegidi, comme le promettait la lettre du 15 mai précédent. Bien au contraire, on y lit (*Organon*, § 272) : « Il « n'est, dans aucun cas, nécessaire d'employer plus « d'un médicament à la fois. »

Que s'était-il passé ? Il fallut une raison bien puissante pour déterminer Hahnemann à priver le monde d'une découverte qu'il considérait lui-même comme une précieuse conquête, comme un *avantage* pour l'art de guérir. Cette raison, nous la devinons aisément.

Depuis que Hahnemann avait rallié autour de lui, par la force de la vérité et la puissance de sa conviction, un groupe d'hommes éminents qui propageaient ses idées tout en pratiquant la médecine nouvelle, il se regardait comme solidaire avec eux dans l'œuvre d'apostolat qu'ils exerçaient ensemble. Et ici encore, il faut admirer son bon sens qui lui défendait d'exercer une autorité personnelle, de plier despotiquement ses coopérateurs aux décisions, même réfléchies, de sa volonté et qui l'inclinait, au contraire, à s'éclairer de leurs avis. Avant d'introduire dans la pratique de l'homéopathie un changement de cette importance, il voulut consulter ses amis. Une assemblée de médecins homéopathes eut donc lieu le 10 août 1883 ; et Hahnemann, leur annonçant qu'il avait écrit et envoyé à l'éditeur de l'*Organon* le paragraphe dont il est question dans sa deuxième lettre à Aegidi, soumit cette idée à leurs délibérations. (1)

Ce que fut cette délibération dans ses termes précis, nous l'ignorons, faute d'un récit détaillé. Nous savons seulement que l'on objecta le grave danger qu'il y aurait à autoriser le mélange après avoir si nettement proclamé la doctrine du spécifisme homéopathique par l'unité des remèdes. C'était le retour à l'allopathie ; c'était la porte ouverte au mélange arbitraire, à la confusion, à l'informe chaos de la polypharmacie. Ce danger, prévu déjà par Hahnemann, fut mis en relief avec une telle évidence pour lui qu'il se laissa persuader. Il renonça donc à rendre publique cette innovation et donna mission à un de ses amis, qui devait passer par Dresde, de supprimer le paragraphe qui était déjà imprimé.

Il ne faut point se hâter de condamner la résolution prise par ce sanhédrin de la petite église, de la communion médicale naissante et dire que la communication d'Aegidi fut tenue cachée au public par la sottise des ennemis de la vérité. Nous croyons, au contraire, que ce fut un acte de prudence de la part des promoteurs de la doctrine nouvelle. Ils tenaient entre leurs mains les destinées de l'homéopathie et le moindre écart, le moindre retour aux anciennes coutumes, si justifié qu'il fût, pouvait être fatal, retarder la marche en avant, faire chavirer leur frêle embarcation. Il y a,

(1) Consulter le docteur Arthur LUTZE, ami et disciple d'Aegidi et auteur du *Manuel théorique et pratique d'homéopathie* destiné aux praticiens et aux familles, ouvrage rapporté dans le *New-York Médical Times* n. 7, du 15 octobre 1884.

pour les écoles comme pour les Etats, des raisons d'ordre supérieur qui deviennent *suprema lex*, auxquelles il faut obéir, sous peine de disparaître. L'homéopathie était encore trop peu assise pour se permettre un tel changement, pour imiter sa rivale, sur un seul point, même en l'améliorant, en le perfectionnant au plus haut degré. Il y allait de son prestige, de son avancement dans le monde. Elle risquait, en voulant conquérir trop tôt une utilité partielle, de compromettre son existence, et par conséquent de ruiner à tout jamais les grands principes qu'elle apportait au monde, la loi des semblables, les doses infinitésimales.

Telles furent sans doute les raisons qui décidèrent Hahnemann. Il comprit que sa réforme devait être radicale et que, dans ces premiers commencements, l'unité des remèdes s'imposait pour arracher les convertis des sectes allopathiques à la barbarie de leur formulaire, pour les empêcher de retomber dans leurs anciennes erreurs, de retourner, comme dit l'Ecriture, à leur vomissement. Nous ne saurions donc taxer Hahnemann de faiblesse, ni le blâmer d'avoir différé l'annonce de cette découverte, car elle eût pu être fatale aux progrès de l'homéopathie. En le faisant, il fut conséquent avec lui-même et accomplit, de propos délibéré, un acte de haute raison, de sagesse pratique.

Il fut même tellement pénétré de la valeur de ces arguments qu'il ne se contenta point de maintenir, dans la cinquième édition de l'*Organon*, le paragraphe 272, relatif à l'interdiction absolue du mélange des remèdes, il le fortifia d'une note, et il le doubla du paragraphe 273. Il y ajouta même, en guise de commentaire explicatif, un troisième paragraphe qu'il plaça immédiatement à la suite avec le numéro 274. Aujourd'hui que les temps sont changés, nous allons examiner en toute liberté d'esprit ces différents passages de l'*Organon*, avec le plus profond respect pour la mémoire du maître, mais aussi avec le plus grand amour pour la vérité qui nous est plus chère que Hahnemann lui-même.

M. Léon Simon père, en se tenant à la lettre qui tue et en soustrayant sa pensée à l'esprit qui vivifie, ne semble pas avoir compris les besoins d'expansion qui, dans les temps modernes, se manifestent au sein de l'homéopathie. Voici ce qu'il écrit dans son *Commentaire*, à la page 611 de la cinquième édition française de l'*Organon* :

« J'ai indiqué le procédé qui consiste à donner des « médicaments mélangés. Je ne les discuterai pas, « Cette pratique n'a pas de partisans sérieux. Je « ne sache pas qu'elle soit suivie par qui que ce « soit, bien qu'il y ait eu quelques essais de faits « dans cette direction. S'il se trouvait encore un « partisan quelconque de cette pratique, je lui « conseillerais de relire les paragraphes 272 et « 273 de l'*Organon* et d'y répondre. »

C'est ce que nous allons faire.

Nous placerons d'abord sous les yeux du lecteur le texte même des paragraphes cités par M. Léon Simon père. Ils ont été inscrits par Hahnemann en tête de cette partie de l'*Organon* qui traite des doses homéopathiques et du mode d'administration des remèdes. Les voici :

« **272.** Il n'est, dans aucun cas, nécessaire « d'employer plus d'un médicament à la fois. » (*)

(*) NOTE. A la vérité, quelques homéopathes ont essayé, dans les cas où un médicament convenait à une partie des symptômes et un second à une autre partie, de donner les deux médicaments à la fois, ou presque en même temps ; mais je préviens *sérieusement* de se mettre en garde contre cette manœuvre, qui ne sera jamais nécessaire, *quand bien même elle semblerait parfois devoir être utile.*

« **273**. On ne conçoit pas que le moindre doute « puisse s'élever sur la question de savoir s'il est « plus raisonnable et plus conforme à la nature « de n'employer à la fois, dans une maladie, « qu'une seule substance médicinale bien connue « ou de prescrire un mélange de plusieurs médi- « caments. »

Les voilà, ces paragraphes 272 et 273 invoqués par M. Léon Simon père. Ils ne donnent pas une raison; ils expriment une volonté. *Sit pro ratione voluntas*. Ils traduisent un ordre, un commandement. Le maître emploie la forme impérative; il ne conçoit pas que le moindre doute puisse s'élever sur cette question; il fait appel à la foi, à l'obéissance passive. Il parle comme Moïse, comme Mahomet, sans motiver son ordonnance. Ces paragraphes sont deux santons du Koran, deux versets du Lévitique.

On remarquera toutefois que, dans le premier, Hahnemann se borne à déclarer que le mélange des remedes (homéopathiques) n'est pas *nécessaire* ; il se garde bien de dire qu'il soit nuisible. Or, du moment qu'on peut s'en passer, la préférence doit être donnée au remède unique. Dans le second, il donne comme peu raisonnable et peu conforme à la nature le mélange de plusieurs médicaments (différents). Hahnemann sait fort bien, puisqu'il l'a écrit à Aegidi, que « deux « remèdes peuvent être donnés en mélange à une « haute dilution, pourvu que chacun d'eux, dans « dans sa sphère d'action, soit homéopathique. » Lors, donc, qu'il parle de *plusieurs* médicaments *différents*, il vise le mélange de plus de deux médicaments et celui de plusieurs remèdes sans distinction, danger grandement à craindre et qui ramènerait aux pratiques vicieuses de l'allopathie, chose qu'il fallait éviter à tout prix.

Nous appelons surtout l'attention du lecteur sur la note du paragraphe 272, note très politique et qui peut donner aux esprits réfléchis la clef de cette énigme. Hahnemann prévient *sérieusement* de se mettre en garde contre la pratique de donner même deux médicaments à la fois, pratique qu'il appelle manœuvre et qui, en effet, pouvait le devenir entre les mains des ennemis de l'homéopathie. Il croit devoir rétablir le principe de l'unité des remèdes dans son intégrité absolue, et donne à entendre qu'il y a pour cela une raison sérieuse; mais cette raison, il ne la fait pas connaître. Ce ne peut être, dans aucun cas, la nocuité médicale de cette pratique, puisque, loin de l'affirmer, Hahnemann ajoute cette parole significative : *quand bien même elle semblerait parfois devoir être utile.* Son utilité est donc reconnue, constatée par lui, au moment même où il prescrit de s'en défendre. Or, pour se priver délibérément d'une utilité, il faut avoir à craindre pour une utilité plus grande. C'était le péril en la demeure qu'entrevoyait Hahnemann. C'était la raison d'Etat.

La réponse à faire à ces deux paragraphes est donc bien simple ; elle n'embarrasse nullement les homéopathes, contrairement à ce que paraît croire M. Léon Simon père. Saint Paul a dit : *Rationabile sit obsequium vestrum*. Que votre obéissance soit raisonnable... et raisonnée! Eh bien, nous demandons des raisons ; et nous n'en trouvons point dans ces deux passages de l'*Organon*, auxquels on se borne à nous renvoyer. Heureusement Hahnemann en donne quelques-unes dans le paragraphe suivant, qui porte le numéro 274, et que M. Léon Simon père ne cite pas. Examinons-les.

Nous reproduisons intégralement ce paragraphe. Par un bizarre concours de circonstances, Hahnemann a été conduit à l'insérer dans l'*Organon* en remplacement de celui dont il avait annoncé la publication à Aegidi. *Salus populi suprema lex esto*. On verra que Hahnemann n'emploie contre le mélange des remèdes aucun argument de fond, mais uniquement des moyens auxiliaires qui ne détruisent en rien l'adhésion formelle donnée par lui au principe énoncé par son disciple et ami. Ces moyens, nous allons les passer au creuset de l'analyse ; et nous croyons devoir le faire dans l'intérêt même des progrès à réaliser par l'homéopathie, pour bien démontrer que les partisans de la dualité des remèdes n'ont pas fait dévier la doctrine, que l'homéopathie complexe est une conséquence naturelle et nécessaire de l'homéopathie simple. Voici d'abord le passage :

« **274**. Comme le vrai médecin trouve dans les « médicaments simples non mélangés tout ce qu'il « peut désirer, c'est-à-dire des puissances morbi- « fiques artificielles qui, par leurs facultés homéo- « pathiques, guérissent complètement les maladies « naturelles, et que c'est un précepte fort sage de « ne jamais chercher à faire avec plusieurs forces « ce qu'on peut accomplir avec une seule, il ne lui « viendra jamais à l'esprit de donner comme re- « mède autre chose qu'un médicament simple à la « fois. Car il sait que, quand bien même on aurait « étudié sur l'homme sain les effets spécifiques et « purs de tous les médicaments simples, on n'en « serait pas moins hors d'état de prévoir et de cal- « culer la manière dont deux substances mêlées « ensemble peuvent se contrarier et se modifier « réciproquement dans leurs effets. Il n'ignore pas « non plus qu'un médicament simple, donné dans « une maladie dont l'ensemble des symptômes res- « semble parfaitement aux siens, suffit à lui seul « pour la guérir d'une manière parfaite, s'il a été « choisi bien exactement. Il est bien convaincu « enfin que, dans le cas même le moins favorable, « celui où le remède ne serait pas tout à fait en « harmonie avec le mal, sous le rapport de la res-

« semblance des symptômes, il procurerait au moins « quelque profit à la matière médicale, les nou- « veaux symptômes qu'il exciterait en pareil cas, « confirmant ceux qu'il avait provoqués ailleurs, « dans des expériences sur des sujets sains, « avantage dont on se prive en faisant usage de « médicaments composés. »

Nous ne craignons pas de dire que ces objections, tout auxiliaires et d'ordre étroit qu'elles sont, contredisent les enseignements de l'homéopathie elle-même et se trouvent en désaccord avec les données de l'expérience, avec les principes mêmes que professe Hahnemann dans d'autres parties de l'*Organon*. C'est ce que nous allons péremptoirement démontrer en analysant l'une après l'autre les propositions contenues dans le paragraphe 274.

Le vrai médecin trouve dans les médicaments simples non mélangés tout ce qu'il peut désirer, c'est-à-dire des puissances morbifiques artificielles qui, par leur faculté homéopathique, guérissent complètement les maladies naturelles. La meilleure preuve que le médecin ne trouve pas toujours dans le médicament simple tout ce qu'il peut désirer, c'est le procédé d'intégration médicinale recommandé par Hahnemann lui-même dans les paragraphes 167 et 168 de l'*Organon*. Il se suppose en présence d'un remède imparfaitement homéopathique qui entraîne des maux accessoires de quelque gravité, ou laisse subsister quelques-uns des symptômes primitifs. Dans ce cas, on forme, avec ces symptômes et ceux récemment apparus, une nouvelle image de la maladie et l'on cherche, parmi les médicaments connus, un remède analogue, que l'on administre une seule fois. Si ce nouveau remède ne suffit pas, on recommence à examiner les symptômes restants et l'on trace une troisième image de la maladie, à laquelle on applique le remède homéopathique le plus approprié. On continue de même jusqu'à ce qu'on soit arrivé au but; de telle sorte que, pour une même maladie, on aura employé successivement deux, trois, quatre et quelquefois jusqu'à cinq remèdes, ce qui prouve bien que le médecin n'a pas trouvé dans le premier tout ce qu'il pouvait désirer. Dans les maladies aiguës, dans les cas graves et peu compliqués qui se manifestent par un petit nombre de symptômes, un seul remède suffira ; mais dès que l'affection se complique, dans les maladies chroniques surtout, il faudra nécessairement recourir à la succession des remèdes.

Ces prescriptions sont renouvelées dans les paragraphes 182, 183, et 184 où l'on voit nettement apparaître trois tableaux d'une même maladie et trois remèdes successifs. Les inconvénients d'une telle méthode se dessinent plus loin, aux paragraphes 246 et 247 où l'auteur traite des intervalles à observer dans l'administration d'un même médicament. Ces intervalles n'ont rien d'absolu. La répétition du médicament homéopathique varie, dans ses règles, suivant les données de l'expérience individuelle. L'auteur parle de périodes de quarante, cinquante, cent jours qu'il importe de raccourcir de moitié, des trois quarts ou même plus si l'on peut, en se conformant toutefois à certaines conditions rigoureuses. Dans le paragraphe 247, il réduit encore les intervalles de répétition, qui peuvent être de quatorze, douze, dix, huit, sept jours, et même moins, dans les maladies chroniques qui diffèrent peu des affections aiguës. Quant à celles-ci, les intervalles se comptent par heures, vingt-quatre, douze, huit, quatre, et même par minutes. Mais il faut pour cela que le remède soit *parfaitement* homéopathique.

De tout ce qui précède, il faut tirer cette conclusion : il ne suffit pas qu'un remède soit simple pour guérir complètement et rapidement : il faut encore qu'il soit parfaitement homéopathique. Or, un remède imparfaitement homéopathique (et ils le sont dans la plupart des cas) ne permet pas d'atteindre le but; il faut presque toujours recourir à la succession des remèdes : moyennant quoi on peut guérir complètement, mais avec lenteur, au risque de compromettre la guérison et quelquefois même la vie du malade.

D'ailleurs, ce médicament que l'on croit simple et que l'on déclare tel, ne l'est pas. L'analyse chimique nous montre qu'une seule substance médicinale est déjà complexe. On pourrait appuyer cette proposition de nombreux exemples. Contentons-nous des suivants, empruntés à la matière médicale homéopathique:

Spongia. Voici quelques-unes des substances qui composent ce médicament « simple » : Outre une matière fortement azotée, on y distingue: chlorure de sodium, phosphate de chaux, silex, alumine, magnésie, brome, soufre. — *Belladona.* On y a découvert : eau, sels divers, substances azotées, amidon, gomme, chlorophylle, cire; selon Browles, du supermalate d'atropine, et selon Richter de l'acide atropique, voisin de l'acide benzoïque. — *Chamomilla.* Freudenthal signale dans cette plante, que le peuple, en son langage métaphorique, range parmi les « simples » : bitartrate de potasse, phosphate de chaux, alumine soluble, un extractif amer, de la résine et de l'huile volatile bleue. — *Arnica.* Les fleurs d'arnica, analysées par Chevallier et Laissaigne, ont été trouvées contenir: acide gallique, résine, matières amères, huile bleue; Bucholz y a découvert de la saponine et Bastick un alcaloïde qu'il appelle arnicine. — *Cochlearia.* Cet autre remède « simple » ne contient pas moins de neuf substances différentes, composées elles-mêmes et dont l'énumération suit: huile volatile sulfurée, résine amère, gommes, fécule verte, albumine végétale, chlorhydrate et sulfate d'ammoniaque, nitrate et sulfate de chaux, cochléarine (Dobereiner) et acide sulfo-synapique (Henry et Garrot). — Nous ne parlons ni de *Mercurius corrosivus*, qui n'est autre chose que du deutochlorure de mercure, ni de *Kalichloricum*, ou muriate oxygéné de potasse. — Enfin, il n'est pas jusqu'au *sucre* et à l'*alcool* servant à préparer les teintures et les globules qui ne soient des éléments composés. En effet, l'alcool est un principe neutre formé de carbone, d'oxygène et d'hydrogène; et le sucre, chimiquement pur, est un corps neutre également dont le principe constitutif est un hydrate de carbone.

C'est donc vainement que, par horreur du formulaire allopathique, Hahnemann et son école ont proclamé l'unité absolue des remèdes. C'est une vue de l'esprit, une abstraction, une entité. Nul ne peut échapper à la complexité: elle est dans la nature. En réalité, *il n'y a pas* de remède simple; et voilà précisément ce qui assure les succès de l'homéopathie, car c'est grâce à leur complexité *naturelle* que les remèdes prétendus simples peuvent guérir complètement. L'organe malade s'empare dynamiquement des principes qui lui sont favorables et rejette les autres comme inutiles. « La substance, a dit Hahnemann (*Organon*, § 155) « ne laisse agir que ses symptômes homéopathi« ques. »

C'est un précepte fort sage de ne jamais chercher à faire avec plusieurs forces ce qu'on peut accomplir avec une seule. Assurément ; mais l'emploi de plusieurs forces est inévitable, même dans les cas en apparence les plus simples. *Il ne viendra jamais à l'esprit du vrai médecin de donner comme remède autre chose qu'un seul médicament à la fois*. Cette idée est pourtant venue au docteur Aegidi qui l'a appliquée assez heureusement pour obtenir jusqu'à 233 guérisons.

Il l'a communiquée à Hahnemann en 1833 ; et Hahnemann s'est réjoui de la découverte de son collègue et ami, annonçant qu'il profiterait de la première occasion pour faire un essai et ajoutant : « Je ne doute pas de ses bons résultats. » Pour accepter ce passage de l'*Organon,* il faudrait admettre que le docteur Aegidi et Hahnemann n'étaient pas de « vrais médecins ».

Quand bien même on aurait étudié sur l'homme sain les effets spécifiques et purs de tous les médicaments simples, on n'en serait pas moins hors d'état de prévoir et de calculer la manière dont deux substances médicinales mêlées ensemble peuvent se contrarier et se modifier réciproquement dans leurs effets. S'il en est ainsi, pourquoi, suivant les termes de sa lettre à Aegidi, combine-t-il Súlphur et Calcarca sous la forme de Hepar Sulphuris ? Pourquoi, toujours d'après le même document, administre-t-il Cinnabaris qui n'est qu'une combinaison de Sulphur et Mercur ?

Est-ce sans avoir prévu et calculé la manière dont se comporteraient, dans chacun de ces cas, les deux substances qu'il donnait mélangées au malade ? Nullement. Il savait que Sulphur, comme Mercur, pris isolément, ne parviennent pas à surmonter certaines affections de la peau et des membranes muqueuses ; mais que leur action combinée est beaucoup plus efficace. Pourquoi aurait-il hésité à associer ces deux substances ? Leurs pathogénies respectives ont une telle similitude qu'il pouvait être fixé d'avance sur la nature de leurs effets. Hepar Sulphuris est encore considéré, en raison des symptômes qu'il détermine dans l'homme sain, comme un médicament héroïque contre le croup, surtout s'il a été précédé par Aconitum.

Quant à Cinnabaris, Hahnemann n'ignorait pas qu'il combat, mieux que Sulphur ou Mercur, les excroissances sycosiques, les flueurs blanches, les coryzas corrosifs, les douleurs de luxation dans les vertèbres du cou. Réduit à l'unité de remède, il échouait ; le remède double assurait le succès. Pourquoi ? C'est que la combinaison des deux substances permettait de couvrir la totalité des symptômes, que n'atteignait pas une substance isolée. Ici encore c'était l'association de deux remèdes homéopathiques dont les pathogénies ont de nombreux points de contact.

Ce que Hahnemann fit pour deux remèdes, on peut le faire pour trois ou davantage. Ce n'est pas plus difficile que de résoudre des équations du deuxième et du troisième degré lorsqu'on sait résoudre celles du premier. Les données sont connues : ce sont précisément les symptômes médicinaux nettement établis pour chaque médicament simple ; et si, comme Hahnemann le prétend ici, la connaissance de ces symptômes ne suffit pas pour dégager l'inconnue, on n'a qu'à recourir à l'expérience. Est-ce donc si difficile ? Ne peut-on expérimenter sur l'homme sain ? Et la méthode changera-t-elle parce qu'on essaiera sur lui des mélanges au lieu d'essayer des médicaments simples ? On est surpris de voir Hahnemann s'étudier à mettre des bornes à la prévision et au calcul, lorsqu'il avait sous la main cette méthode expérimentale qui l'avait guidé lui-même dans l'établissement de sa Matière médicale pure ! Il ne devait pas oublier que les ressources de l'observation et de l'expérience sont infinies.

Un médicament simple donné dans une maladie dont l'ensemble des symptômes ressemble parfaitement aux siens suffit à lui seul pour la guérir d'une manière parfaite, s'il a été choisi bien exactement. Pas toujours, car, dans la plupart des cas, bien des symptômes échappent à l'observation la plus minutieuse. D'autre part, la difficulté de faire un choix bien exact est grande, d'après Hahnemann lui-même : il a constaté qu'« il n'est pas facile de trouver pour chaque cas de maladie le semblable bien exact » et d'après lui, « il n'est pas beaucoup d'homéopathes qui sachent découvrir un remède unique en exacte conformité avec les symptômes caractéristiques. » L'intuition la plus vive et la plus sûre est souvent mise en défaut. C'est au point qu'on se demande si la nature met réellement à notre portée des agents thérapeutiques assez puissants pour couvrir tous les symptômes d'une maladie.

Y a-t-il vraiment des spécifiques absolus? Voyez, par exemple china (quinquina)? Est-il bien sûr que, malgré son action spécifique, il corresponde toujours aux gradations variées des symptômes produits par la fièvre intermittente et soit en harmonie parfaite avec eux? Si pourtant à la vertu de ce médicament vous ajoutez celle d'autres substances médicamenteuses groupées dynamiquement suivant les préceptes de la méthode homéopathique, il pourra atteindre à cette similitude complète d'action et correspondre exactement aux effets, complications et tendances de la maladie spécifique.

Dans le cas même le moins favorable, celui où le remède ne serait pas tout à fait en harmonie avec le mal, sous le rapport de la ressemblance des symptômes, il procurerait au moins quelque profit à la matière médicale, les nouveaux symptômes qu'il exciterait en pareil cas confirmant ceux qu'il avait provoqués ailleurs, dans des expériences sur des sujets sains, avantages dont on se prive en faisant usage de médicaments composés. Nous ne saurions admettre, malgré la haute autorité de Hahnemann, que l'on renonce aux médicaments composés dans l'un de ces cas, admis par lui, où « ils sembleraient parfois devoir être utiles » pour ne pas se priver du mince avantage de confirmer sur le malade des observations déjà faites sur l'homme sain. La vie humaine est plus précieuse au vrai médecin que la confirmation oiseuse d'une expérience. Nous n'insistons pas sur cet argument de Hahnemann. Il est trop contraire aux tendances de sa thérapeutique et aux principes inaltérables de sa méthode d'expérimentation pour que nous en fassions le moindre cas. Le malade n'est pas une matière à expérience ; l'*usu in morbi* est généralement repoussé par les homéopathes, et Hahnemann a écrit dans l'*Organon* (§ 110) : « L'ob-« servation des changements auxquels les médica-« ments donnent lieu chez les personnes bien « portantes est l'*unique* moyen de reconnaître « les vertus curatives dont ces derniers sont « doués. »

Nous avons tenu à examiner dans le plus grand détail, idée par idée et pour ainsi dire mot par mot, les arguments contenus dans ce paragraphe. La chose était de trop d'importance pour les destinées de l'homéopathie complexe et nous ne devions rien épargner pour éclairer la religion des adeptes de Hahnemann sur la pensée réelle du maître. Ils sont maintenant armés de toutes pièces pour décider sur ce point de doctrine et pour apprécier la raison des contradictions existant entre la déclaration contenue dans sa lettre à Aegidi et les inhibitions portées à l'*Organon* sous les paragraphes 272, 273 et 274. Le premier mouvement fut une explosion de joie à l'aspect d'une découverte qui élargissait le champ de l'homéopathie ; le second, un acte de prudence dans la crainte des abus que pourrait engendrer l'application d'une réforme alors prématurée. Cette double attitude est parfaitement conciliable et se justifie par la nécessité d'enraciner profondément dans les esprits la doctrine nouvelle. Il y a une politique pour toute œuvre de propagation, une tactique et une stratégie dans la lutte contre l'erreur. Les théories ne se traduisent en faits que successivement et par degrés. Dans les cerveaux non préparés, une idée complexe ne pénètre pas tout entière : les idées simples sont plus facilement assimilables, et chaque vérité doit venir à son heure.

A l'époque où Hahnemann écrivait, c'est-à-dire lorsque l'homéopathie était encore au berceau, il fallait redouter un changement brusque, une réforme accentuée, fût-ce dans une simple question de pratique. La découverte d'Aegidi, délicate et complexe dans sa réalisation, n'était pas à la portée de tous. Mal comprise, mal appliquée par quelque adepte, elle pouvait perdre la médecine nouvelle en la ramenant aux pratiques de la polypharmacie dont il fallait sortir à tout prix. Aussi estimons-nous que Hahnemann fit preuve de bon sens en ajournant à une époque indéterminée l'adoption définitive de cette découverte et en consacrant sa résolution par les interdictions qu'il inscrivit dans l'*Organon*. Sa pensée vraie reste contenue dans la lettre à Aegidi que nous publions; elle survivra aux raisons de circonstance et de sauvegarde qui lui ont dicté les paragraphes réfutés par nous.

Cette tactique de Hahnemann, cette contradiction apparente entre deux écrits, dont l'un était public et l'autre privé, rentre dans la tradition universelle des réformateurs de tous les temps et des instituteurs politiques, religieux ou philosophiques de l'humanité. C'est ainsi que, chez les Juifs, les livres de la Kabbale renferment des vérités qui ne pouvaient être impunément dévoilées à tous et que semblent contredire les enseignements contenus dans la Loi écrite, lesquels sont simplement d'un degré moins élevé ou d'une forme plus concrète. Mais un jour vient où les vérités de la Kabbale elle-même doivent être divulguées, où ce qui a été dit à l'oreille doit être crié sur les toits, où il faut rompre les cachets apposés jadis sur la doctrine secrète.

Dans sa réponse au docteur Aegidi, le Maître avait écrit : « Permettez-moi de communiquer « votre découverte au monde, dans la cinquième « édition de l'*Organon* qui paraîtra bientôt. Jus- « qu'à ce moment veuillez, je vous prie, garder « votre découverte pour vous-même, et priez le « docteur Jahr (que j'estime beaucoup) d'en faire « autant. »

La cinquième édition de l'*Organon* parut en 1834 ; mais Aegidi n'y trouva point la communication annoncée. Il était donc délié de sa parole et libre de ne plus garder pour lui sa découverte. Il usa de cette liberté en exposant son sujet dans les *Archives homéopathiques* de Leipsig, volume XIV, qui parut en 1834, l'année même où fut publiée la cinquième édition de l'*Organon* ; mais il le fit avec une discrétion admirable, comme un homme qui obéit à la voix de sa conscience et que la vérité seule préoccupe.

L'article du docteur Julius Aegidi, que l'on peut considérer comme le statut fondamental de l'homéopathie complexe, est intitulé : *Proposition tendant à l'extension de la technique homéopathique* et occupe douze pages des *Archives*. Le mot « technique » est pris dans le sens de pratique, application ; et l'auteur de l'article ne présente nullement ses idées comme une innovation dans la science elle-même, dans la doctrine. Le point auquel il touche pour l'agrandir, l'améliorer, le transformer, n'est pas un article de foi : c'est un point de pratique concernant le mode d'administration et la répétition des médicaments. Une analyse succincte donnera l'idée de ce document encore inédit en français. Nous nous bornons à mettre en relief les points suivants :

1° Le docteur Aegidi commence par constater les imperfections de la pratique en homéopathie ; sa proposition en vue de l'améliorer, dût-elle à son tour, ajoute-t-il, céder plus tard la place à des efforts plus heureux, mérite d'être prise en considération. C'est l'affirmation d'un grand principe, d'une grande loi de la nature qui s'impose aussi à la science : la loi du progrès. Tout change, tout se transforme. Il n'est rien d'absolu.

Les essais qu'il a faits proviennent d'un besoin profondément senti et non de l'amour inconsidéré du nouveau. Ce n'est pas non plus une tendance vers les anciens abus, un retour à l'allopathie. Il n'y a là ni schisme ni hérésie. Le défaut de précision dans les règles qui visent l'administration des médicaments doit nous ôter l'illusion que l'homéopathie soit d'ores et déjà infaillible, n'ait plus besoin d'amélioration.

Perfectionner la nouvelle science est d'après lui une nécessité, précisément pour ôter toute excuse au praticien qui se voit obligé d'enfreindre des règles trop étroites. Tant que ces règles ne seront pas élargies, assises sur des bases plus sûres, on n'aura pas le droit de blâmer ceux qui s'en écartent et croient devoir, dans l'intérêt du malade, procéder autrement que nous.

Le maître, continue Aegidi, vient de publier la cinquième édition de l'*Organon*, corrigée. Il nous montre par là qu'il y a toujours à changer, à améliorer. Donc, chacun est libre de manifester son opinion, de contrôler celles d'autrui. C'est l'avenir même de la science, c'est l'intérêt de l'homéopathie qui l'exige.

2° Les règles générales manquent dans la pratique. Il faut laisser l'initiative de l'application à la prudence du médecin pour chaque cas individuel. Ainsi pour la répétition des doses, on doit bien se souvenir de ce précepte : « Plus le remède est approprié spécifiquement, plus il faut être prudent par rapport à la grandeur et à la répétition de la dose. » Mais ici les difficultés apparaissent. Faut-il répéter le remède à la même puissance ? Faut-il augmenter le degré ? Faut-il le diminuer ? Quels sont les intervalles à observer ? Les règles établies sur la répétition des remèdes souffrent de nombreuses exceptions. Elles sont donc insuffisantes. Il y a peu de clarté dans l'art d'appliquer les puissances comme dans la durée d'action des remèdes.

Si la réaction ne s'est pas produite, c'est un signe que la susceptibilité pour ce remède manque dans l'organisme, qu'il ne convient pas spécifiquement au cas particulier, qu'il n'est pas avec lui en rapport homéopathique. C'est là ordinairement que gît le lièvre. On manque le choix du vrai remède. Un diagnostic mal fait, des symptômes caractéristiques (signes principaux et dominants) négligés pour des symptômes particuliers, induisent trop souvent en erreur. La grande difficulté réside dans le choix du remède. Que d'hésitation ! Que de tâtonnements ! Et le temps presse ; et chaque jour ou chaque heure qui s'écoule aggrave la maladie, qu'elle soit aiguë ou chronique !

Si la réaction tarde trop à se montrer, le doute se glisse dans l'esprit du médecin, l'impatience gagne le malade. Peut-on lui en vouloir s'il perd l'espérance de guérir, s'il se rejette sur le premier remède venu ? Peut-on davantage accuser d'hérésie le médecin qui, alors, s'écarte de la loi écrite ?

On a vu des maux de dents violents traités homéopathiquement par des remèdes donnés seulement tous les deux ou trois jeurs parce qu'il faut cet intervalle pour qu'ils produisent leur effet. Le malade, perdant courage, maudissait l'homéopathie, avait recours, en désespoir de cause, aux palliatifs de la médecine domestique. Quel est le médecin qui ne s'est fréquemment trouvé en présence de pareils cas ?

De là, nécessité impérieuse de donner au malade trois ou quatre remèdes répondant aux particularités de son état morbide et de les lui donner à intervalles rapprochés, toutes les deux heures, toutes les heures même !

3° Voici comment le docteur Aegidi généralise le procédé dont l'application lui a si souvent réussi. Dans le cas où plusieurs remèdes se présentent en concurrence, je dispose, dit-il, les trois ou quatre remèdes concourant au choix en une *série* conforme et je les fais prendre au malade successivement dans une solution d'eau de pluie. Dans les cas graves, j'en donne un chaque heure ou bien toutes les deux ou trois heures ; dans les cas chroniques, matin et soir ou bien un par jour ou tous les deux jours. Après le dernier remède, je laisse le temps voulu pour la réaction ; et ce temps est généralement de vingt-quatre ou quarante-huit heures dans les maladies aiguës, de quatre, huit, quatorze jours ou plus dans les maladies chroniques.

La répétition du même remède est rarement nécessaire. Ici paraît pour la première fois en homéopathie l'idée de *série*, d'association des remèdes. Le docteur Aegidi appelle l'attention sur ce sujet. Il dit qu'il serait intéressant d'établir, par un examen réitéré, les rapports d'affinité des divers remèdes entre eux, d'étudier l'échelle qui leur convient. Ces phénomènes ne sont pas encore appréciés comme il convient : le docteur en recommande l'étude à ses amis. Il cite en exemple les sources minérales : plusieurs remèdes y sont alliés entre eux par quantités minimes et intimement confondus. Si, dans certains cas isolés, le médecin homéopathe utilisait cet avis de la nature, faudrait-il le traiter d'insensé ?

4° Mais le médecin encourrait un blâme mérité s'il mélangeait entre eux d'une manière irréfléchie et au hasard plusieurs remèdes homéopathiques. Il y faudrait une règle précise. Autrement il ne pourrait se rendre aucun compte de ses expériences et retomberait dans le pêle-mêle de l'allopathie. La loi des semblables doit rester son étoile conductrice. Il ne doit pas s'écarter de la doctrine homéopathique. C'est pourquoi, dans le mélange, il ne faut pas dépasser deux remèdes.

Si donc un remède particulier ne couvre pas la totalité des symptômes, que le médecin en choisisse un second qui réponde tout à fait homéopathiquement à l'autre côté de la maladie, mais qui ne soit pas en rapport antidotique avec le premier. Qu'il combine les deux remèdes en faisant dissoudre dans un flacon d'eau de pluie, un, deux ou plusieurs globules de chaque; et qu'il fasse prendre au malade cette solution. Le docteur Aegidi déclare avoir tiré grand profit de cette pratique dans des cas difficiles; ses expériences multiples, celles faites par des homéopathes illustres le démontrent.

Pour résumer les indications relatives à l'emploi de ce nouveau procédé, il ajoute: Là où le seul remède parfait ne se montre pas, où l'on balance dans le choix entre plusieurs, où l'on est en désaccord avec soi-même sur la préférence à donner à celui-ci ou à celui-là, dans les cas enfin où les remèdes dont on se promettait le plus ont été employés sans succès, alors la nature et l'expérience indiquent que l'alliance de deux remèdes appropriés à des symptômes différents est une trouvaille excellente, une découverte infiniment utile.

5° Ce procédé est basé sur les lois irréfutables de l'homéopathie. Le reproche qu'on pourrait lui adresser de sentir l'allopathie, de mettre en danger la pureté et la simplicité de la doctrine nouvelle n'est pas fondé.

Lorsque les homéopathes se servent de Hepar Sulphur ou de Cinnabaris, est-ce un procédé anti-homéopathique ? Lorsque le savant Hering, dans le deuxième volume des *Archives* de Leipsig (page 47), préconisait l'emploi de *angite,* qui contient silice, calcaire, magnésie, alumine ; de *vésuvie,* qui contient silice, calcaire, alumine, fer ; de *lapis-lazuli*, qui contient silice, alumine, natrum ; et lorsqu'on songe que ces remèdes ne sont pas simples, mais se composent de plusieurs éléments que nous avons l'habitude d'employer pour eux-mêmes, on se demande si un pareil procédé, recommandé par une lumière de la science nouvelle, peut être considéré comme anti-homéopathique.

La découverte d'Aegidi ne fut pas perdue pour la science. En Allemagne, le docteur Arthur Lutze, disciple et ami d'Aegidi, tenait de lui l'idée de mélanger les remèdes. Dans son *Manuel théorique et pratique d'homéopathie*, il développe cette théorie de deux substances agissant harmoniquement sur l'organisme, à la condition que leurs symptômes médicinaux ne se contrarient point. Leur effet est complexe. Par exemple, sulfur produit des symptômes psoriques ; associé à calcarea, il en produit encore : c'est une simultanéité au lieu d'une succession, et de plus il résulte de l'association un dynamisme collectif qui augmente la puissance du remède. Les symptômes peuvent aussi se différencier. Ainsi, dans les cas de dartre avec faiblesse par pauvreté de sang, sulfur est opposé à la psore, china à la faiblesse ; et cette combinaison réussit mieux qu'un seul remède, Le docteur Lutze va jusqu'à dire : « Deux remèdes homéopathiques peuvent toujours être mélangés (même antidotés) pourvu qu'ils soient à haute dilution. » Et plus loin : « Deux antidotes produisent des effets remarquables s'ils sont donnés en mélange. » Enfin, il cite une quinzaine de cas dans lesquels il a employé avec un succès signalé les remèdes complexes.

L'ouvrage du docteur Lutze a été traduit en anglais et publié à Philadelphie en 1882. L'homéopathie complexe a donc, parmi les disciples de Hahnemann, des adhérents en Allemagne et aux Etats-Unis. La méthode, il est vrai, se limite à la dualité des médicaments. A la maxime rigoureuse de l'unité, on a substitué, sans sortir de l'orthodoxie homéopathique, la formule : *Un seul mal, deux remèdes*. Mais la tendance est invincible de la dualité à la pluralité. Les *séries* conformes du docteur Aegidi, l'exemple des eaux minérales qu'il donne à l'appui de ses essais, sont autant d'indices d'une transformation nécessaire.

Cette transformation s'est accomplie. Le progrès suit une marche qui déroute souvent le dogmatisme. L'expérience et le hasard sont toujours là pour révéler à l'observateur les lois de la nature. Les novateurs se suivent et se passent de main en main le flambeau. Les doctrines vraies se développent d'elles-mêmes, et il y a une sorte de prédestination dans leurs progrès. A l'homéopathie simple succède l'homéopathie complexe, dont la conséquence logique est la doctrine médicale qui porte aujourd'hui le nom d'électro-homéopathie.

CHAPITRE IV

BELLOTTI, FINELLA, MATTEI

Électro-Homéopathie

Vers l'année 1850, vivait à Turin l'abbé Gaudenzio Soleri, ancien aumônier de la cour de Piémont. C'est à lui que la médecine nouvelle doit sa découverte fondamentale (1).

L'abbé Soleri était un de ces hommes qui ont reçu de la nature le don de la médecine. Dès sa jeunesse, il avait fait de sérieuses études médicales, non dans les universités, mais par voie d'induction et de recherches personnelles. Son intuition était des plus vives. Converti à l'homéopathie après s'être vu guéri par cette méthode d'infirmités qui étaient restées incurables pour des sommités de la Faculté de Turin, il se livra à l'étude et à la pratique de la médecine fondée par Hahnemann. Il ouvrit dans son domicile un dispensaire où cet homme de bien délivrait gratuitement des remèdes aux malades qui venaient

---

(1) Consulter, sur cette phase de la genèse électro-homéopathique, le petit livre de M. le chevalier C. Giordan : *Les Mystères et Mystifications de M. le comte Mattei dévoilés*. Antibes, 1884.

le consulter, aux pauvres surtout. Ses guérisons étaient nombreuses. On accourait en foule à ses consultations.

Un jour, un de ses clients, peu lettré, étant venu lui demander conseil, il lui donna un certain nombre de paquets contenant des remèdes en trituration que le malade devait prendre successivement, à intervalles fixés. Il ne fallait pas moins de quarante jours pour remplir la prescription et épuiser les remèdes. Quelle ne fut pas la surprise éprouvée par l'abbé Soleri de voir, peu de jours après, son malade revenir à lui entièrement guéri pour le remercier de ses soins et lui témoigner toute sa reconnaissance. Le médecin voulut s'enquérir des moyens employés pour obtenir une guérison si prompte ; et il apprit alors que le malade, n'ayant rien compris à ses minutieuses prescriptions, avait cru bien faire en absorbant d'un seul coup tous les remèdes qu'il devait prendre l'un après l'autre en les espaçant à intervalles réguliers pendant une longue période. Le résultat ne s'était pas fait attendre et la guérison avait été pour ainsi dire instantanée !

Heureuse méprise qui fut pour l'abbé Soleri un trait de lumière. Il comprit aussitôt la puissance curative acquise par les remèdes homéopathiques lorsqu'ils sont associés entre eux. Le docteur Aegidi, se guidant sur l'expérience et l'observation, avait mis en pratique la *série continue* en disposant trois ou quatre remèdes qu'il administrait à intervalles très rapprochés. Il fondait par là l'homéopathie complexe. Et maintenant le hasard révélait à un observateur sagace la *série simultanée*, prompte dans ses effets et agissant avec une rapidité quasi-foudroyante. La science nouvelle avait fait un pas de plus. L'électro-homéopathie était trouvée. Elle l'était par un jeu du hasard, ou plutôt, comme s'exprimait le modeste et pieux Soleri, par une inspiration du ciel.

Cette découverte devint le principe d'une nouvelle méthode en homéopathie. Les études de l'abbé Soleri se dirigèrent vers les propriétés du médicament ou spécifique simple en vue de s'éclairer sur le choix à faire et les proportions à établir pour composer le remède ou spécifique complexe. Dans les premiers temps, l'abbé Soleri composait un spécique pour chaque cas de maladie qui se présentait à lui dans ses consultations. Plus tard, aidé par l'expérience, il trouva des formules plus générales et parvint à créer vingt-six groupes de remèdes, vingt-six types constituant un répertoire thérapeutique complet. Ces remèdes ou spécifiques complexes étaient désignés par des numéros et correspondaient chacun aux maladies d'un organe particulier du corps humain. La sphère d'action des remèdes complexes a été depuis élargie et modifiée; mais dès lors nous voyons apparaître la nouvelle médecine avec son double caractère distinctif: 1° petit nombre de remèdes; 2° action étendue de chacun d'eux, correspondant à une infinité de symptômes différents. C'est une simplification, une algèbre de l'homéopathie.

L'abbé Soleri n'était pas médecin. Il n'avait songé à prendre ni diplôme, ni brevet d'invention. Il se contentait de soulager les souffrances d'autrui: c'était pour lui une irrésistible vocation. Mais il se permit de guérir, et c'est ce que les médecins en titre ne purent tolérer: la société civilisée fit comparaître à la barre de ses tribunaux cet homme de bien, coupable d'avoir rendu la santé à une foule de malades, et le condamna, par l'organe de ses juges, à de fortes amendes, qu'il paya.

Pour être en mesure d'appliquer ses méthodes curatives à l'abri de toute poursuite, l'abbé Soleri s'adjoignit, en 1861, dans l'exercice de ses fonctions thérapeutiques, son neveu Joseph Bellotti, un jeune médecin de la Faculté de Turin qui lui apportait, nonseulement les immunités légales dont il avait besoin, mais encore, dit M. le chevalier C. Giordan, « des connaissances profondes, « des aptitudes remarquables, un amour ardent du « progrès et des réformes utiles. »

Bellotti, imbu de fortes études médicales, projeta des lumières théoriques sur la découverte de son oncle; il ébaucha un vaste édifice scientifique que la mort ne lui permit point d'achever; mais les assises de cet édifice sont tout entières dans la pratique et l'expérience de l'abbé Soleri. Celui-ci, au fond, se souciait peu de théorie : il appartenait à l'école socratique et prenait pour guide la logique, le simple bon sens. Un malade guéri valait mieux pour lui que les plus brillants systèmes. C'était un apôtre. Nous considérons comme un devoir de lui rendre la place qui lui est due dans cette genèse de l'électro-homéopathie dont nous tenons à suivre les phases avec un soin scrupuleux et une conviction sincère.

Le docteur Bellotti, lui rendant un juste hommage, consacre à l'inventeur une page de son livre. Il reconnaît tout ce qu'il doit à celui qu'il appelle un esprit bienfaisant, son ange gardien le noble abbé Soleri, aussi savant que modeste. « Doué, dit-il, d'une profonde intuition médicale et d'un « cœur sensible, fortifié par de solides études sur « la médecine, il sut tracer, dans l'art de guérir, « une voie moins tortueuse que celles précédem« ment suivies. Il coordonna tous les faits recueil« lis dans ses consultations journalières et nous les « résumâmes en une loi générale. Dans nos fré« quents colloques, nous eûmes soin d'écarter tout « ce qui n'était pas d'une utilité pratique pour les « malades. Nos vues médicales furent toujours en « parfaite harmonie. Son exemple montre à tous « que l'étude et la bonne volonté, non les grades « académiques, font le médecin. »

§ 1er. — Bellotti.

Le premier ouvrage dans lequel le docteur Bellotti donna le fruit des études faites en commun avec l'abbé Soleri remonte à 1862 et fut publié en français sous le titre : *Nouvelle médecine spécifique.* Deux ans après, en 1864, parut l'édition italienne : *Idioiatria o Nuova medicina specifica* (Torino, Stamperia dell' Unione tipografica editrice). Elle renferme un exposé complet de la méthode, avec les corollaires scientifiques et pratiques que celle-ci comporte.

Le jeune médecin fait preuve d'une certaine fougue révolutionnaire. Il ne prétend à rien moins, si l'on s'en rapporte à l'épigraphe de son livre, qu'à introniser une science nouvelle sur les débris de l'allopathie et de l'homéopathie : « *Le vieux système* Contraria contrariis *est à son terme. — Le nouveau* Similia similibus *n'est pas établi. — Il convient d'en former un troisième qui est* Paria paribus. » Il y a une certaine outrecuidance dans cette attitude de chef d'école prise dès le début par ce disciple qui mêlait un grain d'orgueil satanique à la piété de son maître, le modeste et « angélique » médecin des pauvres.

Avec son *Paria paribus*, le docteur Bellotti croit innover. Il ose dire que le *Similia similibus* n'est pas établi, alors que cette doctrine vivante, donnée au monde par Hahnemann, avait déjà engendré la réforme d'Aegidi et celle plus complète encore de l'abbé Soleri. Au lieu de rester dans la tradition homéopathique pour l'améliorer dans un esprit de progrès, il croit pouvoir la récuser en se servant d'un misérable calembour ; et il ne s'aperçoit point que sa formule est exactement identique à celle qu'il rejette. Similitude et parité sont synonymes et ne diffèrent entre eux que par la nuance, comme tous les synonymes. Les réformateurs de ce genre ont été prévus par Molière, qui fait dire à son Gros-René, dans le *Dépit amoureux :*

Et nous aimons bien mieux, nous autres gens d'étude,
Une comparaison qu'une similitude.

Les écarts de ce genre sont nombreux dans l'œuvre du savant docteur. S'il n'est pas toujours tendre pour l'allopathie, en revanche il accable de sarcasmes les homéopathes ses confrères ; et malgré son mérite, malgré l'éclat de ses théories, malgré la justesse de quelques-unes de ses critiques, il est difficile de ne pas le considérer comme un *excentrique* de la médecine, situation que, d'ailleurs, il semble vouloir prendre de lui-même. Sous le bénéfice de ces observations, nous résumons ci-dessous les idées, les aspirations, les travaux de cette individualité originale et bizarre.

Bellotti trouve le cercle de l'homéopathie trop étroit. Il lui reproche de s'être tenue en dehors du mouvement scientifique moderne, d'être restée stationnaire au milieu des progrès continuels réalisés en anatomie générale et microscopique, en physiologie, en pathologie, en anatomie pathologique ; de dédaigner les conquêtes nouvelles de la matière médicale et les découvertes de la chimie organique. Il déclare que l'*Organon* de Hahnemann ne suffit pas pour l'instruction de la jeunesse médicale. Il réprouve énergiquement le précepte homéopathique qui, d'après lui, proclame périlleuse toute connaissance autre que celle des symptômes du mal et des symptômes du remède. Voilà pourquoi, ajoute-t-il, l'homéopathie est aujourd'hui ce qu'elle était il y a soixante ans. Ayant un côté vrai, elle ne périt point; mais d'autre part, s'obstinant à rester confinée dans ses dogmes, elle se condamne à une fatale immobilité. On y voit prospérer l'élément sectaire plutôt que s'exercer l'apostolat sacré de l'humanité.

Et pourtant Bellotti rend pleine et ample justice à l'œuvre colossale accomplie par Hahnemann. Il admire le travail herculéen de ce grand bienfaiteur de la race humaine. Il reconnaît qu'il fallait sortir de l'hypothèse, s'arracher au faux dualisme (sthénie et asthénie) qui obscurcissait la physiologie morbide. Il constate que Hahnemann a fait progresser l'étude de la force élective et spécifique des médicaments à un point où personne avant lui n'avait songé à le faire et qu'il a fait plus à lui seul que tous les savants depuis Hippocrate jusqu'à nos jours. Seulement il lui reproche de s'être jeté dans l'excès opposé à celui de l'hypothèse, d'avoir limité son expérimentation à la seule connaissance des symptômes, d'avoir répudié l'étude des éléments anatomiques du corps humain et détruit par là jusqu'à la possibilité d'établir la pathologie sur ses bases vraies. Il y a quelque chose de plus que le symptôme, morbide ou médicinal : il y a le signe anatomique des altérations dans la vitalité des organes et des tissus. La théorie pathologique de Hahnemann, fondée sur l'action des trois miasmes cardinaux, psore, syphilis et sycose, ne lui paraît pas suffisamment complète : il croit que beaucoup de maladies chroniques peuvent exister en dehors de ces trois sources d'infection. Il déplore enfin l'exclusivisme scientifique de Hahnemann sans se rendre compte que celui qu'il appelle un homme phénoménal, un homme providentiel ayant révélé la grandeur et la puissance de la création, avait besoin d'insister sur le principe tout spirituel de sa méthode, de l'exagérer même pour atteindre le but, de s'en tenir au dynamisme de la force vitale, laissant à d'autres, à ses successeurs même, le soin d'étudier et d'approfondir le dynamisme corporel. Contre l'erreur il faut être exclusif. Hercule n'était-il pas exclusif contre les fléaux qui dévastaient sa patrie, Jésns contre les Scribes et contre les Pharisiens?

Celui que Bellotti associe à Hahnemann dans son estime scientifique, avec une nuance d'admiration un peu plus marquée, c'est le jeune maître de la science française, moissonné à la fleur de l'âge avant d'avoir mûri sa doctrine, c'est Bichat, le profond analyste de l'*Anatomie générale*, l'immortel auteur des *Recherches sur la vie et la mort*. Même après l'expérimentation faite d'après les principes de Hahnemann et la constatation des symptômes médicinaux, il resterait à savoir comment un médicament attaque les organes de l'homme sain : le poumon, le cœur, le cerveau, etc. Il était réservé au génie de Bichat de projeter une grande lumière sur cette nature de recherches, de tracer une voie nouvelle. Il insista sur la nécessité : 1° d'étudier profondément la structure intime des différents systèmes élémentaires qui forment notre organisation; 2° d'entreprendre des expériences pour découvrir l'action des agents thérapeutiques sur ces systèmes élémentaires à l'état de santé ; 3° d'étudier les plus petites altérations que l'état morbide produit dans ces mêmes systèmes. Connaissant ainsi le détail exact et complet, la topographie, pour ainsi dire, du corps humain dans l'état de santé (anatomie physiologique) et dans l'état de maladie (anatomie pathologique); connaissant enfin l'action intime des médicaments sur les différents organes du corps humain en les subdivisant dans leurs éléments primitifs (matière médicale anatomique), on peut espérer d'établir la science médicale sur les bases d'une expérimentation sûre, exacte, logique, et de fonder une thérapeutique vraie sur les données de l'école anatomique.

Le deuxième terme de ce programme (action des agents thérapeutiques sur l'organisme sain) a été rempli par Hahnemann. Il a ignoré ou dédaigné les deux autres. Mais sa matière médicale même a besoin d'être complétée par les travaux de Bichat, illuminée par la connaissance des propriétés vitales des tissus élémentaires.

On peut dire avec non moins de raison que, dans l'étude de ces propriétés vitales, Bichat aurait eu besoin lui-même d'être éclairé par les lumières du dynamisme; que l'analyse toute seule multiplie les chemins, mais ne conduit pas au but, et qu'il y faut le secours de la synthèse. En cherchant à surprendre la maladie en flagrant délit dans les tissus ou systèmes élémentaires (cellulaire, nerveux, vasculaire, etc.), on est conduit à constater leur solidarité ; il est rare, en effet, qu'un tissu soit impressionné seul : les procès morbides en envahissent plusieurs ; or, comme ils se groupent pour former les organes, et comme les organes sont destinés à exercer les fonctions dont se compose la vie, il en résulte que la maladie (comme la santé elle-même) est une entité complexe, c'est-à-dire le résultat de la lésion de tous ou presque tous les tissus dont est formé un organe donné, avec lésion de leurs fonctions propres. La maladie n'est donc autre chose, en définitive, qu'une altération de fonctions et non pas une altération de tissus. C'est un phénomène dynamique. Voilà ce que Hahnemann avait supérieurement compris et ce qui échappe presque toujours à l'analyse de Bichat.

Ce puissant physiologiste était pourtant mieux doué que tout autre pour se dégager du matérialisme de son époque, pour fonder le dynamisme anatomique. Il avait su poursuivre l'étude des fonctions jusque dans les plus infimes détails de la structure humaine ; il avait opéré la distinction des tissus et reconnu la sympathie qui les lie les uns aux autres ; il avait, en consignant les résultats des ouvertures cadavériques, observé les effets généraux et locaux des médicaments. Son projet de lier par un enchaînement régulier toutes les parties de l'art de guérir, d'édifier un système complet de médecine fondé sur l'anatomie est un plan grandiose, aussi vaste que méthodique. C'est en 1801 (quatre ans avant la proclamation par Hahnemann de la loi thérapeutique des semblables) que Bichat révéla ce plan à ses contemporains. Des sciences nouvelles en sortirent : l'anatomie et la physiologie pathologiques ; la chimie anatomique, ou connaissance de la composition intime et moléculaire des tissus ; la chimie pathologique, ou connaissance des changements produits dans la substance même des organes par les altérations morbides. Ces sciences furent cultivées par les successeurs de Bichat avec un grand zèle et même avec d'incontestables succès, mais sans lumière supérieure. Ce sont des galeries ouvertes en tous sens ; c'est un travail de taupe, très ingénieux quoique obscurément poursuivi.

Cette lumière, Bichat lui-même ne la leur a pas donnée. Le pouvait-il ? La synthèse lui a fait défaut. Il enseignait bien à ses élèves comment chaque tissu a une vitalité particulière, une manière propre de se morbifier ; de là à conclure que chaque médicament a aussi sa vitalité, sa manière de morbifier les tissus, il n'y avait qu'un pas ; mais personne ne le fit. Au lieu de comparer les symptômes morbides de la maladie avec les symptômes artificiels du médicament, ce que Hahnemann a su faire par une haute inspiration de son génie, Bichat est retombé dans l'hypothèse : il n'a plus vu que stimulants et contre-stimulants, sthénie et asthénie, propriétés générales des médicaments ;

et il s'est replongé dans un dichotomisme stérile. Voilà pourquoi Hahnemann est plus grand que lui. C'est qu'il fut en situation de recueillir la tradition perdue de Paracelse, tandis que l'anatomiste français avait de la peine à rompre les liens dont l'enserrait encore la scholastique médicale.

Tout en constatant que Bichat s'était arrêté dans la voie ouverte et tracée par lui-même, le docteur Bellotti reproche aux médecins homéopathes de n'avoir point salué la venue de ce grand homme dont les travaux complètent si merveilleusement ceux de Hahnemann. Il les blâme de n'en avoir point profité et d'avoir repoussé en outre les lumières que leur fournirait l'anatomie pathologique entre les mains des Morgagni, des Voigtel, des Cruveilhier.

Bellotti rêve donc une synthèse médicale. Il cherche à concilier l'ancien et le nouveau système moyennant un troisième qui tiendrait de l'un et de l'autre en ne prenant à chacun que leurs vérités et en élaguant avec soin leurs erreurs. Il cherche à justifier cette prétention par l'apparition simultanée dans le monde médical de ces deux hommes de grande valeur, venus tous les deux au moment opportun pour régénérer la science. Pendant que l'on essayait de guérir les blessures que les *enfants terribles* de la médecine (Brown, Broussais) lui avaient faites, deux génies providentiels, deux prodigieuses individualités parurent : Hahnemann en Allemagne et Bichat en France. Ce sont deux lumières. Entrons, dit Bellotti, dans la carrière illustrée par eux. Prenons les pour guides et joignons à l'expérience du premier, aux recherches du second, l'observation d'Hippocrate qui, dès longtemps, a tracé cet aphorisme lumineux : *Remedium esse debet par morbo*. Nous serons sûrs ainsi de ne pas nous égarer. Nous aurons trouvé en médecine la vie, la voie, et la vérité.

Il va sans dire que, aux yeux de Bellotti, ce troisième système qui doit combiner, en les améliorant, l'ancien et le nouveau, n'est autre que le sien. Ni allopathie ni homéopathie, mais une médecine « à la Bellotti », comme on le lui a dit et comme il l'accepte sans ambages. C'est l'idioiatrie. L'anatomie et la physiologie sont, dit-il, les phares de la nouvelle médecine spécifique.

Le spécifisme idioiatrique prétend être plus raffiné que celui de Hahnemann, parce qu'il s'appuie sur l'analyse anatomique ou anatomo-physiologie. Mais il glisse sur la pente d'un dualisme erroné. Devançant Bichat dans une voie par trop analytique, ou pour mieux dire matérialiste et dissolvante, Pinel déclare, dans sa *Nosographie philosophique*, que la maladie ne peut être qu'une altération de tissus ou d'organes. C'est la pensée de toute l'école organiciste. Le docteur Bellotti, ne pouvant s'affranchir de cette tradition grossière, mais y mêlant un peu de la tradition plus élevée du hahnemanisme, trouve que la maladie est à la fois un trouble dans les fonctions (Hahnemann avait dit « une aberration dynamique ») et une altération des tissus. Par exemple, dans la phtisie il y a, en effet, gêne de la respiration, désordre circulatoire, surabondance et excès de secrétion ; mais il y a aussi altération des tissus cellulaire interlobulaire, artériel, veineux, nerveux, muqueux, séreux, fibreux, lymphatique ; et c'est là le fond pathologique, l'image positive de la maladie, dont les éléments nous sont fournis par l'anatomie pathologique.

Cette conception manque d'unité. Il faut opter entre l'organicisme pur et le dynamisme. La maladie n'est et ne peut être qu'un désordre fonctionnel. L'altération des tissus, quel que soit son siège, dans la cellule dermoïde ou muqueuse, dans le nerf, la fibre, le serum ou la lymphe, n'est jamais qu'une rupture d'équilibre, un trouble de fonctions. Ce que Bichat appelle les propriétés vitales des tissus, ne sont-ce pas des fonctions, élémentaires, il est vrai, mais capitales et auxquelles tout se rapporte ? Est-ce que leur augmentation, leur diminution ou leur altération ne sont pas, en dernière analyse, les buts invariables de nos méthodes curatives ? Tout ce qui vit fonctionne ; et la matière disparait, pour ainsi dire, sous le souffle de l'esprit. Distinguer la fonction du tissu, les opposer l'un à l'autre comme le contenu et le contenant, est un vice de logique, une atteinte au principe d'unité. C'est l'erreur que commet Bellotti en disant que sa médecine s'adresse aux tissus d'une part et aux fonctions d'autre part. Il aurait mieux fait d'écrire : aux fonctions élémentaires des tissus et aux fonctions supérieures des organes.

Ceci posé, on peut saisir par ses côtés vrais l'aphorisme suivant : « C'est dans l'étude de la « structure intime des tissus élémentaires et « surtout dans la connaissance très particulière « de leurs propriétés vitales et organiques que « l'on pourra atteindre l'idée de la maladie et des « médicaments. » Etudier les maladies dans leur siège, puiser dans ce siège les indications du traitement, enfin classer les maladies suivant l'analogie ou la différence des tissus : c'est l'objet d'une nosologie nouvelle. Il y a, en outre, prédominance des tissus les uns sur les autres, sympathies physiologiques et pathologiques, par exemple dans les cas d'arthrite où sont intéressées seulement les aponévroses et les fibres et qui, se répercutant par voie de correspondance, produisent la péricardite ou inflammation de l'enveloppe fibreuse du cœur, tandis que les lésions plus profondes du tissu musculaire donnent lieu à l'endocardite. Tous ces phénomènes morbides intéressant au plus haut point la constitution anatomique des tissus sont le champ d'exercice de la médecine idioiatrique telle que la comprend Bellotti. Son nom est formé des deux mots : *idios*, spécial ; et *iatria*, art de guérir.

La spécificité du mal se rapporte donc à l'organe, et celle du remède aussi. Cette spécificité médicamenteuse est, dans l'œuvre de Bellotti, l'objet de très grands développements que nous devons résumer ici.

L'idée hippocratique contenue dans ce précepte: *Remedium esse debet par morbo* (le remède doit être pareil au mal) constitue la notion dominante de l'idioiatrie. Il n'y a rien là d'original. Ce n'est pas autre chose, nous tenons à le répéter, que le *similia similibus* de Hahnemann, acquis depuis longtemps à la science. Seulement cette idée est approfondie ; cette loi est donnée dans une forme analytique et sous un autre aspect. Il ne s'agit plus uniquement de la maladie et de ses symptômes, mais aussi de son siège. La spécificité est relative à l'organe.

La spécificité médicamenteuse est, pour Bellotti, une entité complexe, comme la maladie. Elle résulte d'un rapport exact d'analogie entre les tissus dont se composent les organes. Ces organes étant complexes au double point de vue anatomique et physiologique, l'état pathologique où les réduit le mal est complexe également. Le remède à opposer à ce dernier devant être, d'après l'axiome hippocratique, pareil au mal (*par morbo*) ou, d'après la formule hahnemanienne, semblable au mal (*similia similibus*), ce remède sera complexe.

Or, comme, dans la nature, les spécifiques simples sont applicables à un grand nombre de symptômes dans les diverses parties du corps humain, et comme elle ne peut fournir en une seule substance le remède nécessaire, il faut, pour répondre à une maladie donnée, créer un spécifique artificiel et multiple. Ce spécifique sera composé d'après une connaissance exacte de l'action élective des médicaments sur les tissus ; par elle on aura l'indication du nom, de la quantité et de la qualité des médicaments qui doivent être groupés pour composer le spécifique artificiel. Il va sans dire que ces médicaments seront choisis en relation homéopathique avec l'état symptômatique morbide du tissu affecté. Et ainsi le spécifique complexe, s'adressant à tels et tels éléments anatomiques, fait, pour ainsi dire, le siège du mal de tous les côtés : que ces éléments soient humoraux, vasculaires, nerveux, etc. L'anatomie et la pathologie concourant étroitement au choix du remède, sont des éléments rigoureux de la thérapeutique.

C'est, dit le docteur Bellotti, en m'appuyant sur ces données, que *je* parvins à la découverte de vingt-cinq médicaments spécifiques. Moyennant une étude consciencieuse de l'anatomie, de la phylosophie et de la pathologie de tous les organes de notre corps, *je* parvins, ajoute-t-il, à composer un spécifique général qui se modèle sur les prodromes de toutes les maladies. Cela représente un travail analytique immense ! Ici le docteur Bellotti en impose à ses lecteurs. Les vingt-cinq remèdes spécifiques et le spécifique général n'ont pas été découverts par lui. Ils ont été inventés par l'abbé Soleri. Ils ne sont pas le résultat de ses théories, mais le fruit des recherches et des expériences de son oncle. Celui-ci fut le praticien de génie qui devine intuitivement les secrets de la nature; l'autre fut le brillant théoricien qui explique le jeu et l'action d'agents qu'il n'a pas découverts et de remèdes qu'il n'a pas inventés.

Les choses ainsi rétablies sous leur vrai jour, on peut dire, pour employer les termes dont se sert le docteur, mais en rejetant le pronom personnel *je*, qui n'est pas justifié, que Bellotti et son oncle étaient arrivés à un résultat synthétique extraordinaire. La thérapeutique se trouvait réduite, comme par enchantement, à un degré de simplicité et de positivisme vraiment surprenants.

La nomenclature des spécifiques idioiatriques, tels qu'ils se trouvent consignés dans l'ouvrage de Bellotti, éclairera le lecteur sur cette phase de l'homéopathie complexe qui n'est que le développement normal et pour ainsi dire spontané de la doctrine entrevue par Aegidi lorsqu'il proposait aux médecins ses confrères l'exemple de la nature dans la création de ces remèdes complexes qui s'appellent les eaux minérales. Les spécifiques idioiatriques sont classés par numéros, depuis 1 jusqu'à 26, et rangés sous le nom des organes ou tissus auxquels ils s'adressent. Nous ne publions ici que les vingt-six spécifiques dénommés *essentiels* par Bellotti et qui sont de l'invention de l'abbé Soleri. Son neveu y ajouta les spécifiques *matériels* dont nous parlerons plus tard, et qui sont au nombre de seize, ce qui porte en réalité la nomenclature à quarante-deux remèdes. Quant à la composition de chaque groupe ou numéro, Bellotti fait connaître par leurs noms les substances qui le constituent. Nous nous bornerons à indiquer l'élément de fond, ou médicament principal, tel qu'il avait été désigné au début par l'abbé Soleri lui-même. Voici donc ces vingt-six remèdes originaires :

N° 1. Spécifique général : *Aconit* et ses analogues. N° 2. Cerveau et ses membranes, maladies inflammatoires (aiguës et chroniques) : *Belladone* et ses analogues. N° 3. Cerveau, maladies aiguës et nerveuses : *Valériane* et ses analogues. N° 4. Moëlle épinière : *Noix vomique* et ses analogues. N° 5. Yeux, maladies inflammatoires (aiguës et chroniques) : *Euphrasie officinale* et ses analogues. N° 6. Yeux, maladies nerveuses et névralgiques : *Atropine* et ses analogues. N° 7. Appareil acoustique, oreille interne et externe, maladies inflammatoires (aiguës et chroniques) : *Pulsatille* et ses analogues. N° 8. Appareil olfactif et appareil de la dégustation, nez, bouche et ses dépendances : *Mercure soluble* de Hahnemann et ses analogues. N° 9. Nerfs trijumaux et faciaux : *Paullinia* et ses analogues. N° 10. Gosier et organes de la déglutition : *Douce amère* et ses analogues. N° 11. Larynx et organes de la phonation : *Chlore* et ses analogues. N° 12. Appareil de la respiration, trachée, bronches, poumons et leurs enveloppes ou plèvre pulmonaire et costale : *Phosphore* et ses analogues. N° 13. Cœur, ses involucres et vases sanguins : *Seigle ergoté* et ses analogues. N° 14. Organes de la digestion, estomac (spéciqque gastro-entérique) : *Ipecacuanha* et ses analogues. N° 15. Appareil digestif, maladies spécifiques et adynamiques spéciales : *Ellébore blanc* et ses analogues. N° 16. Appareil génito-urinaire de l'homme : *Cantharide* et ses analogues. N° 17. Appareil génito-urinaire de la femme : *Conium maculatum* et ses analogues. N° 18. Maladies syphilitiques et gonorrhéennes : *Bi-iodure de mercure* et ses analogues. N° 19. Maladies de la peau : *Soufre* et ses analogues. N° 20. Appareil fibro-ligamenteux et synovial : *Colchique d'automne* et ses analogues. N° 21. Système osseux et periostal : *Sulfo-carbonate de chaux* et ses analogues. N° 22. Système lymphatique : *Iode* et ses analogues. N° 23. Système nerveux ganglionnaire ou nerf grand sympathique, maladies intermittentes : *China* et ses analogues. N° 24. Spécifique antiadynamique : *Acide phosphorique* et ses analogues. N° 25. Spécifique anticongestif ou des maladies causées par des rétentions humorales : *Opium* et ses analogues. N° 26. Spécifique antihémorragique : *Arnica* et ses analogues.

Voilà la base fondamentale du spécifisme idioiatrique. Moyennant son emploi et grâce aux variations multiples que permet dans l'application ce groupement général de remèdes, la thérapeutique acquiert une surprenante simplicité. Tous les organes du corps ont leur remède approprié, Si donc l'un d'eux est atteint, il suffit de recourir au spécifique organique, en le faisant précéder du spécifique général, et le traitement est tont trouvé. Voyez, au contraire, les formulaires allopathiques : pour une seule maladie spécifique, vous trouvez dix traitements contradictoires, cinquante ou soixante remèdes incohérents. Cette unité dans la méthode, cette sûreté du spécifisme médicamenteux idioiatrique, qui introduit l'ordre et la série dans le chaos pharmaceutique, sont dus à une vérité expérimentalement démontrée et mise au jour par Bichat : c'est que chaque tissu a une manière propre de se morbifier, et, par conséquent, de guérir si l'on applique à cette vérité le principe primordial de la loi des semblables découverte par Hahnemann.

Dans les maladies compliquées, le spécifisme organique sert de fil conducteur et ne permet point de s'égarer. Par exemple, les lésions du poumon réclament le spécifique des maladies pulmonaires. Si, par voie de mélastase, la maladie se jette sur le cerveau et devient une pneumonie typhoïdique avec délire et convulsions, c'est au spécifique du cerveau qu'il faudra s'adresser. Si la maladie envahit le tissu cutané, exagère la sueur, produit l'éruption milliaire, le spécifique de la peau se place de lui-même sous la main du praticien.

Est-il avantageux, pour l'art du médecin, d'envisager le spécifique par rapport à la maladie ? Non, il vaut mieux le considérer en relation avec l'organe. Ainsi une fièvre peut provenir non seulement d'un empoisonnement paludéen, mais aussi d'un embarras gastrique, d'une irritation du cœur, etc. Administrerez-vous china seulement ? Non, vous donnerez le spécifique gastro-entérique, le spécifique du cœur, etc. De cette façon seulement on peut se flatter de suivre de près les indications de la nature et d'appliquer la règle : *Medicus est naturæ minister et non imperator*.

Cette méthode, toute homéopathique, offre, au triple point de vue de la complexité, de la similitude et de la rapidité d'action, des avantages imprévus qui constituent un sérieux progrès en médecine.

Comme on a pu s'en convaincre en suivant, dans les pages qui précèdent, l'évolution opérée par l'homéopathie, la complexité est née du besoin d'opposer une variété de symptômes médicinaux à la variété des symptômes morbides, faute d'un remède parfaitement homéopathique, d'un spécifique complet et absolu. MM. Trousseau et Pidoux, dans leur *Matière médicale*, parlant de la médication dite spécifique ou essentielle, disent qu'elle doit aller droit au mal et l'éteindre dans son principe sans passer par la médecine des symptômes. C'est vouloir demander l'impossible. C'est exiger du mathématicien qu'il résolve la trisection de l'angle, qu'il détermine le rapport exact de la circonférence au diamètre. La médecine, comme l'analyse mathématique, est obligée, dans la plupart des cas, de se contenter d'approximations. Un seul remède est presque toujours insuffisant et ne peut répondre à toutes les gradations d'effets des causes morbides. Mais si vous groupez autour de lui d'autres substances médicamenteuses choisies en rapport homéopathique avec le mal et dosées pour ainsi dire mathématiquement, alors, vous obtenez le remède sûr, le spécifique complet.

Qu'est-ce qu'un spécifique idioiatrique? C'est un agrégat de substances médicamenteuses simples dont on connaît l'action individuelle sur les tissus comme aussi la relation existante avec les causes morbides dynamiques ou humorales. L'anatomie a ses tissus simples qui, par leur combinaison quatre à quatre, six à six, huit à huit, etc., forment les organes. Parmi ces tissus, on compte : le cellulaire, le nerveux de la vie animale, le nerveux de la vie organique, l'artériel, le veineux, etc. L'idioiatrie, synthèse et puissance de la médecine, donne pour raison scientifique à la complexité de ses remèdes l'affinité du médicament avec le tissu. Il existe là une sorte d'attraction analogue à celle qui se développe entre le fer et l'aimant. Par exemple, la cantharide provoque la sensibilité des reins; le mercure est en rapport avec la sensibilité des organes salivaires; l'affinité du seigle ergoté pour le système capillaire artériel est connue; la belladone produit une dilatation des ouvertures sphinctériques : la noix vomique, la fève de Saint-Ignace, le curare ont une action déterminée sur la sensibilité animale et peuvent paralyser les nerfs moteurs ; les drastiques agissent sur la contractilité de l'intestin. Il résulte de cette spécificité d'action, de ce particularisme médicamenteux, que la méthode analytique s'impose, que la multiplicité devient notre loi, que nous entrons enfin dans ce *monde de détails* qui constitue la vie humaine et qui touche par certains points à l'infini. Un médicament simple ne doit donc jamais être opposé à une maladie entière, mais à un des incidents isolés de cette maladie, à une phase, à une période.

Le spécifique idioiatrique est donc un composé pharmacologique *pareil* au nombre des tissus affectés et des causes morbides efficientes. Il est en relation d'analogie avec les diathèses humorales : herpétique, syphilitique, cancéreuse, lympathique. C'est un agrégat de réactions devant correspondre aux gradations compliquées du fait morbide. Sa sphère d'action est étendue. Il ne faut jamais oublier que l'entité morbide se compose de plusieurs facteurs, les effets devenant causes à leur tour et produisant d'autres gradations morbides, consécutives ou simultanées ; en sorte qu'il est extrêmement difficile de suivre avec un seul médicament les évolutions rapides de la nature.

L'union de ces substances, coordonnées par l'analogie des lois physiologiques, pathologiques et thérapeutiques, n'a rien à voir avec la polypharmacie. Elle est comparable à ce qui se produit dans la formation des eaux médicamenteuses naturelles, véritable pandemonium minéral dont les éléments sont étroitement combinés en vue d'une unité d'ordre supérieur. Elle aboutit à la création d'un corps nouveau : et les éléments de ce corps, qui ont entre eux une affinité déterminée, sont distribués, quant aux doses, de la même manière que celle employée par la nature pour la distribution des tissus et des causes morbides, sur l'échelle même des lésions existantes.

Ainsi le spécifique complexe précède le cours de la maladie et en même temps l'affronte par l'analogie des médicaments. La médication spécifique devient une *médication symptomatique abrégée*.

La similitude médicamenteuse est très développée en idioiatrie. C'est ce que Bellotti appelle l'allure du médicament, pareille en tout à l'allure de la maladie. Ce résultat n'est atteint qu'en rendant le remède pareil à la nature qualitative des tissus, en le modelant étroitement sur leurs propriétés vitales.

Ces propriétés vitales sont classées par Bichat en deux couples sous les noms de sensibilité et de contractilité. Le premier couple comprend : 1° la sensibilité animale ; 2° la sensibilité organique. Dans le deuxième sont contenues : 3° la contractilité animale ; 4° la contractilité organique. Cette dernière se subdivise encore en contractilité organique sensible et insensible. Le premier couple intéresse les nerfs et le tissu dermoïde. La sensibilité animale est la propriété du système nerveux; la sensibilité organique, celle du système cellulaire, muqueux et glandulaire. Le deuxième couple concerne les muscles, le tissu vasculaire et le tissu osseux. La contractilité animale est la propriété du système musculaire volontaire ; la contractilité organique sensible, celle des muscles involontaires ; la contractilité organique insensible, celle du sang et du système osseux. En tout six propriétés vitales élémentaires différenciées entre elles par le dégré d'activité et d'énergie, formant comme une gamme dont chaque note résonne sur un tissu spécial.

Dans la comparaison à établir entre les lésions morbides et les médicaments à leur opposer, une première classification se dessine : 1° Les médicaments qui agiront sur les deux propriétés les plus subtiles, celles de *sensibilité* ; 2° les médicaments dont l'action s'exercera sur les deux propriétés les plus obscures, celles de *contractilité*. Par exemple, pour la sensibilité, on cherchera une puissance diffuse, énergique, étendue : la belladone agira sur la sensibilité animale des nerfs, le soufre sur la sensibilité organique de la peau et des muqueuses. Pour la contractilité animale des muscles volontaires, une substance active, telle que la noix vomique, interviendra utilement. Au contraire, la contractilité organique insensible des systèmes sanguins et osseux demandera une vertu lente et obtuse, telle que celle contenue dans le fer métallique, dans la silice, dans le sous-carbonate de chaux.

D'autres indications thérapeutiques sont données par la nature anatomique et physiologique des tissus. Leur diversité ne modifie pas seulement le caractère des symptômes, mais différencie leur durée, rend la maladie aiguë ou chronique suivant les cas. Ainsi les inflammations parcourent rapidement leurs périodes dans les tissus dermoïde, cellulaire, séreux, muqueux; au contraire, elles sont lentes dans les os, cartilages, fibro-cartilages, etc. Mais l'inflammation ne se généralise pas avec les mêmes caractères : elle conserve sa spécificité d'action suivant chaque tissu affecté.

Pour mieux faire apprécier l'allure générale d'une maladie et l'allure générale du médicament qui lui est opposé, Bellotti compare l'action de la syphilis sur l'organisme à l'action de l'hydrargire ou maladie mercurielle. Il y a entre elles une évidente analogie. La syphilis attaque d'abord la peau et les muqueuses externes, puis le système lymphatique; elle gagne ensuite les muqueuses internes (bouche, pharynx, nez); de là elle envahit le système dermoïde, le système fibro-ligamenteux, le système osseux et la gélatine de l'os; elle intéresse la crase du sang, qui se trouve déplastisé; enfin le cerveau est atteint. Telle est la marche de l'infection syphilitique livrée à elle-même. Confrontez les effets de la cachexie mercurielle ou hydrargirose : vous les trouverez non pas identiques, mais analogues. L'hydrargirose produit également la dyscrasie du sang; elle atteint aussi le cerveau et le système nerveux en produisant une variété de *delirium tremens*, la monomanie mercurielle. Voilà une grande similitude d'allures.

Que si maintenant on compare la fièvre paludéenne d'accès ou fièvre intermittente naturelle à la fièvre quinique, ou fièvre médicinale produite par l'absorption du quinquina, on reconnaîtra également une grande parité entre l'allure du médicament et celle de la maladie. Ici l'on constate l'action élective du quinquina sur les ganglions et sur les innombrables filaments nerveux du nerf grand sympathique. Or, le système nerveux ganglionnaire est précisément le siège, le point d'attaque, de la fièvre d'accès.

Dans chacun des deux exemples ainsi choisis,

les allures sont différentes. La chronicité de l'action lente du mercure s'oppose homéopathiquement à la chronicité de l'infection syphilitique. En revanche, la rapidité de l'action médicinale du quinquina est toute pareille à l'acuité presque foudroyante produite par la fièvre d'accès. Cette parité, cette similitude entre l'évolution du mal et l'administration du remède, dont Bellotti vient de fournir deux types frappants, sont la préoccupation constante du vrai médecin et le résultat assuré du spécifisme complexe idioiatique.

La médecine spécifique, dans la composition de ses remèdes, ne tient pas seulement compte des symptômes présents, elle cherche aussi à prévoir. Elle s'inquiète des sympathies et synergies pathologiques. On sait, par exemple, quelle est l'étendue d'action du nerf pneumo-gastrique dont l'innervation est commune à plusieurs organes. En cas de lésion, on peut s'attendre à une diffusion morbide dans les viscères thoraciques et abdominaux, et même à une évolution réflexe sur le cerveau, origine de ce nerf important. En imitant l'allure du mal dans la composition du remède, l'idioiatrie ne se borne pas à l'évolution actuelle de la maladie, elle devance sa marche pour la mieux arrêter; elle fait *un peu de prophylaxie*. Le similia de Hahnemann s'arrêtait à la substance, à la qualité, du médicament : il y faut encore quelque chose de plus subtil, le nombre, la variété, c'est-à-dire le dynamisme complexe, pour donner à cette similitude toute sa valeur, pour lui permettre non seulement de réprimer, mais encore de prévenir.

Enfin la rapidité et l'intensité d'action des spécifiques idioiatriques sont dignes de remarque. Cette méthode est, au dire de Bellotti, plus raffinée que celle des hahnemaniens. Ses remèdes se dédou-

blent en deux grandes catégories : la première est celle des remèdes *essentiels*, qui s'adressent aux lésions des propriétés vitales dynamiques, c'est-à-dire à la sensibilité organique : les substances qui les composent sont plus subtiles, plus dispersives. Ils sont au nombre de vingt-six et nous en avons donné plus haut la nomenclature. La deuxième catégorie comprend les remèdes *matériels :* ceux-là visent les propriétés vitales adynamiques, c'est-à-dire la contractilité insensible, ou plutôt, comme s'exprime l'auteur, les lésions de structure ; ils sont composés de substances plus grossières, plus condensées. Leur nombre est de seize, et nous devons, pour être complets dans notre exposé, en fournir l'énumération. Voici donc les seize spécifiques matériels de Bellotti. Ils se rangent sous les mêmes numéros que les seize spécifiques essentiels qu'ils dédoublent.

N° 5. Spécifique matériel des yeux : *Iodure de potassium* et ses analogues. N° 7. Spécifique matériel de l'oreille ; *Sulfate de quinine* et ses analogues. N° 8. Spécifique matériel du nez, de la bouche et de ses dépendances : *Borax* et ses analogues. N° 10. Spécifique matériel du gosier : *Carbonate de baryte* et ses analogues. N° 11. Spécifique matériel du larynx : *Sulfate de calcium* et ses analogues. N° 12. Spécifique matériel de la trachée, des bronches, des poumons, etc. : *Tartre émétique* et ses analogues. N° 14. Spécifique matériel de l'estomac : *Calomel* et ses analogues. N° 16. Spécifique matériel de l'appareil génito-urinaire de l'homme : *Nitrate de potasse* et ses analogues. N° 17. Spécifique matériel de l'appareil génito-urinaire de la femme : *Carbonate de potasse* et ses analogues. N° 18. Spécifique matériel des maladies syphilitiques : *Deutochlorure de mercure* et ses analogues. N° 19. Spécifique matériel des maladies de la peau : *Sulfure d'arsenic* et ses analogues. N° 20. Spécifique matériel de l'appareil fibro-ligamenteux et synovial : *Veratrine* et ses analogues. N° 21. Spécifique matériel du système osseux et periostal : *Phosphate de chaux* et ses analogues. N° 22. Spécifique matériel du système lymphatique : *Muriate de baryte* et ses analogues. N° 23. Spécifique matériel du système nerveux ganglionnaire : *Bi-sulfate de quinine* et ses analogues. N° 25. Spécifique matériel anticongestif : *Carbonate de fer* et ses analogues.

On voit que tous ces spécifiques sont composés de substances minérales : c'est qu'ils s'adressent à la partie la plus dense des tissus organiques, tandis que les spécifiques essentiels sont principalement formés de substances végétales : ils ont pour objet la partie la plus tendre et la plus fluide des organes. Toutefois il y a là une impropriété de termes qui répond à une vue erronée. Cette division nette et tranchée entre l'*essence* et la *matière*, entre les propriétés vitales des tissus et leur structure, entre la fonction et l'organe, entre l'âme et le corps, provient d'un faux spiritualisme; c'est, en philosophie, de la scholastique, et en médecine une vieille tradition de l'animisme que l'on est surpris de retrouver dans le dynamisme complexe de Bellotti. Nous l'avons déjà dit, l'organe est inséparable de sa fonction ; l'âme et le corps sont intimement combinés, et l'esprit vivifie tout. Donc, les spécifiques de la deuxième catégorie ne répondent pas à la partie *matérielle* de nos organes, ils répondent à des fonctions, à des propriétés vitales, moins élevées que les propriétés vitales dynamiques et que l'on pourrait appeler, pour plus de clarté, hypodynamiques, représentant un degré inférieur de la série, une forme plus condensée du mouvement.

Ce matérialisme ainsi éclairé à la lumière de la vraie doctrine dynamiste, il nous sera permis de constater avec Bellotti la puissance, sous le double aspect de la rapidité et de la densité, des spécifiques complexes, surtout des spécifiques essentiels. Ils déploient sur l'économie, dit l'auteur (page 369), une action presque *électrique*. Nous aurons plus tard l'occasion de revenir sur cette propriété des remèdes homéopathiques complexes. Mais nous ne pouvons faire à moins que de rappeler ici l'opinion de Hahnemann (*Organon*, § 288) relativement à l'action des médicaments liquides, si rapide et si pénétrante qu'il serait presque tenté de l'appeler un effet *spirituel*.

L'emploi des spécifiques idioiatriques admet l'alternance dans les cas où des complications sont prévues : l'administration préventive de certains groupes, alternés avec le groupe principal, peut alors offrir de grands avantages. L'alternance s'impose également lorsqu'on est en présence d'une inflammation simultanée de deux organes, comme par exemple l'inflammation de l'estomac (gastrite aiguë) et l'inflammation de la vessie (cystite aiguë); alors on alterne les spécifiques de l'estomac et de l'appareil urinaire.

La forme adoptée pour les remèdes idioiatriques était la forme pilulaire, qui avait paru préférable à toutes les autres. Le mode d'administration de ces pilules consistait à les donner au malade toutes les deux heures et même toutes les heures, une demi-heure seulement avant ou après le repas. La répétition fréquente était donc une règle pour Soleri et pour Bellotti, comme elle l'était déjà devenue pour Aegidi. C'est une erreur de croire, dit l'auteur, que la nature et la qualité seule de la substance suffisent, que la quantité est indifférente. Le principe d'Hippocrate touchant les additions et soustractions de matière dans le corps de l'homme est seul conforme à la nature. Donner deux globules de soufre et attendre quarante jours semble au docteur Bellotti un acte illusoire et chimérique.

Quant à la dose, l'idioiatrie observait un juste milieu entre les doses énormes des allopathes, qui finissent par altérer chimiquement la fibre organique, et les doses trop faibles de l'homéopathie, qui sont impuissantes dans beaucoup de maladies, notamment dans les dyscrasies humorales. Elle s'arrêtait à la troisième dilution. Bellotti déverse le sarcasme sur les trentièmes dilutions et se permet des plaisanteries de mauvais goût quand il parle des puissances infinitésimales.

La préparation des remèdes idioiatriques, sauf la dilution excessive, était tout homéopatique. On procédait avec le plus grand soin à la trituration des substances ; et l'on employait même à cet effet des cylindres d'un modèle perfectionné. Bellotti avait porté toute son attention sur la matière médicale, et il annonçait d'importantes considérations à ce sujet dans les préliminaires du grand ouvrage qu'il préparait. Il avait même tracé un vaste programme d'études, dessiné le plan d'un édifice médical important qui aurait été élevé en l'honneur de la médecine éclectique. Trois ailes, trois corps de bâtiment, avec leurs dépendances multiples, devaient constituer cet édifice : 1° L'étude de l'homme en santé, ou physiologie : l'ordre et la vie ; 2° l'étude de l'homme malade, ou pathologie : la désorganisation et la mort ; 3° l'étude des remèdes, ou matière médicale : la restauration de la santé, les secrets de la guérison. Ce devait être une tentative hardie pour relier plus étroitement que jamais la physiologie, la pathologie et la pharmaço-dynamie à la thérapeutique. Mais la mort vint l'enlever à l'âge de trente-cinq ans, laissant son œuvre inachevée, *Opera interrupta*. Bellotti mourut subitement, au milieu de la nuit ; il tomba comme foudroyé au pied même du lit d'un malade qui l'avait fait appeler, sans qu'on ait jamais pu expliquer les causes mystérieuses de cette mort si prompte et si prématurée.

Après la mort de Bellotti, l'idioiatrie acheva misérablement ses destinées et succomba sous l'indifférence des uns, sous le mauvais vouloir des autres, des médecins surtout, qui lui avaient déclaré la guerre dès sa naissance. Elle n'avait plus de soutien ni de défenseur. L'abbé Soleri essaya encore une fois de s'appuyer sur un médecin diplômé ; mais son associé le dénonça secrètement comme coupable d'exercice illégal de la médecine : il fut condamné à de nouvelles amendes et reçut une admonition de ses supérieurs ecclésiastiques.

Dans l'exposé qui précède, nous nous sommes appliqués loyalement à mettre en évidence tous les côtés de la doctrine idioiatrique qui pouvaient paraître acceptables et contribuer aux progrès de l'homëopathie. Mais il ne nous est pas permis de laisser dans l'ombre les erreurs de la doctrine et les torts du soi-disant réformateur, du théoricien de la nouvelle médecine spécifique,

Ces torts proviennent tous d'un défaut d'équilibre dans l'assiette mentale du jeune et présomptueux novateur. Il a voulu faire de l'éclectisme et concilier l'inconciliable dans une synthèse à lui personnelle. Malheureusement, en cherchant à associer l'allopathie à l'homéopathie, il n'a pas dégagé de la première les quelques lueurs de vérité qu'elle peut contenir ; il a épousé toutes ses erreurs. Il édifie une théorie d'ordre composite en vue d'expliquer pourquoi il emploie tour à tour l'allopathie, l'homéopathie et l'idioiatrie. Ce sophisme thérapeutique vaut la peine d'être relevé et réfuté, car il pourrait tenter d'autres médecins.

D'après Bellotti, dans l'œuvre de tout médicament il y a deux qualités : action et réaction. La première qualité, action, est l'attribut de l'allopathie ; la seconde, réaction, est celui de l'homéopathie. Les remèdes allopathiques produisent une action matérielle, mécanique, grossière si l'on veut, mais utile dans beaucoup de cas. Les remèdes homéopathiques, plus subtils, déterminent une réaction favorable au retour de la santé, pourvu que les dilutions soient très basses, les doses assez fortes et répétées à de courts intervalles, les médicaments souvent changés. Les remèdes idioiatriques enfin, synthèse et puissance de la médecine, grâce à leur complexité, à leur similitude parfaite, à la rapidité et à l'intensité de leur action, triomphent dans les cas les plus difficiles et les plus compliqués. Voilà pourquoi Bellotti emploie, suivant les cas, l'allopathie lorsqu'il n'a besoin que d'une action, l'homéopathie lorsque une réaction simple suffit et l'idioiatrie quand une réaction complexe devient nécessaire. Il ajoute, il est vrai, assez naïvement, que ce troisième mode est applicable dans quatre-vingt-dix-huit cas sur cent.

Tout ce syncrétisme est simplement absurde. Il n'y a qu'une manière de guérir : c'est la *réaction* curative. Un remède sans réaction n'est pas un remède. Et d'ailleurs une telle substance n'existe pas : quel que soit le médicament appliqué, il y a toujours une réaction; seulement cette réaction est morbide et par conséquent dangereuse, quand le remède est allopathique, c'est-à-dire dissemblable ; elle est salutaire quand le remède est homéopathique, ou semblable. *Remedium esse debet par morbo*. Cet axiome hippocratique, bien loin de servir de trait d'union entre l'allopathie, l'homéopathie et l'idioiatrie, comme le prétend follement Bellotti, est la mort même de l'allopathie, car avec elle (son nom seul l'indique), il ne saurait y avoir de parité ni de similitude. Il ne reste debout que l'homéopathie, simple dans les premières phases de son développement, complexe aujourd'hui. Il n'y a pas trois médecines, il n'y en a qu'une. Et voilà précisément l'erreur de Bellotti; c'est celle de tous les conciliateurs qui ne savent pas faire le départ des erreurs et des vérités, de tous les éclectiques qui ne discernent pas l'unité de la doctrine dans la diversité des principes. Ils ne sont pas éclairés, ils n'ont pas la foi ; le vrai courage leur manque. Jamais un éclectique ne pourra être un réformateur.

. Bellotti n'a pas eu le courage de se réclamer de l'homéopathie. Par orgueil vis-à-vis d'elle, par timidité à l'égard de l'allopathie, il a voulu faire acte de tolérance, comme si la tolérance était possible pour les méthodes homicides de la dérivation et de l'antagonisme, médecine d'empoisonneurs involontaires et d'assassins inconscients qui a fait tant de mal à l'humanité! Cela n'empêche nullement le docteur Bellotti d'accorder, dans son système hybride, une large place aux pratiques vicieuses de l'hétéropathie. Son esprit n'était pas complètement émancipé.

Sous le nom de *petits moyens*, mais en réalité avec une faiblesse condamnable, avec une tendresse non justifiée pour la thérapeutique barbare des allopathes, il remet en honneur tout l'arsenal des révulsifs et dérivatifs de la vieille médecine : le vésicatoire ; la saignée et les sangsues ; l'émétique ; la cautérisation au fer rouge ; les hautes doses de persulfate de quinine et de deuto-chlorure de mercure ; la purge ; les stupéfiants : morphine, chloroforme, éther, jusquiame, belladone. Tous ces petits moyens et ces complaisances pour le malade, rejetés avec dédain, dit Bellotti, par le médecin puriste, lui n'hésite pas à les employer. Ils les étend à des cas qui ne sont pas tous désespérés et qui ne justifient pas toujours l'axiome : *extremis malis, extrema remedia*. Il ne les relègue pas au second rang parmi les moyens subsidiaires et accessoires, comme le fait aujourd'hui l'homéopathie complexe : il leur laisse une place prépondérante, rivalisant presque avec la méthode spécifique qui seule a le droit de régner sans partage. Et pour comble d'aveuglement, il ose prétendre que cette médecine hétéroclite est supérieure à la « doctrine symptômatique de

« l'homéopathie, assez vague et choquant le cri-
« tère scientifique » !

Le docteur Bellotti ne se recommande donc pas par la pureté et l'intégrité de sa doctrine. Malgré ses travaux, dont quelques uns méritent d'être retenus pour l'avancement de la science nouvelle, c'est un *schismatique* que l'homéopathie ne saurait reconnaître pour sien. Ses belles facultés furent amoindries par un prurit de vanité qui ne lui permit pas de devenir un réformateur sérieux et qui le place, malheureusement pour sa mémoire, au rang des novateurs excentriques.

Il nous reste à relever les erreurs imputables à la doctrine même de l'idioiatrie. Son côté faible, c'est l'exagération du principe spécifique appliqué à l'organe, exagération qui la ramène malgré elle aux moyens empiriques de la panacée et de l'orviétan.

Dans le répertoire thérapeutique de l'abbé Soleri et du docteur Bellotti, le premier rang est occupé par le remède appelé « spécifique général », à base d'aconit, remarquable, disent ses inventeurs, par la grande action qu'il développe dans le principe et dans les prodromes de *presque toutes* les maladies humaines. Ce groupe est d'une application universelle, c'est le médicament *omnibus*. On le donne comme spécifique préparatoire avant d'appliquer le spécifique propre ; après quoi on l'alterne avec ce dernier, s'il y a lieu. On le met enfin à toute sauce ; et l'on prétend n'avoir qu'à se louer de ses bons effets.

Ce spécifique jouit vraiment de tant de facultés, s'adresse à tant de tissus, d'organes et de propriétés vitales qu'il cesse d'être un spécifique et se met en contradiction avec le principe même de la méthode idioiatrique. Son nom seul constitue une choquante impropriété. S'il est spécifique, il n'est pas général; et s'il est général, il n'est pas spécifique. Le genre et l'espèce sont deux qualités distinctes qui s'excluent l'un l'autre ; un pareil accouplement jure avec le bon sens comme avec la syntaxe.

La chose ne vaut pas mieux que le mot ; et les indications mêmes du thérapeutisme idioiatrique démontrent que ce remède prétendu souverain n'est, en effet, ni spécifique ni général. Spécifique, il ne l'est pas, puisqu'il ne dispense en aucun cas du spécifique propre. Il sert seulement pour préparer le terrain et faciliter son action au spécifique organique. Géneral, il ne l'est pas davantage, car il devrait être efficace dans tous les cas pour jouer en conscience son rôle de panacée. Or, il n'en est rien. Le docteur Bellotti nous apprend qu'il arrive quelquefois à ce remède de ne produire aucun effet ; et alors, c'est un triste pronostic, car, dit-il, cette nullité d'action démontre qu'il existe un principe caché qui menace la constitution et que le spécifique prétendu général ne peut atteindre.

Cette impuissance à neutraliser les principes morbides de la constitution ôte toute valeur au « spécifique général » dont l'idioiatrie fait si grand tapage et prouve l'utilité de nos remèdes *constitutionnels* qui n'ont pas pour objet de guérir toutes les affections, mais visent seulement certaines idiosyncrasies bien déterminées. Au fond, ce groupe médicamenteux, qui porte le numéro 1 dans la série des remèdes idioiatriques, n'est qu'une panacée universelle, un orviétan chimérique : il affiche la prétention, non justifiée, de guérir toutes les maladies, et quelques autres encore !

On pourrait faire des observations analogues sur les autres numéros. Ici, la spécificité est plus réelle et mieux caractérisée. Elle a le tort néanmoins de s'attacher exclusivement à l'organe, au tissu : il y a là un parti pris systématique évident ; et rien n'est moins scientifique que la recherche de l'absolu. Bien que chaque tissu ait une manière propre de se morbifier, il n'en est pas moins vrai que ce tissu peut être impressionné de bien d'autres manières encore : les phénomènes morbifiques sont trop variés pour se plier ainsi à la seule propriété vitale d'un tissu. Il en résulte que ce n'est pas toujours assez d'un spécifique, de deux au plus, pour guérir *toutes* les maladies d'un même organe. Ces spécifiques des yeux, des oreilles, du nez, du cœur, du poumon, etc. sont autant de panacées particulières qui risquent de ne pas être plus efficaces que la panacée universelle dite « spécifique général » et de rester en deçà des besoins à satisfaire. Leur cadre est systématique, étroit ; il confine la pensée sur l'organe, simple figure, dessin morphologique, et laisse envoler la fonction, le dynamisme, la vie !

Cette nomenclature n'est pas susceptible d'extension, de développement rationnel et progressif : elle aboutit fatalement à un empirisme monotone, machinal, réfractaire à toute amélioration. La méthode est donc factice et stérile ; les spécifiques idioiatriques qu'elle a engendrés devaient jouir d'une existence éphémère. Tandis que nos remèdes *spéciaux*, limités à certains états morbides, très définis, n'ont absolument rien de systématique : leur spécificité vise à la fois la maladie et l'organe ; elle se conforme au dynamisme complexe de la nature, qui ne connaît pas ces distinctions théoriques. Notre étiologie reste dans le champ expérimental et ne s'égare pas à la suite de quelque brillant météore. Nous ne cherchons pas à nous élever sur des ailes factices, en bravant toutes les lois de la pesanteur, ni à guider le soleil dans sa marche, par crainte de subir le sort malheureux d'Icare et de Phaéton.

Nous avons voulu toutefois présenter la doctrine idioiatrique comme une transition, féconde par quelques-uns de ses principes, entre l'homéopathie complexe d'Aegidi et celle que nous pratiquons en ce moment, après Finella et Matteï. Cette doctrine fut abortive pour elle-même ; mais elle enrichit la science médicale du grand principe de la complexité proprement dite, ou série *simultanée* des remèdes groupés homéopathiquement. Ce principe a été développé par le docteur Finella, qui en a formulé les lois avec une sage précision.

§ 2. — **Finella.**

Le docteur Finella, natif de Saluces, naturalisé français, ancien médecin major de l'armée sarde, ex-médecin de l'hospice de la Providence à Nice, publia en 1866, chez Baillière et fils, un opuscule intitulé : *Nouvelle découverte en homéopathie. Certitude de mieux guérir par les granules composites.* Il utilisait la découverte de Soleri, livrée au monde savant par l'ouvrage de Bellotti, paru en 1864. Le spécifisme complexe fut évidemment une révélation pour le docteur Finella. Il avait déjà vingt-deux ans d'exercice en homéopathie ; il accueillit cette réforme avec bonheur et la mit en pratique. Treize ans après, en 1877, à Paris, chez J.-B. Baillière et fils, parut l'ouvrage du docteur Finella : *Nouvelle méthode homéopathique, basée sur l'application des remèdes complexes au traitement de toutes les maladies,* livre que les homéopathes peuvent sans crainte placer dans leur bibliothèque, car il respecte la grande tradition hahnemanienne et n'aspire qu'à réaliser des progrès compatibles avec la pure doctrine homéopathique.

Sur ce terrain, le docteur Finella se sent fort de sa conscience. Il a le courage de dire : « L'unité « des remèdes est une erreur capitale qui a retardé

« nécessairement les progrès de l'homéopathie. » Il n'hésite pas à déclarer que la médecine homéopathique n'est pas encore sortie de l'enfance. Son application est très difficile, surtout dans les maladies chroniques. L'unité des remèdes, qui consiste à n'employer qu'un seul remède à la fois, sauf à le répéter, n'est jamais assez puissante pour guérir les maladies compliquées. Or, presque toutes les maladies sont compliquées. Mais la médecine homéopathique est bien loin d'avoir dit son dernier mot. « Nous ne craignons pas d'af- « firmer, disait alors Finella, que les temps sont « venus où la lumière doit se faire. » Quarante-quatre ans d'expérience, sur lesquels trente-deux ans d'homéopathie simple et douze ans d'homéopathie complexe, le décidaient à rompre le silence pour faire connaître la nouvelle doctrine thérapeutique trouvée par l'abbé Soleri. Les modifications qu'y avait apportées son savant confrère Bellotti, l'expérience qu'il avait acquise lui-même dans le maniement des formules, lui permettaient de dire que la doctrine était vraie et que la nouvelle méthode était fille de l'observation expérimentale.

Du système homéopathique, ajoutait le docteur Finella, nous retranchons simplement une erreur capitale, celle de l'unité absolue du remède, erreur qui a retardé le progrès de l'homéopathie. Trop souvent elle a échoué dans le traitement de certaines maladies : que nos confrères en fassent l'aveu. Le *similia similibus*, principe sur lequel s'appuie l'homéopathie, est le seul vrai. Nous n'avons cherché qu'à compléter le système de Hahnemann.

L'emploi d'un seul médicament est une erreur ; celui de plusieurs médicaments consécutifs et séparés est une erreur encore. Un médicament, il est vrai, peut couvrir plusieurs symptômes, mais non tous : c'est une erreur aujourd'hui reconnue. Dans les affections aiguës simples, où le mal se localise sur un seul point, on peut obtenir un résultat heureux avec un seul remède ; et pourtant, même dans le cas de maladie aiguë, la médication complexe est encore préférable. Mais lorsque il s'agit d'une lésion compliquée, alors, sous peine d'échouer, il faut recourir à l'action simultanée de plusieurs médicaments luttant dans le même temps et avec ensemble contre toutes les parties affectées de l'organisme.

La pluralité des remèdes administrés consécutivement et séparément ne répond pas beaucoup mieux au but que l'application du remède unique. Les symptômes secondaires se produisent : on y répond, il est vrai, par des médicaments secondaires ; mais, dans la courte période d'une maladie aiguë, il faut changer les remèdes avec trop de rapidité pour être assuré de leur action ; et dans tous les cas possibles, l'attente est trop longue, le résultat se fait trop attendre : ce retard rend possible une aggravation. Par le remède complexe, la maladie est attaquée sur tous les points : on prévient le symptôme même.

La médecine homéopathique complexe ne fait que suivre l'exemple de Hahnemann, qui déjà avait préconisé *hepar sulfuris, calcarea carbonica, causticum, nitrum carbonicum*, tous remèdes composés.

La collaboration de plusieurs médicaments combinés dans un accord harmonique, *ut omnes unum sint* (afin que tous n'en forment qu'un) est une imitation des lois naturelles. La loi de complexité qui préside au mélange de minéraux divers dans la composition uniforme des eaux minérales est, au point de vue curatif, une exception dans la nature. On la généralise en médecine complexe. Les eaux ferrugineuses, sulfureuses, iodées, en vertu de leur combinaison même, de l'union intime de leur élément principal avec d'autres minéraux, exercent dans l'organisme une action à la fois une et multiple et offrent un type parfait de remède complexe en réalisant sous nos yeux la formule : plusieurs en un.

L'homéopathie simple impose un seul médicament à l'organe malade. L'homéopathie complexe lui donne le choix entre plusieurs ; et elle se conforme en cela aux lois les plus générales de la nature. Dans le corps humain, les facultés et besoins d'appropriation diffèrent suivant les organes : les os veulent d'autres aliments que les muscles, et ainsi de suite dans toute l'échelle variée de l'organisme. Il ne s'agit donc pas de guérir en forçant l'organe à s'approprier des remèdes quelque fois impropres ; mais de mettre à sa portée les substances les plus convenables à la guérison. Ces affinités électives de l'organe et de l'aliment ont été analysées par Bichat : « Il est, dit-il, facile de concevoir comment chaque « parenchyme de nutrition s'approprie, suivant « la quantité de sensibilité organique qu'il a en « partage, les substances nutritives qui lui conviennent, et que lui présente le torrent circulatoire. » Et il étend cette loi davantage encore : « Ce n'est « point ici un phénomène propre à la nutrition ; « il se remarque dans tous les actes de l'organisme. » Les affinités électives se déploient, en effet, dans les phénomènes de sécrétion, d'absorption et de résorption, etc. C'est une loi générale de la sensibilité organique, applicable, par conséquent, au médicament comme à l'aliment, ainsi que le démontre, d'après Bichat lui-même, l'affinité des cantharides pour la sensibilité des reins et du mercure pour celle des glandes salivaires. Tout est donc, dans la nature, affinité : affinité multiple et élective.

Il y a, entre l'homéopathie simple et l'homéopathie complexe, cette identité de fond que toutes deux cherchent à couvrir la totalité des symptômes ; mais il existe entre elles cette différence que la première agit successivement et la seconde simultanément.

La simultanéité se manifeste en physiologie végétale. Ainsi, dans la terre, on voit prospérer les plantes les plus diverses : les unes s'assimilent le carbone, d'autres l'azote, d'autres le phosphore, etc. ; chacune, en un mot, s'approprie ce qui lui plaît et lui convient le mieux. Mais c'est la même terre qui les nourrit, le même air qui les enveloppe, la même chaleur qui les pénètre; et tous ces aliments leur sont fournis à la fois. Or, supposez que le carbone vienne après l'oxygène, l'azote après la potasse, la chaux après le phosphore, la plante souffrira, on la verra dépérir, s'étioler et disparaître.

Si le poirier et le pommier viennent tous les deux dans le même champ, c'est qu'ils y ont trouvé une diversité de substances qui leur a permis de faire un choix. Aucun d'eux n'a absorbé des éléments inutiles ou impropres. La nature ne les a pas séparés à son usage : c'est lui qui les a choisis : *elegit*, en vertu de cette mystérieuse loi des sympathies qui règne dans la création entière.

Puis, donc, que les végétaux comme les animaux s'assimilent les aliments qui leur conviennent, pourquoi les organes du corps humain ne feraient-ils pas de même à l'égard des médicaments, pourvu toutefois que ces médicaments soient dynamisés, condition essentielle pour leur absorption ? Une maladie n'est jamais simple ; si même un seul organe est atteint, la perturbation est toujours compliquée. Un seul médicament absorbé par un seul tissu ne peut suffire à rétablir l'équilibre. Plusieurs poisons veulent plusieurs antidotes. Plusieurs symptômes veulent plusieurs remèdes. Il faut pourvoir à cette multiplicité morbide par un *grenier de remèdes*, une accumulation, un approvisionnement d'éléments médicinaux. Alors seulement la guérison est prompte et radicale. Quant aux médicaments non utilisés, ils restent sans action et ne déterminent point d'aggravation ; ils n'ont aucune prise sur un organisme indifférent. C'est une conséquence de la loi d'appropriation d'*absorber l'utile,* de *rejeter l'inutile et le nuisible*. Hahnemann exprimait cette vérité lorsqu'il écrivait dans l'*Organon*, § 155, que, en raison de la dose, « la substance laisse agir seulement ses « symptômes homéopathiques ».

Les homéopathes se rendent esclaves de la lettre quand ils traitent par les médicaments seuls les cas les plus compliqués et repoussent l'usage des remèdes complexes. On dira : Mais l'allopathie en fait autant; voulons-nous revenir à ses vicieuses pratiques ? L'allopathie, répond l'auteur, se livre à un mélange *arbitraire* de médicaments *inconnus*, tandis que l'homéopathie complexe tient le compte le plus exact des rapports sympathiques que doivent avoir entre eux les médicaments d'un même spécifique et, de plus, les spécifiques relativement les uns aux autres. Devant toutes agir de concert, aucune substance ne doit neutraliser l'autre ; c'est comme un arbre immense dont les racines aboutissent à une seule souche et dont toutes les branches sont dans un parfait équilibre entre elles et avec la racine. La même harmonie doit régner entre les spécifiques comme entre les substances d'un même spécifique.

Les actions réciproques des médicaments ne doivent pas être antagonistes ni semblables, pour ne pas détruire ni diminuer la complexité, mais compatibles afin de l'augmenter.

Le docteur Finella adopte et applique la théorie de la spécificité organique. Il croit nécessaire de former autant de spécifiques différents qu'il y a d'organes ou de groupes d'organes. S'assimilant une vue quelque peu erronée de Bellotti, il dit que le même spécifique devra toujours être appliqué, quelle que soit la cause déterminante de la maladie, parce que les tissus sont toujours les mêmes, oubliant que les tissus peuvent être impressionnés de plus d'une manière.

Cette méthode simplifie la thérapeutique, abrège le diagnostic. Par un choix exact du spécifique complexe, on enveloppe tous les symptômes présents et ceux mêmes qui peuvent se présenter ; tout a été prévu, comme le fait une formule algébrique qui, dans la généralité de ses termes, enferme la variété des cas. L'action multiple s'étend à toutes les blessures de l'organisme, pansant les unes, cicatrisant les autres... L'étude et l'expérience ont démontré que les médicaments minéraux conviennent à l'appareil osseux, aux membranes muqueuses, à l'organe digestif ; les médicaments végétaux aux parties fibreuses, musculaires, tendineuses ; les médicaments animaux aux nerfs... Lorsqu'on emploie un seul médicament, il faut que son action soit complète (et ces médicaments sont rares) ; lorsqu'on en emploie plusieurs simultanément, il n'est pas nécessaire qu'un seul couvre tous les symptômes ; son action sera aidée par celle des autres.

L'alternance avec des spécifiques d'autres groupes augmente la puissance et la diversité des moyens d'action... Le docteur Finella, comme Bellotti, emploie un spécifique général. Seulement, il évite la contradiction terminologique en lui donnant le nom de spécifique « préparatoire ». Dans toute affection, il faut lutter contre un état maladif général. C'est en quoi se révèle l'inefficacité du remède unique, tandis que l'on peut être certain de l'action exercée d'avance par les multiples éléments du spécifique préparatoire. Il devance les spécifiques propres et souvent alterne avec eux.

Les spécifiques organiques du docteur Finella sont classés d'une manière identique à celle employée par Bellotti et portent les mêmes numéros. Le cadre est absolument pareil. Seulement les remèdes sont plus nombreux et vont jusqu'à cinquante et un au lieu de quarante-deux, bien que l'énumération s'arrête à vingt-neuf par suite de répétitions simples ou doubles sous un même numéro. C'est que Finella trouvait la nomenclature de son devancier incomplète et le nombre des spécifiques au-dessous des besoins. Voici, avec leurs numéros respectifs, les noms des neuf spécifiques nouveaux ajoutés par le docteur Finella à la nomenclature de Bellotti, que nos lecteurs connaissent déjà :

N° 13 bis : Spécifique intermédiaire des maladies des poumons et du cœur, surtout contre les suffocations. — N° 14: Spécifique de la maladie vermineuse des enfants. — N° 18 bis: Spécifique des excroissances sycosiques et gonorrhéiques. — N° 18 ter : Spécifique des maladies dites mercurielles. — N° 20 bis : Spécifiques des maladies hydropiques. — N° 22 bis: Spécifique du système lymphatique des enfants qui n'ont pas encore été malades. — N° 27: Spécifique des maladies des nerfs de la moëlle épinière et des extrémités avec atrophie des muscles. — N° 28: Spécifique des affections des nerfs et des muscles des organes de la déglutition et de la parole, du tic nerveux des extrémités inférieures et de la danse de saint Guy. — N° 29: Spécifique des maladies épileptiformes.

Quant à la composition des spécifiques organiques complexes, le docteur Finella déclare que le système de Bellotti est vrai ; mais que la composition des remèdes est erronée, comme leur application. On y trouve des médicaments ayant une action respective toute semblable ou tout à fait antagoniste : la loi générale d'harmonie en est absente. Finella a donc fait subir des modifications profondes quant au nombre et à la nature des substances qui entrent dans la composition des spécifiques. Toutefois, il a conservé, pour chacun des vingt-six remèdes de l'abbé Soleri, le médicament de fond qui en formait la base : tout le reste a été changé.

Le changement le plus considérable introduit par le docteur Finella dans le répertoire thérapeutique de ses devanciers consiste dans la substitution des remèdes en dilution et des remèdes en trituration aux remèdes essentiels et matériels de Bellotti. On a vu que cette distinction était basée sur un faux dualisme entre l'*essence* et la *matière*, préjugé tout à fait scholastique enfanté par un matérialisme convaincu mitigé d'un aninisme inconscient. Pour mieux accentuer cette distinction, Bellotti donne pour élément de fond à tous ses spécifiques matériels une substance minérale, que ces spécifiques s'adressent à des tissus presque fluidiques, comme les yeux, à des liquides comme le sang ou à des solides comme les os. C'était une médecine grossière, que ne pouvait justifier aucune doctrine, aucune méthode. Finella est revenu à la vérité en faisant de cette distinction une question de degré de force, d'augmentation ou de diminution de dose ; en s'adressant, par la *dilution*, non à l'essence, mais à une force plus libre, plus subtile, par la *trituration*, non à la matière, mais à une force plus résistante, plus tenace, plus condensée. C'était rentrer dans la tradition pure du dynamisme. Ainsi lorsque, à l'exemple de Bellotti, il double le spécifique principal (qu'il donne en dilution), comme le musicien double sa note en la baissant d'un demi-ton, il ne dit pas : spécifique matériel des maladies de tel organe ; il dit : spécifique « en trituration » des maladies de tel organe rebelles au spécifique en dilution. La différence consiste donc dans le degré de dynamisation et non pas simplement dans la matérialité des substances employées.

Finella employait ses spécifiques sous quatre formes différentes : en gouttes, en globules, en poudre, en pilules.

Pour conclure l'exposé théorique de son système, Finella déclare n'avoir fait que suivre la méthode de Hahnemann. Il est « animé d'une foi « sincère. Puisse, ajoute-t-il, cette lumière ramener « à l'homéopathie bien des ennemis qui peut-être « un jour se déclareront convaincus devant l'effi- « cacité de nos nouveaux agents. »

Il résume ensuite en quatre points tout ce qu'il a dit sur la nouvelle méthode. Ce résumé est tellement lumineux, tellement précis, tellement scientifique, que nous n'hésitons pas à considérer ces quatre formules succinctes comme l'expression la plus heureuse des quatre lois principales de l'homéopathie complexe et que nous les reproduisons intégralement en leur donnant les titres qui leur conviennent et que la modestie du bon docteur Finella n'eût même pas osé soupçonner.

1° Loi de sympathie. — *La loi sur laquelle nous nous appuyons pour démontrer la nécessité des spécifiques complexes, leur efficacité et leur mode d'agir, est cette loi de sympathie et d'attraction universelle qui préside à la formation de tous les corps qui peuplent la terre.*

2° Loi de complexité. — *La manière doni la guérison s'opère étant comprise, il faut, pour que ce travail de la guérison s'effectue, que toutes les substances nécessaires aux différents tissus malades soient renfermées dans le spécifique donné. Il arrivera, dans quelques cas, que différentes substances deviendront complètement inutiles après un certain temps de traitement; mais comme il est impossible d'avoir la notion exacte des agents qui sont plus ou moins longtemps nécessaires, il faut continuer l'emploi du spécifique avec toute sa complexité pour ne pas nuire à l'ensemble de leur action.*

3° Loi de continuité. — *Nos spécifiques ne donnant jamais d'aggravation, grâce à leur complexité et d'après la loi qui règle leur absorption, on commet une grande erreur en laissant le malade sans médicaments. L'action bienfaisante de ces remèdes se continue par les doses répétées et le renouvellement constant des sucs puisés dans les mêmes substances.*

4° Loi de simultanéité. — *Les maladies étant presque toutes complexes, la guérison sera toujours plus prompte et plus sûre avec des médicaments complexes qu'avec un médicament seul, ou avec plusieurs administrés successivement.*

Le docteur Finella mourut à Bordeaux dans un âge assez avancé, mais sans avoir vu la réalisation de son rêve : les ennemis de l'homéopathie ralliés à cette science par les résultats de la méthode complexe et l'efficacité des nouveaux agents. Comme Bellotti, il succomba à sa tâche avant de l'avoir achevée. Le jeune homme et le vieillard eurent un sort pareil. Tous deux furent des novateurs; mais l'un, pressé de courir à la poursuite d'une utopie, s'éloigna de la tradition; l'autre y marcha d'un pas ferme, ne voulant que la continuer et l'améliorer.

Quant à la méthode du docteur Finella considérée au point de vue pratique (pierre de touche de toute doctrine), nous lui adresserons le même reproche qu'à la méthode idioiatrique : elle a un caractère un peu factice ; elle a quelque chose de systématique et de conventionnel. Nous n'acceptons pas plus le spécifique préparatoire que le spécifique général. C'est toujours une panacée universelle, un orviétan. Pour surmonter un état maladif général, il faudrait en connaître les caractères certains, en déterminer l'idiosyncrasie ; et c'est ce qu'ignoraient Bellotti et Finella, ce qu'ils n'ont pas suffisamment recherché. Ils sont restés à cet égard dans le vague, dans l'inconnu de la médecine indolente des hypothèses et n'ont pu faire que de la médication de hasard. Ils ne sont pas arrivés au remède *constitutionnel*.

Les spécifiques de Finella sont à leur tour des panacées particulières, ni plus ni moins que les spécifiques idioiatriques. Il a, comme son devancier, échoué dans la spécificité purement organique. Il a voulu augmenter le répertoire des médicaments, élargir le cadre nosologique ; mais ce cadre n'était pas susceptible d'extension rationnelle. Finella n'a eu sur ce point qu'une lueur de vérité lorsqu'il a écrit que les spécifiques devaient être formés d'après le nombre des organes ou des *groupes d'organes*. Il a pressenti en ce moment un principe supérieur de classification ; mais il ne l'a pas découvert. Il n'a pas su atteindre aux remèdes *spéciaux*. Les neuf spécifiques nouveaux qu'il a joints à la classification de Bellotti ne font pas corps avec elle, n'en dérivent pas, par la raison que celle-ci n'étant pas complète, c'est-à-dire véritablement sérielle, ne pouvait rien engendrer, devait rester stérile. Ce sont des insertions purement adventices, faites au hasard, qui ne lui ajoutent ni ne lui ôtent rien.

Les médications de Finella n'auront pas été moins éphémères que les médications idioiatriques. Il lui restera l'honneur d'avoir formulé avec une clarté, une simplicité admirables, les lois fondamentales de l'homéopathie complexe ; et sa mémoire sera respectée de tous les vrais médecins, des homéopathes surtout, parce qu'il pensa, écrivit et agit sans orgueil, mais avec la conviction d'une foi sincère.

§ 3. — Mattei.

C'est en 1833 que Aegidi communiquait à Hahnemann, son maître et son ami, les résultats qu'il avait obtenus par le mélange des remèdes, et que le fondateur de l'homéopathie accueillait sa découverte avec joie en déclarant que cette manière de procéder était un « avantage pour notre art » et ne devait pas être rejetée. Il la rejeta néanmoins, ou plutôt l'ajourna à une époque indéterminée. Trente-trois ans après, en 1866, Finella publiait à Paris son opuscule intitulé : *Nouvelle découverte en homéopathie*. Le temps d'une génération avait suffi pour mûrir la réforme proposée par le docteur Julius Aegidi.

1864, 1865 et 1866 sont trois dates fatidiques dans l'histoire de l'Electro-Homéopathie. En 1864 paraît l'ouvrage excentrique et révolutionnaire de Bellotti. En 1865, le comte Mattei vient s'installer à Bologne. En 1866, enfin, Finella communique au public français la nouvelle découverte en homéopathie. Ce rapprochement est nécessaire pour bien comprendre la filiation de la médecine dont nous reconstituons en ce moment la genèse.

Avec Mattei, un grand écart se produit dans la tradition scientifique, ou, pour mieux dire, la tradition disparaît, la méthode s'évanouit. Adieu l'observation, adieu l'expérience ! Ces deux piliers qu'Hippocrate avait posés sur le sol pour servir d'inébranlable fondement aux recherches futures s'écroulent. Il ne reste plus qu'une construction fantastique, un édifice aérien entrevu comme un mirage dans les horizons de la médecine. Les prodiges commencent ; les phénomènes se succèdent. Nous sommes en pleine légende.

Cette légende est racontée tout au long par Mattei lui-même dans l'ouvrage intitulé : *Electro-Homéopathie, principes d'une science nouvelle*, dont la première édition parut à Nice en 1879. Le rédacteur de ce livre est le chanoine C. Giordan, homme de mérite, doué d'un rare talent d'exposition : il se fit l'interprète du comte auprès du public français. Ecoutons ce merveilleux récit :

Le premier de tous les bienfaits assurés aux races humaines par Mattei, c'est l'invention de la médecine. Nous n'exagérons rien. Voici comment il s'exprime : « Je laisse au monde, non pas un système « de médecine, *je laisse la médecine*, qui, après « vingt-cinq siècles, était encore à trouver. » (p. 2.) Il pourra sembler surprenant que la médecine fût encore à trouver après l'apparition d'Hippocrate et de Galien, de Paracelse et de Hahnemann, sans parler de tant d'illustres maîtres. Mais ce qui paraîtra plus surprenant encore, c'est que cette grande découverte ait été faite par un homme qui n'avait même « jamais rêvé de faire de la médecine (p. 2) », et qui, par conséquent, n'en savait pas un mot ! On a bien vu Pascal, à l'âge de treize ans et livré aux seules forces de son génie, retrouver la géométrie jusqu'à la trente-deuxième proposition d'Euclide, ce qui a permis de dire, par une simple métaphore, qu'il avait *inventé les mathématiques*. Mais ici nous assistons à un bien autre prodige. Le comte Mattei, à l'âge de cinquante ans, invente réellement la médecine, que personne avant lui n'avait jamais connue ; et cela par une inspiration céleste, sans même connaître les premiers éléments de cette science ! Témoignage éclatant de la gloire de Dieu ! Illustration sans exemple de cette parole mystérieuse : *L'esprit souffle où il veut !*

Comment donc s'accomplit cet événement providentiel? D'une manière très simple, si simple qu'il faut remonter aux habitudes de la vie pastorale et champêtre pour la comprendre. Politique désabusé, rentré volontairement dans la vie privée après une longue carrière, sans éclat mais non sans amertume, César Mattei fut pris tout à coup d'une ardente soif de secourir ses semblables. Il contempla l'infinité des maux dont ils sont accablés et résolut de les soulager et de les guérir. Mais comment, puisqu'il ignorait jusqu'au premier mot de la médecine?

C'est ici que la Providence intervint manifestement. Dans ses promenades à travers champs, il mit la main sur une herbe, un végétal innocent (qu'il ne nomme pas, et pour cause sans doute), et par l'extrait qu'il tira de cette plante, parvint à guérir quelques malades atteints de scrofule. Il baptisa donc ce premier remède : *antiscrofuleux*. Dans sa joie naïve, il se figura avoir trouvé la panacée universelle (page 12) et l'appliqua à tous les maux qui se présentaient, persuadé qu'il obtiendrait un heureux résultat. Mais il s'aperçut bien vite qu'il s'était trompé; il eut affaire à des sanguins et à des pléthoriques qui se montrèrent absolument rebelles à l'action du scrofuleux. Nouvelle promenade dans les champs, nouvelle découverte ; ses yeux tombèrent sur d'autres herbes, sur d'autres végétaux innocents (que Mattei ne nomme pas davantage). Il recueillit ces plantes, et avec l'extrait qu'il en tira, s'aperçut que l'on pouvait guérir les varices, les maladies des veines, les perturbations du système circulatoire. Et Mattei baptisa ce second remède : *antiangioitique*. Enfin restaient les maladies mixtes, celles où il entre à la fois de la scrofule, ou des vices de la lymphe, et de la pléthore, ou des vices du sang. Pour celles-là, le moyen était tout indiqué : il suffisait d'appliquer les deux remèdes en les alternant.

Alors Mattei s'écria : J'ai découvert la médecine. « La vie et la santé, sont dans le sang et la « lymphe. La maladie est dans les altérations du « sang ou de la lymphe, ou des deux ensemble. Ce « sont les deux causes générales et primitives de « toutes les maladies. » De là deux grandes séries de remèdes (page 21). La médecine était trouvée. Le dix-neuvième siècle pouvait contempler en Mattei un voyant miraculeux, un sublime prophète.

La Providence ne se contenta pas de révéler à son élu ces deux baumes salutaires. *La même lumière* (céleste, bien entendu) le mit sur la trace d'autres remèdes qui furent découverts à leur tour. Alors des guérisons miraculeuses s'opèrent. La bonne nouvelle se répand. On s'exclame, on se précipite. Ces guérisons, qui tenaient du prodige, provoquent la stupeur générale. « Et pourtant, s'écrie Mattei avec une touchante humilité, il « s'agissait de quelques herbes dont les unes « avaient la propriété de guérir la lymphe, et « les autres le sang, herbes qu'il avait plu à Dieu « de me faire rencontrer alors que j'étais déjà « parvenu à la vieillesse et bien que je n'eusse pas « fait de la médecine ma vocation. » (page 17). Le voilà donc, sur le déclin de l'âge, guérisseur inspiré et thaumaturge !

Mattei prodigue ses soins à tous. Son activité est sans bornes. Il guérit en un clin d'œil les pauvres et les riches, les riches surtout, les grands de la terre auxquels il distribue gratuitement ses remèdes et qui lui envoient en échange leurs bénédictions, signées de noms sonores et retentissants (1), car sa haute charité ne s'arrête pas sur le seuil des palais ; il sait compâtir aux souffraces des heureux de ce monde et passe son temps à leur expédier à ses frais de petits flacons de liquide soigneuse-

(1) Voir la cinquième édition du *Vade Mecum* (1886) où sont publiées les attestations de personnages aristocratiques : chevaliers, marquis, nobles dames, comtes et comtesses, baronnes, etc., lettres dont les originaux sont classés dans les archives médicales du comte Mattei.

ment étiquetés. C'est un bienfaiteur du genre humain, consacrant sa fortune à soulager et à guérir, à répandre gratis dans l'univers ses brochures et ses remèdes.

Voilà le Mattei des premiers temps, tel qu'il se dépeint lui-même par la plume de son évangéliste le chevalier C. Giordan. En résumé, un philanthrope généreux jusqu'à la prodigalité, un thérapeute extra-lucide opérant des miracles avec la permission d'en haut, un prophète illuminé par la prescience divine !

Voilà la légende. Ce n'est pas ainsi, d'ordinaire, que se font les découvertes et les inventions. Le génie de l'homme est fait de patience, de tâtonnements infinis ; et ce n'est qu'à la suite d'investigations répétées qu'il parvient à pénétrer les secrets de la nature ; il faut de la science acquise pour arriver à déchiffrer ce grimoire. C'est par la raison que Dieu nous élève ; mais il a voulu que cette raison fût sujette à l'erreur ; il a refusé à l'homme l'infaillibilité ; et c'est précisément en cela que consistent son mérite et sa gloire. L'intuition elle-même n'est que la raison abrégée, plus vive, plus prompte, plus sûre. La moindre vérité scientifique est le fruit de longues recherches, d'un labeur persévérant.

Ainsi procédèrent les plus grands génies. En médecine, Hahnemann n'arriva à la découverte de la grande loi des semblables qu'après vingt ans d'études comme chimiste et comme médecin, après de cruelles épreuves : la révélation du hasard trouva en lui un terrain tout préparé. Dans la genèse homéopathique, Aegidi ne se décide à proclamer sa réforme qu'après des essais réitérés, en s'appuyant sur 133 guérisons obtenues. Lorsque

Soleri aborda la pratique de la médecine, il s'était depuis longtemps initié aux secrets de la science ; et sa découverte même ne fut que le point de départ de travaux ardus, de recherches pénibles. Tous ces hommes ont suivi la filière de l'induction et du raisonnement, ont subi les angoisses du doute et ne sont arrivés à la certitude qu'au prix des efforts les plus magnanimes, mais aussi les plus douloureux. Se pourrait-il que la Providence eût fait une exception en faveur de Mattei et lui eût accordé le pouvoir de guérir sans passer par la série d'épreuves qu'elle réserve aux plus grands hommes, aux maîtres de la science, qu'elle lui eût donné le savoir sans l'étude, la gloire sans la souffrance ?

Il y a là un mystère qu'il importe d'approfondir, une énigme qu'il faut déchiffrer dans l'intérêt de la science. Nous voulons tracer une histoire véridique de la doctrine électro-homéopathique et non pas créer un mythe pour surprendre la bonne foi des ignorants. Aussi, rejetant sans hésiter toute explication par le merveilleux, comme doit le faire une saine critique, nous chercherons la vérité dans l'analyse rigoureuse des quelques idées émises par Mattei, des lambeaux de théorie qu'il nous livre çà et là, des tronçons de nomenclature publiés par lui et enfin des pratiques médicales qu'il conseille. Là, sans doute, nous trouverons la clef de l'énigme, la prosaïque explication du mystère.

Mattei établit tout d'abord les points d'identité qui existent entre la science nouvelle et l'homéopathie. « L'une et l'autre, dit-il, reposent sur la « loi des semblables : » Et il ajoute : « Ma décou« verte n'est que la continuation et le couronne« ment de la science médicale constituée par

« Hahnemann. » (page 22). C'est ce que Finella et Bellotti avaient dit avant lui. Cela diminue singulièrement le mérite de l'invention. Il ne s'agit donc plus d'une médecine nouvelle trouvée de toutes pièces par le comte Mattei, inspirée à celui-ci par la Providence. Il est simplement question de *continuer* et de *couronner* une science déjà trouvée, fondée par un antre. Nous rentrons dans le courant d'une grande tradition médicale. C'est beaucoup plus modeste, et c'est aussi beaucoup plus sûr.

Seulement Mattei ne s'aperçoit pas que cette déclaration formelle : « Ma médecine repose sur la loi des semblables » cadre mal avec sa prétendue découverte de végétaux innocents devenus entre ses mains des agents curatifs d'une grande puissance ; qu'elle est incompatible avec l'affirmation mille fois répétée par lui que ses médicaments sont composés avec des herbes non toxiques. En effet, c'est l'axiome fondamental de la loi des semblables que tout remède est un poison, au sens médicinal du mot ; et c'est justement pour cela qu'il guérit. La matière médicale homéopathique recherche, dans le règne végétal comme dans les règnes minéral et animal, les substances les plus actives ; et sa thérapeutique les oppose, par voie de dynamisation, à l'entité morbide. Lors, donc, que Mattei déclare s'appuyer sur la loi des semblables, il avoue par cela même que ses remèdes contiennent des poisons ; et après avoir dit qu'il n'en contenaient pas, il se dément, il se trahit. Ou alors il ment d'une autre façon : il donne à sa médecine une fausse étiquette et se présente comme simple fabricateur de tisanes. Or, nous ne croyons pas que ce soit avec de la guimauve ou du jus de réglisse que l'on guérisse les cancers.

Poursuivons notre analyse. Autre point de contact avec l'homéopathie : Mattei fait emploi des teintures. Tout comme Bellotti et Finella, il se sert de dilutions et applique les doses infinitésimales. Il diminue la quantité en raison de la gravité du mal, suivant l'axiome homéopathique, parce que, dit-il, (page 26), tout remède provoque dans l'organisme une réaction égale et opposée à l'action. Ici encore Hahnemann lui a épargné la peine d'inventer en renouvelant de fond en comble l'art du pharmacien et en formulant dans l'*Organon* les lois fondamentales du dynamisme médicinal.

Après nous avoir dit en quoi sa médecine ressemble à l'homéopathie, Mattei cherche à nous expliquer en quoi elle en diffère. Ici ses explications sont diffuses et manquent absolument de clarté. Essayons de venir en aide à son interprète M. C. Giordan, qui ne semble pas distinguer nettement le progrès qu'il annonce et aux yeux duquel la lumière ne s'est pas faite d'une manière absolue.

Dans l'état d'évolution où nous avons laissé l'homéopathie avec Finella (voir la conclusion du paragraphe précédent), il n'y a pas deux manières de différer avec cette science à son état primitif : il n'y en a qu'une. Trois caractères essentiels la distinguent : 1° la loi des semblables ; 2° les doses infinitésimales ; 3° l'unité des remèdes. Ce sont les trois principes canoniques de l'homéopathie telle que Hahnemann l'a léguée à ses successeurs. Si donc, Mattei adopte, comme l'ont fait avant lui Bellotti et Finella, les deux premiers points, c'est-à-dire la loi des semblables et les doses infinitésimales, sa médecine ne peut différer de celle de Hahnemann que sur le troisième point, savoir : l'unité des remèdes. Il aboutit nécessairement à la complexité. Il n'y a pas d'autre moyen de réformer l'homéopathie après le docteur Aegidi et après l'abbé Soleri.

Là-dessus Mattei est d'une prudence telle que ses explications ont besoin d'être expliquées elles-mêmes. Elles ressemblent à une fin de non recevoir théorique ; et c'est proprement parler pour ne rien dire. En effet, dire que les remèdes homéopathiques sont de simples palliatifs et ne guérissent que les symptômes, tandis que l'électro-homéopathie remonte à la source du mal pour l'anéantir, c'est une affirmation sans valeur, parce qu'il n'est pas possible de connaître la cause première des maladies : *prima causa morbi*. Dire que Hahnemann expérimentait ses remèdes sur l'homme sain, tandis que Mattei les expérimente sur le malade, en le guérissant, c'est une fanfaronnade dénotant l'ignorance la plus absolue des procédés habituels à la méthode expérimentale. Dire, enfin, que les pathogénies sont compliquées, que le choix du remède homéopathique est difficile, étant donnée la multiplicité des symptômes, c'est répéter ce que Hahnemann et Aegidi avaient déjà déclaré ; c'est reproduire, comme un écho affaibli, ce que Bellotti et Finella chantent sur tous les tons : mais ajouter que l'électro-homéopathie simplifie tout cela en réduisant les symptômes à deux seulement : les altérations du sang et celles de la lymphe, c'est se moquer du lecteur, en esquivant toute explication scientifique, car alors deux remèdes généraux sufffiraient, et l'on en possède plusieurs séries. Aucune explication satisfaisante n'étant fournie sur les différences qui existent entre l'homéopathie et la science nouvelle, nous sommes autorisés à adopter la seule version plausible et à conclure que ces différences consistent dans la complexité des remèdes opposée à leur unité. On ne veut pas dire que les remèdes guérissent parce qu'ils sont complexes : on se refuse en même temps à faire connaître leur composition. On remplace la complexité par le mystère, comme cet impresario qui, dans un opéra, avait supprimé la musique.

L'invention de la médecine, réalisée par le comte Mattei, se réduit donc par l'analyse à fort peu de chose ; et le chantre convaincu de sa gloire va être obligé d'en rabattre. Nous sommes déjà fixés sur trois points : 1° La médecine révélée au comte

Mattei par la Providence n'est autre que l'homéopathie. 2° Les herbes non toxiques qu'il emploie pour composer ses médicaments sont des substances actives, des poisons au sens médical et curatif du mot. 3° Le progrès réalisé en homéopathie consiste, et ne peut consister, que dans la complexité des remèdes.

Ce dernier point est entouré par Mattei d'un mystère qu'il essaie de rendre impénétrable, en se refusant absolument à faire connaître le secret de ses formules. Essayons pourtant de le pénétrer, et prenons pour guide la nomenclature même des médicaments appelés remèdes Mattei.

Une remarque générale est à faire, c'est que, dans les remèdes Mattei, deux catégories bien nettes se dessinent : les uns, en petit nombre, s'adressent à un état maladif général, comme *l'antiscrofuleux*, *l'anticancéreux*, *l'antiangioitique* ; d'autres, plus nombreux, visent un état particulier, comme les *pectoraux*, les *fébrifuges*, le *vermifuge* et *l'antivénérien*. (Ce sont là les sept remèdes primitifs de son catalogue.) Cette distinction se retrouve dans le répertoire de Bellotti et de Finella. Là aussi il y a des remèdes généraux comme le spécifique général, les spécifiques antilymphatique, anticongestif, antiadynamique, et des remèdes particuliers s'adressant aux organes ou à un état morbide très déterminé, comme le spécifique des organes respiratoires, le spécifique de la fièvre, le spécifique des maladies vermineuses, le spécifique des organes génitaux, etc. Cette ressemblance ne peut faire à moins que de nous frapper et nous met à notre tour sur la trace d'une découverte. Poursuivons donc notre étude comparative.

Voici comment Mattei explique l'existence de ces deux catégories de remèdes. Les trois remèdes principaux ayant une action un peu trop lente pour arrêter le progrès rapide du mal, il y a eu nécessité de recourir à des remèdes spéciaux ayant une action *élective*, une action plus déterminée, plus immédiate, soit sur la lymphe, soit sur le sang; et l'on a employé les pectoraux qui agissent sur les bronches, les fébrifuges qui neutralisent la fièvre, le vermifuge qui tue les vers, le vénérien qui guérit la syphilis. C'est toute la doctrine de Bellotti et de Finella; et l'on retrouve là leurs raisonnements sur l'action lente du spécifique général ou préparatoire et l'action plus rapide, plus décisive des spécifiques organiques. On y retrouve comme un reflet des brillantes théories de Bellotti touchant l'action *élective* de ses médicaments sur les organes et les tissus. Entrons maintenant dans le détail.

Les spécifiques généraux sont au nombre de quatre dans le répertoire de Bellotti et de Finella; il y en a trois dans le répertoire de Mattei. Les spécifiques organiques sont de vingt-deux pour le premier, ce qui porte la totalité de ses remèdes à vingt-six: ils sont de quatre seulement pour le second, ce qui lui donne un total de sept. Que signifie ce chiffre de *sept* auquel paraît s'être arrêté Mattei? Serait-ce là son invention? Il y a sept cordes dans la lyre; il y a sept notes dans la gamme; il y a sept remèdes en médecine. Comme analogie, cela est séduisant. On serait tenté de croire que l'on est en présence d'une série logique, correspondant à un phénomène réel de la nature. « A l'exception de quelques cas, nous dit M. C. Giordan, tout traitement doit « commencer par un des sept remèdes suivants: « scrofuleux, cancéreux, angioitique, pectoral, « fébrifuge, vermifuge, vénérien. »

Reconstituons d'abord l'identité de chacun de ces sept remèdes en cherchant leurs analogues dans la nomenclature donnée par Bellotti et par Finella, ayant pour base fondamentale celle de Soleri. Commençons par les trois remèdes principaux. L'*antiscrofuleux* a pour correspondant exact le spécifique n° 22 de Soleri, qui s'adresse aux maladies du système lymphatique. L'*anticancéreux*, opposé aux altérations plus profondes de la lymphe, n'est qu'une variété du précédent, avec lequel il est dans le même rapport que le spécifique matériel de Bellotti (n° 22) avec son spécifique essentiel. Nous en avons aujourd'hui l'aveu caractéristique de Mattei, qui se décide à déclarer, dans son *Vade Mecum* de 1888 (page 58), que « l'*antilymphatique* n'est pas autre chose « que le nom générique des scrofuleux et des « cancéreux. » On ne peut reconnaître plus explicitement l'emprunt du spécifique n° 22 contre les maladies de la lymphe trouvé par Soleri et doublé par Bellotti sous le nom de spécifique matériel. Il est bon à retenir. Mais pourquoi avoir attendu si tongtemps ? L'*antiangioitique* trouve son analogue dans le n° 25, spécifique anticongestif ou des rétentions humorales, en tant qu'il s'agit du sang et du système sanguin. Voilà les deux remèdes généraux répondant aux deux causes prétendues de toutes les maladies : viciation du sang et viciation de la lymphe, et qui sont au nombre de *trois*, parce que Bellotti a jugé à propos de doubler son antilymphatique.

On peut faire la même épreuve sur les *quatre* remèdes spéciaux ; et l'on est à peu près sûr de leur trouver des analogues et des correspondants dans le même répertoire thérapeutique. Ainsi l'on mettra en regard du *pectoral* le n° 12 de Soleri, spécifique des trachées, bronches, poumons et de leurs enveloppes ; du *fébrifuge*, le n° 23 de Soleri, spécifique des maladies intermittentes : « affections du type intermittent », comment s'expriment *ex æquo* Mattei (page 72) et Finella (page 322). Le *vermifuge* ne se trouve ni dans Soleri ni dans

Bellotti : il a été ajouté par Finella sous le n° 14 bis : spécifique de la maladie vermineuse des enfants. Enfin l'*antivénérien* se montre sous le n° 18 de Soleri avec le nom de spécifique des maladies syphilitiques et gonorrhéennes.

Il n'est donc pas un seul des *sept* remèdes fondamentaux de Mattei qui ne préexiste, quant à la spécificité, dans une nomenclature antérieure dont jamais cet homme inspiré du ciel ne s'avise de faire mention ; et cela avec des similitudes si frappantes que l'un des deux répertoires semble être l'abrégé et la contrefaçon de l'autre.

Mais l'analogie va beaucoup plus loin encore. On peut se demander, en effet, si sept remèdes sont suffisants pour répondre à l'immense variété des maladies ; et l'on reste convaincu que sept ne suffisent pas plus que deux. C'est aussi ce que pensait Mattei, car il a créé les séries de remèdes : il a doublé, triplé ou quintuplé chacun des sept médicaments primitifs. Le monde a vu paraître successivement l'antiscrofuleux 2, le double, le 5, etc ; l'anticancéreux 2, le double, le 4, le 5, etc ; les antiangioitiques 2 et 3 ; le pectoral, 2, 3 et 4 ; le fébrifuge 2, etc. Et grâce à ces dédoublements réitérés, il est arrivé au total de vingt-quatre remèdes (pages 62 et 63), juste le chiffre, à deux unités près, des vingt-six médicaments adoptés par Bellotti et Finella. Il est vrai que, rangés dans un autre ordre, travestis et baptisés de noms nouveaux, il est difficile de reconnaître, dans cette mascarade pharmaceutique, les vingt-six spécifiques du bon Soleri !

Deux manquent à l'appel ; mais on prend soin de nous dire que des remèdes nouveaux sont en voie d'expérimentation ; et en outre, il y a des lacunes. Ainsi on saute brusquement de l'antiscrofoloso 2 à l'antiscrofoloso 5, de l'anticanceroso 6 à l'anticanceroso 10 ; et ainsi de suite. Pourquoi ces vides, ces solutions de continuité dans le cadre ? C'est qu'ils permettront plus tard d'augmenter le nombre, de réintroduire à leur place les spécifiques non divulgués, et, après être parti des vingt-six numéros de Soleri, d'arriver sans encombre aux quarante-deux remèdes de Bellotti et aux cinquante-un de Finella! Il n'est rien de tel que de prévoir: c'est savoir, dit un aphorisme philosophique. Et parmi toutes les qualités dont il a plu à la Providence de combler le comte Mattei, la prévoyance occupe un des premiers rangs!

Pour nous résumer sur la nomenclature, nous dirons que la distinction des médicaments en remèdes généraux et remèdes spéciaux n'appartient pas à Mattei, qu'elle est tout au long dans Bellotti et dans Finella; que les sept remèdes avec leurs dédoublements conduisant au chiffre de vingt-quatre, ne paraissent qu'un artifice habile pour dissimuler la provenance de ces remèdes; que ces médicaments fondamentaux, et probablement aussi tous les autres, préexistent dans les nomenclatures fournies par Finella, Bellotti et Soleri, ces trois réformateurs de l'homéopathie; enfin que, pour travestir les trois remèdes principaux, on leur a donné des noms dérivés de la *scrofule*, du *cancer*, de l'*angioiitis*, noms qui appartiennent à tous, et pour déguiser les quatre remèdes spéciaux empruntés aux mêmes catalogues, on leur a appliqué les noms de *pectoral*, *fébrifuge*, *vermifuge*, *antivénérien*, qui sont également dans le domaine commun. Voilà à quoi se résume la réforme de Mattei. C'est la contrefaçon adroite d'un système alors peu connu, dont le fond est resté le même et dont la forme seule a changé. Si nous nous trompons, que le comte Mattei nous démente, et qu'il publie la composition de ses remèdes. Nous l'en défions.

Nous savons maintenant à quoi nous en tenir sur les ressemblances et les différences de la science nouvelle avec l'homéopathie. Nous savons que sa supériorité ne provient pas d'un principe subtil, d'une entité, d'un influx divin que Mattei, égarant les esprits par un habile subterfuge, appelle électricité végétale. Cette supériorité provient, et ne peut provenir, que de la complexité des médicaments. L'homéopathie, dit Mattei, ne détruit que les symptômes: l'électro-homéopathie s'adresse à la cause même de la maladie *(prima causa morbi)*. C'est une diversion grossière. Il faut dire. L'homéopathie simple ne couvre les symptômes que successivement : l'homéopathie complexe les couvre simultanément : cela suffit pour établir sa supériorité. Mais ce n'est pas Mattei qui a inventé cela.

Il n'a pas imaginé davantage de s'arrêter à la deuxième et à la troisième dilutions, ce que Bellotti avait déjà reconnu nécessaire et proclamé suffisant, ni d'alterner les spécifiques, ce que Finella, Bellotti et Soleri ont pratiqué tous les trois avec un très grand art. L'innocuité des globules, sur laquelle Mattei insiste tant, est théoriquement développée dans Finella et nettement formulée par lui dans sa loi de continuité dont nous avons publié le texte plus haut. Quant à la simplification du diagnostic, elle ne peut résulter que de la complexité des médicaments qui répondent par avance à un ensemble de symptômes. Ce n'est pas non plus Mattei qui a inventé cela.

Que reste-t-il donc au comte Mattei dans tout ceci ?

Est-ce la gloire d'avoir donné à la science nouvelle son nom d'électro-homéopathie ? Hélas, cette idée lui fut suggérée par le docteûr Conti, de Bologne. Idée éminemment juste et que fit naître l'action pour ainsi dire instantanée des cinq remèdes liquides qui ont été dénommés électricités. Les homéopathes connaissent la puissance et la subtilité des médicaments à l'état liquide. Cette subtilité est telle que Hahnemann va presque jusqu'à les considérer comme étant de nature immatérielle. Les liquides à propriété fluidique ne sont donc pas le privilège de la science nouvelle; mais il n'en est pas moins vrai que l'observation directe des phénomènes qu'ils engendrent a inspiré le nom d'électro-homéopathie donné à cette médecine. Ce n'est pas à Mattei qu'est venue l'inspiration ; il n'a pas trouvé le nom de la science, pas plus qu'il n'a inventé les termes employés dans sa nomenclature apocryphe et qui sont tous empruntés au vocabulaire courant de la médecine et de la pharmacie.

Reste la théorie du sang et de la lymphe. Elle est en germe dans Bellotti. A la page 21 de son ouvrage, il dit que ses médicaments assiègent le mal par tous les côtés anatomiques : *humoraux*, vasculaires, nerveux. A la page LXII, *note*, il dit très nettement qu'il a toujours cherché à s'expliquer les inflammations spéciales par le concours des diathèses humorales : *herpétiques, syphilitiques, cancéreuses, lymphatiques*. Il a prétendu tenir compte de ces diathèses dans la composition de ses remèdes ; mais nous savons qu'il a échoué par un excès de l'esprit de système en organographie, tandis que l'électro-homéopathie aborde franchement ce côté nouveau du symptomatisme.

C'est là l'innovation réalisée par la méthode nouvelle dans l'homéopathie complexe telle que l'avaient connue et pratiquée Bellotti aussi bien que Finella. Mais elle fut à peine soupçonnée par Mattei. Il était incapable d'en saisir la valeur scientifique, d'en comprendre toute la portée. Sa théorie du sang et de la lymphe, née du besoin d'abréger, de simplifier la doctrine pour la rendre plus saisissable au peuple, est elle-même incomplète, c'est-à-dire erronée. Elle n'est qu'un rudiment grossier de la théorie des tempéraments qu'on trouvera développée tout au long dans ce livre et qui constitue la doctrine véritable de l'électro-homéopathie.

Le public est maintenant éclairé. Il peut se prononcer en connaissance de cause sur la fable mystique dont on a essayé d'entourer l'électro-homéopathie à sa naissance. Il sait à quoi s'en tenir sur Mattei médecin et inventeur de la médecine, et sur l'irrésistible vocation de ce grand homme. A une légende fantastique, il est en état de substituer la vérité.

Or, la vérité, la voici : C'est qu'un ignorant ne peut pas faire de découvertes. Les voyants et les prophètes sont, après tout, des hommes instruits; et Mattei, de son propre aveu, ne connaissait pas un mot de médecine lorsqu'il a, dit-il, mis la main sur ces herbes des champs. Mattei a bien, en effet, trouvé ces remèdes ; mais ce n'est pas en lisant dans le livre de la nature, c'est en lisant dans les petits livres de l'abbé Soleri et dans les gros livres de Bellotti et de Finella; et il a habilement démarqué ces médicaments pour s'attribuer le mérite de l'invention. Mattei n'est donc pas un voyant et un prophète : c'est un simple mystificateur.

La vérité, c'est que les guérisons obtenues par lui ne sont pas miraculeuses, mais parfaitement scientifiques et due à l'efficacité des remèdes complexes inventés par Soleri, prévus par Aegidi, admis par Hahnemann dans la possibilité de leur existence et de leur action. Mattei n'est donc pas un guérisseur inspiré, un thaumaturge : c'est un prestidigitateur adroit.

La vérité enfin, c'est que si Mattei a distribué gratuitement des remèdes dont l'invention ne lui appartenait pas, s'il les a adressés à de grands personnages, capables de lui rendre ses générosités en propageant son nom et sa médecine, ce n'était nullement par amour de l'humanité, mais bien pour lancer lesdits remèdes afin de les mieux vendre plus tard et de réaliser par leur moyen d'importants bénéfices. Il n'a pas consacré sa fortune au soulagement des maladies : il s'est, au contraire, servi de ces mêmes maladies pour faire sa fortune. Mattei n'est donc pas un philanthrope, un bienfaiteur du genre humain : c'est un habile spéculateur.

En résumé, si Mattei, sur le tard de sa vie est devenu subitement médecin, c'est bien en dépit de lui-même, car ni ses antécédents, ni son savoir, ni ses penchants même ne le poussaient dans cette difficile carrière. La politique l'attirait davantage et convenait mieux à son tempérament atrabilaire ; mais il n'y récolta guère que des déboires ; et il se jeta dans la médecine uniquement pour réaliser une spéculation. Devenu médecin malgré lui, il fut contraint par les coups de bâton de la nécessité et pourrait dire, comme Sganarelle : *Je n'ai jamais eu d'autre licence!*

Quant à l'irrésistible vocation de Mattei, ce n'est pas précisément de secourir ses semblables : c'est de gagner de l'argent. Il faut maintenant voir à l'œuvre le spéculateur et le marchand de remèdes.

Dans cette genèse de l'électro-homéopathie, il faut raconter les vicissitudes d'une découverte qui faillit périr entre les mains du comte Mattei. Car pour peu qu'il se fût continué, le système adopté par lui, système absolument contraire à toute tradition scientifique, eût compromis sans retour cette belle doctrine de la complexité qui est, en effet, la continuation et le couronnement de l'homéopathie. Le système de Mattei pour la propagation de sa médecine se résume en deux mots : Immense publicité donnée aux remédes; secret absolu de leur composition. On conçoit qu'il n'y ait pas de découverte, pas de doctrine, pas de méthode qui puisse résister longtemps à un pareil traitement. C'est la spéculation et le charlatanisme introduits de vive force dans le domaine scientifique.

M. le professeur C. Giordan qui, après avoir rendu au comte Mattei l'immense service de présenter sa médecine sous un jour semi-scientifique, éprouva tous les effets de son ingratitude, écrivit en 1884, sous le titre : *Les Mystères et Mystifications de M. le comte C. Mattei dévoilés*, un petit livre qui sert d'utile complément au premier, rédigé par lui en 1879, et que nous analysons en ce moment. M. C. Giordan déclare que Mattei, après lui avoir raconté sa vie, l'*histoire* de ses remèdes, l'origine de la ligue qui le persécutait, le chargea de la rédaction en langue française d'un livre sur l'électro-homéopathie. Il n'hésite pas à ajouter : « Bref, Mattei était à mes yeux un phi-
« lanthrope luttant pour répandre une invention
« utile, *quel qu'aurait pu être son mérite dans*
« *cette découverte.* »

Il est clair, d'après le dernier passage de cette citation (1), que, aux yeux de M. C. Giordan, qui connaissait l'*histoire* des remèdes, le comte Mattei n'était pas l'inventeur de ces remèdes, ce qui, pour notre lecteur, ne peut faire aucun doute après l'analyse que nous avons faite plus haut de la théorie, de la nomenclature et de la pratique mattéistes comparativement avec la doctrine médicale de Finella, Bellotti et Soleri. Mais il restait le *philanthrope* luttant pour répandre une invention utile. Nous allons voir ce qu'il faut en penser.

---

(1) *Les Mystères*, p. VII.

Après la distribution gratuite des remèdes largement faite par Mattei pour mieux assurer le succès de la nouvelle médecine, et après constatation des résultats acquis, une phase nouvelle s'ouvre dans l'histoire de l'Electro-Homéopathie. Tout à coup les médecins se turent et cessèrent de réclamer des remèdes pour demander quoi donc? La re cette! (*Electro-Homéopathie, principes d'une science nouvelle,* page 30). C'était naturel. De toutes parts on écrivait : « Nous redoutons les remèdes secrets. » Ils sont, en effet, dangereux pour le pharmacien qui les vend, équivoques pour le malade qui les absorbe, incompatibles avec la dignité professionnelle du médecin. D'ailleurs, Mattei lui-même ne dit-il pas (page 44) : « Il faut que le « médecin soit savant. » Mais si le médecin doit être savant, s'il n'est pas une simple machine à ordonner des remèdes inconnus sur la foi d'un boniment charlatanesque, il a le droit de *savoir*, de s'informer, il a le devoir de prescrire en connaissance de cause. Les médecins usaient donc de leur droit, ils accomplissaient leur devoir en démandant à Mattei la composition de ses remèdes.

Alors Mattei bondit. Il avait beaucoup de raisons pour ne pas révéler ses formules *empruntées ;* mais la principale de toutes, c'est que, par cette révélation, il tuait la poule aux œufs d'or. Sa spéculation avortait au début. Il résiste donc, il refuse, il s'oppose. Il faut le voir se débattre! Et pour mieux se tirer d'affaire, il prend un grand parti : il accuse les médecins de spéculation et de chantage; il leur adresse des lettres insultantes qu'il publie dans ses livres de propagande : *Un poco di storia su i rimedi Mattei* (Bologne, 1871), *Emancipazione dell'uomo dal medico* (Bologne, 1875), *Elettromeopatia, scienza nuova* (Casale, 1878). Il fait plus. Par un coup d'audace et dans un singulier renversement des rôles, il se proclame le défenseur de la science nouvelle contre la sophistication et la convoitise (page 38), qui menacent d'altérer la doctrine dans sa pureté, de dénaturer ses remèdes, que dis-je, de les anéantir, d'en priver à tout jamais le genre humain ! C'est une « bonne et grosse affaire » qu'il veut garder pour lui seul. Mais il s'écrie, en se drapant dans son manteau comme un César médical sauveur de la famille et de la société :

— « Ma médecine est un bienfait envoyé du « ciel pour tous les humains » (page 38). Vous me demandez le secret. Je vous le refuse par amour pour l'humanité. Je vous le refuse dans ma sollicitude inépuisable pour les pauvres infirmes. Je ne veux pas que l'on spécule avec ce dépôt sacré que la Providence a placé entre mes mains. Je ne veux pas que mes remèdes soient adultérés. Je ne veux pas que la vieille médecine, effrayée de voir diminuer le nombre des malades, anéantisse ces remèdes à son profit.(1) Je ne veux pas que le peuple soit privé de cet immense bienfait ; que l'on débite le globule au prix de un dollar comme la chose a eu lieu à New-York, de un thaler comme cela s'est fait à Leipsig, que l'on vende une bouteille de liquide jusqu'à 800 francs ! Abus monstrueux que je veux réprimer et prévenir ! Certes, je pourrais,

---

(1) Mattei accuse l'allopathie, secondée par ses préparateurs pharmaceutiques, du plus noir dessein qui se vit jamais sous le ciel. Le voici dans toute son horreur. Il ne faut pas que le monde soit trop peuplé : c'est l'opinion de Malthus, qui, pour obvier à une trop grande multiplication de l'espèce humaine, recommande le *self restraint*. Les médecins allopathes, suivant Mattei, emploient d'autres moyens pour arriver au même but : ils diminuent la population en augmentant sa mortalité. Et pour cela, ils la saturent de « mauvais remèdes ».

Mais c'est ici qu'éclate dans toute sa scélératesse la grande conspiration des pharmaciens. Ces « mauvais remèdes » sont donnés sous le nom de Mattei ! Le poison mortel est insinué dans ses globules ! Voici le plan qui a été adopté : Nous allons d'abord propager les remèdes Mattei (ce sont les pharmaciens qui se sont tenus ce langage); puis, nous demanderons le semoi aussi, spéculer, faire payer cher cette sublime découverte; mais ma grandeur d'âme s'y oppose. « J'ai pensé qu'il valait mieux assurer au monde la « médecine que de grossir ma fortune » (page 32). Admirez mon désintéressement. Je refuse la recette aux philanthropes qui me la demandent. Je la garde pour moi ; et je fais payer le globule non pas un dollar, non pas un thaler, mais *un centime!*

Il est facile de réduire à leur juste valeur tous ces sophismes. — Eh bien, oui, s'écrie Mattei, je garde le secret pour qu'on ne dénature pas mes remèdes, pour qu'on ne spécule pas avec ma médecine, pour qu'on ne la détruise pas. Je ne spécule pas moi-même; je suis le détenteur de la doctrine et le garant des remèdes!... Il n'est personne qui ne sente dès l'abord l'inefficacité de cette garantie et qui ne comprenne, après un peu de réflexion, que la meilleure de toutes les garanties, c'est la publicité. Seule, en effet, la publicité donnée à la composition des remèdes peut empêcher les sophistications dans le laboratoire du pharmacien. Seule, la publicité des doctrines peut maintenir leur intégrité. Seule enfin, la publicité consacrée à une médecine complète, théorie et

---

cret, afin de gagner beaucoup d'argent en exploitant la recette à notre profit. Si on nous refuse ce secret, alors nous sophistiquerons les remèdes : et nous vendrons les « mauvais remèdes » avec les bons, afin de perdre à tout jamais le visionnaire de la Rochetta.

Hallucination, dira-t-on! Nullement. Mattei possède, dit-il, les preuves de ce plan machiavélique et malthusien. Il tient des documents qu'on ne détruira pas et qu'il gravera, s'il le faut, sur le silex. Il écrira un jour cette histoire. En effet, il a publié un opuscule insensé ayant pour titre : *Commencement de l'histoire secrète de la contrefaçon de l'électro-homéopathie,* opuscule qui a la prétention de déjouer cette machination, la plus terrible de toutes: la sophistication, et qui n'est pas autre chose qu'une réclame en faveur de ses revendeurs de remèdes.

Conclusion: Servez-vous à Bologne, ou dans les dispensaires accrédités par moi. Là on n'est pas surfait !

pratique, peut mettre un frein à la convoitise et prévenir la spéculation, en créant, par la concurrence et la liberté, le bas prix des produits.

Le secret, au contraire, c'est le monopole avec tous ses abus. C'est la possibilité, pour celui qui le détient, de dénaturer les remèdes en les manipulant à sa guise et sans le moindre contrôle ; de tenir cachés les éléments d'une doctrine, comme l'a fait Mattei pour le principe essentiel de la complexité ; et enfin de spéculer sans mesure en élevant les prix hors de toute proportion. C'est le droit de frauder, de mentir et d'exploiter. Si Mattei n'a pas voulu pratiquer la cherté des prix, il a simplement montré par là qu'il était bon commerçant et qu'il agissait en vertu de cet adage économique : *Vendre bon marché pour vendre beaucoup*. Il n'en est que plus habile spéculateur.

Aussi lorsque Mattei dit (page 38) : « A l'heure « qu'il est, c'en serait fait de ma médecine si j'avais « livré à ceux qui les demandent les formules des « médicaments. » Et plus loin (page 223) : « Il y « a vingt ans que je fais des efforts pour retenir « entre mes mains ma découverte pour qu'elle ne « tombe pas entre les mains de certains philan- « thropes qui ne regardent la médecine que d'un « œil de convoitise, » il émet une contre-vérité. Il emploie un moyen machiavélique pour se donner le droit de faire avec impunité ce qu'il reproche à autrui. Nous savons maintenant à quoi nous en tenir sur cette déclaration mystérieuse et sybilline inscrite à la page 50 : « Il est nécessaire que le « *grand secret* demeure inconnu et profondément « caché ! » Nous connaissons le « philanthrope luttant pour répandre une invention utile » dont les malheurs et la grandeur d'âme avaient ému son biographe M. C. Giordan,

---

Mais Mattei plaide les circonstances atténuantes. Il donne à entendre que le secret de ses remèdes n'est que relatif. On sait, dit-il, qu'ils ne contiennent que le suc de plantes inoffensives ; et comment le sait-on ? Par son affirmation. On peut l'en croire sur sa parole. « Leur nature végétale non toxique « a été parfaitement constatée. » Par qui ? « Ne « l'aurais-je pas déclaré, ajouta-t-il, tout chimiste « ne peut-il pas décomposer et analyser ? » Mais non, puisque Mattei affirme lui-même, dans son *Vade-Mecun* de 1886 (pages 47 et 113) que l'électricité ne s'analyse pas, que ses remèdes sont immatériels ! Le secret n'est donc pas relatif : il est absolu ; et Mattei le croit impénétrable, tout en disant dans un de ses livres qu'on peut le pénétrer, et dans un autre qu'on ne le peut pas !

Autre circonstance atténuante : Le secret n'existe-t-il pas dans la médecine officielle ? Qu'est-ce que ces spécialistés qui encombrent les « arrière-pages de la presse, les coins d'affichage « de toutes les villes, les agences de publicté, les « vitrines des pharmaciens ? » Les inventeurs de ces spécifiques donnent-ils leur recette au médecin ? Et celui-ci ne se contente-t-il pas d'une étiquette accompagnée d'un prospectus ? Pourquoi donc lui, Mattei, serait-il obligé à plus de conscience et devrait-il soumettre son procédé à la médectne lorsque tant d'autres lui cachent les leurs ? Des médecins honnêtes, dit-il, n'ont pas été rebutés par le secret ; ils ont prescrit mes remèdes sans hésitation. Nous le comprenons pendant une période de début et lorsqu'on peut s'autoriser de quelques résultats acquis. C'est de l'empirisme. Mais Mattei doit savoir qu'un médecin qui se respecte n'ordonne jamais ce qu'il ne *connaît* pas.

Troisième circonstance atténuante : « Les manipulations peuvent demeurer secrètes pour le médecin. Il n'a pas besoin de savoir les divers traitements que l'on fait subir au quinquina pour le réduire à l'état de sulfate : il doit savoir que c'est du sulfate et les effets qu'il produit. Voilà tout ce qu'il lui faut. » Soit ; nous admettons cela, et nous reconnaissons que ce qu'il importe surtout au médecin de connaître, c'est le nom des substances qu'il emploie. Mais est-ce que Mattei a satisfait à ces exigences ? « Voilà aussi pour mes remèdes, ajoute-t-il, tout ce que je déclare. » Ceci est manifestement faux : jamais Mattei n'a fait connaître la composition de ses remèdes. Bien plus, il trompe le médecin et le malade sur la nature même des substances. Il dit que ce sont des herbes non toxiques, des plantes inoffensives, des sucs végétaux innocents ; et ces médicaments contiennent de la jusquiame, de l'aconit, de la belladone, de l'arsenic, de l'antimoine, comme n'importe quel remède homéopathique.

Enfin Mattei joue sur les mots. Il demande si une médecine dont les effets sont connus dans tout l'univers est une médecine *secrète*. Il n'y a rien à répondre à cette facétie, sinon que la grande publicité donnée aux effets et aux résultats et le secret absolu gardé sur la composition des remèdes font rentrer toute médecine dans les pratiques de l'empirisme et confinent au charlatanisme de la place publique. Sans doute on acquiert ainsi une certaine célébrité de mauvais aloi ; les produits que l'on lance jouissent d'une vogue éphémère, bientôt effacée par celle qu'obtient une spécialité nouvelle : on n'enrichit pas la matière médicale, on n'inscrit pas son nom au Panthéon de la médecine; Mais en réalité, peu importait à Mattei une renommée durable. Il avait soif d'argent plus que de gloire ; et ses dévotions s'adressaient moins à l'autel d'Esculape qu'à celui de Plutus.

Non seulement Mattei observa sur les principes réels de la doctrine et sur la nature des remèdes le secret le plus absolu ; mais il employa différents subterfuges pour donner le change au public. C'est un procédé familier aux Bosco et aux Robert Houdin qui fixent l'attention du spectateur sur un objet servant de trompe-l'œil ou qui le divertissent en éblouissant son regard par les évolutions de leur baguette pendant qu'ils opèrent les substitutions mystérieuses que leur suggère l'art des prestiges. Le grand trompe-l'œil du comte Mattei, celui dont il se servit de tout temps pour couvrir le mystère de sa médecine, c'est l'*électricité végétale*. Personne n'a jamais pu savoir au juste ce qu'il entendait par ces deux mots, pas même lui. Mais il les employait à tout propos, et même hors de propos ; et cela le dispensait d'une explication sérieuse et scientifique que, pour bien des raisons, il était hors d'état de donner.

Dans son *Vade Mecum* de 1886, pages 33 et suivantes, Mattei rapporte lui-même un prétendu dialogue avec un allopathe, dialogue qui est un modèle parfait de bouffonnerie médicale et un exemple très concluant dans l'art de berner les curieux par des propos en l'air. Cet excellent disciple de l'ancienne doctrine déclare à Mattei que le remède à guérir le cancer est un remède secret parce qu'il ne laisse à l'analyse aucune trace des substances dont il est composé. — Voilà dix ans, répond Mattei, que je m'efforce de publier que l'électro-homéopathie n'est que de l'électricité végétale. Analysez tant que vous voudrez, vous ne trouverez pas d'autre substance. — Mais dites-moi alors ce que c'est que votre électricité végétale. — Quand vous m'aurez dit ce que c'est que votre électricité animale. — On affirme, insiste le docteur avide de connaître, qu'elle est extraite d'un arbuste ? — Je vous préviens, réplique Mattei, que je renvoie ma réponse aux calendes grecques ! .. Voilà toute la somme de satisfaction que le noble comte consent à donner à la science. « Et « mon bon allopathe, continue-t-il avec une ironie diabolique, attend toujours l'arbuste de l'élec- « tricité, que nous transplanterons en automne. »

Pour ne pas voir ce qu'il y a de scandaleux au point de vue scientifique, au point de vue humain, dans une telle pasquinade, il faut être totalement dépourvu de sens moral.

Mattei est allé plus loin. Il a inventé, pour les besoins de sa cause, une nomenclature macaronique et a baptisé ses remèdes des noms les plus réjouissants comme aussi les plus inconvenants. Dans cette même édition de son *Vade Mecum* (c'est la cinquième, 1886) paraissent pour la première fois des appellations qui ne peuvent que stupéfier le lecteur. Non content de la nomenclature apocryphe qui lui a servi à déguiser des remèdes empruntés, il y ajoute encore les termes suivants dont la physionomie rappelle beaucoup plus les *Songes drôlatiques* de Rabelais que le vocabulaire scientifique de Ramus et d'Ambroise Paré. Il appelle quelques-uns des antiscrofuleux *Gino*, *Dom-Dom*, *Marina*, *Lento*, *Lampedusa*. Parmi les anticancéreux, il insère les noms de *Lenzio*, *Lord*, *Lady*, *Dom-Fin*, *Gin-Gin-Gin*. Les antiangioitiques reçoivent pour surnoms : *Cu*, *Cu-Cu*, *Cu-Cu-Cu*, *Dom-Cu-Cu*, afin de mieux marquer leurs degrés de puissance. Les fébrifuges suivent la gamme ascendante: *Aro*, *Aros*, *Arost*. Les pectoraux, celle de *Fri*, *Fric*, *Fricando*. L'antivénérien subit la dénomination de *Vergine*. Le vermifuge est appelé *Farmo*. (Pages 110, 111, 112 et 113.)

En voyant ainsi les remèdes baptisés comme pourraient l'être des animaux domestiques, chiens, chats, singes et perroquets, de nous familiers, bizarres ou saugrenus, on croit tout d'abord avoir affaire à quelque malheureux affligé de manie indécente; et l'on serait plus tenté de le plaindre que de le blâmer. Mais il y a, dans ces incongruités de la plume, plus de raison et de calcul qu'on ne l'avait primitivement supposé. Si le comte Mattei se décide aussi bravement à insulter à la dignité humaine en offensant nos yeux par des termes inconvenants, c'est qu'il entend affirmer à sa manière son droit de garder le secret sur la composition des remèdes. Cela résulte clairement des deux notes placées de distance en distance au bas de tous ces noms. La première dit : *Noms donnés à ces remèdes pour satisfaire ceux qui seraient désireux de savoir d'où ils sont extraits.* Et la seconde : *Noms de végétaux et minéraux donnés à ces remèdes pour satisfaire ceux qui voudraient connaître leurs provenances.*

Il n'y a donc pas à s'y tromper : c'est une bravade, un défi à l'opinion publique. C'est un raffinement satanique d'ironie. On ne se plaindra pas que l'électro-homéopathie est une doctrine occulte. A ceux qui l'interrogent sur ce sujet, Mattei riposte : *Electricité végétale!* On ne dira plus que la provenance des remèdes est ignorée. Aux investigateurs par trop curieux, Mattei réplique : *Cu-Cu-Cu! Gin-Gin-Gin!* C'est répondre de la bonne manière.

C'est pour nous un devoir pénible de mettre au jour toutes ces extravagances ; mais il nous faut montrer en quelles mains la Providence avait placé ce dépôt sacré, pour employer le langage du comte Mattei. Il faut que l'on sache jusqu'à quel degré d'aberration la soif inextinguible du lucre peut conduire un homme que son intelligence, sinon son savoir, appelait à des meilleures, à de plus hautes destinées. Entre tous les subterfuges employés par Mattei pour faire diversion dans l'esprit du public, il en est un qui mérite une place d'honneur. C'est celui que l'on trouve développé dans l'ouvrage canonique intitulé *Electro-Homéopathie, Principes d'une science nouvelle*, page 47 et suivantes. On donne ce projet d'avenir, non moins extraordinaire qu'inattendu, comme une des rêveries que caresse amoureusement le philanthrope solitaire. « Je garde le secret de mon vivant, nous dit-il ; mais après ma mort, mon legs restera à « l'humanité. »

En quoi consiste donc ce projet dont les proportions touchent au gigantesque? Il s'agit tout simplement de mettre la médecine *en régie*, d'en faire le monopole des gouvernements de l'Europe ! En réponse aux inquiétudes très justement exprimées par M. Bérard, dans le numéro 8 de la *Revue électro-homéopathique de Genève*, sur les destinées d'une science dont tout l'avenir repose sur une seule tête, Mattei répond : — Que l'on se rassure ! Toutes mes dispositions sont prises pour qu'à ma mort ce bienfait soit assuré au monde. Et il développe ses idées sur la réforme médicale de l'avenir.

Oh ! ce sera une réforme bien pacifique, quoique radicale ! Suivant Mattei, il faut conserver les Facultés (ceux qui tremblaient déjà pour elle peuvent rasseoir leurs esprits) et tout l'échafaudage de la médecine officielle. Bien entendu, l'électro-homéopathie reste libre de droit naturel. Seulement il arrivera un jour où le peuple, lassé de la médecine qui ne guérit pas et qui coûte cher, imposera aux docteurs la médecine à bon marché qui guérit et demandera d'une seule voix qu'ils soient tous rendus responsables et contraints d'exercer l'électro-homéopathie. Et voilà la réforme accomplie. Les hommes publics verront ce qui leur reste à faire.

« Il est probable, dit Mattei (page 49) que les « gouvernements éclairés vont se mettre à la tête « eux-mêmes pour assurer aux populations le « puissant moyen thérapeutique qui sera en même « temps une source de revenus pour le trésor de « l'Etat. » Dans sa solitude, le bienfaiteur de l'humanité ne peut s'empêcher de songer que « sa « découverte est appelée à régénérer les peuples, « à épargner au budget de l'Etat, de la province, « de la commune, les millions dépensés pour sub-

« venir à la souffrance publique, à augmenter la « recette du Trésor par *la nouvelle régie des médi- « caments.* » (Page 49.)

On croit rêver en lisant de pareilles choses, et l'on est obligé de se rappeler que leur inspirateur rêvait lui-même en les dictant. Mettre les médicaments en régie dans tous les Etats de l'Europe, comme l'Italie l'a fait pour le sel et la France pour le tabac, et prévenir peut-être par là de désastreuses banqueroutes, pourrait être le rêve d'un philanthrope inspiré du ciel, l'utopie financière d'un politique manqué ; mais l'enthousiasme que fait naître ce projet grandiose se refroidit subitement lorsqu'on vient à songer que tous ces bienfaits sont ajournés à la mort de l'inventeur et qu'il n'y a là, pour lui, qu'une nouvelle échappatoire qui le dispense de publier la composition de ses remèdes

Aussi est-ce avec une arrogance nouvelle que Mattei s'écrie : « Jusqu'à ce jour je garde le secret. « Là je pourrai déposer les recettes sous l'égide de « la foi publique et de personnes qui n'auront que « trop d'intérêt à les perpétuer et à les maintenir « hors de toute atteinte ! » Nous connaissons désormais le procédé ; il ne peut plus nous surprendre. Ce n'est qu'une variante de sa réplique au bon allopathe : « Mon cher, je vous préviens que je « renvoie ma réponse aux calendes grecques ! »

Mais où Matteï dépasse la mesure, c'est lorsqu'il se permet la menace en ajoutant la phrase incroyable qui suit (page 51) : « Ma formule « demeurera cachée jusqu'au jour où moi-même « ou quelqu'un après moi viendra la mettre en « sûreté en des mains qui ont les *bagnes* (! ! !) pour « empêcher la baraterie et le trafic malhonnête. » Cette parole est imprudente. L'homme qui a emprunté sans le dire leur doctrine à Finella et à Bellotti, l'inventeur qui a démarqué les remèdes de Soleri pour les présenter dans un nouvel ordre et sous de nouveaux noms, le spéculateur qui a trafiqué de médicaments secrets en masquant leur provenance avec le plus grand soin, était tenu à plus de réserve. Il y a un proverbe fort sage qui dit : *Il ne faut pas parler de corde dans la maison d'un pendu.* (1)

Pour résumer les considérations qui précèdent sur le secret en médecine, nous dirons que les

---

(1) On écrirait un volume avec les excentricités du comte Mattei. Pendant le cours de sa longue carrière médicale (?) il a cru devoir agrémenter son apostolat de fantaisies bouffonnes destinées à donner à ses actes plus de saveur et de piquant. Banquiste parfait, comédien fertile en inventions, il a toujours essayé de mettre les rieurs de son côté et il a pratiqué le *vis comica* avec un certain succès. Comme les grands artistes, il a su joindre la note gaie à la note sévère. Ainsi Homère, après avoir chanté les exploits d'Achille et les pérégrinations d'Ulysse, ne dédaignait pas de célébrer, dans sa *Barrachomyomachie*, les combats des rats et des grenouilles. Rossini a su non seulement produire les imposantes partitions de *Sémiramis* et de *Guillaume Tell*, mais encore broder les capricieuses variations, dessiner les mélodies éblouissantes du *Barbier de Séville*. De même, Mattei ne s'est pas contenté d'inventer la médecine deux mille cinq cents ans après Hippocrate et de donner au monde les œuvres magistrales signées de son nom que nous indiquons dans le texte de cet ouvrage, comme la *Scienza nuova del conte Mattei*, comme l'*Emancipazione dell' uomo dal medico*, comme la huitième édition du *Vade Mecum*. C'est là son bagage scientifique, son œuvre sérieuse, *opera seria*, l'édifice colossal qu'il voulut élever à sa propre gloire. Il a aussi excellé dans la satire et la caricature. Sa verve caustique s'est exercée sans pitié contre tous ceux qu'il croyait être ses ennemis et ses adversaires ; et nous avons aussi un recueil de factums et de pamphlets, une œuvre légère, *opera buffa*, qui dénote les aptitudes variées de son génie. Ce répertoire comprend des opuscules comme la *Lettre chinoise* sur l'allopathie, *Perchè ti stai inchiodato qui ?* ou encore *Un poco di storia sui rimedi Mattei* et permet de constater en Mattei un farceur sans précédent et sans égal en médecine.

pratiques de Mattei ont considérablement éloigné la science nouvelle des saines traditions médicales. Quoi qu'en dise le pseudo-fondateur de l'électro-homéopathie, il importe à tout le monde de connaître la composition des remèdes. Guérir et payer n'est pas le dernier mot de la médecine. Ce n'est pas ainsi que procéda Hahnemann lorsqu'il publia,

---

Mattei se montre encore sous d'autres aspects. Fidèle à son prénom de César, il est à la fois très autocrate et très révolutionnaire. Il lance sur le monde des ukases foudroyants pour imposer aux nations l'emploi de l'électro-homéopathie et l'achat de ses globules. D'autre part, il prodigue les appels au peuple et proclame que l'insurrection contre les palliatifs de l'ancienne médecine est le plus saint des devoirs.

Comme rédacteur de boniments, le comte Mattei ne fut jamais surpassé. On le verra écrire sans sourciller qu'il a soigné plus de cent mille personnes. Ses remèdes, d'après lui, ont envahi toute la terre. Il ne leur reste plus à conquérir que les autres mondes. Et ce sont des énumérations épiques, charlatanesques, où les noms de docteurs, d'hôpitaux, de villes, de pays, s'accumulent et s'entassent pour monter jusqu'au ciel. Cette médecine a pénétré en Chine, dans le Japon, dans les Indes, en Russie, à Constantinople, à Jérusalem, à Alexandrie, au Caire, en Algérie ; dans toute l'Europe enfin, à Varsovie, à Prague, à Vienne, etc. Jamais Pricrochole, le conquérant comique si bien dépeint par Rabelais, n'osa étendre aussi loin son chimérique empire.

Il chante ses remèdes avec des accents que n'ont jamais connus ni Mondor ni Tabarin vantant à la foule ébahie leurs panacées qui guérissent à la fois les durillons et le mal de dents. Les remèdes secrets de Mattei détruisent la coxalgie, la carie, le cancer, le staphylome, l'éléphantiasis, la pierre, la goutte, la bronchite chronique, *plus de maux qu'on n'en peut dénombrer dans un an*, comme dit l'opérateur dans une comédie de Molière... Et ces remèdes merveilleux, à combien sont-ils livrés ? Quel est le prix du globule ? Pas même un dollar comme à New-York, pas même un thaler comme à Leipsig, mais *treize cent cinquante fois moins*, c'est-à-dire un centime. Ce passage appelle nécessairement un roulement de tambours accompagné d'une fioriture de cuivres, comme dans la marche triomphale de *Nabucco*.

Mattei reprend à son usage ces motifs déjà connus qu'il

en 1805, la composition des vingt-six premiers remèdes homéopathiques. Ce n'est pas ainsi non plus que procédèrent Bellotti et Finella lorsque l'un et l'autre firent connaître au monde médical les substances qui entraient dans la composition de leurs spécifiques. Par son silence obstiné à cet égard, le comte Mattei autorise toutes les suppositions; il

---

développe avec une grande maestria ; mais il a aussi des arabesques personnelles. Comme on avait refusé à ses remèdes l'entrée en Autriche et qu'il était privé par là d'une importante clientèle, il donne à entendre qu'il peut se passer de l'Autriche et se console en modulant cette phrase mélodique dont le dessin est admirable : « Il me suffit des bénédictions « de l'Amérique, de la Chine, du Japon, de l'Inde et de l'Orient « qui m'acclament et me donnent le doux nom de bienfai- « teur. » En effet, on se contenterait à moins !

Dans sa sollicitude pour la santé des peuples, Mattei malmène sans égards les plus hauts potentats. Il fait acte d'autorité. Il prend des décrets rigoureux. Par exemple, la propagation de sa médecine ayant rencontré des difficultés dans le Royaume-Uni, Mattei déclare dans une lettre que les imbéciles qui ont intrigué contre lui obligent sa diplomatie (à lui Mattei) d'interdire par décret la guérison des cancers en Angleterre, et il invite son correspondant à signifier cet acte à sa gracieuse souveraine, impératrice des Indes et reine de la Grande-Bretagne. Le décret est ainsi conçu : *Les cancers des Anglais seront traités par l'eau fraiche et par rien autre. Puisque, comprenez-le bien une fois, cher monsieur Surville et Compagnie, la vie et la mort se trouvent dans mes mains, et que de la manière que j'aide volontairement et généreusement les personnes honnêtes, j'abandonnerai toujours à leur sort les brigands égoïstes qui falsifient tout pour l'argent.* Ce document historique est à Londres, entre les mains de M. Surville, qui en garde précieusement l'original.

Un homme qui tient entre ses mains la vie et la mort peut en prendre à son aise avec les plus grands souverains. Aussi Mattei n'hésite-t-il pas à écrire personnellement à son prétendu client l'empereur d'Autriche. La lettre est imprimée sans date à Vergato près Bologne. Il demande à être reconnu médecin autrichien et déclare vouloir s'adresser aux magistrats de l'Autriche afin de savoir si, dans cet empire, lorsque lui,

s'est placé de lui-même hors cadre ; il ne rentre pas dans la série des réformateurs scientifiques de l'homéopathie. Le flambeau de la science nouvelle devait lui être arraché par des mains plus dignes de le porter.

Ceux qui auraient conservé quelque illusion sur les aptitudes de Mattei comme savant n'ont qu'à

Mattei, aura dit *blanc* à haute voix, le blanc sera et restera vraiment blanc. « Et si, au contraire, il écrit BLANC sans le « prononcer, ou, mieux encore, sans le déclamer avec une voix « de ténor, il serait curieux de savoir de Sa Majesté si, en Au- « triche aussi, le blanc peut devenir noir ou couleur de pomme « de terre. »

Entre temps, et par voie de digression anecdotique, Mattei croit devoir apprendre à son auguste correspondant qu'on vient de lui intenter un procès dont le motif principal est un clystère seq estré à la Rocchetta, qu'on signale comme un repaire de bandits.

Il va sans dire que Mattei, ce roi des rois et cet empereur des empereurs, édicte pour cette région du globe un arrêté analogue à celui qu'il avait déjà fulminé contre l'Angleterre. D'après les termes de cet arrêté, *à partir du 27 septembre 1885 et à l'avenir, les peuples de l'Autriche-Hongrie restent privés du bienfait de l'Electro-Homéopathie. Il ne sera fourni de remède à aucune personne, ni riche ni pauvre. Le dépôt central de Bologne est chargé de la rigoureuse application de ce décret, pris par l'Impériale et Royale Lieutenance de la Basse-Autriche.* Cet arrêté fut adressé à M. Mirandola, qui s'empressa de le communiquer au monde.

On voit que Mattei se partage à lui-même l'empire de l'univers. Il gouverne en Angleterre comme en Autriche et sa suprématie s'étend sur toutes les nations. C'est le despote planétaire entrevu par le génie du grand réformateur Charles Fourier et que n'avaient osé rêver ni Alexandre, ni César, ni Napoléon. Ce souverain du globe, cet *omniarque* qui tient la vie et la mort entre ses mains, Mattei l'est devenu par la grâce de Dieu et la puissance de ses remèdes.

lire la huitième édition de son *Vade Mecum* publiée en 1888.

Dans sa carrière médicale, dont les débuts remontent à 1865, Mattei eut des collaborateurs assez nombreux : le docteur Conti, à Bologne ; le docteur Pascucci, à Rome ; plus tard, M. Bérard, pasteur de la religion réformée à Loriol (Drôme) ;

Traitant les chefs d'Etat en inférieurs et même en exécuteurs de ses volontés, on devine si Mattei garde quelque ménagement avec des hommes que leur triste sort réduit à n'être que premiers ministres, commo cela est arrivé au chevalier Marc Minghetti, président du Conseil en Italie, qui avait eu le malheur de déplaire au grand potentat de Bologne, au czar de la science nouvelle. Mattei le malmena très rudement dans un de ses opuscules et se livra à de telles attaques que cet homme public, diffamé jusqne dans les actes de sa vie intime et personnelle, se vit contraint de demander justice aux tribunaux de son pays. L'issue ne fut pas favorable au comte Mattei. Cet homme, qui tient entre ses mains la vie et la mort d'autrui, ne put y retenir 12.000 francs, montant de l'amende qui lui fut infligée par le tribunal correctionnel de Bologne.

Mattei n'est pas plus tendre pour les particuliers. Dans la quatrième édition en langue italienne du *Vade Mecum*, il se permit, contre l'honorable M. C. Giordan, son ex-collaborateur et ami, une dédicace offensante et diffamatoire qui fut punie d'une nouvelle amende par la justice correctionnelle. Nous trouvons, dans plusieurs de ses *Vade Mecum*, d'autres allusions d'un caractère tout intime. On voit que le comte Mattei cherche à mordre aux endroits secrets.

La création la plus fantasque de Mattei, création qui tient à la fois de la comédie, de la pantomime et du drame, c'est le grand complot ourdi contre lui, la Ligue universelle qui cherche à l'enserrer de liens invisibles et mystérieux. L'autocrate de toutes les Russies n'est pas plus menacé par le nihilisme que ne l'est Mattei par cette conjuration scélérate. Quels sont les membres de cette charbonnerie nouvelle organisée, non plus contre les tyrans des peuples, mais — ô conspirateurs dénaturés ! — contre le bienfaiteur même de l'humanité ? Mystère ! Ils sont enveloppés dans cette appellation très générale et très vague : *les ennemis de Mattei*. Cet effroyable crime social, ce quasi-parricide, est dénoncé à l'univers dans

ensuite M. C. Giordan. Tous propagèrent avec beaucoup de zèle, qui les nouveaux remèdes, qui la nouvelle doctrine. Tous furent d'abord ses amis; tous devinrent plus tard ses adversaires, justement révoltés par son ingratitude. Mattei leur doit beaucoup pour sa renommée et presque tout pour sa science. En les perdant, il a perdu sa fortune

---

l'opuscule intitulé : *Perchè ti stai inchiodato qui?* (Pourquoi restes-tu cloué ici ?)

Pourquoi, Mattei, restes-tu cloué ici, dans ce château à tourelles qui s'élève au milieu des bois et que tu fis bâtir rien qu'avec des globules à un centime pièce ? Pourquoi te confiner ainsi à la Rocchetta, lorsque les grandes villes te réclament, lorsqu'on voudrait de toi à Constantinople, à Alep, à Jérusalem ? lorsque les chaires des universités de Paris et de Tolède, de Londres et d'Iéna t'attendent pour que ta parole inspirée retentisse au milieu de la jeunesse studieuse, déroulant, dans un magnifique langage, les grandes lois de l'électricité végétale ? lorsque les peuples eux-mêmes veulent accourir sur ton passage, pour t'envelopper d'une tempête de vivats et de bravos, au besoin pour dételer tes chevaux et s'atteler en leur lieu et place à ta voiture transformée en char de triomphe ? — Pourquoi? répond Mattei. C'est à cause de la grande conspiration ! — De qui est-elle composée ? — Vraisemblablement des médecins et des pharmaciens, auxquels se sont joints d'innombrables complices. — Et que veut-elle ? — Ma mort !

On en veut à la vie du comte Mattei. Témoin les brigands que l'on a *vus* aux environs de la Rocchetta et qui ont été envoyés pour lui faire peur. Témoin les cigares qu'il envoya à M. C. Giordan pour les analyser et qui, disait-il, lui avaient été laissés par un *Russe inconnu* venu pour le consulter. M. C. Giordan analysa les cigares et y trouva de l'atropine. Quelle pièce à conviction ! (M. C. Giordan prétend, il est vrai, que ces cigares sont une invention de Mattei qui y avait introduit lui-même l'atropine afin de mettre à l'épreuve ses talents de chimiste et qui, dès ce moment, voyant en lui un homme capable de pénétrer ses secrets, ne chercha plus qu'à l'éloigner... Mais comment croire à tant d'astuce ? les cigares à l'atropine ne sont-ils pas bien plutôt l'œuvre scélérate ourdie par la branche slave de la grande conspiration ?)

Non seulement Mattei chercha à éloigner M. Giordan, mais il le fourra lui-même dans la conspiration, comme il y avait

scientifique ; et cette perte est irréparable pour lui. On a beaucoup médit d'Alexandre Dumas et de ses collaborateurs dont les travaux, assurait-on, constituaient l'essence et le fond même de son œuvre ; mais après la rupture, ceux qu'il avait associés à sa fortune littéraire essayèrent de voler de leurs propres ailes et publièrent à leur

---

fourré M. Bérard et les pharmaciens de Genève, comme il y fit entrer depuis tous ceux qui eurent des démêlés quelconques avec lui. À quelque chose malheur est bon! Cette conspiration devint par la suite extrêmement utile au comte Mattei.

C'est un moyen excellent à recommander aux spéculateurs dans l'embarras. Un créancier vous réclame-t-il de l'argent ? Vite, vous l'accusez de tramer un complot contre votre sûreté personnelle et vous le menacez de réclamer de lui, par les voies judiciaires, une indemnité égale à la somme que vous lui devez. Il y a dix à parier contre un que le créancier vous laissera tranquille. Un intéressé demande la réalisation d'un contrat, l'exécution d'une promesse. Vous l'incorporez aussitôt dans la Ligue ; vous lui reprochez sa complicité, sa trahison, ses actes de félonie : et vous êtes à l'aise dans votre contrat, quitte de toutes promesses. Lorsque le peuple menace d'une révolution, la police invente un complot et commence à arrêter les citoyens : c'est le moyen le plus sûr d'esquiver les réformes. Il était réservé au comte Mattei d'appliquer à la pratique de la médecine cette maxime machiavélique de gouvernement.

Une telle conspiration peut être utile encore par bien d'autres côtés. Il paraît que les Pères Jésuites font partie de cette collectivité élastique et fantastique ayant nom : *les ennemis de Mattei*. Celui-ci joue volontiers au radical et au révolutionnaire, bien qu'il doive son titre de comte à la munificence de S. S. Pie IX. Or, un jour, la *Civiltà Cattolica*, de Rome, publia un article sur l'hypnotisme. Il n'était nullement question d'électro-homéopathie dans cet article; et le rédacteur n'avait pensé à Mattei ni de loin ni de près. N'importe, Mattei y vit, ou fit semblant d'y voir, une attaque à sa haute personnalité. Aussitôt il jeta feu et flammes, protestant avec affectation contre l'intolérance religieuse !

Sur ces entrefaites, le comte de Villaverde, de Madrid, écrivit à la Rocchetta, demandant une consultation pour sa femme atteinte d'un cancer. Mattei, pour toute réponse, envoya un de ses *Vade Mecum*, cinquième édition. Seconde lettre du

tour des ouvrages signés de leurs noms : on vit bien alors, par l'inanité de leurs productions personnelles, ce qu'avait pu valoir leurs concours ; et l'on comprit que le grand romancier leur avait plus donné qu'il n'en avait reçu. C'est exactement le contraire avec Mattei. Par son dernier *Vade Mecum*, rédigé sans aucune collaboration, il montre ce qu'il sait faire quand il est livré à lui-même.

---

comte de Villaverde, réclamant avec instance une consultation précise. Mattei eut alors une idée de génie. Comprenant la parti qu'il pouvait tirer de cette insistance pour un bon coup de réclame, il écrivit au comte de Villaverde une lettre qui fut imprimée en 1887 à Bologne, typographie Mareggiani. Nous ne pouvons reproduire cette lettre à cause des diffamations nombreuses qu'elle contient.

Bornons-nous à quelques passages. Mattei ne peut, dit-il, indiquer d'autre médecin que la septième édition de son *Vade Mecum*. Les Jésuites ont prévenu les médecins contre la fascination des nouveaux remèdes. Il se gardera donc bien, ajoute-il, d'expédier des médicaments, parce que le cachet du comte de Villaverde lui annonce qu'il est ecclésiastique (Mattei se trompait : il avait confondu les armes du comte avec un blason épiscopal). Aussi lui conseille-t-il de prendre ses informations auprès des moines et des prêtres italiens. Quelle bienveillante et charitable ironie !

Il paraphe cette lettre avec la phrase suivante : « Mais, moi, « malheureux que la *Civiltà cattolica*) que tout le monde sait « être l'organe des Jésuites) met en danger de tomber dans « l'hypnotisme et de devenir l'associé du Diable ou, comme on « dit à Rome, de garder l'eau dans la bouche, c'est-à-dire de « me taire, je ne puis donc plus vous parler ; et je vais m'en « aller en Amérique où personne n'a intérêt à constater « l'influence diabolique où elle n'existe pas.

« En vous donnant, Monsieur le Comte, ma *bénédiction*(!!!) « j'ai l'honneur, etc. Signé : « MATTEI. »

Voilà comment fut traité, par le bienfaiteur du genre humain, le cancer de la comtesse de Villaverde, sous prétexte que les armoiries de son mari ressemblaient à celles d'un évêque !

Mattei aime à laisser croire qu'il est persécuté : cela fait partie du boniment. Il pose pour le révolutionnaire et le médecin du peuple. La huitième édition de son *Vade Mecum* s'ouvre par un magnifique dithyrambe en l'honneur de la

Cet ouvrage est pompeusement décoré du titre de *Testament scientifique*. Ce n'est pas encore le legs promis à l'humanité. Il n'en est pas moins dédié « aux peuples de l'un et de l'autre hémisphère », en attendant le jour où, Mattei mort, le grand secret sera enfin révélé. Toujours affriandé par la publicité, Mattei inscrit au frontispice de

---

Révolution française, à laquelle toutefois il se proclame supérieur, car, dit-il, la Révolution française n'a fait que donner la liberté à l'Europe, tandis que ma médecine apporte au monde la santé et la vie, qui valent mieux que la liberté. Il écrit : *Ce petit livre est une révolution universelle.* Et quelques lignes plus bas : *Il suffit d'un globule par jour, et chaque globule coûte un centime.* Mattei sait que les centimes accumulés font des millions. « Ce nouveau et vrai, « *Vade Mecum*, dit-il encore, a été écrit pour le peuple. » Il aspire à jouer le rôle de bienfaiteur populaire ; mais, en réalité, il cherche à s'appuyer sur l'ignorance et les passions. Or, voyons comment il aime ce peuple auquel il dédie ses petits livres.

D'abord en excitant sa colère, en provoquant ses haines par des phrases continuellement répétées telles que celles-ci : « Le peuple se révolte contre la science. » « Le peuple fera la révolution. » En soulevant la populace contre les autorités médicales les plus respectables À Bologne, au sortir de ses consultations, la foule irresponsable et ignorante allait s'ameuter autour des médecins, qu'elle insultait, bafouait et chansonnait. C'est exactement le contraire de ce qui arriva à Hahnemann à Anhalt-Koethen en 1821. Rizzoli lui-même, l'honneur de la Faculté de Bologne, ce médecin charitable et bienfaisant qui laissa toute sa fortune aux pauvres, ne fut pas épargné.

Mattei, qui racontait lui-même ces actes de sauvagerie, se frottait les mains avec un sourire diabolique en disant que c'étaient les scènes les plus *comiques* et les plus *garibaldesques* du monde !

Mattei aime le peuple ; mais c'est pour lui vendre ses remèdes, sans lui donner les moyens de se soigner et de se guérir soi-même, ce que n'a pas fait Raspail, ce médecin du peuple qui, du moins, lui a fait connaître toutes ses formules et a voulu que sa médecine pénétrât dans la mansarde et dans l'atelier. Mattei, lui, garde sur ce point un inviolable secret. Ce qui lui

son petit livre le nom du *chiarissimo* M. Gaston Bonnefont, rédacteur du *Paris-Exposition.* Il confie à ce journal, pour le défendre dans toutes les langues, son Testament « qui fait toucher du « doigt comment, *avec quelques centimes*, tout « homme peut se guérir, même s'il est jugé incu- « rable, et qui peut ainsi sauver l'humanité d'un « fléau pire que toutes les maladies, fléau si bien « dépeint par votre grand compatriote Molière. »

Le journaliste rédacteur en chef du *Paris-Expo-*

---

plait dans le peuple, c'est qu'il ne demande pas la recette ; il se contente de payer et de guérir. Aussi Mattei l'envoie-t-il à ses dispensaires avec la même insouciance qu'il mettrait à l'envoyer à la boucherie. C'est que Mattei aime le peuple comme certains estomacs voraces aiment le gigot de bœuf ou de mouton : pour en manger.

Exploiteur consommé des faiblesses humaines, charlatan hors ligne, metteur en scène incomparable, on peut dire de Mattei que s'il n'est pas un homme de science, un médecin habile et convaincu, il est, du moins, un farceur de génie. Tant de ressources déployées pour gagner de l'argent, tant de bons tours joués aux uns et aux autres, tant de coups de grosse caisse, de tam-tam et de gong chinois, tant de pasquinades et de fanfaronnades, tant de mensonges, de boniments, de parades, tant de tours de force méritaient bien une apothéose. Mattei l'a eue ; et pour comble de modestie, pour bien montrer qu'il était absolument complet comme banquiste, c'est lui-même qui se l'est octroyée.

Dans le château de la Rocchetta se trouve un salon rendu en quelque sorte public par Mattei qui le montre avec ostentation à tous les visiteurs. C'est le salon dit des *Visions.* On y est impressionné, entre autres visions extraordinaires, par l'aspect d'un plafond magistralement décoré d'une peinture a fresque. Cette peinture est triomphale ; elle pourrait rivaliser avec le plafond du Louvre, où Delacroix a représenté, la tête environnée d'nne radieuse auréole aux tons d'or, de pourpre et d'orange, Apollon vainqueur du serpent Python. Ici, le sujet est plus suave encore. Sur un fond bleuâtre et gris pommelé, arrivé plus haut que Moïse, puisque celui-ci s'était arrêté sur le sommet d'un mont, on aperçoit Mattei en caleçon de bain, nageant dans les espaces célestes pour recevoir des mains de Dieu lui-même l'Electricité Végétale !

sition est donc, peut-être sans l'avoir demandé, exécuteur testamentaire ; et les légataires universels institués par Mattei sont les peuples de l'un et de l'autre hémisphère. Reste à savoir quel est le montant de la succession.

L'inventaire sera vite fait. Outre les rudiments théoriques et les indications pratiques, presque machinales, que l'on trouve déjà dans ses précédents manuels, le comte Mattei qui, décidément ne brille pas par l'originalité scientifique, se livre à un nouvel emprunt. Il emprunte, en effet, de toutes pièces à MM. Chazarin et Dècle leur théorie de la polarité humaine et l'incorpore de vive force à l'électro-homéopathie, s'écriant triomphalement, à la page 7 de son petit livre : « La découverte de « la polarité humaine faite par MM. Chazarin et « Dècle rend d'une importance immense cette « autre découverte des Electricités Végétales « positive et négative faite par Mattei ». Et plus loin : « Tout mal de nerfs pourra désormais être « guéri scientifiquement et avec certitude, et « souvent même instantanément ! »

Mattei a enfin trouvé l'emploi de son électricité végétale. Il la met en contact avec la polarité humaine, et il en résulte un système hybride monstrueux. Cette théorie de la polarité, qui résulte d'expériences très intéressantes poursuivies par MM. Chazarin et Dècle, est relative aux phénomènes de contractilité obtenus sur des sujets nerveux, sensibles, hypéresthisables, par l'application alternative sur un même point du corps des deux électroïdes d'un courant continu. On a constaté que si le pôle positif de l'aimant contractait les parties touchées, le pôle négatif avait la propriété de décontracter ces mêmes parties. Il semble résulter des observations faites que les membres sont diversement impressionnables par l'électricité, suivant que l'on s'adresse à la région interne ou à la région externe de ces membres par rapport à l'axe du corps humain.

Ainsi la partie externe de la jambe et du bras est positive; la partie interne des mêmes membres est négative. Quant à la tête, le côté droit est négatif et le côté gauche est positif. Il en est de même du tronc. La partie médiane du corps est neutre. Pour agir sur ces membres, comme sur le tronc et la tête, il faudra leur appliquer une électricité contraire à celle que leur situation indique, c'est-à-dire que les parties positives seront impressionnées par le pôle négatif et réciproquement. Telle est, en résumé, la nouvelle théorie instituée par MM. Chazarin et Dècle.

Ces phénomènes de polarisation en quelque sorte mécaniques, intéressant surtout le système musculaire, appartiennent à la contractilité organique sensible. C'est de l'électricité physique, telle que nous la voyons se produire dans les aimants et dans les piles voltaïques. Elle n'a absolument rien de commun avec les phénomènes intimes, d'ordre purement chimique, que produit l'électricité moléculaire, atomique, contenue dans les liquides obtenus par dynamisation. La polarité de ces derniers s'adresse à la vitalité profonde du tissu; elle a une spécificité déterminée, comme l'électricité bleue pour les affections qui dépendent du système sanguin et l'électricité rouge pour celles qui tiennent du système lymphatique. La situation des organes lésés lui est indifférente, parce que son action est toute intérieure, toute dynamique. Il est donc absolument contradictoire et tout à fait dangereux de rapprocher deux systèmes qui s'excluent si nettement par leur mode d'action et leur champ d'expérience.

Cette contradiction et ce danger avaient été signalés dans les termes suivants aux adeptes de l'Electro-Homéopathie que cette théorie avait déjà tentés : « Vouloir établir une corrélation entre les « expériences de MM. Chazarin et Dècle et l'appli- « cation des liquides dont la propriété est élec- « trique serait non seulement absurde, mais

« détruirait ou modifierait la théorie si simple et « en même temps si positive sur laquelle se base « l'emploi de tels remèdes [1]. » Et encore : « Sui- « vre cette voie serait enlever bientôt à notre sys- « tème le crédit qu'il a acquis par de longues « années d'heureux et brillants résultats [1]. » Cet avertissement ne fut pas entendu ; et le comte Mattei, obéissant à ses instincts révolutionnaires, opéra la jonction des deux systèmes, bouleversant ainsi de fond en comble la méthode électro-homéopathique, introduisant l'anarchie la plus complète dans l'application des remèdes liquides. Par exemple, l'électricité bleue (positive) ayant été appliquée jusqu'à ce jour aux affections du cœur, il aurait fallu désormais la remplacer par l'électricité jaune (négative), sous prétexte que le cœur est situé à gauche !

Mais ces obstacles n'arrêtent point le novateur. Fécondant la séduisante théorie des docteurs Chazarin et Dècle, il enfante toute une médication pour le traitement des maladies nerveuses. Rien de plus simple ni de plus facile. Voulez-vous guérir une sciatique ? Le nerf sciatique étant à gauche, c'est-à-dire du côté positif, appliquez un flacon d'électricité négative, et vous verrez disparaître la douleur comme par enchantement. Est-ce, au contraire, le nerf crural qui est atteint ? Comme ce nerf est opposé au sciatique, c'est-à-dire placé au côté droit ou négatif, appliquez un flacon d'électricité positive, et vous n'aurez qu'à vous féliciter du résultat. Souffrez-vous d'une rage de dents ? Si c'est à la mâchoire droite, électricité positive ! Si c'est à la mâchoire gauche, électricité négative ! Si c'est dans le milieu, touchez avec l'une et l'autre alternativement ou avec la neutre ! Ce n'est pas plus difficile que cela. Aussi Mattei, heureux d'avoir pu enfin caser son électricité végétale,

---

(1) *Clinique Electro-Homéopathique.* Directeur . Commandeur Ghizelli. Numéro du 1er novembre 1887.

s'écrie-t-il avec enthousiasme : — Depuis trois mille ans, la vieille médecine n'a pu trouver qu'un mot contre ces spasmes, ces névroses, ces douleurs mystérieuses qui affligent le genre humain : « état nerveux ». Aujourd'hui, grâce aux découvertes combinées de MM. Mattei, Chazarin et Dècle, on n'a qu'à toucher, le malade est guéri !

Voilà toute la science de Mattei. Nous ne savons ce que pensent MM. Chazarin et Dècle de cette application inattendue de leur système, et du trouble qu'apporterait dans leur théorie l'introduction violente des médications homéopathiques ; mais la méthode jusqu'alors observée par Mattei en est tellement bouleversée qu'il ne sait plus lui-même à quoi s'en tenir sur les électricités et que, après avoir déclaré, à la page 20, que l'électricité blanche est *positive*, il affirme, aux pages 48 et 64, que cette même électricité est *neutre!* Si l'intrusion intempestive de Mattei dans la doctrine de la popularité doit y produire des perturbations analogues, nous nous demandons ce que la science peut gagner à de pareils coups de tête. On croirait voir un singe dans un cabinet de physique : il tourne la roue de la machine électrique et brise la manivelle. Il verse un flacon dans un autre, et le mélange produit une explosion formidable.

Dans ce *Vade Mecum* de 1888, dans ce Testament peu scientifique, Mattei, qui prétend fixer à tout jamais le dogme, bien qu'il l'ait adultéré par l'adoption d'une doctrine étrangère, publie une « liste définitive et invariable » des remèdes électro-homéopathiques trouvés (dit-il) par lui, sans se rendre compte qu'il n'y a rien de définitif ni d'invariable et que cette liste peut être augmentée ou diminuée suivant que l'expérience et l'observation en décideront. Dans cette nomenclature prétendue définitive, Mattei fait disparaître la distinction, qu'il n'a jamais bien comprise, entre les remèdes constitutionnels et les remèdes spéciaux. Il retourne à la simplicité primitive de la théorie sur le sang et la lymphe, plus facile et plus commode, et réduit le tout à un répertoire empirique de remèdes d'un emploi machinal, d'un usage routinier. Il ajoute quelques noms nouveaux, tout aussi baroques, quoique moins inconvenants, que les premiers, tels que *Theas, Ginescasto, Sangpo, Santo, Lecest, Api, Alter*. Mais quant à la composition des remèdes, il est aussi muet dans ce petit livre que dans tous ceux qui l'ont précédé. De telle sorte que ce « nouveau et vrai » manuel, écrit, dit Mattei, pour le peuple, est totalement privé de valeur scientifique. Plus fade, plus incolore que tous les autres, aussi dépourvu de style que d'idées, il n'a guère d'autre valeur que celle d'un recueil banal de formules non démontrées et sera certainement beaucoup moins utile que les almanachs qui prédisent la pluie et le beau temps et font connaître par avance les numéros qui doivent sortir à la loterie.

La décadence mentale du comte Mattei s'est révélée d'une manière complète par ce *libretto*. Il s'obstine dans le secret. Il ne sort pas de sa théorie cent fois rebattue du sang et de la lymphe. Il s'engage dans une fausse voie et achèverait de perdre la science nouvelle, s'il en avait encore la direction, en l'entraînant vers les doctrines de la polarité. Autant de raisons pour éloigner de lui tous ceux qui auraient voulu lui rester fidèles et qui ont à cœur les destinées de l'électro-homéopathie. Après la publication de son Testament, le comte Mattei est, scientifiquement, un homme mort, si tant est qu'il ait jamais vécu comme tel.

On ne peut que plaindre ce vieillard confiné, par sa faute, dans l'isolement, après l'abandon de ses anciens amis, qu'il a découragés, insultés, bafoués. Il cherche à s'en créer de nouveaux ; mais nous craignons que le rédacteur de *Paris-Exposition*, M. Gaston Bonnefont, qui n'est pas suffisammeut renseigné, et MM. Chazarin et Dècle, qui ne le connaissent pas, soient peu disposés à lui ouvrir les portes du temple de Mémoire. Il pourra vendre encore quelques remèdes, leur donner encore quelques nouveaux noms, ébaucher encore quelques boniments; mais l'heure approche pour lui de l'oubli définitif et complet.

CHAPITRE V

LA MÉDECINE DE L'AVENIR

Le lecteur qui aura suivi attentivement le récit de la genèse électro-homéopathique peut se rendre compte de l'état actuel de la médecine en Europe. Il verra qu'elle se résume dans ces deux termes : la ruine des vieilles méthodes allopathiques ; le progrès de la doctrine homéopathique, au dedans et au dehors, c'est-à-dire progrès sur elle-même et progrès dans le monde, au for intérieur des consciences.

Le progrès que l'homéopathie est en mesure d'accomplir sur elle-même, c'est la substitution du principe de complexité au principe de l'unité des remèdes. Nous avons assisté à l'évolution graduelle de cette idée. La formule *Un seul mal, un seul remède,* d'obligation stricte au début de la nouvelle médecine, a d'abord cédé la place à la formule *Un seul mal, deux remèdes* qui donne plus de latitude au praticien et qui est aujourd'hui d'application effective, en dépit d'un dogmatisme rigoureux. En dernier lieu, la formule *Un seul mal, plusieurs remèdes,* qui répond entièrement à la diversité des phénomènes morbides et peut seule donner au médecin sa pleine et entière liberté vis-à-vis du malade, est actuellement adoptée par bon nombre d'homéopathes : elle renferme la vérité de demain en homéopathie.

La série des substances constituant la médication complexe fut d'abord *continue*, c'est-à-dire que plusieurs remèdes simples étaient, suivant la méthode d'Aegidi, administrés successivement, à de courts intervalles. Depuis Soleri, cette série est *simultanée*, c'est-à-dire que les substances sont administrées en même temps, sous forme de spécifiques complexes, à l'égard desquels on observe l'alternance ou la continuité, comme on pouvait le faire autrefois pour les remèdes simples. Il est facile de le voir : c'est par étapes successives, et sans aucun saut brusque, que la réforme s'est réalisée ; elle s'est faite lentement, toujours appuyée sur l'expérience et l'observation, ce qui est pour elle une garantie de force et de durée. Pas un chaînon ne manque ; et l'on peut, grâce à l'exposé qui précède, reconstituer l'histoire complète de cette formation, depuis son origine jusqu'à l'état actuel, sans que le plus petit détail, sans que la moindre transition échappe à la sagacité de l'observateur. Cette méthode est donc logique et naturelle : elle résiste à l'analyse ; elle défie la contradiction.

Le principe de complexité est conforme aux lois les plus générales de la nature, qui partout nous montre des éléments divers associés pour un temps plus ou moins long suivant la règle primordiale de l'unité dans la pluralité. A l'imitation de la nature, le remède complexe se résout dans une unité d'ordre supérieur. *E pluribus unum.* De plusieurs un seul. Chaque substance conserve son action individuelle ; et toutes ensemble exercent une action collective, forment une substance nouvelle.

Ce grand principe ne fut pas rejeté par Hahnemann, qui l'admit sous la forme du mélange de deux remèdes et même l'accueillit avec joie. Pratiqué par Aegidi, formulé par Finella, il périclita entre les mains de Mattei, dont le charlatanisme faillit compromettre pour toujours ce progrès considérable réalisé en homéopathie. La complexité des remèdes : voilà le *grand secret* que Mattei cachait à la science, dans une pensée blâmable de lucre et de spéculation. Nous avons restauré ce principe. Nous avons retrouvé les titres scientifiques de l'électro-homéopathie.

La médecine traverse en ce moment une période critique d'où sortira sa régénération. Comme l'oiseau en mue, comme la chenille prête à entr'ouvrir son enveloppe pour laisser s'envoler le papillon, elle est à la veille de subir une métamorphose. Dans les pages qui précèdent, nous avons voulu mettre en évidence les points morts et les points vivants de cet organisme, les signes de décadence et les germes de réforme, afin de montrer comment, de cette larve informe qui s'appelle l'ancienne médecine, peut se dégager une doctrine pure, ailée, immortelle, voltigeant en pleine lumière.

Nous avons, dans notre premier chapitre, soumis à l'analyse dialectique les méthodes curatives de la vieille école et nous avons conclu à leur inanité. Nous avons reconnu que la conscience universelle, lassée par tant d'impuissance, aspirant à la vérité, s'écriait de tous côtés : Plus de médecine dérivative par évacuation et par révulsion ! plus d'*allopathisme*, c'est-à-dire plus de traitement par un remède *autre* que le mal ! Plus de médecine antagonique par astringence, par débilitation, par tonification, par antispasmodisme et par stupéfaction ! plus d'*antipathisme*, c'est-à-dire plus de traitement par un remède *contraire* au mal ! En un mot, plus d'hétéropathie ! La grande loi des semblables domine toute la médecine. La méthode spécifique est la seule vraie, ou du moins la seule générale. Les méthodes antagonique ou dérivative ne sont qu'accessoires. De reines qu'elles étaient, elles sont devenues servantes ; leur sœur dédaignée est souveraine aujourd'hui, elle commande et donne son nom à la science médicale. Il faut dire médecine spécifique ; il faut dire homéopathie.

D'autre part, dans les trois précédents chapitres, nous avons développé la genèse homéopathique. Après avoir raconté sa naissance et fait l'historique de ses premiers pas, nous avons reconnu l'immense portée de cette doctrine, qui est venue apporter au monde souffrant la rédemption et le salut. Mais en l'examinant de près avec un esprit dégagé de toute prévention, nous avons constaté que l'homéopathie était restée stationnaire ; que, depuis quatre-vingts ans, officiellement du moins, elle n'avait accueilli aucune idée nouvelle ; et que, si elle ne voulait point s'immobiliser, c'est-à-dire dépérir, il lui fallait sortir de son inertie fatale, vivre, changer, se transformer dans le sens même de sa doctrine. L'homéopathie simple doit devenir l'homéopathie complexe.

Cette double évolution est fatale. La décadence irrémédiable des méthodes allopathiques ; la réforme de la médecine par l'homéopathie régénérée elle-même, sont dans la nature des choses, dans les décrets de la destinée, dans la marche des évènements. L'avenir est écrit dans le livre du passé. Heureux celui qui pourrait y lire à fond : il y trouverait le germe d'un épanouissement plus complet et plus magnifique encore ! Toutefois il dépend des hommes, de leur bonne ou de leur mauvaise volonté, de hâter ou de retarder cette synthèse inévitable, cette pénétration réciproque entre la vieille médecine, qui ne veut pas disparaître, et la nouvelle, qui hésite encore à l'absorber.

Insistons un moment sur ce déclin de l'allopathie. Nous avons vu son impuissance constatée par les maîtres de la science eux-mêmes qui l'ont frappée de déchéance en de nombreux arrêts. De l'impuissance au scepticisme et du scepticisme à l'immoralité, la transition est facile. La décadence professionnelle, signalée depuis 1830 par Frappart, ne peut que s'accentuer irrémédiablement, à moins qu'une nouvelle discipline, c'est-à-dire une nouvelle foi, ne vienne ranimer ce docte corps, usé jusqu'aux moelles par le doute et la désespérance scientifique. Mais, privée de tout principe supérieur, marchant à tâtons dans l'obscur labyrinthe de l'éclectisme, cette doctrine est incapable de se régénérer elle-même.

On nous dira qu'un fort courant d'études s'est établi dans l'école moderne. On nous objectera les travaux des physiologistes contemporains, Claude Bernard en tête, héritage de l'école anatomique du XVIIIe siècle. Nous ne les méconnaissons point. Nous disons seulement que la lumière y manque pour les coordonner dans une synthèse supérieure; que la philosophie en est absente; que ce sont là des fragments isolés, sans lien et sans unité, des matériaux pour un édifice encore à construire.

On nous objectera aussi les expériences faites en pathologie : l'étude microscopique des miasmes et des virus et de leur action dans l'organisme humain, l'observation des microzoaires, la découverte des ptomaïnes. On nous objectera enfin les progrès réalisés en thérapeutique par la prophylaxie, étendue à toutes les maladies infectieuses. Sur ces deux derniers points, nous répétons que ce qu'il y a de meilleur, dans ces expériences et ces découvertes, ne vient pas de l'école; qu'elle a puisé ses inspirations en dehors d'elle-même; qu'elle s'est enrichie, sans le dire, des dépouilles d'autrui. Nous avons parlé, dans notre premier chapitre, de l'*ésotérisme* allopathique. Il a permis de reprendre en sous-œuvre, de restaurer sans bruit le vieil édifice académique dont la charpente craque de tous côtés. Grâce à lui, on a pu renouveler par la greffe une sève épuisée; mais tout allopathe sincère reconnaîtra que la sève impuissante était dans sa doctrine, que la fécondité lui est venue d'ailleurs.

Sur l'état d'anarchie des doctrines médicales à notre époque, nous avons le témoignage d'un allopathe, Marchal de Calvi, qui écrivait, il y a trente-trois ans, les lignes suivantes, bien dignes d'être méditées par tous les sectateurs de l'ancienne école [1] : *Nous sommes dans une vaste plaine où se croisent une multitude de gens, ceux-ci portant des assises, ceux-là des cailloux, d'autres des grains de sable; mais personne ne songe au* ciment ; *nulle part le terrain n'est creusé pour recevoir les* fondations *de l'édifice; et quant au* plan général *de l'œuvre, il n'est même pas esquissé. La doctrine la plus* générale *qui existe est la doctrine homéopathique; cela est étrange et douloureux; c'est une honte pour la médecine, mais cela est. Cette doctrine est la plus* compréhensible *et la plus* générale *qui existe.* Il faut avouer *que nous lui avons fait* un bon emprunt *pour le traitement prophylactique de la scarlatine, et il ne serait pas impossible qu'on pût lui en faire encore* d'autres *aussi* utiles.

L'honorable et sympathique docteur, feu Marchal de Calvi, avait la prescience et l'intuition des événements lorsqu'il écrivait ces paroles fatidi-

---

(1) *France médicale et pharmaceutique.* Juillet 1855.

ques. Elles sont à la fois une condamnation du passé et une glorification de l'avenir. Elles renferment une sommation urgente à la vieille médecine de se convertir à l'idéal nouveau. Peu importent le ton bourru, l'accent de mauvaise humeur, qui règnent dans cette diatribe : la forme est d'un sceptique, le fond est d'un croyant. Chaque parole crie : Convertissez-vous, les temps sont proches !

L'ancienne école est impuissante. Beaucoup de travailleurs et beaucoup de matériaux, mais pas de *ciment*. Un vaste terrain, mais pas de *fondations*. Des travaux partiels et isolés, mais aucun *plan général*. Comment donc achever l'œuvre ? Comment construire l'édifice ? Qui est-ce qui apportera le ciment ? Qui est-ce qui creusera les fondations ? Qui est-ce qui fournira le plan général ? Ce sera l'homéopathie ! Marchal de Calvi le reconnait, avec douleur; mais il le reconnaît et le constate. *La doctrine la plus générale qui existe est la doctrine homéopathique*. Elle est aussi la plus *compréhensible*. C'est une honte pour la médecine. Mais non, c'est une gloire pour elle, la gloire de la rénovation et du rajeunissement. Il faut avouer, ajoute le docteur, que nous lui avons fait *un bon emprunt* (prophylaxie de la scarlatine). Il ne serait pas impossible qu'on pût lui en faire *d'autres* aussi *utiles*. C'est assez clair : l'homéopathie, seule en possession d'une doctrine générale et compréhensible, est seule aussi en état de renouveler la médecine, de construire l'édifice, de parachever l'œuvre. On lui a fait un emprunt ; il faudra lui en faire d'autres.

Les emprunts que l'on a faits à l'homéopathie depuis 1855, époque où furent écrites ces lignes, ne se comptent plus. Ils ne sont pas seulement *utiles* ; ils sont indispensables : ce ne sont pas seulement des emprunts de détail, ce sont des emprunts d'ensemble et de principe. Ils transforment radicalement la méthode. En thérapeutique, qu'est-ce que les *atténuations de virus* (variolique, rabique, voire même syphilitique, cholérique, phthisique) qui servent de base au traitement prophylactique des maladies infectieuses, en grande faveur aujourd'hui dans la science officielle, si ce n'est une double et victorieuse application des deux grands principes de Hahnemann : 1° le traitement par les semblables ; 2° l'application des doses infinitésimales, c'est à dire une répudiation éclatante de la médecine des contraires et des doses massives? Qu'est-ce que cette *dosimétrie*, ce calcul rigoureux de la substance médicinale en nombre, poids et mesure, *cum numero, pondere, mensura*, ce calcul non moins rigoureux du temps pour l'application des remèdes à intervalles réguliers et presque mathématiques, cette doctrine prétendûment nouvelle qui fait tout doucement son chemin et tend à convertir les médecins de l'ancienne école en autant d'homéopathes honteux, si ce n'est la doctrine même de Hahnemann, inscrite de toutes parts dans son œuvre avec les plus minutieuses prescriptions ? En pathologie, qu'est-ce que ce mot d'ordre de ne voir partout, dans l'étude des fièvres d'infection, des maladies contagieuses ou épidémiques, que le parasitisme miasmatique, sinon une application de la grande loi pathologique de Hahnemann, de sa doctrine des miasmes aigus et chroniques qui a bouleversé de fond en comble l'ancienne médecine et l'a contrainte de renoncer à son étiologie métaphysique où la maladie est expliquée par irritation ou incitabilité, sthénie et asthénie, stimulants et contre-stimulants, et autres erreurs d'une scholastique barbare ?

Mais la médecine actuelle ne vit que d'homéopathie ! Ce qu'il y a en elle de nouveau, d'original et de fécond lui vient des doctrines homéopathiques. Ses méthodes, sa pratique, depuis les grandes recherches théoriques que domine la loi des semblables jusqu'à la préparation dosimétrique des médicaments, sont déjà tout imprégnées d'homéopathisme. Seulement elle n'en convient pas ; elle en a *honte*, comme disait ingénument le docteur allopathe cité plus haut : et c'est précisément là le signe le plus irrécusable de sa décadence. *Il faut avouer*, ajoutait l'honnète Marchal de Calvi. Elle n'en a pas le courage. Sa décadence morale est telle qu'elle s'approprie en secret les doctrines qu'elle condamne sous d'autres noms et dont elle réprouve publiquement les auteurs. Après avoir proscrit le magnétisme, elle l'accepte sous les noms d'hypnotisme, de force neurique et de suggestion. Elle insulta jadis Raspail et tourna en dérision ses théories sur les infiniments petits de l'organisme ; elle a adopté aujourd'hui ses vers après les avoir baptisés *microbes*. Elle a longtems raillé Hahnemann sur ses doses minimes ; mais elle les applique en leur donnant l'appellation nouvelle de *virus atténués*, Ce qui est plus scandaleux encore, c'est qu'elle continue de railler et qu'elle affecte le plus profond dédain pour les doctrines homéopathiques qu'elle pille sans vergogne.

Cette perversion du sens moral est un indice grave. Cette confusion volontaire du *tien* et du *mien* en médecine, cette cynique appropriation des idées d'autrui, cette exploitation audacieuse de théories qu'on n'a point inventées et dont on tire honneur, gloire et profit, sont contraires à la probité scientifique. Leur influence est dissolvante sur la jeunesse studieuse, qu'elles dépravent ; elles forment des générations de médecins abâtardies et corrompues. Toute virilité s'efface, toute dignité disparait.

C'est aux maîtres eux-mèmes de donner l'exemple. *Il faut avouer*. Il faut introduire dans l'enseignement, sous leur vrai nom, ces doctrines dont on fait pour son compte un si grand usage. Il faut restituer les dépouilles prises aux grands chercheurs et aux grands inventeurs. Il faut honorer publiquement Hahnemann et proclamer la loi des semblables. C'est le parti le plus honorable et le plus sûr. Par ce moyen seulement l'école se relèvera ; elle reconquerra la foi et la discipline qu'elle a perdues; elle recouvrera l'estime publique. Sinon, elle tombera au niveau de ces sectes dégradées dont la vie spirituelle se retire, qui ont remplacé la foi par l'hypocrisie, la science par les vaines pratiques, l'amour de la sagesse par le culte de l'argent.

Tandis que l'allopathie décline, l'homéopathie, après un ralentissement prolongé dans sa marche, est à la veille d'opérer son ascension définitive. Elle doit prendre résolûment la tête du mouvement scientifique médical. Elle doit sortir de la phase militante pour entrer dans la phase triomphante. Quelques conditions paraissent nécessaires dans ce changement de rôle et d'attitude.

Jusqu'ici l'homéopathie n'a fait que se défendre. Même en attaquant, elle a observé une tactique défensive. Ce n'est pas le moyen de s'assurer une prompte victoire. Elle doit prendre l'offensive, en revendiquant pour elle tous ces progrès accomplis en pathologie et en thérapeutique et qui, sans elle, n'auraient même pas été possibles. Elle a du terrain à conquérir et à posséder. Mais ne faut-il pas avant tout qu'elle aille résolument jusqu'au bout de la réforme commencée sur elle-même? L'unité des remèdes est une erreur capitale qui a retardé sa marche en avant. La complexité des remèdes est un progrès immense qui lui permettra de la reprendre. Ce principe fut accepté dès le début par Hahnemann (voir sa lettre à Aegidi en date du 15 mai 1833); s'il n'a pas été incorporé dans l'enseignement homéopathique, c'est pour des raisons de circonstance que nous avons largement développées dans le troisième chapitre de ce livre. Le mélange des remèdes est donc parfaitement orthodoxe ; et l'on peut s'autoriser de la tradition en l'adoptant. Cette tradition, il est vrai, a conservé longtemps un caractère occulte ; mais Hahnemann a prouvé, par la lettre même que nous citons, comme par tous les actes, paroles et écrits de sa vie entière, qu'il était exempt de préjugés et d'infatuation doctrinaire : la légitimité de cette réforme ne peut donc faire aucun doute pour ses plus respectueux disciples. Le seul amour de la vérité fut son guide. Il est temps que la tradition se réalise en progrès, que la loi orale devienne la loi écrite.

L'adoption du principe de complexité, ou mélange homéopathique des remèdes, ne peut entraîner aucun retour à la polypharmacie. Une pareille crainte n'a plus de raison d'être aujourd'hui. Depuis assez longtemps l'expérience a établi les caractères pathogéniques d'un grand nombre de substances médicinales et déterminé leur emploi conformément à la grande loi des semblables ; depuis assez longtemps on procède, dans les laboratoires homéopathiques, à la dynamisation des médicaments suivant des règles invariables et des formules mathématiques, pour qu'on n'ait plus à craindre de retomber dans le pêle-mêle et le chaos dont on est si heureusement sorti depuis quatre-vingts ans. Rien ne ressemble moins au mélange *arbitraire* de médicaments *inconnus* qui constitue la pharmacopée allopathique que le mélange *raisonné et pondéré* de substances *connues* dont les pathogénies sont déterminées à l'avance, mélanges que l'homéopathie complexe réalise de la manière la plus orthodoxe et suivant les procédés les plus réguliers. Tout milite donc pour l'adoption de ce principe qui ne peut que donner au thérapeutisme homéopatique plus d'étendue, de puissance et de certitude.

En pathologie, M. Léon Simon père a fort bien dit

que les disciples de Hahnemann devaient compléter ce que ce grand homme avait laissé inachevé, en s'appuyant sur la méthode suivie par lui et en rattachant cette science à sa doctrine générale. Cet excellent conseil n'a pas été suivi comme il eût dû l'être par l'école homéopathique. Où sont, en pathologie, les travaux qui l'ont illustrée, les découvertes qui ont fécondé le sillon si profondément tracé par Hahnemann? Qu'est-ce que les homéopathes ont fait, au point de vue théorique, de ces larges aperçus sur la génération des maladies chroniques, leur origine miasmatique, leur perpétuité à travers l'espèce humaine? Ils ont laissé péricliter la doctrine, tandis que les allopathes, chose curieuse, se sont servis des données du maître et ont exploité pour leur propre compte le patrimoine scientifique de l'homéopathie. Ils n'avaient pas pourtant les moyens dont celle-ci dispose pour le mettre en valeur. C'est donc à elle de reprendre son bien et d'appliquer à sa culture, comme le lui conseille M. Léon Simon père, la méthode exacte et la pure doctrine. Il ne lui convient pas de se laisser distancer par sa rivale.

Elle peut faire mieux encore. Par la généralité de sa doctrine, elle peut éclairer d'un jour nouveau la physiologie et l'anatomie humaines dont l'ancienne école médicale semble jusqu'à ce jour avoir fait son monopole. L'homéopathie, depuis qu'elle existe, a trop dédaigné les recherches anatomiques, l'étude de la physiologie pure. Confinée dans le cercle étroit de la thérapeutique, elle ne s'est pas suffisamment inquiétée des riches éléments que ces deux sciences pouvaient lui apporter.

Comme l'indique Bellotti avec une intuition vraie des destinées de la médecine, Bichat, contemporain de Hahnemann, a tracé des voies nouvelles qui méritent d'être suivies, surtout par les adeptes de la doctrine des semblables. Comment n'ont-ils pas vu que Bichat complétait Hahnemann? Celui-ci observe la nature vivante dans le jeu de son activité dynamique ; il déploie une patience infinie à soumettre à son analyse les phénomènes subtils de la maladie, c'est-à-dire les aberrations du dynamisme vital ; il étudie le *processus* du mal et cherche à surprendre le secret de la mort dans la vie. Il trace d'innombrables tableaux symptomatiques et leur oppose des tableaux de symptômes médicinaux, cherchant le secret, plus précieux encore, de la guérison. Bichat étudie la nature morte, la structure des organes pour en déduire le jeu à l'état de santé ou de maladie; il détermine le caractère anatomique des tissus dont il poursuit l'analyse jusqu'à la plus petite fibre; il constate leurs propriétés vitales, leur manière propre de se morbifier, comme de vivre et de sentir, et il cherche dans la mort le secret de la vie. Sous son scalpel, le cadavre s'anime, parle, révèle les lois cachées de la nature. Comme dans la toile de Rembrandt, une vive lueur spirituelle éclaire ses travaux anatomiques. Lui aussi veut guérir : il songe à renouveler entièrement la matière médicale. Comme Hahnemann, il a l'ardent amour et le profond respect de la vie humaine.

N'est-il pas évident que les travaux de ces deux grands hommes, précisément parce qu'ils sont différemment orientés, que l'un a pris pour champ d'étude le dynamisme vital et l'autre le dynamisme corporel, l'un le corps vivant, et l'autre le cadavre, n'est-il pas évident, disons-nous, que ces travaux se complètent réciproquement, comme la vie et la mort, comme la médaille et son revers ? La thérapeutique n'a-t-elle pas tout à gagner à s'appuyer sur l'anatomie et la physiologie ? Et ce grand courant de la science française, formé à l'origine autour du sommet qui s'appelle Bichat, ne doit-il pas se rencontrer enfin avec cet autre grand courant de la science allemande dont la source remonte à Hahnemann ?

On a fait un titre de gloire à Bichat, rendant

ainsi hommage à sa prodigieuse activité, d'avoir à l'Hôtel-Dieu, dans l'espace d'un seul hiver, disséqué six cents cadavres. A l'énoncé d'un pareil exploit, on ne peut s'empêcher de faire cette réflexion mélancolique qu'il aurait mieux valu guérir les six cents malades. La science française se présente ainsi escortée de victimes pour lire dans leurs entrailles, comme les aruspices de l'antiquité, le sort et la destinée des vivants, pour s'y instruire dans l'art de guérir. Elle ressemble à la guerre qui a peut-être la réalité d'un bienfait, mais qui a toutes les apparences d'un fléau et qui ne signe la paix que sur des monceaux de cadavres. Toutefois, en y faisant réflexion, on peut être assuré, avec un anatomiste comme Bichat, que tout a été profit pour la science, que rien n'a été donné à la vaine curiosité. Or, c'est là précisément qu'est le danger en ces recherches pratiques sur la misérable dépouille de l'homme. L'étudiant ou le médecin sceptiques qui expérimentent *in corpore vili* outragent la nature humaine : à ceux-là le cadavre n'apprendra rien, il restera muet dans la froideur de son néant.

Il en est d'autres qu'un appétit déréglé de science détourne de leurs devoirs médicaux et qui, au chevet du malade d'hôpital, sacrifient hardiment la thérapeutique à l'anatomie, subordonnant l'une à l'autre et se préparant de « beaux cas de dissection. » Nous avons fait allusion, dans notre Introduction, à ce curiosisme malsain. De tels médecins sont coupables. Ce sont des monomanes dangereux. Tout praticien qui perd de vue son principal objectif : la guérison, qui n'est pas animé par la soif ardente de rendre son malade à la santé et à la vie, est indigne de la profession qu'il exerce. Il faut le renvoyer à l'école. Il y a une distinction profonde à établir entre le praticien et le théoricien ; et, au point de vue de l'étude sur la matière morte, entre l'autopsie et la dissection, entre l'infirmation ou la confirmation *post mortem* d'un traitement suivi et la recherche expérimentale, sur le cadavre, des lois générales de la vie. Distinction subtile, mais que les vrais médecins comprendront.

A l'homéopathie, il appartient de réformer ces déplorables mœurs, triste fruit de l'impuissance sénile et du scepticisme. L'école de Hahnemann est une école d'humanité : comme elle a le respect de la vie et de la nature, elle a aussi le respect de la mort. Chez elle, la dignité scientifique ne s'est jamais perdue. Les ouvertures cadavériques sont nécessaires à la pathologie expérimentale. La médecine homéopathique, dans ses hôpitaux et dans ses écoles pratiques, pour l'autopsie comme pour la dissection, saura apporter cette rigueur de méthode et cette précision qui lui ont servi à renouveler la matière médicale et la thérapeutique ; elle saura aussi observer les grandes lois de l'humanité. Dans ses instituts et ses universités, elle donnera une place à Bichat, le profond anatomiste, le physiologiste subtil des *Recherches sur la vie et la mort*. Il lui appartient par la spiritualité de son analyse, par le génie avec lequel il a pénétré les secrets de la matière vivante.

Il est toutefois une pratique en usage chez les physiologistes français et étrangers d'aujourd'hui, inaugurée, nous semble-t-il, par Bichat lui-même, et que nous croyons devoir réprouver énergiquement : c'est la vivisection. Nous ne reconnaissons pas à l'être humain le droit de torturer un être vivant quelconque, fût-ce pour augmenter le domaine de sa connaissance. La cruauté, bannie de nos mœurs et de nos lois, ne doit pas se réfugier dans la science, qui retombe ainsi au niveau de la barbarie. Le savant se diminue en devenant égorgeur. La science y gagne-t-elle ? C'est contestable. L'humanité y perd ; l'équilibre de notre nature spirituelle est rompu, et l'homme perd de vue ce grand objectif qui, selon la parole de Michelet, fait la gloire des sociétés civilisées : Pacification et ralliement harmonique des espèces animales par leur éducation, ébauche de la Cité universelle, de la Cité de Dieu.

L'avenir en médecine est au dynamisme. Les lois générales du mouvement président aux phénomènes de la santé et de la maladie chez l'individu comme ils président aux phénomènes multiples de l'espace. L'homme est un raccourci de l'univers, une sériation complexe et abrégée, qui se meut dans une sériation plus vaste, plus étendue, plus puissante.

L'intérêt de la médecine, aujourd'hui, porte sur un double objet : le dynamisme intérieur de l'homme, la complexité de son organisme ; le dynamisme extérieur de la nature, la complexité des phénomènes telluriques, atmosphériques, sidéraux ; et, par voie de correspondance, les rapports d'attraction ou de répulsion, d'harmonie ou de discordance qui peuvent exister entre eux.

L'homme est un triple dynamisme, à la fois spirituel, animique et corporel. Le dynamisme spirituel a pour instrument le système nerveux cérébro-spinal, siège de la volonté et organe de la connaissance ; le dynamisme animique, ou sentiment, ou force vitale, réside dans le système nerveux ganglionnaire et commande aux importantes fonctions de la vie organique et viscérale ; le dynamisme corporel, enfin, se traduit par la contractilité sensible ou insensible dans la profondeur des tissus et se manifeste par la sensation. Esprit, âme et corps : sensation, sentiment, connaissance. C'est tout l'homme, un et triple, simple et divers. Bien discerner ces trois ordres de phénomènes, c'est le fait d'une saine physiologie. Par là seulement aussi on peut bien comprendre la nature dynamique des maladies, qui ne sont qu'une perturbation, passagère ou durable, dans le jeu de l'organisme humain.

Reste à savoir comment cet instrument si parfait est impressionné par les agents extérieurs, comment se produit l'accord ou le désaccord dynamique entre l'homme et son milieu. Il faut tenir compte aujourd'hui de toute circonstance, la plus insignifiante en apparence, la plus petite comme la plus considérable, la plus proche comme la plus éloignée. Comment expliquer l'influence de la température sur l'état critique des malades, comme sur notre humeur ? Pourquoi un rayon de soleil nous rend-il gais ? Pourquoi la pluie nous attriste-t-elle ? Que signifie la périodicité de certaines fonctions concordant avec le mouvement de la terre ou le cours des astres, par exemple la menstruation chez la femme, en si parfait accord avec le décours du mois lunaire ? Que veut dire le retour de certains états morbides, dans l'ordre physique ou mental, coïncidant avec une phase distincte dans la révolution de notre satellite ? La vie de la planète elle-même, climatures, végétation, équilibre des eaux, est influencée par le mouvement des astres dans leur conjonction ou leur opposition ; et l'on a vu les fléaux terrestres, guerres, épidémies, convulsions volcaniques, s'accroître à certaines périodes déterminées, notamment vers le périthélie des grandes planètes. Il y a là des relations mystérieuses, des correspondances peu connues qui, en raison de leur contre-coup sur la vie et la santé de l'homme, doivent sérieusement préoccuper le médecin.

C'est donc dans un esprit très large, très tolérant, très ample, et en même temps avec la pénétration la plus subtile, que la médecine envisage le problème complexe de la maladie, en le rattachant à l'universalité des phénomènes. Rien n'est exclu, rien n'est rejeté de son champ d'études. Depuis l'analyse la plus minutieuse et la pondération des infiniments petits jusqu'à la synthèse la plus large et jusqu'à la mesure des infiniments grands, il n'est aucune opération de l'esprit humain, aucune région inexplorée de la nature, qui soit hors de son domaine.

Mais le caractère le plus frappant de la médecine actuelle, et par conséquent de la médecine de l'avenir, c'est la spiritualité de plus en plus prononcée de ses méthodes. La médication hygiénique et morale est pour elle un puissant auxiliaire de la médication spécifique. L'allopathisme dérivatif et antagoniste, avec ses procédés grossiers, est rejeté à l'arrière-plan, comme moyen éminemment subsidiaire et occasionnel. Des remèdes puissants sous un moindre volume, le calcul mathématique du temps et des périodes curatives, le recours aux agents physiques, électricité, chaleur, lumière: voilà les signes de rénovation qui apparaissent dans la théorie et la pratique médicales. La médication psychique, enfin, sans aucun agent ni remède matériel, par la seule force de l'imagination mise en jeu dans l'organisme cérébral, se présente comme une éclatante confirmation du pouvoir spirituel de l'homme. Le moral domine le physique, l'esprit pénètre la matière. La grande loi est contenue dans cette parole de la Sybille burinée par le poete : *Mens agitat molem.*

LIVRE II

PATHOLOGIE

CHAPITRE PREMIER

PATHOLOGIE GÉNÉRALE

§ 1er. — **Le Mal.**

Il n'y a pas d'autre base à la pathologie générale que la physiologie générale. De même qu'en théologie, celui-là seul peut se flatter de bien connaître les hérésies et de triompher dans la controverse qui est profondément versé en orthodoxie ; de même que le philosophe le plus capable de réfuter les systèmes partiels est celui dont la doctrine est assise sur les bases les plus larges et les plus méthodiques ; de même aussi le meilleur pathologiste sera le physiologiste le plus profond, le mieux renseigné, le plus complet. On peut dire d'une manière générale que la connaissance des désordres et des aberrations dérive nécessairement de la connaissance exacte des conditions dans lesquelles se déploient l'ordre et l'harmonie. Ce sont deux séries identiquement inverses. Dans les sciences naturelles, l'analyse et la synthèse se servent de mutuel appui. On passe alternativement de l'une à l'autre. En physiologie, l'observation et l'expérience nous instruisent sur la *santé*. En pathologie, ces mêmes opérations nous font connaître la *maladie*. Or, il se trouve que ces deux phénomènes, quoique diamétralement inverses, s'éclairent réciproquement ; ils comportent des éléments identiques rangés dans un autre ordre ; la ligne normale nous permet d'apprécier les déviations, l'horizontalité du plan nous donne la mesure des inclinaisons prises par une verticale primitive.

Si l'on étend ce principe aux sciences morales et sociologiques, on verra, par exemple, que la *famine* ne peut se révéler dans toute son intensité qu'à ceux qui connaissent les conditions normales d'approvisionnement et d'alimentation, c'est-à-dire d'*abondance*, d'une population en général, et plus particulièrement des populations frappées; que le problème de la *prostitution* sera résolu seulement par ceux qui ont su pénétrer les vrais principes du travail, de la famille et du mariage et trouver ainsi la règle des *bonnes mœurs*. En droit pénal, la *criminalité* n'est bien comprise que par le jurisconsulte profondément imbu des principes de statique et de dynamique sociales; et seul il saura, par un régime pénitentiaire approprié, ramener au type normal les individus ou les générations qui s'en étaient écartés, augmentant ainsi par degrés le niveau de la *moralité publique*. Tous ces phénomènes, tous ces problèmes veulent être étudiés dialectiquement, c'est-à-dire, dans leurs éléments opposés et contradictoires. C'est proprement la science du bien et du mal.

La médecine s'occupe du bien et du mal physiques chez l'homme. C'est à dessein que, dans ces préliminaires, nous employons les termes plus généraux de *bien* et de *mal* en place des mots *santé* et *maladie* dont l'acception est plus étroite et qui restreignent le problème pathologique au lieu de l'élargir.

Nous appelons " bien " en physiologie la puissance vitale en acte, l'équilibre parfait des éléments qui constituent la vie. La " santé " n'est que le *résultat* de cet équilibre. De même, nous appelons " mal " en pathologie une diminution ou une augmentation anormales de la puissance de la vie, un équilibre rompu entre les éléments qui la constituent. La " maladie " est également un *résultat* de ce dérangement d'équilibre. Le bien et le mal, dans ces deux ordres de phénomènes appelés santé et maladie, sont placés à l'origine, au début, au point de départ : ils en sont l'un et l'autre le premier *moment :* la santé et la maladie proprement dites n'en sont que les *moments* successifs et secondaires. En un mot, pour nous limiter au domaine de la pathologie, le mal est un principe, une racine ; la maladie, un dérivé.

Approfondissons cette idée du mal physique. Puisque c'est le bien qui doit nous éclairer sur le mal, qui est son contraire exact ou identique, et que la physiologie est comme le champ, le miroir, de la pathologie qui en reproduit l'image renversée, voyons ce que la physiologie nous indique sur les conditions de l'équilibre vital.

Dans l'Introduction, nous avons montré l'homme comme étant, par l'anthropogénie, un produit de son milieu, avec lequel il est intimement solidaire, et par l'embryogénie un produit de sa race, qu'il continue et développe dans tous ses caractères. Nous avons fait voir que la fonction est antérieure à l'organe et que le *plan* de l'organismë humain, qui préexiste dans l'ordre spirituel de l'univers, n'est que le sceau, la marque de la destinée de l'homme sur la terre. Nous avons constaté une première sériation à trois termes: esprit, âme et corps, qui domine l'ensemble de la vie et constitue à la fois la trinité et l'unité dans l'homme. Nous avons ensuite esquissé à grands traits la série physiologique des fonctions vitales ; et nous avons reconnu neuf ordres de ces fonctions, concernant la vie de l'être humain, tant intérieure qu'extérieure. Ces neuf ordres sont : 1° L'*Innervation*, ensemble des fonctions de la pensée ou activité intellectuelle. 2° L'*Alimentation*, 3° la *Restitution*, fonctions qui mettent l'homme en relation directe avec sa planète en établissant de l'un à l'autre un circulus indéfini. 4° La *Circulation* sanguine, 5° la *Respiration* pulmonaire, ou nutrition générale, ou fonction circulatoire intérieure. 6° La *Reproduction* ou fonction de survivance individuelle dans la race. 7° Le *Mouvement*, dévolu à l'appareil musculaire, ou fonctions de relation interne et externe. Enfin 8° la *Transpiration* ou vitalité des tissus dermoïde et muqueux et 9° la *Stabulation* ou vitalité du tissus osseux, constituant un ensemble de fonctions moléculaires, ou stabilité corporelle. Lorsque toutes ces fonctions sont d'accord entre elles et avec elles-mêmes, c'est l'équilibre parfait, c'est le «bien» physiologique, d'où résulte la *santé*.

Remarquons toutefois que l'homme, dans sa vie interne comme dans sa vie externe, dépend entièrement du milieu dans lequel il est placé. C'est ce milieu qui lui fournit l'aliment indispensable à l'exercice de chacune de ces fonctions. La Pensée dépend des objets, intérieurs ou extérieurs, qui frappent les organes des sens. L'Alimentation et la Restitution sont soumises aux lois qui régissent la substance comestible, assimilée dans quelques-uns de ses éléments, rejetée dans quelques autres. La Circulation, à laquelle la digestion fournit le plasma du sang, est solidaire de la Respiration qui puise dans l'air les éléments purificateurs de ce même sang. La Reproduction ne peut s'exercer que par le rapprochement des sexes. Le Mouvement volontaire n'est jamais incité que par les besoins de la vie de relation; involontaire, il se rattache au jeu mécanique d'organes déjà influencés par des moteurs externes. La Transpiration n'est qu'une balance perpétuelle entre la température intérieure du corps et la température extérieure de l'espace. La Stabulation, enfin, attend de la nutrition entière les éléments qu'elle élabore avec lenteur; mais la nutrition elle-même reçoit tous ces matériaux du monde extérieur. On le voit, l'homme n'a pour ainsi dire pas d'existence propre. Il est tellement enveloppé par l'univers, qui le pénètre de toutes parts, que sa vie lui vient, en réalité, du dehors. Il n'a que la faculté de la retenir, de la condenser, de la sérier en lui pour un temps plus ou moins long. On peut donc affirmer que la vie résulte de l'accord réalisé entre le monde intérieur de l'homme et le monde extérieur de la nature; et que le « bien » physiologique consiste dans un équilibre parfait entre l'individu et son milieu.

Raisonnant par voie d'opposition et employant la méthode dialectique ou contradictoire, nous pouvons conclure de ce qui précède que le « mal » physiologique n'est pas autre chose qu'une *rupture d'équilibre entre l'homme et son milieu.* C'est le principe de toute maladie.

Cette vue philosophique est d'une importance extrême. Elle place le phénomène de la maladie sous sa véritable série logique en lui donnant un caractère d'ampleur, une signification précise qui avaient échappé jusqu'à ce jour au pathologiste comme au moraliste. La maladie est pour Hahnemann une « aberration dynamique de la vie », pour M. Bouchut [1] une « altération du principe

[1] *Nouveaux Eléments de Pathologie générale.*

de la vie », ce qui est la même chose mise en d'autres termes. Mais avant d'arriver à cette « aberration dynamique », à cette « altération », il faut voir le premier *moment* du phénomène, la rupture de l'équilibre, qui est le point initiateur, le générateur du mouvement désaccordé. De même que le bien-être résulte des conditions harmoniques et favorables du milieu qui nous entoure, de même aussi le malaise prend sa source dans une dissonnance de ce milieu avec l'un quelconque des points de notre organisme fonctionnel. Toute maladie vient du dehors.

Cette conception du mal physiologique nous procure l'avantage de ranger sous un seul prédicat toutes les variétés de maladies et de faire disparaître cette distinction artificielle entre les maladies chirurgicales et celles qui ne le sont pas, entre les lésions anatomiques et les lésions organiques ou fonctionnelles. Il n'y a qu'un seul point de départ au mal : c'est le moment où l'organisme humain a cessé d'être en harmonie avec le monde extérieur. Que la maladie provienne d'une indigestion par excès de nourriture ou par absorption de substances nuisibles ; qu'elle ait pour origine la bronchite ou le rhumatisme articulaire causés par un refroidissement, un miasme paludéen respiré à notre insu et qui engendre la fièvre pernicieuse, un virus contagieux dégénérant en variole confluente ou en fièvre typhoïde, une blessure traumatique déterminée par un accident ou par l'agression d'un animal ou par un acte réfléchi de la volonté humaine : toujours nous pourrons constater une rupture d'équilibre entre nous et les puissances extérieures, soit avec les éléments devenus contraires, avec ce que Hahnemann appelle « les agents hostiles venus du dehors », soit avec les objets et les êtres qui meublent ou peuplent la nature, soit avec nos semblables eux-mêmes.

Et toujours nous trouverons à l'origine la violation de quelque loi naturelle de l'ordre physique ou moral ; toujours il nous sera possible d'établir la responsabilité, individuelle ou collective, du mal causé par ignorance, mauvaise volonté ou inadvertance, à moins qu'il ne résulte d'un fléau placé en dehors des prévisions humaines, tel que cataclysme ou bouleversement de la nature. En un mot, le mal physiologique, en tant qu'il reste confiné dans le cercle de l'activité humaine, nous apparaît comme une transgression, et la douleur comme une sanction pénale.

Cette notion est la seule qui permette de rattacher les actes ou les événements de la vie physiologique au monde moral. Elle crée une transition logique entre l'hygiène et la médecine. Voir dans toute maladie, si minime qu'elle soit, le résultat d'une infraction à l'ordre universel est pour le médecin une grande force qui lui donne les moyens de lire dans la nature, de pénétrer le sens caché des phénomènes morbides, de déchiffrer des hiéroglyphes impénétrables à d'autres qu'à lui.

Nous verrons aussi que cette donnée est précieuse pour déterminer le rôle exact, le caractère fonctionnel de la maladie et qu'elle éclaire la pathologie entière d'un jour nouveau.

A présent seulement nous pouvons dessiner les caractères généraux du mal, entrer dans l'examen de la phénoménalité morbide, retracer la genèse pathologique.

C'est dans Hahnemann, ainsi que l'a très loyalement déclaré Marchal de Calvi, que l'on trouve le seul système pathologique régulier qui existe. L'*Organon* est là-dessus d'une admirable clarté et mérite d'être profondément médité par tout médecin. L'agent hostile venu du dehors trouble l'harmonie et le jeu de la vie. C'est la deuxième phase, le deuxième *moment*. Après la rupture d'équilibre entre l'homme et la nature, c'est la rupture d'équilibre de l'homme avec lui-même. Mais cette influence nuisible ne saurait affecter l'homme que d'une manière purement dynamique. La force immatérielle est, au premier abord, la seule qui ressente l'influence dynamique de l'agent hostile à la vie. Perception de la cause morbide par la force vitale, d'où modification de la sensibilité et consécutivement troubles fonctionnels entraînant à leur suite les altérations organiques : tel est l'ordre hiérarchique du développement de la maladie. Ainsi l'*affection* précède la *lésion* (comme, en physiologie, la fonction précède l'organe), ce qui revient à dire que les symptômes dynamiques sont antérieurs aux signes anatomiques. Voilà le caractère fondamental de toute maladie, tel que l'expérience le révèle. Voilà la genèse pathologique de Hahnemann.

La force vitale, nous dit-il, après avoir été désaccordée par cette perception de la cause morbide, peut seule procurer à l'organisme, par voie de réaction, les sensations désagréables qu'il éprouve et le pousser aux actions insolites que nous appelons maladies. La cause morbide « impressionne » donc la force vitale, qui « réagit » ensuite par la maladie. C'est toute la doctrine de l'*Organon*. Il est curieux, après cela, de retrouver ces idées dans la théorie de l'impressibilité développée par M. Bouchut (1). L'impression morbide, écrit-il, est le point de départ absolu de toute maladie. Nulle lésion ne se produit sans un trouble préalable de l'impressibilité (Hahnemann avait dit : l'*affection* précède la *lésion*). La maladie n'est pas autre chose qu'une impression morbifique suivie de sa réaction fonctionnelle et organique, locale ou générale (Hahnemann avait déjà marqué cette succession :

(1) *Nouveaux Éléments de Pathologie générale.*

modification de la sensibilité, troubles fonctionnels, altérations organiques). C'est ce qui permet à M. Bouchut de dire : « Toutes les maladies ne « sont que des impressions transformées ». Et plus loin : « Impression et Réaction, voilà, en « philosophie médicale, la clef de la pathologie « tout entière. » On n'est pas plus imbu des principes de Hahnemann. Et dire que le même homme déverse à toute occasion le sarcasme sur les homéopathes sectateurs de cette doctrine ! Il est impossible de ne pas constater la mauvaise foi de l'ancienne école qui professe le plus profond dédain pour l'homéopathie, mais qui n'hésite pas à s'approprier ses théories en les démarquant. Toutefois, M. Bouchut aura beau faire : son « impressibilité » ne fera pas oublier le dynamisme de la force vitale !

En résumé, le mal nous apparaît à l'origine sous deux phases distinctes : un désaccord externe, suivi d'un désaccord interne ; une rupture d'équilibre entre l'homme et le monde extérieur, à laquelle succède une rupture d'équilibre de l'homme avec lui-même. Pour compléter la formule reproduite ci-dessus, il faut y ajouter un troisième terme et dire, en précisant ainsi les trois *moments* successifs du phénomène morbide : Transgression, Impression, Réaction. Tels sont les caractères généraux du mal avant la naissance de la maladie. Telle est sa genèse. Telle est enfin la véritable clef de la pathologie.

§ 2. — La Maladie.

Nous pouvons maintenant nous faire une idée exacte du caractère fonctionnel de la maladie, ce dérivé du mal. La maladie est une réaction contre l'influence morbide venue du dehors. C'est un acte de préservation. Hippocrate l'appelle *un effort de la nature pour se libérer du mal.* Cette conception de la maladie est connue sous le nom de naturisme hippocratique. Elle s'accorde pleinement avec les prémisses que nous avons posées dans le paragraphe qui précède. Du moment que l'origine de la maladie est extérieure à l'homme, c'est au *mal* proprement dit, qu'il faut faire remonter le désaccord : là est le vice, le trouble, la perversion. Dès que le mal a touché l'homme pour produire en lui la rupture de l'équilibre interne, la *maladie* naît ; mais, en vertu de la loi dynamique de contradiction, cette maladie s'oppose dès sa naissance au mal dont elle provient ; elle cherche aussitôt à rétablir l'équilibre ; et les actes irréguliers auxquels elle se livre, actes qui se manifestent sous la forme de symptômes, n'ont pas d'autre tendance, d'autre but. Cette tendance est salutaire. Les phénomènes de la réaction vitale sont tels que l'on pourrait aller jusqu'à dire, en les interprétant dans la rigueur absolue de leur principe, que la maladie est un *bien*, puisqu'elle s'oppose au *mal* pour le détruire, pour l'anéantir.

Cet excès de logique serait une faute contre la logique même. La maladie n'est pas un bien : c'est un effort, une tentative de retour vers le bien, effort douloureux et souvent imparfait, tentative quelquefois désespérée. La maladie est un phénomène transitoire, anormal, un déséquilibre : ce n'est pas un état, c'est un passage. La douleur l'accompagne ; et la douleur, nous l'avons dit, est une sanction pénale ; c'est à ce prix seulement que s'effectue le retour vers le bien. La toux est douloureuse. La suppuration est douloureuse. Le vomissement est douloureux. Ce sont là des efforts pour rétablir dans l'organisme l'équilibre obstrué par des produits morbides. On ne peut donc pas dire que la maladie soit un bien. Sa tendance est salutaire ; mais ses actes sont douloureux.

L'école vitaliste tout entière a adopté cette notion de la maladie. Elle est imbue de naturisme hippocratique. A la définition donnée par le père de la médecine et reproduite plus haut, il convient d'ajouter les deux qui suivent et qui n'en sont que des variantes. La première est de Sydenham : *La maladie est un effort de la nature en faveur des malades pour la destruction complète de la matière morbifique.* La seconde, émise par Cayol, est plus philosophique et plus précise : *La maladie est une fonction destinée à réagir contre les causes de trouble et de destruction des corps vivants.* Ici la maladie n'est pas seulement un effort temporaire, anormal ; on va jusqu'à lui reconnaître le caractère d'une *fonction.* C'est l'exagération du principe. Pour la justifier, il faudrait joindre à l'idée de fonction celle d'anomalie, concevoir une fonction inverse, irrégulière, hors cadre. L'école vitaliste est dans le vrai en attribuant à la maladie la valeur d'une réaction à tendances favorables, bien que ses manifestations soient pénibles, douloureuses, souvent cruelles. Le seul reproche qu'on puisse adresser au vitalisme, c'est d'avoir trop cru à la puissance de la nature médicatrice, d'avoir en quelque sorte vu le remède dans la maladie elle-même, un secours efficace dans le seul effort de la nature. Quelque puissant qu'il soit à l'occasion, ce n'est jamais qu'un effort ; il a besoin d'être *aidé*, comme l'indique Hippocrate, parachevé par un effort de la raison humaine. Cette erreur des vitalistes provient de ce qu'ils ne voyaient pas l'origine extérieure de la maladie ; le principe de transgression leur échappait ; et croyant que la maladie avait son commencement dans l'homme même, ils étaient naturellement inclinés à croire qu'elle pouvait y trouver aussi sa fin, sans aucun secours étranger. Une telle erreur engendre le fatalisme en médecine ; elle permet trop facilement d'abandonner le malade à lui-même et conduit à la pratique funeste de l'expectation.

Au naturisme d'Hippocrate, il faut opposer la doctrine de la localisation matérielle des maladies, ce que l'on pourrait appeler le contre-naturisme d'Asclépiade et de Galien. Cette doctrine se résume dans la formule suivante d'Asclépiade : *La maladie est un état contre nature produit par le mouvement irrégulier des atomes.* Tout le matérialisme médical est sorti de cette définition. Elle est incomplète, parce qu'un mouvement irrégulier d'atomes ne suffira jamais à expliquer la genèse d'une maladie si l'on n'explique en même temps en quoi consiste cette irrégularité ; et alors il faut introduire la notion de règle, de loi, de raison mathématique, il faut spiritualiser la matière, coordonner les atomes, et l'on rentre dans le domaine de l'idée auquel on voulait échapper.

Les organiciens du XVIIIe siècle voyaient l'origine de la maladie dans la lésion matérielle de l'organe ; ils prenaient le phénomène tangible et apparent pour le phénomène réel. D'ailleurs, il existe une foule de maladies que le trouble des solides et des liquides ne peut expliquer seul. Toutes les maladies dynamiques sont dans ce cas. Matérialistes, humoristes, solidistes, organicistes, anatomistes, voulant nier toute spiritualité dans l'univers, ont persisté à confondre l'effet avec la cause, le résultat avec le principe, le contingent avec le nécessaire, prenant littéralement la nature à revers. Ce sont des contre-naturistes parfaits. Pour eux, la maladie n'a aucun sens; son caractère fonctionnel leur échappe ; ils n'y voient que du feu : c'est une cacographie indéchiffrable, à laquelle le Diable ne comprendrait goutte, un désordre irréparable et la plupart du temps sans remède.

Les organo-vitalistes de nos jours ont essayé une conciliation impossible entre l'organicisme et le vitalisme en joignant bout à bout deux opinions qui s'excluent. De telle sorte que l'on arrive à la définition suivante, donnée par M. Andral : *La maladie est une altération des parties constituan-*

tes du corps et des actes qui doivent s'y accomplir. Vain éclectisme qui ne sauve et ne résout rien. C'est à peu près comme si l'on disait : La neige est à la fois blanche et noire ; l'herbe est en même temps rouge et verte ; le ciel est simultanément jaune et bleu. Il n'y a qu'une manière d'être pour les idées comme pour les choses. Il faut opter entre l'altération des *parties* et l'altération des *actes*. Mais l'école moderne, ou, pour mieux dire, la vieille école, n'a pas les moyens de faire ce choix, n'étant guidée par aucun principe supérieur. Le vitalisme et l'organicisme n'aboutissant à aucune conclusion, et l'organo-vitalisme n'étant qu'une constatation suprême de cette impuissance finale, voyons comment le dynamisme résout la question.

§ 3. — **Pathologie dynamique.**

Le mécanisme des fonctions humaines que nous avons énumérées dans les pages précédentes de ce chapitre (§ 1er) en les réduisant à neuf ordres distincts, ne suffit pas à nous éclairer sur le jeu de la vie et ne constitue pas à lui seul la physiologie, pas plus que les sept notes de la gamme fondamentale ne constituent la musique. Pour voir naître les accords, il faut grouper les notes par deux, par trois, par cinq, en des séries variées et d'ailleurs inépuisables. De même les accords physiologiques se perçoivent sur des groupes d'organes, résultent d'un ensemble de fonctions. On peut alors, par un dessin harmonique, donner à la vie ses reliefs et sa signification. On peut noter ses idiosyncrasies.

A ce point de vue, les neuf ordres de fonctions physiologiques se groupent en quatre classes qui représentent en quelque sorte l'orientation de l'être humain dans son milieu et le plan général interne de son organisme. Ces quatre classes sont : 1° l'*Innervation*, ou double équilibre dynamique de l'esprit et de l'âme, toujours en mouvement et toujours en éveil, levier principal de la vie. 2° La *Circulation extérieure*, dédoublée en Alimentation et Restitution, circulus nourricier externe. 3° La *Circulation intérieure* ou nutrition. Cette fonction générale non seulement se dédouble en Circulation et en Respiration, mais encore elle se quadruple par l'adjonction des fonctions de Reproduction et de Mouvement, étroitement associées aux deux premières. C'est le circulus nourricier interne. 4° La *Stabulation*, ou équilibre statique du corps, qui comprend la vitalité dermique ou Transpiration et la vitalité osseuse ou Ostéogénèse. C'est le point d'appui général de l'organisme.

Ce sont les quatre fonctions générales. C'est la polarisation organique ayant pour pôles positifs les centres nerveux où se condensent les courants actifs d'innervation, pour pôles négatifs la peau et les os où se dispersent les courants passifs de la stabulation, ayant pour foyer circulatoire externe l'estomac et pour foyer circulatoire interne le cœur. Ce sont aussi les quatre types de constitution humaines. Ce sot les quatre idiosyncrasies.

Bichat, dans ses admirables travaux sur les propriétés vitales des tissus, a comme entrevu cette synthèse, ce diagramme de la vie fonctionnelle. Il est facile de réduire aux termes qui précèdent sa théorie appuyée sur de si nombreuses expériences, en y apportant, bien entendu, des modifications dont nos lecteurs resteront les juges. Tout d'abord, cette distinction en deux propriétés générales, la *sensibilité* et la *contractilité*, l'une active, l'autre passive, ne répond-elle pas aux idées de polarisation dynamique? Pour Bichat, la sensibilité est animale ou organique. Il place la sensibilité animale (ou sensibilité de l'âme) dans le tissu nerveux.

C'est ce que nous appelons *innervation*. Il faudrait la dédoubler en sensibilité spirituelle (tissu nerveux du cerveau et de la moelle épinière) et en sensibilité animale (tissu nerveux ganglionnaire). La contractilité de Bichat peut être animale ou organique, et cette dernière sensible ou insensible ; la contractilité organique insensible réside principalement dans le tissu osseux. C'est ce que nous appelons *stabulation*. Sensibilité et contractilité ; innervation et stabulation : voilà les deux pôles de la vie humaine, voilà l'axe vertical et l'axe horizontal de l'organisme. Entre ces deux lieux géométriques en quelque sorte linéaires, nous avons placé les deux fonctions circulatoires de l'être humain : la fonction circulatoire extérieure ayant pour centre l'estomac et la fonction circulatoire intérieure ayant pour centre le cœur. Dans son *Anatomie générale*, Bichat se contente de répartir les autres variétés de sensibilité et de contractilité entre les tissus moins actifs que le tissu nerveux et moins passifs que le tissu osseux, tels que le muqueux, le cellulaire, le glandulaire, le veineux, l'artériel, le musculaire. Bichat n'a pas voulu atteindre à la série physiologique qui ne rentrait nullement dans son sujet ; mais cette série anatomique suffit pour démontrer que le dynamisme étend ses lois à tous les ordres de fonctions, qu'elles soient élémentaires ou d'ordre supérieur, moléculaires ou organiques.

Ce groupement en quatre classes des fonctions de la vie nous permet de constater entre les individualités humaines des différences que ne pouvait nous faire connaître la série fondamentale. Chaque homme, en effet, a un cerveau, un estomac, un cœur, des poumons, et l'on ne peut tirer de leur fonctionnement individuel et isolé aucun caractère différentiel. Mais les hommes diffèrent entre eux très sensiblement par la prédominance d'un groupe de fonctions sur un autre groupe. C'est là qu'on trouve le signe principal de la personnalité, le caractère, les mœurs, en un mot la constitution.

Les quatre types constitutionnels nous sont donc fournis par les quatre fonctions générales. Ces types se trahissent dans tout l'organisme, se réfléchissent dans la constitution entière, depuis la charpente osseuse et la musculature jusqu'aux irradiations nerveuses, en y comprenant le développement plus ou moins considérable des viscères. Ils dessinent la personne dans l'ensemble de son anatomie et dans les détails mêmes de sa manière d'être, en lui imprimant un sceau ineffaçable. A l'*Innervation* appartiennent les individus grêles, d'apparence chétive et facilement impressionnables. Les fonctions d'alimentation et de restitution ou *Circulation extérieure* comptent pour leurs sujets les individus à intestin court, à estomac charnu, à denture formidable, les grands mangeurs, les appétits voraces. Les fonctions de *Circulation intérieure* ont créé les constitutions athlétiques, aux muscles développés, à la poitrine robuste, au sang chaud. Enfin, les êtres chez lesquels on constate un grand développement osseux, un volume considérable de chair, et qui sont d'allure calme et pesante, appartenant à la *Stabulation.*

La constitution primordiale d'un individu, ou soit la prédominance marquée d'une fonction générale, d'un groupe de fonctions, lui crée des prédispositions, des aptitudes qui engendrent les diathèses humorales ou tempéraments. Car le tempérament n'est qu'un succédané de la constitution ; il en résulte, il en provient, comme la santé provient du bien physiologique, comme la maladie provient du mal.

Nous venons de poser les bases de la pathologie dynamique. Il est visible que la constitution du sujet est un élément capital dans la rupture de l'équilibre externe qui constitue ce que nous avions appelé le mal physiologique. Ainsi les individus de la première classe se mettront facilement en dissonnance morale avec autrui et en dissonance physique avec les agents extérieurs les plus subtils, miasmatiques, telluriques, atmosphériques, caloriques, lumineux : le nervosisme sera leur état morbide caractéristique. Ceux de la seconde éprouveront plus fréquemment la rupture d'équilibre avec la substance alimentaire en quantité, qualité et plasticité, ou avec les causes atmosphériques qui troublent l'évolution digestive. Ceux de la troisième seront aptes à l'absorption des virus, deviendront sujets aux fièvres éruptives, aux affections inflammatoires, en un mot : se trouveront en discordance avec l'extérieur par un excès de calorique interne. Ceux de la quatrième pécheront par défaut de calorique intérieur; les agents externes seront impuissants à les tonifier, et ils souffriront de maladies adynamiques par anémie, chlorose ou purulence. Tels sont les types primordiaux de la constitution humaine au point de vue pathologique. La *transgression*, ce point de départ du mal, ce premier moment presque insaisissable, s'operera d'une manière différente suivant chacun de ces types, c'est-à-dire suivant leurs facultés plus ou moins grandes de discordance avec le milieu qui nous entoure.

Quant à l'*impression*, deuxième moment pathologique qui ébauche le déséquilibre intérieur, elle sera naturellement aussi en relation avec la fonction générale prédominante, sur laquelle elle étendra de préférence ses ravages. Enfin la *réaction* morbide, troisième et dernier moment du mal, qui commence la maladie, se fera avec d'autant plus d'énergie que la force vitale sera plus grande; mais c'est dans sa constitution elle-même que l'organisme trouvera le plus de ressources; il puisera sa force principale dans ce qui avait fait sa faiblesse: là réside la mystérieuse puissance de sa vitalité.

Ainsi, dans la triple et rapide évolution qui nous amène au seuil de la maladie, nous avons reconnu la justesse de ce principe : l'*affection* précède la *lésion*. Nous avons constaté aussi la naissance d'un état morbide constitutionnel afférent à l'idiosyncrasie de l'individu, à la fonction générale dont il est tributaire. Cet état morbide est indépendant de celui qu'éprouve telle ou telle fonction spéciale. Il y a là un phénomène analogue à ce qui se passe en musique pour la mélodie et l'accompagnement. L'affection spéciale et l'affection générale sont corrélatives et co-existent sans se confondre. Tel est le principe fondamental de la pathologie fonctionnelle, idiosyncrasique et spécifique.

Nous sommes maintenant armés pour donner une définition correcte de la maladie et pour clore d'une manière satisfaisante cet aperçu de pathologie générale.

La maladie prenant son origine au moment où la réaction morbide commence, la définition de Hahnemann : une *aberration dynamique de la force vitale*, pourrait suffire; mais cependant il est nécessaire de la présenter sous un aspect à la fois plus général et plus précis. M. Bouchut, avec cette inquiétude éclectique qui le tourmente, emprunte sa définition de la maladie à la fois à Hahnemann, aux vitalistes, aux matérialistes, aux organiciens, aux humoristes et aux solidistes, afin sans doute de mettre tout le monde d'accord. Il dit que la maladie est une « altération du principe de

« la vie, avec lésion fonctionnelle ou matérielle « des organes solides ou liquides du corps humain.» Puis, serrant de plus près les termes, il conclut: « La maladie est une altération du principe de la « vie, avec lésion des organes ou des fonctions. » C'est une formule organo-vitaliste. Cette définition de la maladie est détestable parce qu'elle est compliquée, incohérente et contradictoire. Elle manque d'unité et de simplicité ; par conséquent, elle ne vaut rien.

Le faux spiritualisme scholastique du moyen âge se fait jour dans cette définition ; on y retrouve, par l'opposition des organes aux fonctions, cette vieille distinction entre le corps et l'âme, ce dualisme erroné que fait disparaître la trinité esprit, âme et corps, car l'esprit vivifie tout et pénètre entièrement les deux autres termes de la série. M. Bouchut a beau corriger cette dualité par un emprunt au dynamisme de Hahnemann, en faisant précéder les deux derniers termes de sa formule par ces mots: « altération du principe de la vie », le lien manque, il n'arrive qu'à une juxtaposition d'idées, il n'atteint pas au caractère synthétique nécessaire à toute bonne définition.

Il faut pourtant en finir une bonne fois avec cette distinction artificielle entre l'organe et la fonction, attendu que l'organe n'a d'intérêt, n'existe pour nous qu'à l'état fonctionnel, lorsqu'il vibre sous le souffle vital. Il n'y a pas, à proprement parler, de lésions organiques, de lésions de structure, il n'y a que des lésions fonctionnelles. Quelle que soit la cause morbide, quels que soient la nature ou l'étendue du trouble, c'est toujours une fonction qui est atteinte. Si le trouble est local, isolé, peu apparent, circonscrit au tissu, il n'en affecte pas moins ses propriétés intimes, il n'en détruit pas moins la circulation locale, la nutrition moléculaire. Des tubercules et cancers produisent autour d'eux des vaisseaux nouveaux dont l'existence est anatomiquement démontrée. Des anévrismes se développent sur une artère. Ce sont des troubles fonctionnels ; c'est un désordre circulatoire par diffusion ou par obstruction. Le tissu disparaît, l'organe s'efface ; la fonction subsiste.

Le plus curieux, c'est que M. Bouchut a conscience de cette vérité lorsqu'il écrit : *Ce qui caractérise la maladie, c'est le trouble partiel ou général, évident ou caché, qui se produit dans l'exercice des fonctions.* Voilà une idée principe, puisée aux sources de l'observation. M. Bouchut aurait dû en tirer sa définitition de la maladie. Il a mieux aimé s'en tenir aux préjugés académiques, faire preuve de routine plutôt que d'originalité. Il a préféré les écoles médicales à l'école de la nature. Ce qu'il n'a pas osé faire, nous allons le faire pour lui.

De tout ce qui précède, nous sommes autorisés à conclure, écartant les notions partielles, les idées adventices, et recouvrant la plénitude de notre liberté philosophique : *La maladie est un trouble fonctionnel.* C'est la définition la plus simple, la plus générale et, nous ne craignons pas de le dire, la plus exacte. En effet, que les fonctions soient élémentaires et n'intéressent que les propriétés vitales des tissus (dynamisme corporel) ; qu'elles soient d'un ordre plus élevé et concernent le jeu des organes ou viscères de l'alimentation, de la restitution, de la nutrition (dynamisme animique ou de la force vitale) ; qu'elles soient d'ordre tout à fait supérieur et comprennent l'une ou l'autre des facultés d'innervation (dynamisme spirituel), c'est toujours une fonction qui est atteinte. L'organe suit, le tissu se conforme, comme les cordes et le bois d'un violon se conforment au dessin mélodique ou harmonique qui les fait vibrer.

Ce point de vue est aussi le seul utile en pathologie et en thérapeutique. « La maladie, suivant la définition si profonde d'Hippocrate, est un effort « de la nature pour se libérer du mal. » Nous croyons avoir complètement légitimé dans le présent chapitre (§ 2) ce naturisme hippocratique. Or, la maladie étant un trouble fonctionnel, il est simplement logique d'ajouter que ce trouble a une tendance *salutaire ;* et c'est par l'étude des fonctions elles-mêmes, par l'analyse de leur caractère idiosyncrasique ou spécifique, que le médecin apprendra comment il doit *aider* la nature et de quelle manière il peut insister sur le désordre pour ramener l'ordre même. C'est la philosophie médicale vraie. C'est le naturisme dynamique.

En somme, pour nous éclairer autant que possible sur les bases fondamentales de la pathologie, il n'est peut-être pas inutile de résumer ainsi les notions qui précèdent :

De même qu'en physiologie générale, la fonction est antérieure à l'organe (ce que l'embryogénie démontre de la manière la plus saisissante), de même aussi le *bien* physiologique est antérieur à la santé, le *mal* physiologique est antérieur à la maladie, la *constitution* est antérieure au tempérament.

Le mal a pour premier principe saisissable une rupture d'équilibre de l'homme avec son milieu, principe que nous avons dénommé de transgression. Il se manifeste par trois moments successifs, rapides et pour ainsi dire instantanés : *Transgression, Impression, Réaction*. La transgression varie suivant les aptitudes constitutionnelles. L'impression s'exerce préférablement sur le champ que lui offre la constitution individuelle. Enfin, la réaction morbide trouve sa raison d'être, sa force et son point d'appui dans cette constitution même.

La *maladie* ne commence qu'avec la réaction morbide. C'est le point de départ du phénomène qui, dès lors, entre dans la période du symptomatisme. Telle est la genèse pathologique que nous croyons pouvoir soumettre à l'examen réfléchi du lecteur en l'appuyant sur notre expérience personnelle et surtout en l'autorisant des deux plus grands noms qui aient illustré la médecine : Hippocrate et Hahnemann.

CHAPITRE II

ETIOLOGIE

Théorie des Tempéraments

L'Etiologie est cette partie de la science médicale qui s'occupe des causes de la maladie. Nous écrivons causes au pluriel, parce que la cause première du fait morbide *(prima causa morbi)*, son essence, échappe à toute observation et reste absolument impénétrable pour nous. Le *noumène* se dérobe, le *phénomène* seul se manifeste. Toute recherche de la cause première étant donc écartée, reste à savoir ce qu'il est possible de connaître dans la causalité du phénomène morbide.

D'après la doctrine de Hahnemann, les causes morbides dérivent de cinq sources différentes : 1° causes téléologiques, ou action des modificateurs externes, tels par exemple que la chaleur, l'électricité, la lumière ; 2° miasmes aigus ; 3° miasmes chroniques ; 4° causes psychiques, ou troubles de l'âme ; 5° abus des substances médicamenteuses.

Ce sont là les causes *fondamentales* ou *déterminantes*. Il est à remarquer que ces sources sont toutes extérieures à l'individu. Si quelques-unes, comme les miasmes aigus et chroniques, paraissent quelquefois résider dans l'organisme et remonter à la naissance, ce ne peut être que par voie d'hérédité ; pour expliquer l'existence de ces miasmes, il faut toujours remonter à une origine étrangère à la personne. Les causes psychiques ont nécessairement un mobile externe, car l'âme ne s'émeut que sur un objet situé en dehors d'elle-même qui l'attire ou la repousse, Enfin, quant à l'abus des substances médicamenteuses, il rentre tout naturellement dans les causes extérieures : c'est une variété de l'empoisonnement volontaire ou involontaire, qui, avec le traumatisme (oublié par Hahnemann) peut se ranger dans la catégorie des lésions et homicides par imprudence ou avec préméditation. L'extériorité originelle est donc le caractère de chacune de ces cinq causes non seulement fondamentales, mais encore déterminantes.

Hahnemann, et avec lui toute la médecine contemporaine, reconnaît encore d'autres causes, dites causes *occasionnelles* ou *prédisposantes*. Voici comment il les définit. Dans la recherche des causes d'une maladie, il faut, dit-il, avoir égard à la constitution physique du malade, à sa tournure d'esprit, à son caractère, à ses occupations, à son genre de vie, à ses habitudes, à ses relations sociales, à son âge, à son sexe ; en un mot, il faut faire attention à l'individualité du malade, et par conséquent à l'individualité de la maladie. L'idée dominante, dans cette deuxième série de causes, est celle d'individualité. Elles sont d'origine interne. Ce sont des sources intérieures et individuelles, par opposition aux sources extérieures et universelles formant la première série. De là leur caractère de causes simplement occasionnelles ou encore prédisposantes. Car, nous l'avons dit, la vitalité de l'individu est soumise à l'influence de l'univers, qui l'enveloppe et le maîtrise complètement.

Il se peut que cette dualité dans les causes générales de la maladie, entre l'individu et l'univers, entre l'homme et la nature, soit restée inaperçue pour ceux-là même qui ont ébauché cette théorie ; mais elle cadre trop avec les principes que nous avons développés jusqu'ici pour que nous négligions de la mettre en relief, et d'ailleurs elle se dégage nettement d'un examen sérieux et réfléchi de cette doctrine étiologique.

Ces deux séries de causes ne suffisent pas à expliquer le jeu du phénomène morbide dans son développement multiple et varié. Il y faut joindre une troisième série ayant pour pivot la fonction particulière avec son caractère spécifique et qui réside dans l'organe lésé. Ce serait faire preuve d'un esprit analytique incomplet que d'omettre cette considération importante dans l'analyse de la maladie. Les causes fondamentales résultent d'un ensemble de phénomènes afférent à l'ordre universel ; les causes occasionnelles, par leur relation avec la constitution physique de l'individu, se rattachent à un groupe de fonctions, à ce que nous avons nommé une fonction générale ; enfin, les causes spécifiques, dérivant de la fonction particulière, en tant qu'elle est exercée par un organe déterminé, complètent ce tableau analytique ; elles en sont pour ainsi dire la conversion au terme le plus simple, la réduction à l'unité.

§ 1er. — **Causes fondamentales ou déterminantes (extérieures). Agent de la maladie.**

Les cinq sources de maladies récapitulées ci-dessus comme causes fondamentales ou déterminantes partagent leur influence entre les maladies aiguës et les maladies chroniques.

Cette distinction, établie par Hahnemann, est sans doute très utile en étiologie et en symptomatologie; mais elle ne saurait subsister lorsqu'il s'agit de déterminer la nature de la maladie (pathologie générale) et sa place dans le cadre nosologique (pathologie spéciale). En effet, l'acuité ou la chronicité ne sont pas des caractères constants dans la marche des maladies. Une affection est aiguë lorsqu'elle se manifeste par son intensité et la brièveté de sa durée; elle est chronique, au contraire, si les souffrances qu'elle engendre sont relativement supportables et si elle affecte un décours prolongé. Or, combien d'affections participent de ce double caractère, ont tour à tour des phases aiguës et des phases chroniques, précipitent ou ralentissent leur marche suivant des causes variables, principalement des causes climatériques et atmosphériques? Par exemple, la bronchite n'est-elle pas tantôt aiguë et tantôt chronique? La phtisie pulmonaire, dont les caractères de chronicité sont certains, acquiert parfois les caractères les plus alarmants d'une affection aiguë par la violence de ses accès, leur caractère spasmodique et la rapidité de leur allure, pour retomber ensuite dans le calme trompeur d'une consomption lente. On peut en dire autant du rhumatisme, des affections du cœur ou de l'estomac et de bien d'autres lésions à marche variable et presque toujours imprévue. L'acuité ou la chronicité ne constituent donc pas des signes distinctifs et caractéristiques pour la détermination des maladies et ne sauraient, suivant nous, servir de base à une classification générale. Elles permettent, tout au plus, de caractériser les phases plus ou moins prolongées de telle ou telle maladie. C'est du symptomatisme beaucoup plus encore que de l'étiologie.

Sous le bénéfice de cette observation, nous relatons les trois sources que Hahnemann rapporte aux maladies aiguës. Ce sont les influences téléologiques, les miasmes aigus, les affections de l'âme (bien que, parmi ces dernières, nous ayons à constater les maladies de langueur). Il aurait pu y joindre le traumatisme et peut-être même quelques-unes des maladies engendrées par l'excès ou l'abus des substances médicinales.

Tout l'intérêt de l'étiologie hahnemanienne se concentre sur sa théorie des miasmes chroniques. C'est là que ce grand homme s'est révélé génie vraiment supérieur, doué d'une pénétration hors ligne. Le caractère général des maladies que Hahnemann appelle « véritablement chroniques », et qu'il vaudrait peut-être mieux dénommer infectieuses, consiste dans leurs progrès incessants, dans les souffrances du malade toujours croissantes jusqu'au terme de l'existence. La seule bien connue est la syphilis. Elle peut servir de type pour l'étude des autres états pathologiques de même ordre.

Toutefois, Hahnemann reconnaît trois types de miasmes chroniques, trois sources distinctes aux maladies qni en proviennent: la psore, la syphilis et la sycose. En les spécifiant, s'écrie M. Léon Simon père, Hahnemann n'imagine rien, ne systématise rien ; il ne fait que déterminer une cause connue quand il saisit l'agent extérieur à l'homme malade dont l'action a troublé sa santé. Deux caractères distinctifs des maladies chroniques sont expérimentalement établis : 1° Lorsque le mal primitif est de nature miasmatique et chronique, il n'est jamais vaincu même par la constitution la plus robuste ; si la maladie semble parfois suspendre son cours, elle réapparaît ensuite avec aggravation ou modification de l'état primitif. 2° Il y a lieu de constater l'incurabilité des maladies abandonnées aux seules ressources de la force vitale dans les meilleures conditions possibles.

Les exanthèmes chroniques (psore, syphilis et sycose) se manifestent en trois périodes, se présentent sous trois états successifs, vus et décrits par Hahnemann ; et c'est ici surtout qu'il se montre admirable observateur de la nature. Ces trois phases sont celles d'*infection*, d'*incubation* et d'*éruption*. La première ou *infection* a lieu dans un moment indivisible et s'opère avec une rapidité, une spontanéité en quelque sorte insaisissables. Ainsi procèdent la rougeole, la variole, le vaccin, aussi bien que la psore, la syphilis et la sycose. La deuxième phase, dite d'*incubation*, est celle où la maladie intérieure se forme ; sa durée est variable selon les individus et selon l'espèce du miasme ; elle précède l'apparition du symptôme extérieur. Enfin la troisième phase, ou *éruption*, est accompagnée d'une petite fièvre et fait naître sur la peau des pustules psoriques, d'abord très petits et miliaires qui grossissent peu à peu. Des manifestations éruptives d'autre nature caractérisent la syphilis et la sycose. Cette théorie des trois périodes d'infection, d'incubation et d'éruption, devenue classique, se retrouve dans tous les ouvrages de l'ancienne école (1). Seulement on se garde bien de la donner au public sous le nom de son véritable auteur.

Les transformations de ces maladies sont variables en nombre et en caractères. Elles ont des formes primitives, secondaires et tertiaires. Elles existent dans l'organisme à l'état latent. Livrées à elles-mêmes, elles n'abandonnent cet organisme qu'après son entière destruction. Elles sont transmissibles par la génération et traversent les siècles sans rien perdre de leur violence. Ce sera le triomphe de la médecine nouvelle, inaugurée par Hahnemann, perfectionnée par ses successeurs, de vaincre un jour ces redoutables fléaux de l'humanité.

---

(1) Voir Bouchut : *Nouveaux éléments de Pathologie générale*.

Les sept huitièmes des maladies de cet ordre trouvent leur cause dans la psore. La gale est la source unique des maladies psoriques. Elle en est le type primitif. Hahnemann inclinerait à y voir une dégénérescence de la lèpre. Ce signe héréditaire, cette extension d'une maladie à plusieurs races ayant vécu dans des conditions analogues de milieux et d'habitudes, est une vue supérieure et féconde, car elle permet à la pathologie de jeter des racines dans les sciences ethnologiques et sociologiques et de mieux éclairer ainsi les problèmes de l'étiologie. Si on l'applique aux maladies qui sévissent de nos jours avec le plus d'intensité, comme la névrose et la phtisie tuberculeuse, on pourra utilement élargir le champ d'investigation. Il ne faut donc pas restreindre son examen aux phénomènes apparents du parasitisme et ne voir, par exemple, dans la gale, qu'une maladie locale due à la présence du sarcopte. Cet insecte parasitaire ne saurait être considéré comme la cause première et fondamentale de l'infection psorique. Sa présence est bien plutôt un signe, un effet, qu'une cause. Comment agit-il ? Est-ce par piqûre, d'un caractère purement mécanique, auquel cas il ne produirait qu'une affection locale, vite et facilement guérie au moyen d'une simple pommade ? Ou bien est-ce comme porte-venin, à la manière de tous les insectes venimeux, guêpe, cousin, abeille, scorpion, tarentule ? Tout démontre que le mode d'action du sarcopte est analogue à ceux employés par ces derniers. Il y a donc infection, c'est-à-dire maladie générale.

La théorie de la psore, ajoute M. Léon Simon père, à qui nous empruntons la dissertation qui précède, n'est certainement pas le dernier mot de la pathologie. C'est un essai, un type de méthode à suivre dans la détermination des espèces morbides.

Aussi l'a-t-on suivie avec beaucoup d'ardeur. On est entraîné aujourd'hui à ne voir dans toute maladie qu'une cause infectieuse et à faire disparaître en étiologie cette distinction entre les maladies aiguës et les maladies chroniques qui n'a rien de précis ni même de bien philosophique. Il y a une tendance très louable vers l'unité dans cette préoccupation d'un parasitisme originaire et universel. Que l'on étudie, dans leur génération, leurs mœurs et leurs allures, les végétations microbiennes, les animalcules microscopiques : c'est fort bien. Ces recherches sur les infiniments petits de la vie ne sauraient nous déplaire. Que l'on cherche à les classer d'après les maladies dont ils sont les indices caractéristiques : rien de mieux. Mais il est à craindre que l'on s'égare dans la zoologie de l'invisible et que, cédant à de vieux penchants matérialistes, on ne continue à prendre l'effet pour la cause qui le produit, le signe pour la chose signifiée, l'insecte pour l'élément encore inconnu dont il émane !

Il ne faut pas oublier, en effet, que l'effluve miasmatique et la virulence sont très probablement des états antérieurs aux miasmes et aux virus eux-mêmes ; qu'il règne dans l'univers des courants électriques et magnétiques d'une extrême subtilité et d'une extrême puissance, d'une rapidité d'action quelquefois foudroyante : témoins les épidémies et la contagion, physique ou morale ; et que les *agents* morbifiques doivent participer de cette nature fluidique. C'est ici que le génie particulier à la méthode homéopathique peut rendre de signalés services à la pathologie et concourir avec efficacité à cette détermination des espèces morbides, pour peu qu'il se trouve parmi les homéopathes des théoriciens qui consentent à placer l'œil à l'oculaire du microscope, tout en ayant dans le cerveau un microscope idéal qui donnera à l'image perçue sa valeur véritable et sa signification positive.

§ 2. — Causes occasionnelles ou prédisposantes (intérieures). Véhicule de la maladie. Théorie des Tempéraments.

Nous rappelons, dans les termes mêmes employés par Hahnemann, la deuxième série des causes attribuées aux maladies en général, sous le nom de causes occasionelles ou prédisposantes.

« Il faut, dit-il, avoir égard à la *constitution* « *physique* du malade, à la tournure de son esprit. « à son caractère, à ses occupations, à son genre « de vie, à ses habitudes, à ses relations sociales, « à son âge, à son sexe, en un mot à l'individualité « du malade et par conséquent de la maladie. »

Ce sont là, évidemment, des modificateurs importants de la maladie ; mais tous ces termes se réduisent à deux, dont le premier est la constitution physique, affaiblie ou fortifiée suivant l'âge et le sexe Quant aux relations sociales, aux habitudes, au genre de vie, aux occupations, il est certain que tout cela est intimement lié au caractère et à la tournure d'esprit qui eux-mêmes dépendent de la constitution physique dont ils sont les dérivés. C'est ce que nous appelons le *tempérament*.

« Constitution » et « tempérament » sont deux termes corrélatifs, mais non pas identiques. Dans le chapitre qui précède, nous avons établi entre eux une distinction analogue à celle qui existe entre le « bien » et la « santé », entre le « mal » et la « maladie », ou encore entre la « fonction » et l' « organe », entre l' « affection » et la « lésion ». La constitution est le fait primordial, antérieur ; le tempérament est le fait subséquent, le phénomène ultérieur. La constitution est une idiosyncrasie primitive et presque invariable ; le tempérament est une idiosyncrasie secondaire, sujette à quelques fluctuations. On peut parfois changer de tempérament, on ne change pas de constitution.

En effet, la constitution affecte l'individu tout entier, dans ses grandes lignes, dans sa charpente. depuis l'ossature de son squelette jusqu'au réseau nerveux qui parcourt ses organes. Elle lui donne le *pli* ; elle lui appose le sceau et la marque de sa destinée : c'est le coup de pouce de l'artiste imprimé sur sa créature dès la naissance et qui demeure jusqu'à la mort. La constitution, avons-nous dit, est la prépondérance d'une fonction générale sur une autre. Il y a quatre fonctions générales : 1° l'*Innervation* ou équilibre dynamique dans l'appareil nerveux ; 2° la *Circulation extérieure* ou alimentation et restitution ; 2° la *Circulation intérieure* ou nutrition ; 4° la *Stabulation* ou équilibre statique dans la peau et les os. Cette prépondérance détermine pour chaque individu une idiosyncrasie générale, une morphologie totale qui se manifestent d'abord dans les parties solides du corps humain, dans ses éléments les plus stables ; elle lui donne ensuite des aptitudes spéciales pour modifier les principes mobiles et liquides de l'organisme ; elle lui crée des *diathèses humorales*. Et c'est ainsi que, poussant plus avant la spécialisation de l'individu, on voit naître, après la constitution physique et la carrure humaine qui en est le premier signe, les *humeurs*, c'est-à-dire la tournure d'esprit et le caractère, en d'autres termes le tempérament.

Cette théorie des diathèses humorales est donnée ici pour la première fois. Nous tenons d'autant plus à le faire remarquer qu'elle s'appuie directement sur nos expériences et nos observations : elle constitue le principe même de notre système et la base fondamentale de l'électro-homéopathie.

La genèse de cette idée est nécessaire dans un ouvrage doctrinal où nous cherchons à décrire la science nouvelle, non seulement dans sa méthode, mais encore dans sa tradition et ses progrès. On vient de voir que Hahnemann, en énumérant les causes occasionnelles et prédisposantes des maladies, avait senti le besoin d'opposer aux influences morbides universelles l'individualité du malade, c'est-à-dire l'individu avec toutes ses forces de résistance, afin de puiser en lui les ressources nécessaires pour combattre les agents hostiles de la nature. Il cherche donc à résumer les caractères individuels, au premier rang desquels il place la « constitution physique » ; mais il s'arrête là et ne devine point le « tempérament », qu'il remplace par la série vague et indéterminée des relations sociales, des habitudes, du genre de vie, des occupations, du caractère et de la tournure d'esprit. Avec l'intuition du génie, il pressent la vérité, mais elle reste à l'état cosmique et nébuleux, elle ne se condense point.

Plus tard seulement cette idée se précise et prend des contours plus arrêtés. Bellotti, profondément pénétré des théories de Bichat sur les propriétés vitales des tissus, étudiant de près la fibre vivante dans ses altérations les plus intimes, constate des diathèses humorales, herpétiques, syphilitiques, cancéreuses, lymphatiques. Il voit ces états morbides, il les signale comme sources de maladies : mais il ne remonte pas à leur propre origine : il ne voit pas qu'ils dérivent de la constitution physique des individus ; que la constitution seule crée les aptitudes aux tempéraments, les diathèses humorales. Ce seul mot de *diathèse* aurait dû pourtant le mettre sur la voie ; mais, lancé à perte de vue dans le spécificisme organique, il lâche la proie pour l'ombre, il s'égare dans le détail anatomique et ne parvient pas à constituer un ensemble : la synthèse physiologique lui a manqué. Toutefois, ce n'est plus ici, comme dans Hahnemann, un aperçu vague, erratique, flottant encore dans le domaine spirituel : c'est une notion, un germe. On peut le trouver en feuilletant son ouvrage (1), au bas de la page LXII, dans une note ; il n'en est pas sorti : il est resté là, dans son état de germe, sans que Bellotti ait seulement pensé à le faire croître et fructifier.

Mattei, avec son humorisme grossier et imparfait du sang et de la lymphe, aurait compromis d'une manière presque irrémédiable une idée qu'il était incapable de comprendre et contribué à son étouffement bien plus qu'à son éclosion si nos études et nos travaux ne nous avaient permis d'éclairer cette notion obscure à la lumière du dynamisme complexe, et par là même de la féconder définitivement. C'est ainsi que nous avons trouvé cette théorie si simple et si belle des tempéraments. Nous croyons donc être fondés à dire que nous sommes les premiers à retirer du domaine de la fantaisie la question des tempéraments, si peu et si mal comprise jusqu'à ce jour, et à préciser les caractères scientifiques qui leur permettent de prendre place en physiologie et en pathologie, pour le plus grand bien de la thérapeutique.

Il y a quatre tempéraments, répondant aux quatre constitutions primitives dont nous avons déterminé plus haut les caractères. Les tempéraments résultent de prépondérances fluidiques ou liquides qui cadrent exactement avec les prépondérances fonctionnelles, origine des constitutions humaines. A la constitution créée par la prédominance des fonctions d'INNERVATION correspond le tempérament *nerveux*, caractérisé par la prépondérance de la force nerveuse, ou neurique

(1) *Idioiatria, o Nuova Medicina specifica*. Turin, 1864.

comme l'on dit aujourd'hui. A la constitution qui dérive d'une prédominance des fonctions alimentaires, ou CIRCULATION EXTÉRIEURE, correspond le tempérament *bilieux*, caractérisé par la prépondérance de la bile, ou suc digestf par excellence. A la constitution qui provient d'une prédominance des fonctions nutritives, ou CIRCULATION INTÉRIEURE, correspond le tempérament *sanguin*, caractérisé par la prépondérance du sang, ou liquide nourricier. Enfin, à la constitution formée par la prédominance des fonctions de STABULATION, correspond le tempérament *lymphatique*, caractérisé par la prépondérance de la lymphe, ou liquide pondérateur, élément plastique de stabilité.

Ce sont là les quatre systèmes physiologiques, les axes diamétraux de la vie individuelle. Système nerveux. Système bilieux. Système sanguin. Système lymphatique. Il ne saurait y en avoir d'autres : ils embrassent le cercle complet de l'organisme.

Les manifestations de la force nerveuse ont formé et forment encore l'objet de nombreuses expériences. Les propriétés physiologiques et les altérations pathologiques des liquides dans l'organisme humain ont été étudiées avec le plus grand soin, notamment par Claude Bernard. Un mot sur le rôle de chacun des fluides qui ont donné leur nom aux quatre systèmes que nous envisageons, nous permettra de mieux apprécier leur action par rapport à la santé et à la maladie.

Il nous semble inutile d'insister sur les propriétés immanentes de transmissibilité que possèdent les nerfs. Cette transmissibilité s'exerce du dedans au dehors et du dehors au dedans. Le cerveau et le cervelet sont comme des accumulateurs du mouvement qui se distribue soit le long des nerfs sensitifs, pour recueillir les sensations de la vie dans les appareils délicats et infiniment compliqués de nos organes des sens, soit par la moëlle épinière le long des paires de nerfs qui s'en vont imprimer leur motilité aux muscles du mouvement volontaire. C'est une véritable pile électrique avec ses pôles et ses courants, ou pour mieux dire la pile électrique n'est qu'une imitation imparfaite des polarisations qui s'exercent d'un bout à l'autre de cet appareil subtil. Le système nerveux ganglionnaire est comme un dédoublement du précédent; mais l'innervation s'y déploie dans une autre modalité. Le double cordon appelé nerf sympathique, qui s'allonge en suivant l'axe cérébro-spinal, est chargé de transmissions restées longtemps mystérieuses entre la vie viscérale et la vie organique du cerveau. Ces accumulateurs de la force nerveuse appelés ganglions et distribués en si grand nombre dans l'économie intérieure de l'organisme, déroutaient le physiologiste par leur fonction énigmatique, surtout le ganglion central dénommé « plexus solaire », jusqu'au jour où Claude Bernard, dans ses mémorables leçons sur la physiologie du système nerveux, a révélé le jeu du mécanisme vaso-moteur. L'autonomie nerveuse de chaque organe ou groupe d'organes est un fait aujourd'hui démontré. Le plexus solaire paraît fonctionner à la fois comme distributeur de force et régulateur des mouvements locaux, comme un deuxième cerveau, le cerveau de la vie instinctive, siège de l'âme, c'est-à-dire de cette force automatique et aveugle que Hahnemann appelle la force vitale, tandis que le cerveau de la vie intellectuelle, sensitive et volontaire, situé à la partie supérieure du corps, est le siège de l'esprit dans l'homme, l'organe de la raison et des facultés de la connaissance. Tel est le dynanisme dédoublé de l'innervation, tel qu'il paraît résulter des dernières découvertes faites en physiologie.

Plusieurs liquides sont dévolus à la fonction alimentaire et restitutive. La salive est l'agent principal de la prédigestion et humecte les aliments pour faciliter leur déglutition par le pharynx et leur descente le long de l'œsophage jusque dans l'estomac. Le suc gastrique et le suc pancréatique, agents chimiques de la première digestion, ne font que préparer le bol alimentaire, sous forme de chyme, pour la deuxième digestion, de beaucoup la plus importante, celle qui s'opère dans le duodenum, ou gros intestin. Ici interviennent la bile et le fiel. La causticité de la **bile** donne à ce liquide des propriétés dissolvantes qui lui impriment un caractère éminent dans le phénomène général de la digestion. La bile s'écoule dans le duodenum. Elle est dite bile hépatique lorsqu'elle est secrétée par le foie, et bile cystique après un séjour dans la vésicule du fiel. Son action digestive s'exerce sur les graisses et sur les substances albuminoïdes; moyennant son mélange avec le suc pancréatique, elle neutralise le chyme acidifié par le suc gastrique. Elle facilite l'absorption des matières grasses; elle empêche la putréfaction des matières alimentaires; enfin elle balaie l'intestin après chaque digestion. La bile est donc aussi un liquide excrémentiel. Le système hépatique domine, comme on le voit, la fonction alimentaire et restitutive, dont il est l'agent le plus actif. Le foie occupe le centre de cet organisme, complété par le pancreas et la vésicule cystique. Mais le foie est en relation avec l'appareil circulatoire par d'importants vaisseaux : artères et veines hépatiques, veine porte. L'influence de la bile peut donc être considérable sur le système sanguin : on a vu, sous l'effet d'une violente commotion morale, se produire des ictères instantanés (jaunisse), c'est-à-dire qu'en moins d'une seconde, la bile avait pu faire irruption dans le sang et donner subitement au teint la coloration jaune qui caractérise cette maladie. La bile joue donc aussi un rôle dans la vie générale de l'organisme. Ce n'est pas tout encore. Claude Bernard a découvert une nouvelle fonction du foie, considéré comme producteur de matière sucrée et par conséquent générateur du diabète. L'état bilieux accompagne non seulement l'embarras gastrique et la dysenterie, mais encore la fièvre typhoïde, les fièvres intermittentes, la pneumonie. En voilà assez pour donner à ce liquide une place considérable en physiologie et en pathologie.

Il n'est pas besoin de développer outre mesure des notions bien connues sur le rôle du **sang** comme liquide nourricier. On sait aujourd'hui que le sang n'est pas une sécrétion interne, mais un « milieu » pour tous les éléments anatomiques qui lui empruntent ce dont ils ont besoin et dans lequel ils rejettent les parties devenues inutiles : tous ses principes constitutifs lui viennent du dehors des parois qui le contiennent, de l'intimité même des tissus. C'est un fleuve (le fleuve de vie), qui ne s'enrichit que de ses affluents, lesquels lui apportent le limon et la boue, les éléments fertilisateurs et les éléments nuisibles et qui, à son tour, les déverse en fécondité ou en dissolution putride. Les relations du sang avec l'air du poumon, son anastosmose à travers les parois du tissu cellulaire, achèvent l'œuvre de la circulation intérieure. Son action sur les nerfs, qu'il baigne et vivifie, est également bien connue. Nous ne voulons insister ici que sur l'affinité qui existe entre les fonctions de mouvement exercées par l'appareil musculaire et le système sanguin, sur les relations et correspondances qui placent le premier de ces systèmes sous l'étroite dépendance du second. La nutrition du muscle par le sang est telle que le muscle réfléchit avec une exactitude parfaite la plasticité du sang : c'est ce qui apparaît dans les tempéraments athlétiques dont l'énergie musculaire est en rapport direct avec la richesse du sang et la régularité de sa circulation Les tissus eux-mêmes ont une analogie très prononcée ; et le cœur lui-même n'est, comme on l'a dit, qu'un muscle qui serait creux au lieu d'être plein. La répercussion des affections rhumatismales articulaires sur le viscère cardiaque, sous forme d'endocardite ou de péricardite, n'est que la confirmation pathologique de cette affinité. Il est une autre relation que nous voulons aussi mettre en évidence : c'est celle qui met en rapport l'appareil circulatoire avec l'organe générateur. La fonction reproductrice, toute subordonnée qu'elle est au système nerveux, paraît l'être bien plus encore au système sanguin. L'érection du pénis n'est pas autre chose qu'un acte de contractilité musculaire accompagé d'afflux sanguin. Le liquide générateur secrété dans les vases spermatiques est une émanation directe et plastique du sang ; c'est par le sang que se transmet l'hérédité ; et la voix populaire est bien inspirée lorsqu'elle dit : « Bon sang ne peut mentir ». Les maladies syphilitiques, qui troublent si profondément l'œuvre de la génération, ne sont, après tout, qu'une infection du sang. Ces données suffisent, croyons-nous, pour bien établir que, par les apports nourriciers du sang, la circulation intérieure, ou nutrition générale, ne se borne pas à l'action mécanique du cœur et du poumon, mais achève son parcours en vivifiant avec une énergie spéciale l'appareil musculaire du mouvement et l'organe de la génération.

Reste à considérer le rôle de la **lymphe** comme agent principal des fonctions modératrices que nous avons dénommées de stabulation. La lymphe accompagne le sang. Elle reçoit les produits de désassimilation des éléments anatomiques, ramène au sang le surplus du plasma sanguin qui n'a servi ni à la nutrition ni à la sécrétion. Les vaisseaux lymphatiques prennent naissance dans l'intimité des tissus. La lymphe est en relation avec l'appareil circulatoire par le canal thoracique et la veine lymphatique; avec l'appareil digestif par des vaisseaux particuliers qui reçoivent ses produits concurremment aux vaisseaux chylifères. Ses relations avec le système nerveux sont constatées, mais peu connues encore. L'action de la lymphe s'étend donc sur tout l'organisme; mais son caractère le plus prononcé est d'être en quelque sorte sous-jacente au sang, de lui créer une tonalité mineure: dès qu'un arrêt morbide se produit dans la circulation du sang rouge, le sang blanc apparaît; au moindre symptôme de purulence, l'écoulement de la lymphe et l'afflux sanguin deviennent solidaires. Les vaisseaux lymphatiques sont nuls ou très rares dans les tissus fibreux, dans les muscles, dans les centres nerveux; en revanche, ils sont très abondants dans les tissus séreux ou passifs, dans les muqueuses, dans les glandes, dans la peau. Nous sommes donc autorisés à considérer la lymphe comme intimement associée aux fonctions de la peau. Mais les rapports d'étroite connexité que nous tenons à relever sont ceux qui relient le tissu dermoïde avec le tissu osseux. Pathologiquement, ces rapports sont manifestes. Arrivées à un certain degré, les maladies de la peau se répercutent dans les os. La syphilis, qui parcourt avec une effrayante certitude tous les degrés de l'échelle organique, commencée dans le sang et continuée dans la lymphe, n'atteint l'os pour le carier et l'ulcérer qu'après avoir profondément ravagé le derme et l'épiderme.

Ces considérations physiologiques quelque peu étendues sur les fluides prépondérants de l'organisme humain nous ont semblé absolument nécessaires pour bien démontrer que, par leur mobilité naturelle et dans le circulus incessant qu'ils accomplissent, ils sont les plus importants *véhicules* de la santé et de la maladie.

On peut maintenant apprécier les aptitudes physiologiques et pathologiques des individus à tempérament nerveux, bilieux, sanguin ou lymphatique, prévoir leurs goûts, leurs penchants et leurs actes dans la vie normale, préjuger leurs diathèses morbides. Nous allons esquisser la physionomie de chacun de ces types primitifs. Mais avant de passer à leur description, il convient de tracer le cadre des caractères principaux qui permettent de les distinguer les uns des autres.

Littré, dans son *Dictionnaire de Médecine,* dit avec raison que l'étude des tempéraments doit être une étude d'anatomie et de physiologie. Malheureusement les anatomistes et les physiologistes ne se sont guère préoccupés de cette question que sous une forme discursive et sans jamais lui appliquer la rigueur des méthodes scientifiques. Nous avons procédé d'une tout autre manière ; et pour mieux élucider la classification des tempéraments, nous établirons ici leurs signes distinctifs en prenant pour bases des caractères strictement physiologiques. Ces caractères sont au nombre de trois : les *signes extérieurs*, les *aptitudes physiologiques*, les *diathèses morbides.* Mais avant tout, et c'est une distinction capitale, nous prions le lecteur de ne pas confondre la constitution avec le tempérament. La constitution est un état primitif et fondamental ; elle a des caractères anatomiques invariables, notamment en ce qui concerne le squelette dans sa configuration, dans la proportion et la grosseur de ses éléments : elle est le côté stable, fixe et permanent de l'individualité humaine. Le tempérament est une *diathèse humorale* qui touche principalement les parties fluides et élastiques de l'organisme : c'est l'aspect mobile, variable et changeant de l'individu.

Signes extérieurs. — Tout tempérament se reconnaît à des signes extérieurs à peu près certains. Le plus important de tous est la *carnation* dans la solidité ou la fluidité de sa contexture, dans les formes arrondies ou anguleuses de la chair, qui font que l'on est maigre ou gras, que l'on a la peau dure ou molle, poreuse ou non, c'est-à-dire plus ou moins apte à la transpiration, ayant par suite un degré plus ou moins grand de moiteur ou de siccité. La *pilosité* vient ensuite: abondance ou rareté du poil, sa force en longueur et en épaisseur, son mode de croissance dans les cheveux, la barbe et les sourcils. En troisième lieu, et c'est le signe le plus apparent, la *coloration* de la peau, des yeux et du cuir chevelu. La coloration du visage, ou le teint, que corrobore la coloration des mains, est ici l'indice principal ; elle provient de la couleur même des tubes nerveux ou des liquides qui circulent à travers l'organisme. Cette couleur est grise pour les nerfs, variant du jaune au vert pour la bile ; du rouge au noir, avec des teintes violacées, pour le sang; elle est d'un blanc opaque et laiteux pour la lymphe. De là le teint, qui peut se nuancer à l'infini, suivant les états morbides ou sains que traverse l'individu. La couleur de l'iris, que modifie la dilatation de la pupille et que rehausse l'éclat plus ou moins vif de la prunelle; la couleur de la barbe, des sourcils et des cheveux s'harmonisent généralement avec le teint et achèvent de caractériser au physique l'individualité du tempérament.

A ces signes anatomiques et physiologiques, il faut joindre les signes moraux extérieurs qui se résument dans ce qu'on appelle l'*humeur*, c'est-à-dire la manière d'être, le maintien, l'allure que traduisent avec une grande diversité le geste ou l'attitude, le langage et le ton de la voix.

Aptitudes physiologiques. Ce sont des signes moins pénétrables, plus intérieurs, plus cachés. Ces aptitudes dérivent des fonctions mêmes dont la prédominance constitutionnelle crée le tempérament par la prépondérance de l'agent essentiel nerfs, bile, sang ou lymphe. C'est la prédisposition fonctionnelle, la tendance à exercer de préférence tel ou tel acte concourant à l'harmonie, à l'équilibre de l'univers. La vocation, la destinée de l'individu se manifeste par ses aptitudes physiologiques. Leur accomplissement représente la vie normale, procure la joie, fait comprendre et sentir le bonheur.

L'exercice répété de ces actes, le besoin de les accomplir, les désirs qu'ils engendrent, les satisfactions qu'ils donnent constituent la vie morale, font naître et entretiennent les *passions*. L'homme vit de ses passions : plus leur objet est noble, élevé, général, proportionné pourtant à l'énergie de ses facultés, plus il se maintient dans un juste équilibre avec lui-même et avec le monde extérieur, plus il s'assure, pour légitime récompense, la santé et la vie dans toute leur plénitude.

Diathèses morbides. C'est l'envers du tableau qui précède. Les aptitudes pathologiques sont en rapport exact avec les aptitudes physiologiques. De même qu'il y a prédisposition fonctionnelle, tendance à l'accomplissement des actes d'équilibre, il y a aussi tendance, par excès ou défaut, à la rupture de cet équilibre, prédisposition morbide. De là les vocations manquées, les déviations dans la destinée humaine, les anomalies, les souffrances, le malheur.

Il est à remarquer que la constitution comme le tempérament sont à la fois le fort et le faible de chaque individu. Ainsi le nerveux, qui donne presque toute sa vitalité à l'énergie de ses facultés d'innervation, est sujet aux affections nerveuses : il triomphera et périra par les nerfs ; le bilieux pourra aussi triompher et périr par la bile, le sanguin par le sang, le lymphatique par la lymphe. Les passions, qui exaltent la personnalité, aiguisent les facultés individuelles et conduisent aux succès, peuvent aussi, lorsqu'elles deviennent excessives, mener aux revers et engendrer, pour juste châtiment, la maladie et la mort. On est, dit la Sagesse des peuples, puni par où l'on a péché.

Les signes extérieurs du **tempérament nerveux** sont une carnation peu développée, la tension et la siccité de l'épiderme, un teint dont les reflets tirent sur le gris de plomb ; en harmonie avec cette coloration, les yeux sont généralement gris ou bleu foncé, scintillants ; le poil peut être abondant, et même frisé ou bouclé naturellement, mais sa nuance est préférablement blond cendré ou châtain clair.

L'humeur de quelques nerveux est pacifique, leur allure calme, leur maintien froid, indifférent ; celle des autres est inquiète, mobile, fantasque ; ils passent soudainement de la gaîté la plus folle au plus morne abattement ; ils ont le geste brusque et saccadé, une grande vivacité d'allures, une certaine bizarrerie dans leur façon d'être. Cette différence dans les caractères moraux extérieurs entre deux variétés du même tempérament est expliquée ci-dessous.

Les aptitudes physiologiques du nerveux sont la culture des facultés intellectuelles ou celle des facultés de sentiment. Car il faut distinguer avec soin le nerveux de la vie spirituelle et le nerveux de la vie animale. Chez le premier, le développement des lobes antérieurs du cerveau indique l'aptitude aux sciences abstraites, à la philosophie, aux mathémathiques. Descartes, Spinoza, Leibnitz, Newton étaient des nerveux de la vie spirituelle. Les calculateurs, les inventeurs appartiennent à cette catégorie. En revanche, la dépression du cervelet est l'indice de facultés sensitives modérées et d'une imagination presque nulle ; la vitalité moindre des ganglions nerveux diminue la puissance des facultés instinctives et des intuitions sensibles, ce qui donne au sujet la placidité, le calme, la réflexion et tous les caractères d'un tempérament froid.

En revanche, le nerveux de la vie animale nous montre un développement excessif de la boîte crânienne postérieure, qui contient le cervelet : cet organe est chez eux un puissant réflecteur des images qui se produisent dans le monde extérieur ; sa vitalité accuse l'énergie et l'intensité des organes sensitifs et dénote un grand développement des facultés de l'imagination, l'aptitude aux arts plastiqus ou intellectuels, suivant que la vue ou l'ouïe prédominent. Raphaël, Mozart, Alfred de Musset étaient des nerveux de la vie animale. Le système nerveux ganglionnaire est aussi extrêmement développé, l'impressionnalité excessive, le caractère irritable. *Genus irritabile vatum.* Les hommes de ce tempérament sont enclins à l'orgueil. Le sujet procède volontiers, dans la conduite de sa vie, par sentiment, intuition et pressentiment, par impulsions instinctives, par élans spontanés. Il a peu de goût pour la spéculation métaphysique ; il est inapte aux sciences du calcul : ses raisonnements sont imaginatifs, ornés, capricieux, et n'ont que l'apparence de la déduction abstraite. En un mot, il est artiste : il a le culte du beau, comme le savant, qui est un nerveux de la vie spirituelle, a le culte du vrai.

La diathèse morbide radicale de ce tempérament, c'est la folie. Les nerveux de la vie spirituelle y arrivent par les aberrations de la raison et l'abus des facultés intellectuelles du cerveau qui engendre toutes les variétés de maladies mentales, notamment la folie raisonnante. Les nerveux de la vie animale sont sujets aux crises d'hystérisme, aux hallucinations, aux accès de démence et au délire. Leur imagination, sans cesse surexcitée, est une compagne dangereuse : on l'a fort justement surnommée la folle du logis. D'ailleurs, l'habitude des nerveux a quelque chose d'insolite et de déraisonnable : ils sont perpétuellement en état d'équilibre instable ; or, la folie, qui commence au tic nerveux et qui se continue par la manie, peut arriver par transitions insensibles à l'idée fixe, engendrer la fureur et produire par contre-coup l'idiotisme et le ramollissement. Les nerveux sont prédisposés aux névralgies et à la névrose de tous les organes. Dans les maladies aigués, leur état se complique fréquemment de convulsions et de délire.

Les signes extérieurs qui caractérisent le **tempérament bilieux** sont une carnation réduite (les bilieux sont généralement maigres), des formes peu arrondies et rudes, des muscles prononcés, la peau sèche. Le teint est jaune et varie chez eux de nuances depuis le jaune clair jusqu'à l'olivâtre. Les yeux sont noirs par l'extrême dilatation de la pupille, l'iris marron foncé, quelquefois strié de points jaunes, la prunelle étincelante. La barbe est plutôt rare, les sourcils bien fournis, la chevelure abondante, lustrée et noire.

L'humeur du bilieux est irascible ou enjouée, mais toujours posée, réfléchie ; ses moindres actes semblent calculés ; il ne s'abandonne pas. Son maintien est ferme et résolu ; son allure souple, agile, mesurée.

Les aptitudes physiologiques du bilieux tiennent de la fonction générale qui prédomine en lui. C'est la fonction alimentaire. Ceci ne veut pas dire que tous les bilieux soient nécessairement voraces. La sobriété peut, au contraire, fort bien s'allier avec cette idiosyncrasie. Seulement les bilieux ont, au point de vue alimentaire, une prédisposition à la faim; leurs appétits sont impérieux. L'absorption des aliments est chez eux rapide, leur digestion prompte et facile. L'excellente constitution de leur estomac (cette racine intérieure de l'homme), l'état sanitaire de leur intestin énergiquement balayé par la bile, donne à leurs autres fonctions, principalement aux fonctions cérébrales, une grande énergie et beaucoup de ressort.

La passion maîtresse du bilieux est l'ambition, et cela se conçoit ; il a, dans sa vie morale, de grands appétits comme il en a dans sa vie physique. Ses facultés d'appropriation sont immenses, sa faim de posséder indéfinie, sa soif de domination sans bornes. C'est pourquoi il est enclin à l'avarice et à la cruauté. Tous les conquérants, tous les fléaux de Dieu, Alexandre, Annibal, César, sont des bilieux. Le bilieux cède toujours à la passion de l'envie : il ne souffre personne ni au dessus ni à côté de lui. Ses rancunes sont profondes, sourdement entretenues, sa vengeance implacable. Mais il est capable aussi de fortitude et de grandeur d'âme. Ses conceptions sont profondes, géniales, parfois d'une grande beauté. Les artistes de ce tempérament peuvent atteindre, comme Meyerbeer, aux plus resplendissants chefs d'œuvre, d'un caractère poignant et mélancolique. En amour, le bilieux est constant, mais dominateur, vindicatif et jaloux. Enfin il arrive quelquefois au dégoût, au mépris de l'humanité et tombe aisément dans le misanthropisme.

La diathèse morbide du bilieux est la mélancolie, au sens propre du mot, qui veut dire « bile noire ». Il est prédisposé aux flux bilieux, aux entérites, aux maladies des reins et de la vessie, surtout aux affections du foie. Cet organe, mystérieux encore dans quelques-unes de ses fonctions, est à la fois sa force et son tourment. Hypertrophie, épanchement, calculs biliaires, cirrose, ses désordres lui infligent de cruelles souffrances, sourdes, prolongées, continues. Le système hépatique, par ses relations avec le sang, engendre l'ictère (jaunisse ou sang jaune) ; en correspondance avec le cerveau, il fait naître les idées noires, il entretient le spleen et l'hypocondrie.

Les signes extérieurs du **tempérament sanguin** sont une carnation fraîche, des chairs fermes, un semi-embonpoint, la peau chaude et un peu moite par suite d'une grande facilité de transpiration. Le teint est coloré, vermeil, plein d'animation. Les yeux sont noirs et luisants, le regard vif. La barbe et les cheveux sont abondants, souvent d'un noir mat, quelquefois d'un brun roux.

L'humeur du sanguin est sémillante et enjouée. Il est quelquefois irritable ; mais ses colères sont de courte durée. Son maintien a quelque chose à la fois de noble et de gracieux. Son geste est assuré, son allure rapide et bien cadencée.

Les aptitudes physiologiques du sanguin dérivent du groupe de fonctions qu'embrasse dans son parcours la nutrition générale. Le mouvement rhythmique du cœur, le bon fontionnement du poumon assurent à son organisme un heureux équilibre. Mais comme la richesse et la plasticité de son sang entretiennent d'une part la tonicité des muscles et d'autre part provoquent une abondante sécrétion spermatique, les prédispositions fonctionnelles du sanguin sont à la fois aux exercices musculaires et aux œuvres de la génération. Ses fonctions cérébrales ne s'exercent pas moins avec aisance ; sa mémoire est heureuse, son imagination vive et brillante ; mais il est incapable d'une étude soutenue, peu apte aux sciences abstraites comme au grand art, ou du moins à l'art profond ; il a couramment plus d'esprit que de génie.

Au point de vue moral, le sanguin est avant tout un homme d'action. Chasseur, voyageur, batailleur, c'est un athlète infatigable, auprès des femmes comme en présence de l'ennemi. Son mobile, dans la conquête, n'est pas l'avarice : au contraire, il est généreux, désintéressé ; il prend volontiers la défense du faible et de l'opprimé. Il est capable d'héroïsme. Le type le plus pur du tempérament sanguin, c'est Achille. L'injustice révolte ce héros : frustré de ses droits, atteint dans son amour pour

Briséis, il dépose ses armes; sa colère est immense, il livre les Grecs à leur sort et observe une longue inaction; et lorsqu'il rentre dans la carrière, c'est avec une fougue impétueuse, pour frapper comme la foudre et décider en un moment de la victoire. Un autre type de sanguin, c'est Marc Antoine, soldat vaillant, intrépide, capable de vaincre et de conquérir, mais qui, après de brillants faits d'armes, renonce à l'empire du monde, oublie l'univers dans les bras de Cléopâtre. Le maréchal duc de Richelieu est à son tour un type fort bien équilibré de tempérament sanguin. Homme de guerre, il vole de victoire en victoire; courtisan, il se fait aimer, il charme, il multiplie ses conquêtes féminines; mais il demeure inconstant et léger jusqu'à la fin de sa vie. Le sanguin est enclin à la colère, à la gourmandise, à la luxure; il aime la table, la bonne chère, les femmes. Ses passions dominantes sont la guerre et le plaisir. S'il est artiste, ses productions sont colorées, joyeuses, vibrantes; si son idéal s'élève, ses goûts belliqueux et voluptueux deviennent la passion du juste, le culte de l'amour. Victor Hugo est le type parfait des poëtes de tempérament sanguin. Dans une autre gamme, Désaugiers confirme la richesse du sang dans la verve pétillante de ses chansons qui célèbrent, avec le vin, les amours et les combats.

La diathèse morbide du sanguin est la pléthore, si ce mot signifie la rupture d'équilibre par excès de sang sur un point donné. Il est sujet aux maladies inflammatoires de toute espèce, prédisposé aux affections qui naissent des excès de la force ou de l'abus des plaisirs : les rhumatismes, l'arthrite, la goutte, la gonorrhée, la syphilis. Le sang, fleuve de vie, charrie bien souvent la maladie ou la mort : l'infection miasmatique ou virulente y dépose ses principes morbides. Si la santé procure au sanguin, par l'exercice normal de ses fonctions, de nombreuses jouissances, en retour la maladie lui réserve ses plus vives douleurs.

Le sujet de **tempérament lymphatique** a pour signes extérieurs une carnation développée, des chairs compactes, caractérisées par l'épaisseur de l'épiderme, la peau moite. Ce sont les hommes gras par excellence. Le teint est blanc, légèrement rosé ; les yeux sont tantôt d'un bleu massif à reflets d'acier, tantôt d'un vert de mer nuancé d'émeraude, tantôt d'un gris doux et terne. Le poil est blond, quelquefois d'un roux clair ; il est abondant et frisé.

L'humeur du lymphatique est égale, sans violence et sans emportement ; sa colère est rentrée, pour ainsi dire négative ; il rougit en blanc, comme on l'a dit. Son élocution est peu imagée, sans charme et sans éclat. Son maintien est paisible, son attitude calme, son allure gauche et lente.

Les aptitudes physiologiques du lymphatique se résument dans une tendance prononcée au repos, à l'équilibre statique. Il n'y a pas chez lui de prédominance fonctionnelle visible ; toutes les fonctions de la vie organique s'exercent avec calme, régulièrement, sans arrêt brusque ni à-coups. Un système dermoïde bien agrégé, une transpiration facile, un système osseux compact et résistant, assurent au lymphatique toutes les conditions d'une bonne santé. Il y a en lui de l'*intus et cute*, un grand fond de stabilité intérieure. L'assimilation s'opère au profit de la chair et des os ; et il ne serait peut-être pas téméraire d'affirmer que ces sujets sont bâtis à chaux et à sable.

Le lymphatique est peut-être le seul homme dont on pourrait dire qu'il n'a pas de passions. Son adynamisme moral est complet. Il réalise l'idéal philosophique de la modération. Il a du goût pour l'ordre, la pondération et la clarté en tout. Cette tendance au repos engendre quelquefois la nonchalance : le lymphatique est enclin à la paresse.

Il est de bon conseil, parce qu'il envisage d'un œil calme les situations les plus difficiles. Ces aptitudes analytiques, ce caractère froid, lui donnent une grande supériorité sur les hommes bouillants que leurs passions bouleversent. Des sujets de ce tempérament se trouvent parmi les magistrats, les diplomates, les juristes, dans toutes les fonctions sociales qui exigent du calme avec de l'impartialité. Justinien, Lamoignon, Metternich étaient certainement des lymphatiques. La diplomatie surtout est le triomphe de ces facultés modératrices : un détachement complet de toute opinion préconçue, pouvant aller jusqu'au plus profond scepticisme; une pleine possession de soi-même, un masque blafard et impénétrable, sont les conditions principales du succès dans cette carrière. Talleyrand est le héros du genre. Ce sont les lymphatiques qui ont fait dire d'eux : L'empire du monde est aux flegmatiques.

La diathèse morbide radicale du lymphatique est la scrofule. Cet état est assez général pour qu'on ait cru devoir lui attribuer la valeur d'un tempérament. Rien de plus erroné que cette conception. Il n'y a pas de tempérament morbide. Les quatre fluides principaux de l'organisme sont tous des facteurs de santé; ils prédisposent à la maladie, mais aussi à l'exercice normal des fonctions respectives dont ils sont les agents. Il faut donc bien se garder de confondre les scrofuleux avec les lymphatiques, comme on le fait trop souvent. Le scrofuleux est un lymphatique dégénéré, malade. D'ailleurs, le lymphatisme prédispose par essence aux plus redoutables affections, surtout aux affections purulentes. Les maladies de la peau forment un catalogue interminable, depuis la psoriasis, les dartres et les ulcères jusqu'au cancer et à l'éléphantiasis. Les maladies des os acquièrent parfois un caractère profondément aigu et douloureux.

Il est bien entendu que les descriptions qui précèdent se réfèrent aux quatre tempéraments absolus, aux types primitifs. Ce sont les plus rares. La grande généralité des humains, et dans le nombre des hommes d'une grande valeur intellectuelle ou morale, est à tempérament mixte. Ces combinaisons, très variables, produisent souvent les résultats les plus heureux et expliquent l'infinie variété des caractères dans le monde. Le tempérament lymphatique allié au nerveux, le bilieux mêlé au sanguin ou bien encore le nerveux et le sanguin combinés, le nerveux et le bilieux unis donnent des produits de vitalités très diverses. Quelquefois, mais très rarement, on peut discerner l'action de trois tempéraments chez un même individu. L'homme qui réunirait en lui les quatre tempéraments réaliserait les conditions les plus parfaites de l'équilibre statique et dynamique : il serait immortel. Cet homme n'existe pas parce que chaque individu apporte en naissant, avec sa constitution, sa diathèse humorale et sa diathèse morbide, c'est-à-dire avec sa vie le germe de sa mort. C'est le sceau de l'espèce.

Il nous semble désormais impossible de mettre en doute l'extrême importance des tempéraments en pathologie. Les causes morbides intérieures dénommées occasionnelles ou prédisposantes nous paraissent complètement éclairées par cette théorie. La prédisposition est inhérente au tempérament, c'est-à-dire au fluide qui circule avec prépondérance dans l'organisme. Les fluides en général, les liquides ont la propriété de transporter les germes sains ou morbides ; mais leur circulation dans le corps humain est plus ou moins localisée. Seuls, les quatre éléments dénommés nerfs, bile, sang et lymphe ont une action assez étendue pour qu'il soit permis de dire que ces quatre fluides organiques sont les *véhicules* principaux de la maladie.

§ 3. — Causes spécifiques ou fonctionnelles (intérieures). Siège de la maladie

Nous appelons causes spécifiques, à la différence des causes humorales ou génériques, les modificateurs internes de la maladie autres que les fluides et liquides. Indépendamment des quatre fonctions générales qui constituent l'ensemble de l'être vivant et dont la prédominance varie d'un sujet à un autre, il existe des fonctions particulières à chaque individu et en même temps communes à tous les hommes. Elles doivent être considérées isolément et quelquefois dans les moindres détails de leur activité si l'on veut être entièrement éclairé sur les modifications que subit la maladie par voie de prédisposition intérieure. Ces fonctions sont au nombre de neuf d'après l'énumération que nous en avons donnée dans notre introduction et au chapitre premier du présent livre. Nous les récapitulons ici, mais en les présentant, cette fois, sous l'aspect de leur sériation organique, c'est-à-dire par le moyen des organes qui servent à les exercer.

Le cerveau, la moëlle épinière et les nerfs moteurs ; le cervelet et les nerfs sensitifs sont les organes de l'*innervation* considérée comme *sensibilité spirituelle*. Les organes des sens, qui sont les foyers anatomiques des nerfs sensitifs, forment cinq appareils très différemment constitués et destinés aux sensations de l'ouïe, de la vue, du goût, de l'odorat et du tact. — Les nerfs grand et petit splanchniques, les nerfs diaphragmatiques. les nerfs pneumogastriques gauche et droit, le nerf grand sympathique, les ganglions semi-lunaires, les ganglions solaires, le plexus solaire sont les organes de l'*innervation* considérée comme *sensibilité animale*. — Le palais, la langue et les dents sont les organes de la prédigestion ; l'œsophage et l'estomac, le foie et le pancreas, le duodenum ou gros intestin constituent l'appareil digestif de l'*alimentation* ; les vaisseaux lymphatiques et clylifères en sont les organes assimilateurs. — Le colon et l'intestin grêle sont les organes de la *restitution* solide ; les reins, la vessie et l'urètre, ou voies urinaires, ceux de la *restitution* liquide. — Le cœur, les artères et les veines sont les organes de la *circulation* sanguine. — Les narines et le larynx sont les organes de la prérespiration ; les bronches et les poumons constituent l'appareil de la *respiration*. — L'appareil musculaire est dévolu aux fonctions du *mouvement* volontaire et involontaire. — Les vases spermatiques, les testicules et le pénis chez l'homme ; l'ovaire, la matrice ou utérus et le vagin chez la femme sont les organes de la *génération*. — La peau et les tissus sous-cutanés sont les organes de la *transpiration*. — L'appareil osseux est l'organe de la fonction de stabulation proprement dite *ostéogénèse*. En tout neuf ordres d'appareils ou organes très particularisés, autonomes, malgré la solidarité qui existe entre eux dans les actes normaux de la santé et dans les actes insolites de la maladie.

La matière première dont sont faits ces organes, à laquelle ils doivent leur contexture et leur vitalité, sont les tissus anatomiques si bien observés par Bichat et si bien décrits dans son *Anatomie générale*, savoir : 1° le tissu cellulaire ; 2° les tissus nerveux du cerveau, de la moëlle épinière et du système ganglionnaire ; 3° les tissus vasculaires de la circulation à sang rouge ou artériel, de la circulation à sang noir ou veineux, le tissu capillaire général, le tissu capillaire central ou pulmonaire; 4° les tissus lymphatiques : vases et glandes lymphatiques, vases et glandes chylifères; le tissu dermique, le tissu muqueux, le tissu glandulaire sécréteur; 5° les tissus musculaires de la vie animale et de la vie organique; le tissu séreux ou synovial ; 6° le tissu fibreux et aponévrotique; les tissus osseux, cartilagineux et périostal. Cette matière première organique, ces tissus si variés dans leurs propriétés vitales, se conforment, par leur arrangement en organes, aux besoins de la fonction; ils en sont à la fois le siège et l'instrument. Ils sont aussi le *siège* de la maladie.

C'est pourquoi, dans notre langage comme dans notre conception, nous ne séparerons jamais ces trois termes : siège, organe, fonction, qui auront pour nous une acception commune. S'il nous arrive de les employer l'un pour l'autre, il reste entendu que le même sens doit leur être attribué. Nous croyons nous conformer en cela à cet axiome scientifique universellement reconnu aujourd'hui : Pas de fonction sans organe, pas d'organe sans fonction. Les lésions dites de structure, ou organiques, ne sauraient exister pour nous : il n'y a que des lésions fonctionnelles. Par exemple, une blessure traumatique, si légère qu'elle soit, bien qu'elle ait son siège sur la peau dont elle altère la contexture, n'est pas autre chose qu'un trouble local dans la fonction générale de la circulation ; mais l'organe même où elle réside lui donne des caractères spécifiques dont il faut tenir le plus grand compte. Toute maladie des os est un trouble dans la fonction d'ostéogénèse ou stabulation ; toute maladie du cerveau est un trouble dans les fonctions de la pensée ou innervation; mais ces troubles subissent des modifications spéciales qui proviennent de la constitution moléculaire, de la morphose intime des organes dans lesquels ils se sont produits.

Il y a donc lieu, en bonne étiologie, de considérer le *siège* de toute affection comme un facteur important du phénomène morbide.

Résumé et Conclusion

En résumé, l'étiologie, ou science des causes morbides, rejetant comme illusoire et chimérique la recherche d'une cause première des maladies, ne considère que les causes secondes ou prochaines, les seules qui soient saisissables pour l'intellect humain Elle partage d'abord ces causes en deux grandes catégories: les unes extérieures à l'homme et dénommées: 1° causes *fondamentales* ou *déterminantes*; les autres intérieures à l'organisme humain : nous avons vu qu'il fallait ranger ces dernières sous deux classes distinctes: 2° causes *occasionelles* ou *prédisposantes* ; 3° causes *spécifiques* ou *fonctionnelles*.

Pour la première de ces catégories, celle des causes extérieures ou fondamentales, une constatation a été faite par nous : c'est que la science moderne, tout en repoussant du domaine de la pathologie générale et de la nosologie la distinction des maladies en affections aigues et chroniques, qui n'a rien de fondamental, avait adopté le grand principe de Hahnemann sur l'origine miasmatique des maladies. Il y a même une tendance invincible à la découverte d'une causalité extérieure unique par l'étude approfondie des miasmes et virus infectieux, par leur recherche dans toutes les lésions morbides et par une ébauche de leur classification. Quels que soient les résultats de cette recherche, nous avons été amenés à considérer toutes ces causes dites fondamentales ou déterminantes comme les *agents* de la maladie, terme qui caractérise éminemment leur fonction active et dissolvante. Ce sont des agents de destruction.

Quant à la deuxième catégorie, celle des causes intérieures ou occasionnelles, apportant une théorie absolument nouvelle qui jette la plus vive clarté sur des notions assez diffuses, nous avons soigneusement distingué les deux modes d'action de la prédisposition intérieure, chose que personne n'avait fait avant nous : l'un de ces modes s'exerçant par les diathèses humorales ou tempéraments et créant à la maladie, dans les nerfs, la bile, le sang ou la lymphe, son *véhicule* intérieur ; l'autre s'exerçant par la fonction spéciale ou particulière et offrant à cette même maladie un *siège* organique qui devient pour elle un modificateur important.

Il résulte de tout ce qui précède que, dans l'examen des origines extérieures et intérieures du phénomène morbide, l'idée de cause s'amoindrit et disparaît peu à peu. Car dans ce phénomène éminemment complexe, les effets deviennent causes à leur tour ; de telle sorte que, la cause première étant écartée, la cause seconde se perd dans une cause troisième qui s'évanouit à son tour dans une cause quatrième, et ainsi de suite, dans un déroulement sans fin où les actions réciproques, simultanées ou consécutives, s'enchevêtrent avec une complexité inouïe. Il paraît donc plus sage d'aborder le fait morbide par ses côtés perceptibles, et, sans s'égarer dans la recherche des causes premières ou secondes, de le considérer sous son triple aspect d'*agent*, de *véhicule* et de *siège*. Par exemple, au lieu de dire : Ce rhumatisme a pour cause un refroidissement et pour siège le système musculaire du tronc, on dira : Ce rhumatisme a pour *agent* le calorique externe, pour *véhicule* le sang, pour *siège* tel ou tel muscle intercostal : c'est une lésion des fonctions du mouvement. La maladie est embrassée ainsi dans l'ensemble de ses origines, déterminantes et prédisposantes ; et du moins il y a prise pour l'observation, terrain préparé pour l'examen attentif et complet des symptômes.

Entre la doctrine des agents morbifiques et celle du siège morbide de toute affection, se place, pour les compléter l'une et l'autre, notre théorie des tempéraments, autrement dite des *véhicules* internes de la maladie. On ne manquera pas d'y retrouver l'humorisme d'Hippocrate. Mais tout en confirmant ces idées du père de la médecine, notre théorie en est aussi éloignée que peuvent l'être les logarithmes du baron Neper des progressions arithmétiques et géométriques de Pythagore. Celles-ci résultaient de théorèmes élémentaires et ne donnaient lieu qu'à de rares applications ; ceux-là sont le produit d'une théorie savante et développée et ont complètement renouvelé les méthodes pratiques dans la science du calcul. Pourtant les principes sont les mêmes.

Il ne fallait pas moins que les progrès réalisés depuis tant de siècles en anatomie et en physiologie pour éclairer la doctrine d'Hippocrate sur le rôle considérable des humeurs ou, pour s'exprimer plus correctement, des fluides et des liquides dans l'organisme. On a vu que les recherches expérimentales et les travaux de Bichat, sur la fin du dernier siècle, ont été pour nous le point de départ des nouvelles théories humorales. Chez Hippocrate, cette doctrine était toute d'intuition. Dans les éléments hermétiques de l'ancienne philosophie, la série binaire redoublée, ou série quaternaire, ne joue pas un moins grand rôle que la série ternaire. Celle-ci domine dans le monde spirituel, celle-là dans le monde physique. Il y a quatre points cardinaux : l'orient et l'occident, le midi et le septentrion. Dans les *superi*, ou espaces supérieurs, il y a quatre éléments : l'eau, la terre, l'air et le feu. Dans les *inferi*, ou espaces souterrains, il y a quatre fleuves : l'Achéron, le Styx, le Phlégéton et le Cocyte qui roulent de la glace ou du feu, des pleurs ou de la boue. De même dans le corps humain il y a quatre humeurs : le sang et la pituite, la bile et l'atrabile. Hippocrate faisait ainsi le corps humain à la ressemblance du monde extérieur : il y voyait une image de l'univers. Il obéissait surtout à la grande préoccupation de l'antiquité philosophique : la synthèse, la recherche des lois les plus générales, la connaissance du grand secret que la déesse Isis tient caché sous son triple voile.

Si aujourd'hui, après une longue et laborieuse période analytique, on revient à la synthèse ; si un chimiste éminent (M. Dumas) proclame en pleine séance académique le grand principe de l'unité de substance ; si les physiciens modernes arrivent à ne plus voir, dans les phénomènes qu'ils étudient, que les manifestations variées d'une force unique, comme l'électricité qui se transforme successivement, au gré de l'expérimentateur, en lumière, en chaleur, en force motrice, il est impossible de ne pas être frappé du haut degré de prescience des anciens : on en vient à comprendre les métamorphoses de Jupiter et l'on commence à soupçonner qu'il existe un sens profond dans ces symboles déguisés sous les fables les plus futiles. Il ne faut donc point dédaigner les enseignements de l'antiquité, surtout lorsqu'on voit qu'après plus de vingt siècles, les sciences physiques retournent au principe de l'*éther*, qui était déjà désigné, dans les hymnes orphiques, comme source unique de la vie.

Si donc, on constate aujourd'hui dans le corps humain des forces analogues à celles qui existent dans la nature ; si l'on retrouve dans son système nerveux un abrégé, une réduction des pôles et courants magnétiques de la terre ; si l'analyse de ses os, cartilages et autres parties solides révèle des éléments identiques à ceux des diverses substances minérales qui constituent le sol de nos plaines et de nos montagnes ; si le rôle des liquides intérieurs de l'organisme est pareil, pour fertiliser ou détruire, à celui des amas ou des courants d'eau sur notre planète et si le sang peut être anatomiquement défini un fleuve de vie, que conclure de ces analogies scientifiquement démontrées, sinon que la science moderne confirme expérimentalement les intuitions de la science antique ?

La doctrine étiologique telle que nous l'avons fournie dans le présent chapitre n'est donc pas un rêve de notre imagination, une théorie créée de toutes pièces ; non seulement elle est confirmée par nos expériences et notre pratique journalière ; mais elle s'appuie sur la tradition scientifique la mieux avérée ; elle se réclame de trois hautes autorités médicales. Les *agents* miasmatiques, les *véhicules* humoraux, le *siège* des maladies ou spécifisme organique, ne sont, en étiologie, que la synthèse des travaux ou méditations de ces trois grands hommes : Bichat, Hippocrate, Hahnemann.

CHAPITRE III

SYMPTOMATOLOGIE

D'après les développements fournis au chapitre premier de ce second livre (§ 1er le *Mal*), la maladie ne commence qu'au troisième moment du mal physiologique, celui de la réaction. Là s'ouvre le champ d'étude de la symptomatologie : il a pour première limite le premier symptôme, le premier signe apparent de la maladie. La symptomatologie s'occupe donc de la modalité visible du phénomène morbide dans son déroulement complet, depuis les prodromes les moins saisissables du début jusqu'à ceux de la phase terminale, qu'elle se traduise par la mort ou par la guérison.

Qu'est-ce que le symptôme? C'est le signe extérieur de la réaction que la force vitale oppose dans l'organisme à tout ce qui la gêne. On a dit que les symptômes étaient le cri de l'organe souffrant. On peut dire qu'ils sont les caractères figurés de la lutte commencée et poursuivie à l'intérieur, comme les images d'un transparent sont la figuration exacte des corps qui se meuvent derrière sa surface, comme les signes télégraphiques qui se produisent sur la roue d'un appareil

Morse sont la reproduction identique de ce qui se passe à l'autre extrémité du fil, comme les feux d'un sémaphore sont la traduction visible et systématique d'un événement à conjurer, tempête ou sinistre en mer. Le symptôme est un cri de détresse, un signal d'alarme.

Hahnemann, avec son intuition des mystérieuses correspondances de la nature, a dit très justement : « De tous les changements morbides invisibles qui se produisent dans l'intérieur du corps, il « n'en est aucun que des signes et des symptômes « ne fassent connaître à l'observateur attentif. » Ces signes et ces symptômes sont l'expression rigoureuse de la maladie, le total de la maladie, la maladie elle-même. Quant à l'essentialité morbide, c'est l'*inconnu*. On a reproché à Hahnemann de prendre le signe pour la chose figurée ; il ne s'en défend pas ; il déclare seulement que cette signature symptomatique est tellement précise, tellement nette que, réellement et pratiquement, elle représente la maladie, comme un moulage représente le corps et l'empreinte un objet. C'est tout ce que le médecin a besoin de savoir. De là le grand principe symptomatologique en homéopathie, à savoir qu'il y a une corrélation exacte et parfaite entre les symptômes observables et la maladie ; de telle sorte que ceux-ci ayant disparu, la maladie n'existe plus, et que tant qu'il existe un seul symptôme, si faible qu'il soit, on est fondé à dire que la maladie n'est pas guérie. C'est là le premier principe, qui peut se formuler ainsi : La totalité des symptômes est égale à la totalité de la maladie.

Le second principe se réfère à l'ordre dans lequel les symptômes doivent être considérés. Hahnemann place en première ligne les lésions de sensation, c'est-à-dire qu'il suit la marche de la nature elle-même, qu'il prend les caractères morbides dans l'ordre où ils se présentent. Il les hiérarchise suivant leur importance physiologique, diagnostique et thérapeutique. Or, le signe primitif en toute maladie, c'est la *douleur*. Pour le médecin, comme pour le malade qui apprend à s'observer, la douleur est un guide infaillible. C'est un signe physiologique de nature sensitive, ayant un caractère fonctionnel, une valeur morale : il ne parle pas aux yeux comme les altérations de forme et de couleur : il vibre dans la profondeur même des tissus; il s'adresse au sens intime, à l'ouïe intérieure. Ainsi font la jouissance et la volupté. Seulement, au lieu d'être un accord suave, une vibration harmonique, la douleur est une discordance, un écart plus ou moins considérable dans la durée ou l'intensité des mouvements vibratoires. Mesurer ces écarts, écouter avec intelligence ces plaintes de la chair, en bien discerner l'enharmonisme sont le fait d'une oreille interne exercée. Les modalités de la douleur sont infinies, depuis le malaise général ou local et les sensations plus ou moins subtiles de picotements, démangeaisons ou cuissons, depuis la douleur sourde, persistante, jusqu'aux douleurs aiguës et lancinantes, avec leur incroyable variété des tortures. Il n'est pas une note dans ces diaboliques mélodies de la chair souffrante qui n'ait sa signification pour le médecin. La douleur est le symptôme des symptômes. Et ce n'est pas un symptôme matériel ; il se déploie dans le tissu et sur le réseau nerveux comme sur un instrument pour retentir dans l'âme et dans l'esprit, et donner ainsi au malade la conscience de son mal. C'est un symptôme moral et spirituel. Il annonce le trouble fonctionnel ; il accompagne les altérations organiques, qui ne viennent qu'ensuite, rapidement ou lentement. Donc, en symptomatologie homéopathique, les symptômes sont considérés dans l'ordre suivant : altérations de la sensibilité, altération des fonctions, altération des organes.

L'allopathie suit une marche diamétralement inverse : elle met au premier rang les symptômes anatomiques, au second les troubles fonctionnels et au troisième seulement les lésions de la sensibilité. Elle intervertit l'ordre de développement des caractères de la maladie. En sorte qu'elle est exposée à prendre le premier symptôme matériel qu'elle rencontrera, comme le tubercule par exemple, pour symptôme unique auquel elle rattachera tous les autres, confondant ainsi un produit morbide avec la maladie elle-même. La méthode qui dirige l'anatomie pathologique est trop étroite, ses recherches n'embrassent pas la maladie dans toutes les conditions où elle peut se présenter, sa méthode est plus *graphique* que *physiologique* : ce qui est précisément le contraire chez Hahnemann. Pour employer une analogie qui rendra notre pensée plus saisissable, les allopathes sont meilleurs peintres que musiciens : ils peuvent dessiner le contour extérieur et l'aspect des symptômes graphiques, sans toutefois comprendre le sens de cette image ; mais le symptôme physiologique leur échappe : ce cri de l'organe souffrant, comme ils l'ont baptisé eux-mêmes, ce cri, ou plutôt cette cadence douloureuse, ils ne l'entendent pas. Ils restent sourds à la douleur, dont ils ne saisissent pas la vraie signification morbide.

Beaucoup d'autres symptômes physiologiques leur échappent, notamment les symptômes moraux et intellectuels dont ils font très peu de cas, leurs yeux étant fermés à la vie spirituelle. L'allopathie ne tient pas compte de l'universalité des symptômes; elle est exclusive et se borne à quelques-uns des signes les plus apparents, reconnus et constatés à peu près au hasard. L'homéopathie les observe attentivement sans exclure aucun d'eux. Et c'est là ce qui lui permet de remonter à la cause dite fondamentale de la maladie, sans que celle-ci puisse être ramenée à aucune autre, de découvrir les symptômes essentiels lui appartenant en propre comme le chancre vénérien pour la syphilis, la pustule psorique pour la gale, le fic pour la sycose, la fièvre continue pour les phlegmasies, la fièvre rémittente continue pour les affections typhoïdes. Sa supériorité lui vient du soin avec lequel elle note tous les symptômes de la maladie, sans en excepter aucun, et de la méthode qu'elle apporte dans leur comparaison et leur classement.

L'*Organon* est sur ce point d'une grande précision. Les moyens à employer, les précautions à prendre pour garantir au médecin un examen attentif des symptômes morbides, sans en laisser échapper un seul, sont indiqués avec une admirable conscience et leur description est poussée jusqu'à la plus extrême minutie. Dans la pratique, ces prescriptions sont ponctuellement observées par les homéopathes d'aujourd'hui ; mais il faut reconnaître que leur application est difficile, qu'elle demande un tact médical, des facultés intuitives, presque une puissance de divination qu'il n'est pas donné à tous de posséder. Hahnemann et les premiers homéopathes furent de grands artistes en ce genre. Mais des besoins de simplification ne tardèrent pas à se manifester. L'homéopathie complexe donna le moyen d'y satisfaire. Nous avons retracé l'historique de cette réforme dans les chapitres III et IV du premier livre, consacré à la genèse de l'électro-homéopathie. Ce fut l'origine d'un grand progrès en voie de réalisation sur les errements primitifs.

L'électro-homéopathie simplifie considérablement la symptomatologie et par conséquent la séméiologie, ou science des signes diagnostiques et thérapeutiques. Il en résulte que la sémiotique, qui est l'art d'appliquer les principes de cette science, est rendue beaucoup plus facile en ce qu'elle dispose, pour le diagnostic et le pronostic, de méthodes abréviatives que ne connait pas l'homéopathie simple.

La symptomatologie électro-homéopathique n'est pourtant que le développement naturel et normal des principes de l'homéopathie simple. On a vu au chapitre précédent que Hahnemann reconnaît aux maladies des causes *déterminantes,* qui sont toutes extérieures à l'individu et qui se résument en définitive dans l'existence des miasmes aigus et chroniques. Il y ajoute les causes *prédisposantes,* qui sont particulières et inhérentes à l'individu, déclarant qu'elles sont éminemment utiles pour établir ce qu'il appelle si justement l'individualité de la maladie. Au premier rang de ces causes, il place la constitution physique du malade; mais il ne va pas plus loin: les autres causes qu'il énumère sous le même chef sont entre elles et avec le premier terme sans aucun lien déterminé; ce n'est donc qu'une série informe, une ébauche de série, ce n'est pas une série logique. Elle renferme pourtant un principe capital : le principe d'*individualisation* des maladies. C'est ce principe que l'électro-homéopathie confirme et développe en achevant la série ébauchée par Hahnemann.

La théorie des causes prédisposantes n'a plus pour base cette énumération arbitraire qui commence à la constitution physique pour finir aux relations sociales en passant par l'âge, le sexe et la tournure d'esprit. D'abord elle se dédouble en théorie des causes génériques et en théorie des causes spécifiques. Par causes génériques, on entend la prédisposition humorale donnée par le tempérament, qui n'est qu'un dérivé de la constitution physique et qui, tout en éclairant les considérations d'âge et de sexe, explique aussi bien le caractère que les habitudes et la tournure d'esprit. Par causes spécifiques on entend la prédisposition particulière que donne telle ou telle fonction exercée par l'organe lésé. De telle sorte que la prédisposition morbide est ramenée à deux termes seulement qui contiennent tous les autres: 1° la fonction générale représentée par le tempérament de l'individu: 2° la fonction particulière représentée par l'organe en cause. Rien ne peut échapper à ce double cercle d'investigation.

On voit du premier coup d'œil la simplification qui résulte en sémiologie de ce point de vue analytique. Tandis que l'homéopathe simple forme à grand'peine le tableau des symptômes morbides, n'ayant d'autre guide que son flair médical et la justesse de son raisonnement, très souvent mis à de rudes épreuves. l'homéopathe complexe ne saurait hésiter un instant. Il sait que, dans tous les cas possibles, son diagnotic doit se dédoubler par la recherche : 1° d'un état général que détermine le tempérament: 2° d'un état spécial que détermine l'organe lésé, ou, pour s'exprimer plus correctement, la fonction exercée par cet organe. Plus de tâtonnements avec un tel procédé; du moins, tous tâtonnements sont circonscrits dans ces deux sphères bien limitées; la diathèse humorale, la diathèse spécifique. La certitude de cette méthode est assez grande pour donner des résultats même entre les mains d'un médecin inexpérimenté, tandis qu'avec l'ancienne méthode, toute d'intuition, un praticien de grand mérite peut facilement échouer.

Nous disons que c'est un grand progrès en médecine de pouvoir généraliser et faciliter les guérisons par l'application d'une méthode simplifiée. Il est bien vrai que la pratique de la médecine devenant plus facile, les capacités individuelles ont moin d'occasion de s'exercer et qu'on a moins besoin de grands hommes. Le niveau s'abaisse; mais il s'étend à un plus grand nombre. N'est-ce pas l'histoire du progrès dans toutes les sciences ? En mathématiques, l'invention des chiffres arabes n'a-t-elle pas généralisé la pratique des opérations numérales ? Avant Descartes, l'inventeur de la géométrie analytique, il fallait être un Bernouilli, un Pascal, un Fermat pour oser aborder la science du calcul. Il est vrai que Pascal n'employa jamais cette géométrie, quoiqu'il la connût bien. Il repoussait toute aide étrangère, toute méthode algébrique comme trop machinale et contraire à l'exercice du raisonnement. Il ne voyait pas que toute méthode abréviative est un affranchissement pour la raison humaine en lui permettant d'autres recherches et en augmentant la puissance de ses moyens d'action. Il y a aujourd'hui moins de génies mathématiques et plus de mathématiciens, c'est à dire plus de problèmes résolus. C'est le cas pour l'homéopathie complexe. Il y aura moins de sommités médicales et plus de médecins; mais il y aura aussi plus de guérisons.

La symptomatologie électro-homéopathique, tout en proclamant, avec l'homéopathie simple, la nécessité de connaître la totalité des symptômes, arrive au même but par un chemin plus court. Quant aux causes déterminantes, elle ne s'interdit nullement de rechercher les symptômes qui peuvent l'éclairer sur l'origine miasmatique des maladies. Mais la recherche des causes prédisposantes est considérablement abrégée. Toute hiérarchie entre les symptômes morbides de la sensibilité, des fonctions et des organes disparaît. Il n'y a pour nous que des lésions de fonctions, et deux seulement sont envisagées : la fonction générale représentée par le tempérament et la fonction particulière représentée par l'organe. La recherche se réduit à un petit nombre de symptômes qui contiennent tous les autres.

La symptomatologie électro-homéopathique ne prescrit pas seulement la recherche du symptôme spécifique indiqué par l'organe, celle du symptôme physiologique révélé par le tempérament ; elle se préoccupe aussi des phases et périodes de toute maladie ; celles-ci doivent être attentivement observées, car elles rentrent dans la classe des symptômes généraux. C'est ici que prennent place les considérations d'acuité et de chronicité, qui, nous le répétons, ne sont pas des caractères fondamentaux de la maladie ; elles font partie des modalités du phénomène, par les rapports qui existent entre la *durée* des réactions morbides et l'*intensité* de ces réactions. Une maladie quelconque a des phases de croissance et de décroissance, quelquefois des arrêts et des retours ; elle a sa période de début ou d'accroissement, sa période inflammatoire, sa période finale de décadence. La première et la dernière sont plus ou moins prolongées, affectent par conséquent un caractère *chronique* ; la seconde est généralement brève et douloureuse, c'est-à-dire *aiguë*. De précieuses indications thérapeutiques seront fournies au médecin par l'observation exacte de ces phases et périodes, symptômes généraux qui concernent non plus la nature des souffrances, mais leur durée, le temps qu'elles mettent à croître, stationner ou décroître.

Ceci nous amène tout naturellement à dire quelques mots de la fièvre et de l'atonie, que nous considérons comme des symptômes généraux et non comme des maladies.

Parlons d'abord de la fièvre. En classant la fièvre au nombre des maladies, en essayant de lui donner une place dans le cadre nosologique, on s'est, suivant nous, singulièrement mépris. La fièvre se manifeste dans un grand nombre d'affections ; elle est même la compagne inséparable de certains états morbides, notamment de ceux produits par les infections pernicieuses. Mais il faut distinguer soigneusement entre le signe caractéristique et le phénomène qu'il caractérise. En principe, la maladie est de provenance extérieure ; on tend de plus en plus à lui attribuer une origine miasmatique ; et dans le miasme originel, nous inclinerions beaucoup, quant à nous, à voir une *sidération*, un désaccord fluidique entre l'homme et le milieu qui l'entoure. La fièvre, bien qu'étant nécessairement produite par certaines infections, est la résultante d'un état intérieur. Tout d'abord, c'est un désaccord vibratoire, un ébranlement général, une secousse rhythmique qui se manifeste par le *frisson*. On dirait que l'organisme cherche à recouvrer l'équilibre perdu de son mouvement. Elle se modifie aussi suivant les prédispositions de l'individu. Elle varie avec les cas et les sujets ; mais elle est surtout, comme nous allons le montrer, en rapport avec les diathèses humorales.

En effet, en dehors de leurs caractères généraux de continuité, d'intermittence ou de rémittence, en dehors du frisson plus ou moins sensible qui leur est commun, on ne peut s'empêcher de distinguer trois sortes de fièvre d'allure bien différente : les fièvres nerveuses, les fièvres bilieuses, les fièvres sanguines. Les deux premières peuvent exister sans que le pouls soit le moindrement altéré, c'est-à-dire sans que la circulation sanguine ait lieu de s'en ressentir. Le désaccord rhythmique se produit quelque fois dans le système nerveux ; les secousses qu'il engendre affectent les conduits de cet appareil : la force nerveuse cherche à reprendre son cours normal et ses efforts se trahissent par des vibrations spéciales, par l'inquiétude, le malaise, l'agacement, l'hyperesthésie. La fièvre bilieuse se comporte d'autre façon : par exemple, après le bouleversement causé dans l'appareil digestif par les premières atteintes du choléra ; lorsque la diarrhée et le vomissement alternatifs ont produit un froid quasi cadavérique, alors le malade est secoué de frissons violents : c'est un effort instinctif, une secousse rhythmique pour ramener dans tous les membres et au centre de l'organisme la chaleur perdue. Si l'on ne se hâte de seconder cet effort en provoquant la réaction intérieure par un apport rapide et considérable de calorique, il faut craindre une issue funeste. Dans la fièvre sanguine, c'est précisément le contraire qui a lieu : le mouvement est en excès à l'intérieur, la circulation accrue, les pulsations répétées; ici les secousses sont légères, continues. comme pour rejeter au dehors un trop plein de chaleur. Il suffit quelquefois d'un bain chaud pour ralentir le pouls et ramener la circulation à son état normal : l'organisme s'équilibre avec son nouveau milieu, le mouvement s'affaiblit en se dispersant dans la menstrue liquide et la fièvre disparaît.

Ce qui précède suffit, croyons-nous, pour bien démontrer que la fièvre est un symptôme général, distinct de l'état morbide, et qu'elle se plie aisément aux diathèses humorales, aux tempéraments, qui ont chacun (à part le lymphatique) une fièvre spéciale, un rhytme fébrile particulier,

Le tempérament lymphatique ne donne point d'aptitude à la fièvre. Le caractère des affections qu'il engendre est l'apyrexie, l'atonie. C'est encore là un symptôme général. Il est diamétralement opposé à la fièvre qui, du moins, cherche par le frisson à remédier au mouvement en excès ou en défaut. La fièvre concorde avec la période inflammatoire des maladies ; c'est un symptôme aigu essentiellement dynamique. L'atonie est, au contraire, un symptôme adynamique et coïncide avec l'absence de tout rhytme, de tout mouvement, avec les phases chroniques d'une affection : ce n'est pas l'inflammation qu'il dénonce, c'est l'anesthésie, l'arrêt, la *stase*, origine de toute purulence.

En résumé, notre doctrine symptomatologique s'affranchit de toute distinction entre les symptômes physiologiques et les symptômes graphiques, comme entre les symptômes qui dénotent les altérations de la sensibilité, des fonctions ou des organes. Elle ne reconnaît à tous les degrés que des symptômes fonctionnels.

Le premier et le plus important de tous les symptômes, c'est la douleur qu'il faut étudier avec soin non seulement pour reconnaître le siège de la maladie, mais encore dans son caractère *sensationnel* comme indicateur parfait de l'intensité morbide. Puis viennent les symptômes généraux, fièvre et atonie. Puis les symptômes de tempérament ; et enfin les symptômes spécifiques afférant à la fonction plus particulièrement atteinte dans l'organe lésé. Nous croyons embrasser ainsi la totalité des symptômes, égale à la totalité de la maladie, suivant le principe de Hahnemann ; et nous croyons aussi les hiérarchiser de la seule manière conforme à l'ordre de la nature et à la marche du phénomène morbide.

CHAPITRE IV

PATHOLOGIE SPÉCIALE

Nosologie Electro-Homéopathique

Une méthode qui permettrait de classer les maladies d'après leurs caractères naturels serait un grand bienfait pour la médecine. Malheureusement une vraie classification nosologique n'est pas aussi aisée à trouver que les classifications qui ont si puissamment aidé au progrès des sciences naturelles: la classification zoologique, par exemple, ou la classification botanique, parce que les cas morbides qu'il s'agit de déterminer n'ont pas la fixité des individus, tels qu'on les trouve dans la nature avec leurs caractères peu variables et très apparents. La maladie, par contre, n'est pas toujours semblable à elle-même : elle pivote et peut très bien, en passant d'une phase à une autre, passer aussi d'une espèce à une autre espèce. Le phénomène morbide est un phénomène essentiellement changeant.

Toutefois, malgré ces difficultés, on n'a pas renoncé à résoudre le problème d'une classification répondant aux variétés infinies que la nature a introduit dans les maladies de l'homme. Beaucoup s'y sont essayé, nul n'a réussi. D'innombrables systèmes ont été proposés, aucun n'a réuni l'adhésion générale, comme l'ont fait les méthodes de Cuvier et de Jussieu parmi les naturalistes. C'est dire qu'il y a beaucoup de classifications artificielles, mais que la classification naturelle n'existe pas.

C'est encore à l'école de Hahnemann qu'il faut s'adresser pour trouver les tentatives les plus rationnelles en ce genre. Elles sont toutefois infructueuses: nous verrons tout à l'heure pourquoi. M. Léon Simon père recherche d'abord le principe général de la classification. D'après lui, ce principe doit être étiologique. En classant les maladies d'après leurs causes, on est beaucoup plus sûr de les ramener à un petit nombre de classes d'où pourront découler ensuite tous les ordres, genres, espèces et variétés, parce ces causes sont peu nombreuses et engendrent chacune une infinité de cas. En outre, ce principe a l'avantage de se lier plus directement à la thérapeutique: il présente par là une utilité pratique considérable que les médecins ne peuvent manquer d'apprécier.

Partant de ce point de vue si juste, M. Léon Simon père, repoussant avec raison toute nomenclature systématique, se borne à esquisser une méthode générale de classification basée sur l'étiologie hahnemanienne. Il propose donc d'établir deux classes de maladies: les maladies aiguës et les maladies chroniques. Dans les maladies aiguës il reconnaît deux ordres distincts: les sporadiques et les miasmatiques. Il en reconnaît trois dans les maladies chroniques: les psoriques, les syphilitiques, les sycosiques.

Nous croyons inutile de reproduire les arguments qui nous font rejeter la première classe avec ses deux ordres. Toute classification basée sur le caractère aigu ou chronique des maladies, caractère qui n'a rien de fixe et de fondamental, est, suivant nous, erronée. Quant à la distinction entre les affections sporadiques et miasmatiques, elle a sa valeur en ce sens qu'elle reproduit la double catégorie des causes déterminantes ou extérieures et des causes prédisposantes ou intérieures; mais elle est contraire aux tendances les mieux avérées de l'étiologie générale qui nous ramènent à la recherche d'une causalité unique. Reste donc la deuxième classe : maladies dénommées chroniques, et ses trois ordres: psorique, syphilitique, sycosique. Il y a évidemment là une base fixe à la nosologie. C'est un très bon principe de classification qu'un *agent* extérieur toujours susceptible d'être observé et produisant sur l'organisme un effet qui lui est propre, permettant dès lors de prévoir la série de désordres qu'il pourra engendrer. Il est donc utile de retenir ce principe.

Faisons remarquer cependant que les trois types psore, syphilis et sycose ne sont eux-mêmes qu'une ébauche, une indication à suivre pour arriver à l'étude et au classement des agents miasmatiques encore peu ou mal connus. De telle sorte qu'en ce moment une classification basée sur ce principe unique serait absolument impossible. Tout en reconnaissant la nécessité d'adopter comme principe de classification l'*agent* des maladies, nous sommes obligés de constater que son application doit être encore ajournée. Force nous est donc de chercher en étiologie un principe de classification immédiatement applicable. Puisque les causes déterminantes ou extérieures ne nous la donnent pas, nous le trouverons sans doute dans les causes intérieures ou prédisposantes.

Nous avons rangé ces causes sous deux chefs distincts: le véhicule des maladies donné par le tempérament, dérivé naturel de la constitution physique; le siège des maladies, indiqué par l'organe où s'exerce la fonction atteinte.

Le *véhicule*, autrement dire le tempérament,

est un principe stable de classification parce que ses caractères sont bien définis et qu'il est toujours semblable à lui-même. D'après M. Bouchut [1], l'idée de classer les maladies suivant les diathèses humorales remonterait à Hippocrate lui-même. « Hippocrate, sans avoir fait de classement régu- « lier des maladies, laisse cependant entrevoir la « division qu'il y établirait, d'après la nature « *humorale* de leurs causes premières. Pour lui, « le sang, la pituite, la bile et l'atrabile forment « quatre humeurs dont le mélange exact et le « parfait équilibre constituaient la santé. Ces « humeurs pouvaient circuler dans toutes les « parties du corps, communiquant les unes avec « les autres, comme les auréoles d'un tissu cel- « luleux. Les maladies étaient le résultat des « modifications de nature et de distribution de « ces humeurs. Quand l'équilibre ou le mélange « cessait, et qu'une d'entre elles venait à se porter « sur un tissu ou sur un organe, il en résultait « une maladie que la coction et la crise devaient « entraîner d'après des lois particulières et dans « un espace de temps déterminé. La première « idée de la méthode de nosographie étiologique « me semble donc devoir être rapportée au père « de la médecine. C'est une théorie et un système « plutôt qu'une méthode; mais c'est déjà une ten- « dance de classification qu'il est nécessaire d'in- « diquer. Cette méthode, d'ailleurs, fut, à peu de « chose près, celle de Galien. » M. Bouchut a raison de dire que cette idée ne constitue pas précisément une méthode (nous allons voir tout à l'heure en quoi consiste la méthode vraie); mais il y a là un principe de classification, et un principe sûr. Aussi est-il parfaitement logique de l'adopter et de chercher à réaliser une classification nosologique d'après le *véhicule* des maladies, en s'appuyant sur la théorie des tempéraments.

---

(1) *Nouveaux Éléments de Pathologie générale*

Le *siège* des maladies, eu égard aux prédispositions spécifiques de l'organe lésé, représente la deuxième série des causes prédisposantes. Il est impossible de ne pas tenir compte de cet élément. L'organe, instrument bien défini d'une fonction déterminée, se présente à son tour comme principe stable et fixe pour la classification des maladies. Nous avons suffisamment développé nos idées relatives à la spécificité organique pour être dispensés d'y revenir ici. Toute sa théorie a pour base les recherches expérimentales de l'illustre Bichat sur les propriétés vitales des tissus. Le système organographique n'est pas nouveau. De nos jours, M. le docteur Piorry a esquissé une très séduisante ébauche de cette nomenclature. C'est encore ici un système et non pas une méthode ; mais ce système s'appuie sur un principe vrai, celui du rôle physiologique de l'organe, siège de la fonction et par conséquent *siège* des maladies ou troubles fonctionnels.

Nous sommes actuellement nantis de trois principes de classification aussi légitimes l'un que l'autre : 1° l'*agent* extérieur, ou miasme morbide; 2° le *véhicule* interne, ou tempérament; 3° le *siège* de la maladie, ou organe lésé. Ce sont là trois caractères positifs, de nature fondamentale et inhérents à toute affection. Leur connaissance s'impose si l'on veut être éclairé sur la valeur absolue ou relative de la lésion que l'on considère. Pourquoi donc choisirait-on l'un de ces caractères de préférence à l'autre pour servir de pivot à la nosologie ? Ce serait un système, une méthode artificielle ; et c'est ce que l'on a fait jusqu'à ce jour en adoptant un principe unique de classification. Si, au contraire, on les réserve tous les trois pour déterminer les genres et les espèces de maladies, on est sûr d'arriver à une classification exacte et complète : on a trouvé la méthode naturelle.

Un exemple fera comprendre la différence entre

l'une et l'autre manière d'opérer. Pour arriver au classement des espèces végétales, Linné adopta le principe de l'androgénie en prenant pour terme de comparaison l'organe générateur de la plante. Il établit toutes ses divisions sur une base unique, ne les faisant varier que par la conformation de l'organe choisi pour pivot général de classification ; on eut ainsi d'une part la monandrie, la diandrie et la polyandrie ; d'autre part la monoclinie, la diclinie et la polyclinie. Cette méthode était artificielle, incomplète ; ne disposant que d'un seul caractère, elle ne permettait pas de distinguer suffisamment les individus les uns des autres. Elle était donc incommode et ne prévalut pas. Jussieu imagina de prendre en considération tous les caractères naturels de la plante et sa classification fut appuyée non seulement sur la conformation de la fleur, organe de la génération, mais sur la forme et la disposition des racines qui servent à l'alimentation, de la tige qui sert à la nutrition, des feuilles qui servent à la respiration, et ainsi de suite. Aussitôt la clarté se fit : on était en possession d'une méthode qui rendait possible la détermination exacte de n'importe quel individu pris au hasard dans le règne végétal. C'était la méthode naturelle.

Voilà précisément ce que nous proposons en médecine. L'agent producteur de la maladie, le véhicule qui la transporte dans l'organisme, l'organe qu'elle a choisi pour siège : ce sont là des caractères naturels possibles à déterminer, qui donnent un corps à l'affection morbide, qui la constituent pour ainsi dire de toutes pièces. Ces déterminations sont d'ordre *fonctionnel* et intéressent toutes les fonctions de l'organisme ; elles s'appuient donc sur la nature elle-même. On peut classer une maladie du moment que l'on sait : 1° quel est le miasme qui l'a engendrée ; 2° quel est d'entre les fluides ou liquides organiques (nerfs, bile, sang ou lymphe) celui qui est apte à l'entretenir et à la propager à l'intérieur ; 3° quel est son siège d'élection, qu'il soit caché ou apparent, profond ou superficiel, local ou général. Ces éléments de détermination se complétant l'un par l'autre, leurs caractères étant physiologiques et observables, il est permis de dire que la maladie n'est plus une entité qui se dérobe absolument à toute classification et que la méthode naturelle est trouvée en médecine.

Seulement cette méthode n'est pas entièrement applicable dans l'état actuel de nos connaissances. Son premier terme de comparaison, savoir l'agent morbide extérieur, n'est pas suffisamment connu. Dès lors, il manque un des éléments de la solution. Il faut attendre d'abord la confirmation de ce principe : *toute maladie est infectieuse*, c'est-à-dire *miasmatique ;* ensuite le classement complet des miasmes et virus producteurs de l'infection. Jusqu'à ce moment on ne peut se flatter d'établir une classification scientifique des maladies.

Celle que nous donnons ci-dessous ne saurait donc avoir la prétention d'être définitive, mais elle nous paraît être la meilleure possible aujourd'hui, la plus exacte et la plus commode. Cette classification diffère de toutes celles qui l'ont précédée en ce qu'elle s'appuie sur deux termes de comparaison, sur deux caractères au lieu d'un seul : par conséquent, elle est plus complète et plus précise.

Les principes de cette classification sont étiologiques et d'égale importance dans la détermination des espèces morbides. Toutefois le *véhicule* étant le point le plus saillant du triple phénomène (agent, véhicule, siège), puisqu'il est le principe actif du mouvement et qu'il peut localiser ou généraliser la maladie en la restreignant dans un seul système ou en l'étendant au système voisin, il convient d'en faire le principe prépondérant, le pivot central d'une nosologie bien entendue. C'est ce que nous avons fait.

Le cadre qui suit est tracé largement, dans ses lignes d'ensemble. Nous n'avons pas voulu procéder à la détermination technique des ordres, genres et espèces pour ne pas tomber dans les divisions factices auxquelles on n'a pas su échapper jusqu'à ce jour. Nous nous sommes bornés à établir quatre grandes classes de maladies basées sur les quatre diathèses humorales, en attendant que la science ait déterminé en nombre et en caractères les agents miasmatiques qui sont la cause déterminante des réactions morbides. On verra alors comment ce principe de classification pourra se relier aux deux autres principes, dont nous essayons dès aujourd'hui l'application. La nosologie électro-homéopathique, plus complète que toutes celles aujourd'hui connues, nous ne craignons pas de le dire, n'est pourtant que partielle eu égard à la nosologie de l'avenir. Elle ressemble à un édifice pourvu de pierres d'attente, destiné à se souder plus tard à un autre édifice. Telle qu'elle est, nous croyons qu'elle peut rendre des services et d'être utilement consultée.

CLASSIFICATION DES MALADIES D'APRÈS LES VÉHICULES HUMORAUX DU CORPS HUMAIN ET LE SIÈGE ORGANIQUE DES FONCTIONS LÉSÉES.

PREMIÈRE CLASSE

Maladies des Nerfs

La maladie étant, d'après la définition à laquelle nous nous sommes arrêtés, un trouble fonctionnel, c'est sous ce point de vue que nous avons placé la détermination des espèces morbides. Ainsi toute maladie du système nerveux est un trouble dans les fonctions de l'innervation. Les organes correspondant à ces fonctions sont : l'encéphale, la moëlle épinière, les organes des sens, les nerfs sensitifs et les nerfs moteurs, plus le système nerveux ganglionnaire.

Le terme générique appliqué aux troubles de l'appareil nerveux est celui de névrose : nous l'adopterons pour désigner l'ensemble des affections de ce système et des organes qui sont en relation avec lui. Le mot de névralgie a un caractère spécifique et un sens plus restreint.

Névroses de la PENSÉE. — Sous ce titre nous comprenons les désordres qui affectent la vie intellectuelle et morale dans ces trois ordres de facultés : Connaissance, Sentiment, Sensation.

Névroses de la connaissance ou troubles de la Raison. — Délire. Insomnie. Cauchemar. Somnambulisme. Vertige. Manie. Idée fixe. Folie. Aliénation mentale. Démence. Altération ou abolition de la parole (balbutiement, bégaiement, aphasie) et de la voix (aphonie nerveuse). Perversion ou abolition de la volonté. Delirium tremens. Eclampsie. Epilepsie. Catalepsie.

Névroses du sentiment ou maladies morales. — Les maladies morales sont celles qui affectent l'âme, ou force vitale instinctive. Le dégoût de la vie et la tendance au suicide ; la langueur, le découragement, le désespoir ; les regrets violents ou continus, comme la nostalgie, l'amour malheureux ; les désirs ardents et persistants ; la peur, la joie excessive, la douleur excessive sont des maladies morales. Elles ébranlent profondément l'instinct de conservation, peuvent devenir à leur tour causes psychiques d'autres maladies et produire dans l'organisme, par voie de *sidération*, des désordres graves et souvent mortels.

Névroses de la sensation, perversion ou abolition des facultés sensitives. — Névroses de la vue : Intensité ou inanité du sens visuel. Amaurose. Dyplopie. Hémyopie. Amblyopie. Héméralopie. Visions. Hallucinations. — Névroses de l'ouïe : Intensité ou inanité du sens auditif. Bourdonnements. Bruissements. Grondements. Sons imaginaires. Surdité nerveuse, intermittente on permanente. — Névroses du goût : Mauvais goût. Agustie. Goûts imaginaires. — Névroses du tact. — Névroses de l'odorat : Exagération ou abolition du sens olfactif. Odeurs imaginaires.

Corrélation avec les autres fonctions de l'organisme. — Névroses de l'*Alimentation* et de la *Restitution :* Perte de l'appétit et appétit dépravé. Boulimie. Faim nerveuse. Gastralgie. Dyspepsie. Vomissements nerveux. Urinations, défécations nerveuses. Hyperesthésie, anesthésie, paralysie de de la vessie. — Névroses de la *Circulation :* Palpitations nerveuses du cœur. Syncope. — Névroses de la *Respiration :* Coqueluche. Toux convulsive. — Névroses du *Mouvement :* Névralgies. Migraine. Céphalalgie. Névralgie faciale, odontalgique. Tics douloureux. Sciatique. Convulsions. Tétanos. Chorée. Tremblement des membres. Crampes, fourmillements, contractures, Hémiplégie. Paraplégie. Paralysie croisée. Paralysie locale. — Névroses de la *Génération :* Impuissance. Satyriasis. Nymphomanie. Hystérisme. — Névroses de la *Transpiration* ou névroses de la *Peau :* Sueurs froides. Sueurs nerveuses. Chair de poule. « Cutis anserrima ». Prurit cutané.

DEUXIÈME CLASSE

Maladies de la Bile

Troubles dans les fonctions ALIMENTAIRES et RESTITUTIVES. — Organes correspondants : Estomac, Pancréas, Foie, Intestin, Rein, Vessie.

Indigestion. Vomissements bilieux. — Maladies du Pancréas. Maladies du foie : Atrophie ; Hypertrophie ; Congestion ; Dégénérescence graisseuse ; Calculs. Constipation. Diarrhée. Dysenterie. Coliques intestinales. Coliques hépatiques. Déjections bilieuses. Choléra. Dysurie. Polyurie. Ischurie. Diabète. Calculs de la vessie.

Corrélation avec les autres fonctions de l'organisme. — Fonctions de la *Pensée* : Humeurs noires. Idées noires. Spleen. Mélancolie. Hypocondrie. — Fonction de *Circulation* : Ictère ou jaunisse. — Fonctions de *Transpiration* ayant leur siège dans la Peau : Taches hépatiques.

TROISIÈME CLASSE

Maladies du Sang

Troubles dans les fonctions NUTRITIVES, REPRODUCTIVES et MOTRICES (Circulation, Respiration, Génération, Mouvement). — Organes correspondants : Cœur, Veines et Artères ; Plèvre, Bronches, Poumons ; Pénis et Utérus ; Appareil musculaire.

Circulation. Maladies du cœur : Péricardite. Endocardite. Miocardite. Hypertrophie du cœur. Dilatation du cœur. Palpitations. Asthénie des valvules et orifices du cœur, de l'aorte, de l'artère pulmonaire. Atrophie du cœur. Dégénérescence graisseuse du cœur. Maladies des veines : Phlébite, inflammation des veines. Varices. Hémorroïdes. Maladies des artères : Anévrismes. Tumeurs artérielles. Embolies. Constriction et occlusion de l'aorte. Artérites, inflammation des artères. Maladies infectieuses inséparables de la fièvre intermittente. Typhus, fièvre typhoïde.

Respiration. Maladies de la gorge. Angine. Phtisie laryngée. Maladies de la plèvre : Pleurésie. Hydropisie de la plèvre (hydrothorax). Météorisation de la plèvre (pneumothorax). Maladies des bronches : Bronchite aiguë. Bronchite capillaire. Dilatation des bronches. Constriction des bronches. Asthme bronchial. Grippe. Hémorragie bronchiale. Maladies du Poumon : Emphysème pulmonaire. Hyperémie pulmonaire. Ædème pulmonaire. Hémoptysie. Hémorragie des conduits aériens. Engorgements. Congestion pulmonaire. Apoplexie pulmonaire. Pneumonie fibreuse, interstitielle, catarrhale aiguë, lobulaire. Anthracose, sidérose. Bronco-pneumonie infantile. Phtisie pulmonaire.

Génération. Blennorhagie. Chancre. Syphilis. Maladies de la prostate, des testicules et des cordons spermatiques. Hypérémie et hémorragie des ovaires. Ovarite. Hydropysie de l'ovaire. Catarrhe aigu de la matrice et du vagin. Endométrite. Métrite parenchymateuse aiguë. Engorgement utérin. Hypertrophie et prolapsie diffuse du tissu conjonctif de la matrice. Métrite. Métrorrhagie. Hydropisie de la matrice. Hématocèle utérin. Périmétrite, inflammation des ligaments de l'utérus. Déformation, chute, renversement de l'utérus. Constriction et relâchement du vagin. Anomalies de la menstruation. Aménorrhée. Disménorrhée ou menstruation difficile. Vaginite aiguë. Vaginisme. Vaginodinie. Anomalies dans les phénomènes de la grossesse et de l'accouchement. Maladies puerpérales. Anomalies de la lactation.

Mouvement. Rhumatisme musculaire. Rhumatisme des muscles de la tête et du cuir chevelu : Céphalalgie rhumatismale. Des muscles du cou : Torticolis rhumatismal. Des muscles pectoraux : Pleurodinie rhumatismale. Des muscles abdominaux : Rhumatisme abdominal. Des muscles lombaires : Lumbago. Des muscles extrêmes. Rhumatisme articulaire aigu. Arthrite. Polyarthrite aiguë. Goutte articulaire noueuse. Inflammations articulaires. Coxalgie. Entorses. Luxations. Tour de reins.

Corrélation avec les autres fonctions de l'organisme. — Fonctions de la *Pensée* : Congestion cérébrale. Apoplexie cérébrale. Inflammation des membranes du cerveau (pie-mère, dure-mère). Méningite simple. Leptoméningite. Hyperémie et anémie du cerveau. Encéphalite. Hydrocéphalite. Atrophie et hypertrophie du cerveau. Hyperémie de la moelle épinière. Apoplexie de la moëlle épinière. Méningite spinale. Hématomiélie. Inflammation des membranes de la moelle épinière. Miélite. Inflammation des cordons gris antérieurs. Consomption de la moelle épinière. Hydromélie. Névrites. Ophthalmie aiguë. Blépharite. Otite. Hémorragie cérébrale. Epistaxis. — Fonctions d'*Alimentation* : Stomatite. Æsophagite. Gastrite aiguë. Hémorrhagie de l'estomac. Gastrorrhagie. Hématémese. Péritonite. Ascite. Hydropisie de l'abdomen. Entérite. Catarrhe intestinal aigu. Flatulences. Météorisme. Tympanite. Hépatite. Cystite. — Fonctions de *Restitution* : Néphrite. Hyperémie rénale. — Fonctions de *Transpiration* ayant leur siège dans la peau et les muqueuses : Hyperémie de la peau. Anémie cutanée. Congestions : engelures des pieds et des mains. Hémorragie de la peau. Diphthérite. Adénite. Inflammation de la peau, des glandes et muqueuses. Traumatisme : coupures. brûlures. — Fonctions de *Stabulation* ayant leur siège dans les os : Périostite aiguë Ostéomiélite aiguë.

QUATRIÈME CLASSE

Maladies de la Lymphe

Troubles dans les fonctions moléculaires d'équilibre et de maintien : TRANSPIRATION et STABULATION. — Organes correspondants : la Peau et les Os, les Glandes, les Canaux lymphatiques.

Transpiration. Hyperémie cutanée. Anémie cutanée. Anomalies de secrétion des glandes sébacées, des glandes sudorifères. Hyperhydrose (sueur excessive). Anhydrose (défaut de sueur). Suette milliaire. Altération dans la qualité de la sueur. Maladies de la peau. Abcès froids. Panaris. Furoncles. Anthrax. Orgelet. Exanthèmes. Erythèmes. Erysipèles. Zona. Roséole. Herpès. Eczéma. Impetigo. Ecthyma. Urticaire. Lupus. Pemphigus. Prurigo. Lichen. Pityriasis. Psoriasis. Pustules. Mentagre. Stomatite quand elle est érythémateuse et diphthérique. Muguet. Ulcérose. Aphtes. Angine diphthérique ou couenneuse. Coryza. Ozène. Scrofule. Humeurs froides. Ecrouelles. Plaies vives et contuses. Ulcères. Fistules. Ecoulements. Tous les écoulements sont de nature lymphatique. Maladies parasitaires de la peau : acarus, favus. Atrophie de la peau. Peau de parchemin. Sclérose, induration des tissus. Callosités. Ictiosis. Condylome. Verrues. Framboises. Elephantiasis. Néoplasies diffuses. Lupus. Lèpre. Tumeurs bénignes. Fibrome. Lipome. Tumeurs graisseuses. Goître. Néoplasies malignes. Sarcome de la peau. Fongus malin. Carcinome. Cancroïde. Cancer. Gangrène.

Stabulation. Carie des os. Nécrose. Rachitisme.

Corrélation avec les autres fonctions de l'organisme. — Fonctions de la *Pensée :* Sclérose médullaire et cérébrale. Fonctions d'*Alimentation*: Organes de la prédigestion : Stomatite catarrhale. Gengivite parenchymateuse. Catarrhe de l'estomac. Hépatite suppurante. Catarrhe intestinal. Ulcère perforant du duodenum. — Fonctions de *Restitution* : Catarrhe rénal chronique. Néphrite purulente. — Fonctions de *Circulation*. Tumeurs artérielles. Ulcères variqueux. — Fonctions de *Respiration* : Affections purulentes de la gorge. Laryngite catarrhale. Croup. Pseudo croup. Catarrhe bronchial. Bronchorrhée. Phtisie tuberculeuse. — Fonctions de *Génération* : Catarrhe de la matrice et du vagin. Flueurs blanches. Leucorrhée. Blennorrhée. Spermatorrhée. Galactorrhée.

Dans la nomenclature qui précède, il est aisé de voir que les maladies sont groupées par ordre naturel, qu'elles forment quatre grandes familles dans chacune desquelles les variétés diverses sont apparentées par des caractères communs. Certes, il peut y avoir erreur dans le classement de quelques maladies d'origine douteuse. Suivant aussi qu'une même maladie passe d'un degré au degré suivant, il faut nécessairement changer sa place dans le cadre nosologique. C'est ainsi que les altérations du sang deviennent peu à peu des altérations de la lymphe; mais les caractères de la diathèse humorale sont assez bien marqués pour qu'il n'y ait pas lieu de se tromper sur le classement *actuel* de n'importe quelle affection. Par exemple, l'état inflammatoire et la fièvre sont éminemment caractéristiques des maladies sanguines; l'état torpide et purulent est le signe des maladies lymphatiques. De même, la surexcitation nerveuse et la réplétion biliaire sont les caractères les plus généraux des deux autres catégories. Nous croyons donc que tous les cas morbides peuvent être ramenés à l'une de ces quatre classes qui constituent, d'après nous, la meilleure orientation nosologique.

Nous croyons aussi avoir évité l'écueil des classifications organographiques qui, en énumérant toutes les maladies dont un organe est susceptible, rapprochent ce qui doit être éloigné, éloignent ce qui doit être rapproché (c'est le propre de toute méthode artificielle). Ainsi, dans l'une de ces nomenclatures, on n'est pas peu surpris de trouver l'épistaxis, ou saignement de nez, classé au nombre des maladies de l'organe respiratoire, sous prétexte que le nez est l'organe de la prérespiration ! Quel rapport, cependant, y a-t-il entre l'épistaxis et la fonction pulmonire ? Mais, puisqu'il est question du nez, ne faut-il pas épuiser toutes les affections... nasales ? C'est une methode factice et tout au plus mnémotechnique. Notre classification, prenant pour guide le caractère physiologique *fonctionnel*, et non pas la forme graphique de l'*organe*, est autrement vivante et d'un tout autre secours en thérapeutique. C'est ainsi également que les caractères généraux d'une maladie s'évanouissent, dans la classification organopathique, par le développement exagéré que le spécifisme organique y reçoit. Par exemple, le cancer reparaît à chaque nouvel organe susceptiple de contracter cette redoutable affection : cancer de la langue, cancer du sein, cancer de l'estomac, cancer du foie. Sans doute le cancer varie dans ses caractères spécifiques suivant l'organe où il se développe ; mais il a aussi des caractères fondamentaux qui font de lui un type morbide très accentué. Nous lui avons donné sa place en inscrivant le nom générique de cancer parmi les troubles de la diathèse humorale lymphatique, ou fonction générale de stabulation.

La nosologie électro-homéopathique, à la fois humorale et fonctionnelle, nous semble donc résumer sous une forme concrète la théorie dite des causes intérieures ou prédisposantes. Elle s'appuie sur les grands principes de l'étiologie et de la pathologie générale, qui lui servent de solides fondements. Qu'elle soit un jour complétée par une application de la théorie des causes extérieures ou déterminantes, c'est-à-dire par un classement rationnel des agents miasmatiques ; et la médecine sera enfin en possession d'une méthode naturelle de classification, comme le sont déjà la zoologie et la botanique.

LIVRE III

PHARMACOLOGIE

MATIÈRE MÉDICALE

CHAPITRE PREMIER

PHARMACOLOGIE

---

§ 1er. — Dynamisme médicamenteux. — Pourquoi la médecine nouvelle a été nommée Electro-Homéopathie.

Le dynamisme physiologique est le point de départ de toute médecine vraie. La vie est une force. Ses modifications sont infinies. Les aberrations dynamiques de la force vitale constituent la maladie. De là le dynamisme pathologique et l'immense variété des troubles fonctionnels qu'il s'agit de réduire en les ramenant à l'équilibre primitif.

La nature fournit dans ses trois règnes des substances dont l'action est certaine sur la force vitale et permet de recouvrer la santé. L'animal, à l'état sauvage, cherche d'instinct le remède et le trouve. L'homme, chez lequel la raison a remplacé l'instinct, hésite souvent et tâtonne. C'est par une opération compliquée, par un calcul, un raisonnement qu'il parvient à se guérir. L'observation et l'expérience sont ses uniques guides. Or, l'une et l'autre ont démontré que le remède doit être non seulement homéopathique au mal, mais encore doué d'une force égale, dynamisé, puissant comme lui. La substance, telle qu'elle sort du laboratoire de la nature, à l'état grossier, solide ou liquide, ne correspond pas à l'entité du phénomène morbide, dans ses variations multiples, subtiles et délicates. Au dynamisme pathologique il faut opposer le dynamisme médicamenteux.

Cette action dynamique des médicaments (qui existe à l'état latent dans les substances naturelles et que l'homme n'a besoin que de développer) est un des principes fondamentaux de l'homéopathie. Elle doit être rangée au nombre des plus grandes découvertes de notre époque. Le développement et l'exaltation de la vertu dynamique des médicaments par le frottement et la succussion réalisent un immense progrès et ont entièrement renouvelé la face de la médecine.

L'acte ainsi accompli par l'homme sur la substance fournie par la nature pour développer sa puissance intime s'appelle dynamisation. Les propriétés médicamenteuses (toxiques sur l'homme sain, curatives sur le malade) que les procédés homéopathiques mettent en liberté dans la substance dynamisée sont plus que des propriétés chimiques, plus que des propriétés physiques. L'efficacité des doses infinitésimales, le potentiel des remèdes homéopathiques déploient dans l'organisme une autre puissance que toute combinaison moléculaire ou tout agent purement mécanique. La trituration prolongée dans un véhicule inerte, les dilutions répétées dans l'eau ou l'alcool détruisent les forces chimiques et physiques de la substance employée, ou plutôt les transforment, pour développer la force dynamique virtuelle, la puissance curative. De telle sorte que le retour à la santé, le rétablissement de l'équilibre normal, est dû non point à une opération chimique, ni à une influence physique, mais à une action dynamique.

Losque Hahnemann affirma le premier la puissance *aromale* des médicaments infiniment divisés par la trituration ou la dilution, cette découverte, comme toutes les révélations du génie, fut accueillie par les rires d'incrédulité d'une science aveugle. On ne se doutait pas alors qu'il était possible de concevoir un quatrième état de la matière, comme l'a péremptoirement démontré le docteur William Crookes, et qu'au delà de l'état solide, de l'état liquide et de l'état gazeux, seuls perçus jusqu'ici par nos sens et par les instruments qui suppléent à leur faiblesse, on voyait apparaître un état fluidique d'une subtilité bien plus grande que le gaz le plus volatil et auquel a été donné le nom de matière radiante. Qu'est-ce-que la science a objecté à cette découverte? Par quelles raisons a-t-elle mis en doute la réalité de ce phénomène? N'est-elle pas obligée elle-même d'admettre l'existence d'un monde ultra microscopique auquel ne peuvent atteindre ses plus puissants objectifs?

Depuis longtemps déjà il aurait fallu renoncer à toute recherche scientifique si l'on devait s'en tenir à ce qui tombe strictement sous les sens. Quelle que soit l'étendue de notre vision sensitive ou intellectuelle, l'infini augmente encore et augmentera toujours cette étendue. C'est comme un chemin qui, à chaque détour, découvre un nouvel horizon, et ces détours sont infiniment répétés. « Il y a plus de choses dans la nature, s'écrie Shakspeare, que notre philosophie n'en a rêvé. »

Si donc la physique s'est enrichie d'une conception nouvelle sur l'état d'expansion de la substance matérielle, s'il existe un état ultra gazeux de la matière que les physiciens avaient à peine soupçonné, pourquoi n'y aurait-il pas une puissance médicamenteuse dont la subtilité dépasse tous ce que les allopathes ont jamais pu obtenir?

Cette puissance a pour signe, mais non pour caractère essentiel, la divisibilité infinie de la matière, propriété dont les manifestations aident à la comprendre sans l'expliquer entièrement. C'est le côté matériel et apparent du phénomène dynamique. Il peut se résumer ainsi : Un médicament est d'autant plus actif que la force de cohésion est moindre en lui, que ses molécules ont plus de mobilité les unes sur les autres. Cette atténuation des forces de cohésion du corps dynamisé ne diminue pas ses propriétés thérapeutiques; bien au contraire, elle les augmente, elle les développe. C'est pourquoi *atténuation*, *dynamisation*, *puissance* sont synonymes en homéopathie. Le médicament homéopathique, par ses doses infinitésimales, ne modifie pas seulement l'homme malade dans un ou plusieurs de ses organes, mais aussi dans sa totalité et dans son unité.

Le principe de la multiplication des surfaces et des forces égale à la multiplication de l'énergie est universel dans la nature et dans la science. Il est vrai en géométrie, en mécanique, en chimie, en optique, en acoustique, comme il est vrai en homéopathie. *Corpora non agunt nisi soluta*. L'introduction du calcul de l'infini dans les sciences modernes a donné à ce principe des anciens maîtres de l'alchimie une portée considérable et bien plus grande encore que celle qu'ils y voyaient eux-mêmes ou qu'ils pouvaient prévoir. Il n'est donc pas surprenant que l'activité d'un médicament soit en raison inverse de la cohésion des molécules qui le constituent.

Rendre les molécules plus mobiles, plus aptes à se répandre dans l'organisme, et par conséquent le médicament plus actif, est l'objet que l'homéopathie se propose par la dynamisation. C'est aussi celui que la nature réalise dans les venins, les virus et les miasmes, qui sont tous d'essence volatile. Les poisons les plus subtils sont aussi les plus violents. L'arsenic métallique est sans action parce qu'il est insoluble et inabsorbable ; mais l'acide arsénieux et l'arséniate de cuivre, solubles dans les acides de l'estomac, sont l'un et l'autre très actifs. Les gaz ou liquides facilement vaporisables ont des effets plus certains et plus prompts, surtout plus puissants, que ceux qui ne le sont pas. Il suffit de 1/1500 d'hydrogène sulfuré pour tuer un oiseau, de 1/1200 pour tuer un cheval. Injecté dans les veines d'un animal ou absorbé même à très petite dose, l'acide cyanhydrique (vaporisable à 26 degrés) amène une mort rapide. La raréfaction de la partie matérielle d'une substance toxique rend donc plus active toutes ses propriétés.

Il en est de même des substances médicamenteuses proprement dites. Leur division augmente leur puissance C'est pourquoi on devra baisser d'autant plus la dose que la division a été poussée plus loin. Il ne s'agit pas d'ailleurs de produire un effet toxique, mais bien un effet curatif par la modération et la proportion du dosage, « Tout le « monde, sait, dit M. Weber [1] que la poudre de « quinquina s'absorbe difficilement, que le sulfate « de quinquina est au contraire plus soluble, que « le citrate de quinine l'est davantage encore ; et « l'expérience a prouvé qu'il fallait, pour couper « une fièvre d'accès, une plus grande quantité de « quinquina que de sulfate de quinine et une plus « forte proportion de ce sel que de citrate. Supposons que, par un mode de préparation spécial, « on parvienne à augmenter la diffusibilité de « ces corps, il faudra nécessairement diminuer « toujours leur dose pour arriver à une guérison. » Ce qui agit, en effet, dans un médicament spécifique, ajoute le même auteur, ce n'est pas ce qu'on avale, mais ce qui est absorbé. On gagnera donc toujours à diviser la matière d'un médicament, à étendre sa surface, quitte à diminuer son volume,

---

(1) *Codex des médicaments homéopatiques*. Paris. J.-B. Baillières, 1854.

c'est-à-dire sa dose. Elever la puissance, baisser la dose sont, en homéopatie, deux termes corrélatifs.

Cette division de la substance médicamenteuse peut être poussée très-loin. La divisibilité de la matière est infinie. Un aimant peut aimanter un fer, un second, un troisième, et ainsi de suite jusqu'à l'infini sans perdre de son poids. Un grain de musc affecte encore l'odorat lorsqu'il est divisé en 320 quadrillons de parties. Un grain de carmin colore jusqu'à 30 kilogrammes d'eau. Le cuivre subit des divisions dont les parties vont au nombre de 16.632.000.000. On a obtenu, à l'aide de réactifs appropriés, 1/4.000.000 d'iode, 1/512.000.000 de platine. Dans les triturations homéopathiques, un grain de substance active mêlé à 99 grains de sucre de lait occupe une surface égale à celle du véhicule. Dans les dilutions, une goutte de médicament s'étend à toute la surface du liquide auquel on l'a ajouté, ce que l'exemple suivant rend parfaitement sensible : une goutte d'acétate de cuivre ammoniacal colore en bleu 99 gouttes d'alcool et plus. [1] Les faits de divisibilité cités plus haut prouvent donc la présence possible et réelle du médicament dans les préparations homéopathiques aussi loin que leur division puisse être poussée.

Quant à leur action thérapeutique, que l'expérience démontre par les faits, ce n'est pas la divisibilité de la matière qui l'explique. Il faut recourir à des considérations d'un ordre plus élevé pour essayer de comprendre ce phénomène mystérieux.

Nous avons dit plus haut que la division, en multipliant les surfaces, multipliait les forces. C'est pour atteindre toutes les parties de l'orga-

---

(1) Weber. *Codex des médicaments homéopathiques*.

nisme, pour donner au médicament une action plus générale que locale, pour modifier, en un mot, la vitalité même du sujet affecté, que Hahnemann a procédé à cette division des médicaments poussée presque à l'infini.

Il y donc là quelque chose de plus qu'un simple déplacement de molécules, qu'une expansion des atomes de plus en plus grande : il y a un changement d'état. Les molécules sont divisées, elles ne sont pas détruites. Avant de servir aux préparations homéopathiques, la substance est dépouillée de ses éléments les plus matériels, liquéfiée ou réduite en poudre impalpable, puis seulement alors triturée ou diluée. Les surfaces sont évidemment multipliées et les forces le sont également ; mais par forces il ne faut pas, comme l'indique fort bien M. Léon Simon père dans son commentaire sur l'*Organon*, précisément entendre l'énergie au sens ordinaire du mot, c'est-à-dire une action intensive et perturbatrice, telle que la développent, par exemple, les poisons. C'est une faculté d'appropriation, de pénétration, nous dirions presque de polarisation, réglée par le choix et la dose. Ce n'est pas une force toxique, c'est une force curave. Telle est la puissance dynamique : elle s'élève au-dessus des actions chimiques et des influences physiques pour modifier l'agent vital sans aucune perturbation. Si, par exemple, des vomissements surviennent après l'administration de l'ipecacuanha ; si la noix vomique amène une purgation, et si la coloquinte donne des tranchées violentes, l'homéopathe conclut qu'il a donné une dose trop forte : il la diminue. La puissance dynamique procède par une action lente ou rapide, mais intime, efficace et infiniment subtile.

Nous demandons maintenant quel peut être ce modificateur de la vitalité, supérieur à tout agent physique comme à toute combinaison moléculaire, qui dérobe à nos regards son mode d'activité et atteint son but sans se manifester, s'il ne participe pas de la nature fluidique, s'il n'est pas, même, ce fluide si puissant (et si mystérieux encore) connu sous le nom d'électricité.

En physique comme en chimie et en mécanique, chaque jour nous amène à constater la puissance des impondérables. Partout se trahissent des phénomènes électriques. Dans tout dégagement de force, de lumière ou de chaleur, il y a production d'électricité, formation de courants. Ce fluide accompagne le mouvement et la vie dans toutes leurs manifestations. En physiologie, surtout, son rôle est considérable. La plante est imprégnée d'électricité : sa vie, enracinée entre le sol et l'atmosphère, n'est qu'une série continue ou intermittente de courants. L'animal porte en lui des foyers producteurs de mouvement qui se manifestent par le rhytme circulatoire, l'énergie musculaire et quelquefois le spasme nerveux. Qu'est-ce enfin que le corps humain, sinon une pile électrique admirablement organisée ? Les brillantes découvertes de la physiologie moderne ont mis dans tout son jour le rôle immense du système nerveux. Il est le régulateur de toutes les fonctions, et c'est lui qui devient l'intermédiaire obligé entre l'être vivant et le monde qui l'entoure.

L'électricité est donc partout : dans le minéral, dans le métal et le métalloïde, dans la plante, dans l'animal et dans l'homme. Elle se développe par le mouvement dont elle n'est qu'une des formes : condensation ou dispersion en des modes variés et infinis. Dans les agrégations simples, comme les corps solides, il suffit du frottement pour la dégager. C'est par le frottement d'un morceau d'ambre (ελεκτρον) que le hasard révéla pour la première fois à l'observateur l'existence de cet agent fluidique ; il remarqua dans le corps frotté une augmentation de chaleur et la propriété d'attirer et de retenir les corps légers. Le frottement du silex produit un dégagement d'étincelles. Celui de deux branches, dont l'une est taillée en pointe, amène l'incandescence avec production de fumée. Pour les corps à l'état liquide, des secousses réitérées amèneront une grande dispersion de mouvement et un mélange intime, une pénétration réciproque de toutes leurs molécules,

Or, c'est précisément par frottement et par succussion que l'on procède pour la préparation des remèdes homéopathiques. Le développement de l'électricité est donc inévitable. Tous les auteurs sont d'accord pour constater sa présence dans les phénomènes produits par la trituration ou la dilution. Si l'on emploie la lime pour réduire en poudre le fer en vue de la trituration, il se développe au point de frottement une certaine quantité de chaleur et un courant électrique sensible au galvanomètre. Dans un rapport adressé à la Société hahnemanienne de Paris sur le dynamisateur inventé par M. Weber, la Commission s'exprime ainsi : « Il est difficicile de comprendre comment « ce fluide (l'électricité) pourrait se développer « davantage dans la préparation à la main que « dans la préparation à la machine, lorsque, dans « cette dernière, l'uniformité de la pression et la « rapidité du mouvement sont des conditions si « favorables au dégagement de l'électricité. »(1) Tout démontre donc, par des considérations tirées du mode de préparation lui-même, un changement d'état, au point de vue fluidique, dans la matière médicamenteuse employée par l'homéopathie.

Le rôle de l'électricité dans le développement de la puissance des agents thérapeutiques ne pouvait manquer d'être, pour quelques auteurs, une conséquence naturelle de sa présence dans les médicaments. La première édition de la *Pharmacopée* de Jahr contient une lettre de M. Poudra, professeur au corps d'état-major, qui considère comme très important ce rôle de l'électricité dans

(1) WEBER. *Codex des médicaments homéopathiques*, page 57.

l'action médicamenteuse homéopathique. Weber, dans son *Codex*, consacre un chapitre à l'action des médicaments. Il dit que le développement inévitable d'électricité qui accompagne la trituration et la dilution d'un medicament lui avait fait penser que ce fluide impondérable pourrait bien être la force médicatrice dont les effets sont si remarquables et qui nous échappe dans sa nature. « Cette opinion, ajoute-t-il, a été combattue par « des arguments tirés de l'action spécifique de « chaque substance, spécificité qui paraît ne pou- « voir s'accorder avec l'identité des fluides élec- « triques... Mais, quand même la force médica- « menteuse ne serait pas de la même nature que « l'électricité, on ne serait pas en droit de conclure « pour cela que cet agent impondérable est sans « effet sur le développement des propriétés thé- « rapeutiques de chaque substance. Il y a là une « action réciproque encore peu connue, mais bien « digne d'être étudiée. »

Enfin si nous remontons jusqu'à Hahnemann, nous le trouverons plus affirmatif et plus hardi. Au § 280 de l'*Organon*, dans une note sur les impondérables, il n'hésite pas à assimiler le contenu médicinal des doses minimes de l'homéopathie à ces puissances immenses qui s'appellent le calorique, la lumière, etc., et qui n'ont pas de poids. Il trouve dans les plus hauts degrés de dilution le déploiement complet des vertus des substances médicinales, ce qu'il appelle le *génie* des médicaments. Au § 288, il dit : « L'action des médicaments « liquides sur nous est si pénétrante, elle se pro- « page avec tant de rapidité et d'une manière si « générale, du point irritable et sensible qui a « reçu le premier l'impression de la matière « médicinale, à toutes les autres parties du corps, « que l'on serait presque tenté de l'appeler un « effet *spirituel*, dynamique ou virtuel. » Dans la note relative à l'olfaction qui accompagne ce paragraphe, Hahnemann ne craint pas d'ajouter :

« C'est surtout sous forme vaporeuse que les « médicaments homéopathiques agissent le plus « sûrement et le plus puissamment ».

Or, cette rapidité et cette étendue d'action produite sans aucun phénomène matériel, avec une substance infiniment réduite, sont des caractères inhérents à l'électricité, ce fluide vainqueur de l'espace et du temps et dont les effets sont hors de toute proportion, par leur invincible puissance, avec les moyens employés pour le mettre en jeu. Franchir en quelques secondes, l'immensité de l'Océan, le long d'un câble télégraphique, ou se répandre presque instantanément dans tout le corps par l'intermédiaire des nerfs qui ressentent l'effet du remède sont deux faits tellement analogues qu'on ne peut s'empêcher de les attribuer à un même principe.

C'est ce qu'a fait le docteur Conti, à Bologne, lorsqu'il a donné à la médecine nouvelle le nom d'**Electro-Homéopathie**. Il avait été frappé par l'action pour ainsi dire instantanée des remèdes liquides composés d'après les préceptes de l'homéopathie complexe. Si une seule substance dynamisée par dilution pouvait inspirer à Hahnemann les réflexions qui précèdent, on n'aura pas de peine à comprendre que plusieurs substances soumises au même procédé et intimement mélangées aient frappé l'observateur par la puissance dynamique de leurs effets, bien plus considérable que celle développée par le médicament simple. La complexité médicamenteuse est un facteur de plus dans la production du fluide électrique. Elle est une garantie nouvelle pour la division des molécules et la diffusibilité du remède. Nous n'en voulons pour preuve que l'exemple donné par MM. Léon Simon père et Weber, et cité par nous plus haut, du quinquina qui, administré tout seul, s'absorbe difficilement, mais, donné sous forme de sulfate et de citrate, et porté à de hautes puissances par la trituration et la dilution, développe dans l'organisme humain une action bien plus efficace.

« Les remèdes idioiatriques spécifiques complexes « déploient sur l'économie une action presque « électrique », disait Bellotti à la page 369 de son ouvrage. C'est donc l'homéopathie complexe qui a révélé le véritable nom de l'homéopathie ; et nous sommes persuadés que la science de l'avenir ratifiera cette appellation.

§ 2.— Fonction du médicament.— Le remède et le poison. — L'aliment.

D'après sa signification littérale, le médicament est une substance administrée en vue de soigner, de soulager, de guérir. Mais ce n'est pas là une définition scientifique. L'idée contenue dans ce mot doit être décomposée dans ses termes primitifs et présentée sous forme analytique. Il faut voir le médicament en relation avec l'organisme humain si l'on veut être éclairé sur son rôle, sur sa fonction en médecine. De cette comparaison seule peut sortir une exacte et juste définition.

Hahnemann, par sa grande découverte de la loi des semblables, a introduit une idée nouvelle du médicament. Il l'a présenté sous deux aspects : Administré à l'homme sain, c'est un *poison*. Dispensé au malade, c'est un *remède*. Il développe dans l'un la maladie qu'il guérit dans l'autre. Telle est la loi fondamentale. Toute substance qui répond à cette double condition est un médicament.

Etre à la fois remède et poison constitue, pour le médicament, une manière d'exister qui varie suivant le milieu organique où il opère, et même suivant la dose à laquelle il est employé. La même substance produira des effets toxiques foudroyants sur un sujet en bonne santé, et des effets curatifs instantanés sur un organisme morbide. Il y a là une dualité d'action, un point de vue philosophique qui avaient échappé à l'observation de l'ancienne médecine. Elle voyait dans ce fait une exception, un phénomène accidentel, et n'eût jamais songé à le transformer en loi, encore moins à en faire le principe essentiel de sa matière médicale, la base fondamentale de sa thérapeutique.

Mais, dira-t-on, il y a des médicaments qui ne produisent pas d'action morbide ; par exemple la menthe, qui accélère une circulation languissante, qui restaure la calorification diminuée ; la rhubarbe, utile dans la dyspepsie, modificateur et stimulant de certains actes physiologiques. C'est une erreur. L'un et l'autre de ces deux agents sont des poisons véritables : ils ont une action pathogénétique propre que l'expérimentation a reconnue. Si huit grammes de poudre de quinquina jaune peuvent guérir un malade et n'ont aucune action toxique sur l'organisme sain, il faut voir ce que produira cette substance administrée en préparation homéopathique, ou bien sous forme de sulfate de quinine ou bien encore répétée plusieurs jours.

On dira encore : Mais il existe des substances nuisibles sans aucune propriété salutaire ou hygiénique. Tels sont le mercure, l'arsenic, l'iode. C'est une erreur encore. En lisant la pathogénie de ces médicaments, on y rencontre les caractères fondamentaux des maladies qu'ils sont aptes à guérir. Il n'y a pas de poison qui ne soit un remède pour la maladie même qu'il engendre ; c'est un fait constant dans la nature et dont les applications sont innombrables en thérapeutique.

Les mots *poison* et *remède* n'ont pas, en médecine, le sens que la langue vulgaire leur prête. Une même substance n'exerce pas nécessairement et toujours une action toxique ; elle ne produit pas quand même des lésions et des altérations de fonctions : elle a aussi une action curative ; elle rétablit l'équilibre fonctionnel rompu, elle rend la santé, et cela dans la proportion même de son pouvoir destructeur. Tout dépend de l'état, normal ou anormal, de l'organisme qui le reçoit.

On peut donc, rigoureusement et scientifiquement, définir le médicament : *une substance qui, appliquée à l'homme sain, produit des symptômes morbides analogues à ceux qu'elle détruit lorsqu'elle est administrée au malade.*

Cette définition du médicament n'est pas une simple conception théorique. Elle résulte de l'expérimentation pure. Pour bien connaître les propriétés morbifiques d'une matière médicinale, une seule voie utile est ouverte : c'est l'étude de son action sur l'homme sain. Toutes les autres sont plus ou moins indirectes et ne conduisent pas au but. Haller fut le premier à conseiller cette étude, Hahnemann l'entreprit et en posa les règles fondamentales. Il ne s'agit pas, avec lui, d'effets physiologiques observés au hasard, sans lien ni rapport entre eux et dont on ne peut rien conclure, si ce n'est d'une manière purement abstraite et théorique. La méthode expérimentale doit être rigoureusement appliquée. Déterminer dans l'organisme sain, non pas un ou plusieurs symptômes isolés, mais des éléments de maladie, des phénomènes morbides aussi complets que possible, se rapprochant de la maladie elle-même telle que la nature la développe chez le malade : tel est l'objectif de l'expérimentation pure, qui peut seule éclairer le pathologiste et donner au thérapeutiste des indications utiles. C'est la marche suivie par l'homéopathie entière pour dresser les tableaux symptomatiques ou pathogéniques qui servent d'éléments à sa matière médicale.

L'expérimentation sur le malade est un contresens. C'est lui qu'il s'agit de guérir ; et la tendance rationnelle doit être de tâtonner le moins possible, de toucher vite et juste. L'organisme morbide n'est pas un champ normal d'expériences : il renseigne, par ses résultats heureux ou malheureux, sur la valeur curative du médicament employé ; mais, utilement, il ne peut que servir de contrôle à des expériences déjà faites sur la valeur toxique de ce même médicament. Sans ce point d'appui, sans ce terme de comparaison, on marche à l'aveugle, on pallie, on modifie plus ou moins la maladie, on ne guérit pas. Le fil conducteur manque pour se reconnaître dans ce labyrinthe.

L'expérimentation sur les animaux ne supplée nullement à celle que la méthode expérimentale indique sur l'homme en état de santé. Elle ne donnera jamais que des à peu près. Malgré l'analogie fondamentale de structure, il y a, entre l'homme et les animaux, une différence telle par le développement de toutes les fonctions, surtout des fonctions cérébrales, chez le premier, qu'il n'est ni possible ni légitime de conclure catégoriquement de l'un à l'autre. L'innervation crée à l'homme une personnalité morale dont l'animal le plus parfait ne saurait jamais approcher. Il y a des différences radicales dans leur vie fonctionnelle : ce qui le démontre, c'est que certaines substances qui sont médicaments pour l'homme n'ont aucune action sur l'organisme de l'animal ou n'y exercent qu'une action perturbatrice. Telle odeur, telle saveur sont suaves pour l'un, répugnantes pour l'autre. Il est donc impossible de lier les symptômes morbides que l'on produira chez l'animal, de les coordonner pour en constituer des séries, des éléments complets de maladie : cette chaîne sera toujours interrompue par l'absence des symptômes moraux. Il n'y aura jamais qu'une image informe, une caricature de la maladie humaine.

Il ne reste que l'expérimentation sur l'homme sain, placé dans des conditions déterminées et méthodiques, exactement prescrites par Hahnemann, pour nous éclairer sur le médicament considéré dans sa valeur toxique, c'est-à-dire comme *poison*. La thérapeutique appliquée, la clinique expérimentale, révèlera ensuite au médecin, par les effets du traitement, la valeur curative du médicament considéré comme *remède*.

Nous aurons maintenant une idée plus complète du médicament si nous le comparons avec l'aliment. C'est même par le moyen de cette comparaison que nous acquerrons la notion la plus large et la plus synthétique que comporte cette idée.

Qu'est-ce que l'aliment ? C'est une substance qui, après ingestion dans l'appareil alimentaire et digestion par les organes et liquides spéciaux (estomac et suc gastrique, pancréas et suc pancréatique, foie et bile) est entraînée dans le torrent circulatoire et, grâce au véhicule de la nutrition (le sang) est absorbé, s'incorpore et s'assimile à toutes les parties de l'organisme humain. L'*assimilation* est donc le caractère essentiel de l'aliment. Les éléments non absorbés sont rejetés au dehors; les éléments absorbés disparaissent pour se confondre avec notre substance même.

Reprenons maintenant la définition du médicament. Nous avons vu que Hahnemann l'identifie au *poison* quant à l'organisme sain. En effet, il ne le nourrit pas : bien au contraire, il oppose un obstacle aux fonctions nutritives, il produit des troubles et des perturbations, il entrave et désorganise. Il n'est donc pas assimilé, il réside dans le corps à l'état d'obstruction, d'agent dissolvant; et aussitôt que cela est possible, le corps l'élimine, soit par les urines, soit par la sueur, soit par la salive ou la respiration bronchique. Tel est le rôle du poison, tel que le décrivent les plus éminents toxicologues, notamment MM. Flandin et Claude Bernard. Tel est aussi le mode d'action du médicament envisagé comme poison et agissant sur l'homme sain. — Toute autre est l'action de ce même médicament agissant comme *remède* sur l'homme malade. Ici les fonctions sont rétablies, l'ordre et l'équilibre renaissent, la réorganisation s'opère. Il est évident que nous ne sommes plus en présence d'un obstacle, mais d'un auxiliaire, qu'il n'y a plus répulsion et tendance au rejet, à l'élimination, mais au contraire attraction et sympathie. Par conséquent l'idée d'appropriation, d'assimilation, naît d'elle-même et s'impose. Nous ne sommes donc pas de l'avis de M. Léon Simon père qui persiste à considérer le médicament comme un poison, c'est-à-dire un dissolvant, même dans le cas où il remédie, et qui paraît croire qu'une substance quelconque peut guérir tout en n'étant pas assimilable. Nous en croyons plus volontiers M. Weber lorsqu'il dit : « Ce qui « agit, dans un médicament spécifique, ce n'est « pas ce qu'on avale, mais ce qu'on absorbe. »(1) Et il conclut à la nécessité de dynamiser, ajoutant que, dans les médicaments allopathiques, il y a plus de matière perdue qu'il n'y en a d'utile, tandis qu'en homéopathie, tout est absorbé, tout est diffusible, tout agit !

Pour M. Weber, il y a donc absorption, assimilation du médicament par l'organisme malade. C'est un point de ressemblance avec l'aliment qui, lui aussi, est absorbé, assimilé. Toutefois, il existe une différence profonde entre ces deux genres d'assimilation; et c'est ce que mettra en évidence un parallèle entre le médicament et l'aliment.

L'aliment nourrit; le médicament guérit : ce sont deux fonctions d'autant plus différentes que l'une s'exerce dans l'état normal du corps humain, et

(1) *Codex des méd. hom.*, page 124.

l'autre dans l'état de maladie ou déséquilibre. Nutrition et guérison sont donc deux phénomènes très dissemblables. Pourtant leur production est soumise à quelques conditions générales qui sont les mêmes pour l'un et pour l'autre. La dynamisation, par exemple, s'impose à toutes deux. L'aliment n'est-il pas dynamisé avant d'être recueilli par les vaisseaux lymphatiques et chylifères qui le versent dans la masse du sang ? La trituration exercée par les dents, la dilution qui s'opère dans l'estomac sont une application toute spontanée de la loi de multiplication des surfaces et des forces, et démontrent que l'homéopathie s'inspire de la nature en divisant à l'infini la substance médicinale. Le médicament, lui, n'est pas dynamisé dans le corps, il l'est avant son ingestion : il arrive donc aux organes dans un état de division plus grand encore. De là aussi la différence d'assimilation entre l'aliment et le médicament. Tandis que le premier développe toutes ses propriétés chimiques et physiques et engendre des combinaisons variées dans les éléments solides et liquides du corps humain, le second exerce une action dynamique, expansive, autrement rapide et subtile. Il agit sur un mode supérieur, à peu près comme l'air des poumons dont l'action sur le sang est plus prompte, plus fluidique que celle des liquides et à plus forte raison des solides ingérés dans l'estomac.

Toutes proportions gardées, le médicament serait donc, pour l'organe malade, un véritable aliment, non pas un aliment *nutritif*, mais un aliment *curatif*. Sa fonction est toute autre ; mais les conditions générales de sa production sont les mêmes à des degrés différents : dynamisation moins grossière ; assimilation plus raffinée. Nous allons compléter le parallèle en traitant de la spécificité des médicaments.

§ 3.— Spécificité médicamenteuse.— Action élective des remèdes. — La Médecine expérimentale.

D'après ce qui précède, on voit que le médicament est en pathologie ce que l'aliment est en physiologie. Dans deux sphères très distinctes et pour des buts très différents, ils obéissent aux mêmes lois et sont soumis aux mèmes conditions. Ils diffèrent toutefois par la nature des substances ; la substance alimentaire devant fortifier l'organe sain, la subtance médicamenteuse devant régénérer l'organe malade. En outre, l'un est plus matériel et plus grossier (l'aliment), comme le souffre l'état normal de la santé ; l'autre est plus subtil (le médicament), comme l'exige la délicatesse des organes désaccordés par la maladie. L'un et l'autre commencent par la dynamisation et finissent par l'assimilation.

Entre ces deux termes extrêmes de leur évolution fonctionnelle, il est un état intermédiaire qui s'impose au médicament comme à l'aliment et que nous allons mettre en évidence.

Il ne suffit pas que l'aliment soit convenablement broyé par les dents et dissous par les liquides de l'estomac, du foie et du pancréas pour être plus facilement assimilé : il faut encore qu'il soit *complet* pour répondre aux diverses parties de l'organisme qu'il est chargé de nourrir. C'est une loi physiologique que les aliments doivent être variés pour être nutritifs ; et cette variété porte sur la nature des substances, sur leur état chimique d'agrégation. Ainsi, l'on reconnaît des aliments 1° azotés ou albuminoïdes (fibrine du sang, caséine du lait, albumine des œufs, gluten du pain) ;

2° respirateurs ou hydrocarbonés (sucres, fécules, graisse, gomme) ; 3° salins (sel de cuisine, phosphates). Les premiers s'adressent au système musculaire ; les seconds favorisent la calorification et les sécrétions ; les troisièmes alimentent les liquides ou nourrissent les os. Mais tous les trois sont nécessaires ; tous les trois doivent être contenus dans le bol alimentaire pour entretenir la vie. Une nourriture empruntée à l'un de ces éléments au détriment des autres serait insuffisante ; elle entraînerait le dépérissement et la mort.

L'organisme humain étant complexe, il a besoin aussi de complexité dans sa nourriture. L'assimilation doit atteindre tous les tissus et leur présenter les éléments constitutifs qui leur sont propres. Le choix se fait ; et le surplus est rejeté au dehors par les voies urinaires, la sueur ou la respiration. « Ce n'est pas ce que l'on mange qui nourrit, dit M. Bouchardat, c'est ce que l'on garde. »

Ce qui est vrai de l'aliment l'est aussi du médicament. Pour répondre aux symptômes variés de la maladie, il doit être *complexe*. Chaque tissu ayant une manière propre de se morbifier doit trouver aussi dans le médicament les principes salutaires qui lui conviennent. C'est en cela précisément que consiste la spécificité médicamenteuse. On a constaté, par exemple, l'affinité du seigle ergoté pour l'utérus, du soufre et de l'iode pour la peau, de l'ipéca pour l'intestin, de l'aconit pour les centres nerveux et sanguins. Cette action élective de la substance sera utilisée dans la composition du médicament. Mais la spécificité n'est pas absolue : et d'autre part, l'organe lésé n'est pas seul en jeu ; il dépend d'une fonction particulière qui, à son tour, est solidaire d'une fonction plus générale ; en sorte que, pour la plus petite lésion, on est fondé à dire que l'organisme entier est ébranlé ou peut l'être. Le désaccord est toujours dynamique. Il faut donc que le remède ait une action aussi étendue, aussi générale que possible pour atteindre la vie dans ses sources mêmes. Comme le demande avec raison l'homéopathie simple, il faut étendre l'action du remède de manière à la généraliser, à saisir l'individu dans son unité et sa totalité. Ce résultat ne peut être atteint que par le médicament complexe, qui est à la fois simple et divers, parce que la totalité de l'individu n'est pas seulement une : elle est multiple aussi. Il n'y a pas seulement une localisation morbide ; il y a encore une diathèse humorale, dont elle dépend. Ce double élément doit se retrouver dans la médication homéopatique, sous peine d'échouer par insuffisance et défaut de précision.

Le médicament complexe, dynamisé dans tous ses éléments, constitue un corps nouveau, une unité d'ordre supérieur dont la puissance est augmentée de toutes les unités qui le composent. Il est susceptible à la fois d'action individuelle et d'action collective, suivant l'état pathologique des milieux où il sera placé et peut seul affronter le phénomène morbide dans la variété de ses symptômes. L'unité de remède, ou plutôt l'unité de substance dans le remède, est une erreur capitale que la logique réprouve et que la nature condamne.

Donc, le médicament sera complet, comme l'aliment doit l'être, ou, pour employer le terme technique, il sera *complexe*. Il offrira aux organes malades le choix, l'élection des substances, de manière à prévoir les conditions variées de l'état morbide, à réaliser un peu de prophylaxie. Par exemple, on a constaté que l'arnica produit à peu près les mêmes symptômes que l'aconit : ce sont des remèdes analogues; et pourtant il est des cas où le premier agit, tandis que le second reste impuissant. Allons-nous priver le malade du bénéfice de cette action succédanée, par trop de rigueur dans l'application du spécificisme, par un culte exagéré de l'unité de substance ? Ce serait agir en doctrinaires plus qu'en thérapeutistes. Aussi n'avons-nous pas hésité, dans la composition de l'angioïtique n° 1, à placér l'arnica à côté de l'aconit, certains de ne pas faire double emploi, sachant au surplus que les subtances non utilisées n'ont pas d'action sur l'organisme et sont éliminées sans aucun danger pour lui. Hahnemann a dit, avec une profonde intuition de la vérité : « La « substance ne laisse agir que ses symptômes « homéopathiques. »

Nous reproduisons ici, pour l'intelligence du mode d'action médicamenteux, la loi de complexité formulée par Finella que nous avons publiée dans le livre premier de cet ouvrage (chapitre IV, § 2) : « Il faut, pour que le travail de la guérison s'effec« tue, que toutes les substances nécessaires aux « différents tissus malades soient renfermées dans « le spécifique donné. Il arrivera, dans quelques « cas, que différentes substances deviendront « complètement inutiles après un certain temps de « traitement; mais comme il est impossible d'avoir « la notion exacte des agents qui sont plus ou moins « longtemps nécessaires, il faut continuer l'emploi « du spécifique avec toute sa complexité pour ne « pas nuire à l'ensemble de leur action. » Telle est la doctrine, appuyée sur une longue expérience. L'élimination des substances inutiles ou nuisibles est une loi générale pour tous les êtres organisés. L'humble plante et le chêne, l'animal et l'homme expulsent les résidus de l'alimentation. L'organisme chasse au dehors tout ce qui le gène. Il est hors de doute que les résidus de la médication sont expulsés aussi. Nous ne sommes donc pas de l'avis de M. Weber lorsqu'il considère l'absorption totale du médicament comme un signe évident de supériorité et qu'il s'écrie : « En homéopathie, tout « est absorbé, tout est diffusible, tout agit ».

Cela n'est pas démontré. Pour prévoir ainsi, avec une substance unique, l'action certaine et la guérison sûre, il faudrait être doué d'une prescience divine, que dis-je, il faudrait dépasser en infaillibilité la Providence elle-même ! En effet, ne voyons-nous pas partout sa prévoyance se manifester par des accumulations calculées au-delà des besoins ? Qu'est-ce que la prolificité des espèces, sinon une précaution prise en vue de parer aux chances futures de destruction ? La nature n'ébauche-t-elle pas vingt types avant d'en achever un seul ? L'économie générale de l'univers ne nous montre-t-elle pas l'excès, la surabondance précédant la justesse et l'exactitude de la mise en équilibre ? Puisque les lois naturelles même font la part des probabilités, nous ne voyons pas pourquoi l'homme se flatterait de toucher mieux et plus vite au but. Nous croyons qu'il fait un meilleur usage de sa raison en obéissant à ces lois qu'en les contrariant, et que la sagesse humaine a tout à gagner en suivant les errements de la sagesse divine.

Il convient de terminer ces considérations sur la spécificité médicamenteuse et l'action élective des remèdes par quelques réflexions ayant trait à l'expérimentation pure.

La méthode expérimentale, en toute science, consiste à reproduire artificiellement, de la manière la plus exacte et la plus complète possible, le phénomène naturel qu'il s'agit d'observer. On se crée ainsi un champ d'étude dont on peut disposer à volonté et l'on rend facilement saisissables les évolutions variées du phénomène. Les expériences pouvant être répétées indéfiniment, on a ainsi toutes les chances d'augmenter les notions acquises et d'approcher de la certitude. Cette méthode fut introduite en médecine par Hahnemann, et c'est là un de ses plus sérieux titres de gloire. Les principes généraux en sont inscrits dans l'*Organon* aux § 24 et 25. Dans le premier, Hahnemann affirme la nécessité de recourir, pour la guérison, à un médicament « qui possède la faculté de pro« duire sur l'homme en bonne santé la *maladie* « *artificielle* la plus semblable à la maladie natu« relle qu'on a sous les yeux. » Dans le second il dit : « Le seul infaillible oracle de l'art de guérir, « l'expérience pure, nous apprend, dans tous les « essais faits avec soin, qu'en effet, le médica« ment qui, en agissant sur des hommes bien « portants, a pu produire *le plus de symptômes* « *semblables* à ceux de la maladie dont on se « propose le traitement, est celui qui convient « pour la guérir. » Rien de plus scientifique qu'un tel procédé dont l'application méthodique fait de Hahnemann le véritable créateur de la médecine expérimentale. Dans les § 121 à 145, il expose d'une manière détaillée les conditions particulières à observer pour une bonne expérimentation, relativement au sujet soumis à l'expérience, au mode d'administration du médicament, à la notation exacte et scrupuleuse des symptômes produits.

Nous ne voulons pas donner à ce sujet tous les développements qu'il comporte. Nous nous bornerons à remarquer que l'observation minutieuse des symptômes produits par un grand nombre de substances médicales et leur coordination en vue de former des éléments complets de maladie ont été faites avec le plus grand soin par Hahnemann et ses successeurs. Ce sont les tableaux pathogénétiques que possède aujourd'hui l'homéopathie et qui sont d'un si grand secours dans la pratique médicale. Il faut reconnaître pourtant que ces tableaux sont encore susceptibles d'augmentation et de diminution, qu'ils peuvent et doivent être rectifiés sur quelques points. En un mot, l'expérimentation pure doit se poursuivre en prenant pour base les observations déjà faites et en les enrichissant d'observations nouvelles. La science ne doit pas rester stationnaire, sous peine de se corrompre et de dépérir. De plus, la méthode adoptée pour la notation et la coordination des symptômes pourrait être perfectionnée dans le sens que nous allons indiquer.

Les pathogénies publiées par Jahr dans son *Manuel de matière médicale* sont en quelque sorte des articles de foi pour l'homéopathe. Les symptômes y sont classés dans un ordre qui est toujours le même et qui, évidemment, facilite les recherches. Voici le cadre complet adopté pour chacune de ces monographies. On commence par les symptômes généraux; puis viennent les symptômes particuliers déclinés d'après les rubriques suivantes : Peau. — Sommeil. — Fièvre. — Moral. — Tête. — Yeux. — Oreilles. — Nez. — Visage. — Dents. — Bouche. — Gorge. — Appétit. — Estomac. — Ventre. — Selles. — Urines. — Parties génitales. — Règles. — Larynx. — Poitrine. — Tronc. — Bras. — Jambes. — Nous n'avons certes rien à objecter à une telle coordination ; nous y trouvons même un essai de classification fonctionnelle qui se rapproche beaucoup de notre idéal. Seulement, en l'espèce, elle a un caractère purement artificiel et n'offre guère que des avantages mnémotechniques. C'est un inventaire distribué avec ordre et clarté : voilà tout.

Ce que nous demandons, c'est que l'expérimentation elle-même se dirige d'après les principes d'ordre fonctionnel qui ont présidé à ce classement, c'est-à-dire que l'on interroge la nature méthodiquement et suivant une hiérarchie déterminée, au lieu de réserver cet ordre hiérarchique pour coordonner après coup des symptômes observés au hasard. Nous puisons les motifs de ce vœu dans Hahnemann lui-même, qui s'écrie au § 135 de l'*Organon* : « Ce n'est que par des observations

« multipliées, sur un grand nombre de sujets des « deux sexes convenablement choisis et *pris dans* « *toutes les constitutions* qu'on parviendra à connaî- « tre d'une manière à peu près complète l'ensemble « de tous les éléments morbides qu'un médicament « a le pouvoir de produire. » Hahnemann entend que les sujets soient « pris dans toutes les constitutions. » Il recommande donc à l'observateur de se placer sur un terrain bien connu et déterminé à l'avance. Nous avons développé toutes ces idées dans le chapitre II de notre second livre, consacré à la symptomatologie. Nous en avons assez dit pour faire comprendre la nécessité de tenir compte, dans l'expérimentation pure, des diathèses humorales qui créent la prédisposition et engendrent des symptômes propres.

C'est le moyen d'introduire l'ordre et la clarté dans des observations incohérentes. Le principe général de cette nouvelle méthode (qui n'est, d'ailleurs, que le développement naturel des principes adoptés par l'homéopathie simple) consiste à poser les deux questions suivantes : 1° Quelles sont les fonctions générales sur lesquelles agit un médicament donné ? en réduisant à quatre ces fonctions qui correspondent aux quatre tempéraments primitifs : *a.* innervation (nerfs) ; *b.* alimentation et restitution (bile) ; *c.* nutrition (sang) ; *d.* stabulation (lymphe). 2° Quelles sont les fonctions particulières sur lesquelles agit le même médicament ? En ramenant chacune de ces fonctions à la fonction générale dont elle dépend, on aurait ainsi le fil d'Ariane qui permettrait de ne point s'égarer dans l'observation difficile des symptômes médicinaux produits sur l'homme sain. On sortirait sans doute du chaos.

N'ayant trouvé aucun tableau symptomatique formé d'après une pareille méthode d'observation, nous nous sommes bornés, dans le chapitre qui suit, à reproduire les pathogénies simples en suivant pour les symptômes l'ordre adopté par les observateurs qui les ont notés avec une scrupuleuse exactitude. Nous avons ensuite tracé nos pathogénies complexes en prenant pour base ces pathogénies simples, dont toutes les indications coïncident avec celles de la pharmacopée homéopathique, et après en avoir trouvé la confirmation, dans nos observations cliniques personnelles.

Comme on vient de le voir, de grands progrès restent à réaliser dans la pratique de l'expérimentation pure dont les bases ont été posées par Hahnemann. Une méthode d'observation orientée sur la constitution physique de l'homme et sur les diathèses humorales qui en dérivent donnerait la possibilité d'être éclairé sur les affinités électives de la substance, sur ce que le fondateur de l'homéopathie appelait le *génie* du médicament. Il révélerait d'autant mieux ses véritables symptômes qu'il aurait été interrogé d'une manière plus large et plus synthétique. L'individualité du sujet mettrait à découvert l'individualité de la plante ou de la matière expérimentée, sa destination vraie, sa fonction médicinale. Alors seulement on aurait, comme le dit Hahnemann, « une « véritable matière médicale, c'est-à-dire un « tableau des effets purs et infaillibles des subs« tances médicinales simples. On posséderait un « codex de la nature. »

L'expérimentation pure ainsi comprise, pratiquée en même temps sur différents points du globe par des milliers d'observateurs, avec possibilité de centraliser toutes les pathogénies, comme on procède pour les tableaux météorologiques qui servent à déterminer la connaissance des temps, cette expérimentation, contrôlée par les observations cliniques, constituerait une immense étude de la nature vivante au point de vue médical, une *bioscopie* expérimentale qui ferait plus pour les progrès de la vraie médecine que toutes les rêveries de vingt siècles écoulés,

Nous ajoutons qu'elle devrait être complétée par la *nécroscopie,* ou étude de l'organisme après décès. Les ouvertures cadavériques, l'autopsie régulière et méthodique sont pour la science d'un indispensable secours. Les travaux anatomiques de Bichat le démontrent. Ce que le symptôme seul peut révéler à l'état vivant se montre ici dans la profondeur même des tissus, avec la plus frappante évidence, de manière à rendre impossible jusqu'à l'ombre du doute. On a ainsi les deux côtés de la médaille : la face et son revers, les deux parties de l'opération : l'épreuve et la contr'épreuve.

Que l'homéopathie persévère dans la voie qui lui a éte ouverte ; qu'elle l'agrandisse encore, et elle assurera pour jamais les destinées de la médecine expérimentale. Bien loin de courir à l'utopie, comme pourraient le lui reprocher quelques esprits chagrins et attardés, elle réalisera le vœu de Hahnemann, qui avait la prévision de l'avenir lorsqu'il écrivait : « Que ne parviendra-t-on pas à opérer, en fait de guérison, dans « l'immense domaine des maladies, quand de « nombreux observateurs, sur l'exactitude des- « quels on pourra compter, auront contribué de « leurs recherches sur eux-mêmes à enrichir « cette matière médicale, la seule qui soit vraie ! « L'art de guérir se rapprochera alors des sciences « mathémathiques, sous le rapport de la certi- « tude. »

CHAPITRE II

MATIÈRE MÉDICALE

Substances employées dans la composition de nos remèdes

La matière médicale de Hahnemann est empruntée aux trois règnes de la nature. Elle comporte un grand nombre de substances dont la plupart sont de nature végétale. La plante fournit à ce catalogue des éléments bien plus nombreux que le minéral et surtout que l'animal. Mais que les substances dynamisées par les procédés homéopathiques appartiennent à l'un ou à l'autre règne, aucune n'est employée à son état naturel. Toutes sont dépouillées de leurs particules les plus matérielles, volatilisées, spiritualisées en quelque sorte pour favoriser la libre expansion de leurs propriétés médicales. C'est dans cet état dynamiquement pur qu'elles ont été administrées à l'homme sain et ont pu produire les symptômes consignés dans les pathogénies qui suivent. Dans le vaste répertoire homéopathique, nous avons limité notre choix à soixante-quatorze substances qui ont suffi jusqu'à ce jour à tous les besoins de la pharmacopée électro-homéopathique.

SUBSTANCES MÉDICAMENTEUSES

qui entrent dans la composition de nos remèdes

ÉLECTRO-HOMÉOPATHIQUES

Aconitum napellus.
Allium sativum.
Anacardium orientalis.
Apis.
Argentum nitricum.
Arnica.
Arsenicum.
Asa fœtida.
Asterias rubens.
Aurum foliatum.
Aurum muriaticum.
Baryta carbonica.
Belladona.
Bryonia alba.
Calcarea carbonica.
Cannabis sativa.
Carbo animalis.
Carbo vegetabilis.
Chamomilla vulgaris.
China.
Clematis erecta.
Cocculus.
Coffea cruda.
Conium maculatum.
Digitalis purpurea.
Drosera rotundifolia.
Dulcamara.
Ferrum metallicum.
Gentiana.
Granatum.
Graphites.
Hamamelis virginica.
Helleborus niger.
Hepar sulfuris.
Hydrastis canadensis.
Hyoscyamus niger.

Ignatia amara.
Iodium.
Ipecacuanha.
Kali carbonicum.
Kali chloricum.
Kreosotum.
Lachesis.
Leptandra virginica.
Lycopodium clavatum.
Mercurius corrosivus.
Mercurius solubilis.
Natrum muriaticum.
Nitri acidum.
Nux vomica.
Opium.
Oxalis acidum.
Petroleum.
Phosphorus.
Phytolacca.
Pulsatilla nigricans.
Rhus toxicodendron.
Rumex patientia.
Ruta graveolens.
Sabina.
Sassaparilla.
Secale.
Sepia.
Silicea.
Spigelia.
Spongia tosta.
Stannum.
Staphysagria.
Sulfur.
Tartarus emeticus.
Teucrium marum verum.
Thuia occidentalis.
Valeriana officinalis.
Veratrum album.

HISTOIRE NATURELLE, EFFETS PATHOGÉNIQUES ET INDICATIONS THÉRAPEUTIQUES DES SUBSTANCES MÉDICAMENTEUSES EMPLOYÉES PAR NOUS.

ACONITUM NAPELLUS. *Histoire Naturelle.* — (Aconit). Polyandrie triginia. Renonculacée. Plante herbacée perpétuelle, qui croît dans les Alpes et dans d'autres lieux montagneux ; elle fleurit dans les mois de juillet et d'août.

Effets pathogéniques. Peau sèche et brûlante. Miliaire, insomnie par anxiété avec agitation. Chaleur sèche ardente et soif, précédées parfois de frissons avec tremblements. Chaleur à la tête et à la figure avec rougeur aux joues et frissons dans tout le corps. Pouls dur, fréquent et accéléré. Grande agitation, angoisse, découragement inconsolable, pleurs, appréhension et crainte de la mort. Grande disposition à s'emporter, délire, spécialement pendant la nuit. Vertiges, douleur de tête, pesanteur au front et aux tempes avec battements dans la tête. Congestion sanguine à la tête. Larmoiement abondant, dilatation des pupilles, photophibie, coryza, taches rougeâtres sur les joues, douleur lancinante aux dents, sensation de brûlure dans la bouche, soif excessive. Vomissements bilieux et sanguinolents. Pression à la région précordiale, à l'estomac et à la région hépatique. Ictère, suppression des déjections. Toux convulsive et sèche, principalement pendant la nuit. Douleur dans la poitrine en toussant. Respiration courte, principalement pendant le sommeil. Sensation d'angoisse dans la poitrine. Battements de cœur. Rigidité douloureuse à la nuque. Douleurs dans les articulations et aux pieds.

Indications thérapeutiques. Se basant sur les symptômes ci-dessus indiqués, ce médicament sera avantageusement employé dans les affections suivantes : Inflammations locales aiguës. Affections des personnes pléthoriques, de caractère vif, à constitution bilieuse, nerveuse, aux yeux et aux cheveux bruns, à la chair fortement colorée. Congestions sanguines actives.

Conséquences fâcheuses d'un refroidissement. Accès d'évanouissement. Fièvre miliaire. Fièvre éruptive. Inflammation érysipélateuse. Fièvres inflammatoires. Aliénation mentale avec crainte d'une mort prochaine. Congestions cérébrales avec vertiges. Céphalalgies congestives. Encéphalite. Ophtalmie aiguë. Prosopalgie et odontalgie congestive. Angine. Souffrances bilieuses. Hépatite. Hernie. Croup. Pleurésie.

ALLIUM SATIVUM. *Histoire naturelle.* — Ail ordinaire, genre des Liliacées, qui croît spontanément en Egypte et dans le Midi de l'Europe.

Effets pathogéniques. Irritation des muqueuses. Mouvement fébrile intense, irritations locales, gonflement des gencives. Accélération des mouvements respiratoires. Sensation de suffocation. Expectoration abondante, irritation des muqueuses, des bronches et des poumons.

Indications thérapeutiques. Accès de fièvre. Bronchite chronique. Bronchorrée. Asthme. Scorbut. Stomatite. Affections catarrhales.

ANACARDIUM ORIENTALIS. *Histoire Naturelle.* — Fève de Malabar. Fruit d'une plante de la famille des térébinthacées qui croît sur les bords des fleuves de l'Inde.

Effets pathogéniques. Tristesse hypocondriaque, idées mélancoliques. Anxiété, appréhensions et crainte d'une mort prochaine. Crainte et méfiance de l'avenir avec découragement et désespoir. Double conscience, comme si l'on avait deux volontés dont l'une rejette ce que l'autre exige. Perte du sens moral et envie irrésistible de blasphémer et de jurer. Faiblesse d'esprit et de mémoire. Absence d'idées. Vertiges tournoyants avec obscurcissement des yeux. Mal de tête avec douleurs constrictives. Démangeaisons au cuir chevelu. Otalgie lancinante et tiraillante. Ecoulement par les oreilles. Dureté de l'ouïe. Pituite de l'estomac et vomissement suivi d'aigreur dans la bouche. Pression à l'estomac, principalement après les repas. Elancement au creux de l'estomac. Commotion à chaque pas, dans la région précordiale après le repas. Manque d'appetit et faiblesse de la digestion. Goût fétide de la bouche. Epistaxis. Obturation du nez avec sensation de sécheresse dans les narines. Coryza et écoulement muqueux par le nez. Oppression de la poitrine avec chaleur intérieure et angoisse qui pousse à chercher le grand air. Toux avec expectoration purulente. Toux ébranlante comme la coqueluche. Urines troubles, couleur d'argile. Sensation de brûlure après l'évacuation des urines. Appetit vénérien exalté ou inexcitable.

INDICATIONS THÉRAPEUTIQUES. Ce médicament est spécialement indiqué contre l'aliénation mentale et la démence allant jusqu'à la fureur. Mélancolie. Imbécillité. Hystérie et Hypocondrie. Céphalalgie par suite de travaux intellectuels trop fatigants. Dureté de l'ouïe. Otorrhée. Dyspepsie. Hémorroïdes. Coryza chronique. Faiblesse nerveuse et physique. Coqueluche. Souffrances asthmatiques. Paralysie. Suites fâcheuses de l'abus du coït. Souffrances par suite de chagrin.

APIS. *Histoire Naturelle.*— (Apis mellifica). Venin renfermé dans la vésicule placée à la base du dard dont l'abeille est pourvue.

EFFETS PATHOGÉNIQUES. Sensibilité extrême des parties musculaires à la moindre pression. Prostration des forces, céphalalgie. Etat convulsif. Prurit violent, lancinant et comme produit par des épingles ou des insectes, sur de petites places circonscrites; tuméfactions et douleurs lancinantes avec stries rouges le long des membres, et gonflement de la peau; tumeurs dures avec douleurs lancinantes et brûlantes; éruptions avec élancements; ampoules rougeâtres; éruptions urticaires. Dartres. Mains et pieds brûlants et sueurs alternant avec peau sèche. Délire, congestion à la tête. Manque d'appétit. Pituite d'estomac. Vomissements bilieux. Chaleur et battement à l'anus avec prurit insupportable. Miction abondante d'urine. Brûlement dans l'urètre. Douleurs dans les ovaires; douleurs brûlantes et lancinantes dans les seins. Sécheresse de la gorge. Douleurs de reins.

INDICATIONS THÉRAPEUTIQUES. Suites d'un exanthème répercuté, urticaire, scarlatine, rougeole ou miliaire, érysipèle; œdème des membres, dartres, furoncles, scarlatine, rougeole, goutte et nodosités arthritiques. Inflammation de la langue et du larynx; ulcères dans la gorge et aux gencives. Affections hémorroïdales, cystite, diabète sucré. Affection des ovaires. Panaris; gonflement des genoux; podagre.

ARGENTUM NITRICUM. *Histoire Naturelle.* (Nitrate d'argent).

EFFETS PATHOGÉNIQUES. Tremblement des membres. Attaques d'épilepsie. Eruptions saignantes et excroissances verruciformes. Céphalalgie continuelle. Pustules enflammées et suintantes à la tête. Inflammation des yeux. Otalgie. Dureté de l'ouïe. Ozène. Nodosités enflammées et pustules aux lèvres et aux coins de la bouche. Gonflement de la langue. Crampes et inflammation de la gorge et de l'estomac. Inflammation, ulcération et ramollissement de la muqueuse de l'estomac. Douleurs d'excoriation et d'ulcération dans le ventre. Hypertrophie et dureté des testicules. Maux de reins violents. Douleurs ostéoscopes nocturnes.

INDICATIONS THÉRAPEUTIQUES. Epilepsie. Tremblements nerveux. Danse de Saint-Guy. Hystérie. Affections scrofuleuses, lépreuses et cancéreuses. Petite vérole. Angine couenneuse. Ozène. Surdité. Méningite. Hydrocéphale. Mélène. Ramollissement et cancer de l'estomac. Phtisie laryngée. Tumeurs blanches. Carie des os.

ARNICA. *Histoire Naturelle.* — Syngenesia superflua. Corimbifère. Plante perpétuelle, spontanée dans presque tous les pays froids de l'Europe : elle croît dans les hautes montagnes, dans les endroits boisés, dans les prés, et fleurit pendant les mois de mai et juillet.

EFFETS PATHOGÉNIQUES. Petits furoncles, tâches rougeâtres et jaunâtres de la peau. Somnolence pendant le jour, cauchemar. Perte involontaire de l'urine. Frissons le soir. Maux de tête avec compression crampoïde au front. Chaleur à la tête. Inflammation et rougeur des yeux. Douleurs lancinantes devant et derrière les oreilles. Gonflement du nez. Pâleur du visage. Sécheresse de la langue avec enduit blanchâtre. Renvois putrides et amers. Vomissements de sang caillé. Contraction et douleur crampoïde à l'estomac et dans la région précordiale et splénique. Dureté et enflure du ventre. Constipation. Déjections pultacées. Déjections de substances non digérées. Rétention spasmodique de l'urine ou émission involontaire. Toux sèche et saccadée. Toux avec expectoration sanguinolente. Respiration courte, difficile, avec oppression dans la poitrine. Douleurs aux reins comme par convulsion. Douleurs aux membres comme par luxation. Faiblesse douloureuse. Enflure inflammatoire et érysipélateuse des pieds. Enflure chaude, douloureuse, dure et luisante des pieds.

INDICATIONS THÉRAPEUTIQUES. Affection des personnes pléthoriques, visage en feu. Affections rhumatismales et arthritiques. Affections par suite de lésions mécaniques. Contusions, luxations, entorses et fractures. Piqûres d'insectes, furoncles. Fièvre traumatique. Congestion cérébale. Apoplexie sanguine. Ophtalmie traumatique. Blennorrhagie. Excoriation des bouts des seins. Hémoptysie, goutte.

ARSENICUM. *Histoire naturelle.* — Cette substance se rencontre parmi les minéraux, à l'état natif, combinée avec l'oxigène, le soufre, avec d'autres métaux et aussi à l'état salin. Son poids spécifique est de 8,308.

EFFETS PATHOGÉNIQUES. Amaigrissement de tout le corps avec atrophie. Accès d'épilepsie. Tremblement des membres et immobilité. Peau sèche comme du parchemin, froide et bleuâtre. Taches rougeâtres, pustules noirâtres, ulcérations avec indurations. Accès d'asthme, agitation et angoisse. Accès de fièvre, soif ardente. Pouls irrégulier petit et fréquent. Eruptions de pustules au cuir chevelu. Ulcères carcinomateux. Vomissements bilieux. Gonflement du ventre. Diarrhée avec coliques et brûlement insupportable dans le ventre. Affaiblissement général.

IDDICATIONS THÉRAPEUTIQUES. Ce remède est avantageusement indiqué contre les affections des personnes lymphatiques avec disposition aux éruptions, herpés, ulcères et suppurations. Il est utile contre la cachexie produite par l'abus de la quinine et de l'iode. Ulcères putrides, carcinomateux et gangréneux. Charbon. Fièvres intermittentes sous toutes les formes. Oppression de poitrine. Hémoptysie. Diarrhée avec grande prostration des forces. Cancer au nez, aux lèvres, à la matrice. Squirre aux seins, herpés de mauvaise nature. Asthme spasmodique. Rhumatisme. Vomissements bilieux.

ASA FŒTIDA. *Histoire Naturelle.* — Gomme résine, qui découle de l'incision faite à la racine d'une ombellifère appelée *Ferule asa fœtida.*

EFFETS PATHOGÉNIQUES. Douleurs dans les muscles. Grattement et térébration dans le périoste. Inflammation douloureuse et ulcération des os. Gonflement des glandes. Ulcères à la peau. Disposition très forte au sommeil. Inquiétudes et angoisses hystériques et hypocondriaques. Congestions à la tête avec battements. Frémissement des paupières et obscurcissement de la vue en écrivant. Dureté de l'ouïe avec écoulement purulent. Ecoulement fétide, purulent et verdâtre par le nez. Douleurs tractives à la mâchoire inférieure. Gonflement des lèvres. Maux de gorge et sensation de sécheresse et d'excoriation dans la gorge, avec tension pendant la déglutition. Renvois avec goût âcre et rance. Sensation de plénitude à la région de l'estomac. Dérangement de l'estomac par des aliments gras. Ballonnement du ventre. Coliques venteuses. Crampes de la vessie. Oppression de poitrine avec respiration accélérée et pouls petit. Accès d'asthme, palpitations de cœur. Maux de reins, roideur et torpeur des mains et des pieds.

INDICATIONS THÉRAPEUTIQUES. Affections scrofuleuses et rachitiques. Inflammation, suppuration et carie des os. Engorgement des glandes. Souffrances hystériques et hypocondriaques. Hémorragies. Affections spasmodiques, coryza, ozène, surtout chez les enfants scrofuleux. Souffrances gastriques et bilieuses. Ascite. Affections asthmatiques des personnes scrofuleuses. Affections organiques du cœur.

ASTERIAS RUBENS. *Histoire Naturelle.* — (Etoile de mer).

EFFETS PATHOGÉNIQUES. Eruption de taches rouges, furfuracées, sèches et circulaires. Congestion de sang à la tête avec douleur oppressive. Saignements de nez. Gonflement de la langue. Sensation d'irritation à la gorge. Constipation. Flux hémorroïdal. Induration des seins avec douleurs tractives. Sensation de pression sur les organes inférieurs du ventre, surtout dans la matrice.

INDICATIONS THÉRAPEUTIQUES. Affections scrofuleuses, herpès et éruptions de diverses natures. Glossite. Laryngite. Hémorroïdes fluentes. Squirre et cancer aux seins et à la matrice.

AURUM FOLIATUM. *Histoire Naturelle.* (Or métallique).

EFFETS PATHOGÉNIQUES. Frissons fébriles dans tout le corps, surtout le soir en se couchant. Mélancolie avec inquiétude. Envie irrésistible de pleurer. Fatigues de cerveau par suite de travaux intellectuels. Congestions à la tête. Douleurs ostéoscopes au crâne. Bourdonnements dans les oreilles. Carie des os du nez. Rétention douloureuse des urines. Douleurs et tiraillements aigus avec faiblesse paralytique dans les os et dans les articulations des doigts.

INDICATIONS THÉRAPEUTIQUES. Conséquences fâcheuses de l'abus du mercure. Inflammation et carie des os. Exostose au crâne. Ophtalmie scrofuleuse. Maux de tête hystériques. Herpétisme. Hypocondrie. Maladies scrofuleuses. Endurcissement et chute de l'utérus. Alopécie. Spina ventosa. Rachitisme.

AURUM MURIATICUM. *Histoire Naturelle.* (Muriate d'or).

EFFETS PATHOGÉNIQUES. Envie de dormir, dégoût de la vie, penchant au suicide, pesanteur de tête et au front. Rougeur et gonflement des paupières, brûlement et picotement aux yeux, bruits derrière les oreilles, bourdonnement de l'ouïe suivi de surdité. Gonflement et rougeur du nez et ulcération des narines. Ulcération et gonflement des lèvres et des gencives. Aphtes dans la bouche, soif et inappétence. Engorgement douloureux des glandes sous-maxillaires. Embarras gastrique. Brûlement et douleurs à l'estomac, au ventre et aux hypocondres. Diarrhée. Hémorroïdes avec écoulement de sang. Cuisson à la vulve. Leucorrhée. Sensation d'obturation dans le larynx. Respiration difficile. Palpitations. Gonflement des articulations.

Indications thérapeutiques. Hypocondrie, coryza, éczéma. Ulcérations cancéreuses des lèvres. Ophtalmies aiguës et scrofuleuses. Gastrite. Gastralgie. Leucorrhée. Otite. Mésentérite. Maladies du cœur. Maladies des os. Laryngite. Arthrite.

BARYTA CARBONICA. *Histoire Naturelle.* (Carbonate de Baryte).

Effets pathogéniques. Excoriations de la peau. Vertiges avec nausées. Chute des cheveux. Saignements de nez. Tuméfaction des glandes sous-maxillaires. Crevasses à la langue. Maux de gorge, au palais et aux amygdales. Douleurs, pression, crampes et ulcérations à l'estomac. Diarrhée fréquente et excoriations à l'anus. Battements violents du cœur. Rigidité aux reins. Tuméfaction et endurcissement des glandes de la nuque. Sueur fétide des pieds.

Indications thérapeutiques. Suites fâcheuses d'un refroidissement. Affections scrofuleuses. Engorgement et induration des glandes. Angine. Cachexie. Herpès au visage. Apoplexie chez les vieillards. Odontalgie. Marasmes chez les enfants.

BELLADONA. *Histoire naturelle.* — Pentandria monogynea. Solanée.

Effets pathogéniques. Gonflement avec chaleur et rougeur dans diverses parties du corps. Douleurs rhumatismales aiguës. Congestions à la tête et aux poumons. Engorgements des glandes du cou. Tremblement des membres. Vomissements. Oppression de poitrine avec grande difficulté de respiration. Battements de cœur. Gonflements et rigidité du cou et de la nuque. Impossibilité absolue d'avaler les liquides. Inflammations érysipélateuses atteignant spécialement la poitrine.

INDICATIONS THÉRAPEUTIQUES. Affections spéciales aux personnes de tempérament lymphatique ou pléthorique avec disposition aux inflammations phlegmoneuses. Affections rhumatismales. Engorgement des glandes avec suppuration. Affections scrofuleuses et spasmodiques. Erysipèle simple ou phlegmoneux. Fièvres inflammatoires. Delirium tremens. Hydrophobie. Péritonite puerpérale. Erysipèle aux seins.

BRYONIA. *Histoire naturelle.* — Vitis alba. Cucurbitacée.

EFFETS PATHOGÉNIQUES. Eruption miliaire, surtout chez les enfants. Frissons, vertiges, tremblement des membres. Irascibilité et penchant à la colère. Fièvres inflammatoires. Excitation du système sanguin et des nerfs. Gonflement du foie et douleurs dans la région hépatique. Constipation. Suppression des règles. Vomissements avec douleurs crampoïdes dans l'estomac. Toux avec douleurs aux deux côtés de la poitrine. Douleurs dans les articulations. Gonflement des jambes et des pieds avec tension des muscles.

INDICATIONS THÉRAPEUTIQUES. Affections des hommes adultes, de constitution nerveuse et de tempérament facile à s'emporter avec disposition aux inflammations membraneuses. Fièvres inflammatoires accompagnées d'une forte excitation des systèmes sanguin et nerveux. Fièvres puerpérales. Fièvres bilieuses, gastriques et nerveuses. Affections abdominales chroniques. Arthrite. Cardialgie. Constipation. Diarrhée. Catarrhe aigu. Gastrite. Hépatite. Maladies scrofuleuses. Rhumatismes aigu et chronique. Sciatique. Toux convulsive. Typhus. Varices hémorroïdales.

CALCAREA CARBONICA. *Histoire naturelle.* — Carbonate de chaux.

EFFETS PATHOGÉNIQUES. Eruption urticaire. Herpès humides et croûteux. Tumeurs cystiques. Agitation nocturne. Accès d'asthme pendant la nuit, chaleur, soif et battements de cœur. Maux de dents avec gonflement des gencives. Tumeur du conduit salivaire. Rétrécissement crampoïde de la gorge. Tremblement des membres. Rougeur des yeux avec douleurs aux tempes. Coryza aigu. Pyrosis. Tuméfaction des glandes mésentériques. Déjections blanchâtres. Hémorroïdes sèches. Maux de dents pendant la durée des règles. Accès imprévu de faiblesse paralytique aux bras. Furoncles aux mains et sur les doigts. Gonflements et douleurs dans les os. Froid aux pieds surtout le soir.

INDICATIONS THÉRAPEUTIQUES. Affections des personnes lymphatiques avec disposition aux catarrhes et à la diarrhée. Convulsions épileptiques. Atrophie et autres affections des enfants scrofuleux. Rachitisme. Polypes. Herpès. Ulcères fistuleux. Eruptions urticaires chroniques. Coryza aigu et chronique. Dentition difficile des enfants. Pyrosis et acidité des voies digestives. Incontinence d'urine. Symptômes phtisiques. Stérilité. Avortements. Herpès de nature syphilitique. Tumeurs cystiques. Aliénation mentale.(C'est un remède antipsorique par excellence et recommandé dans les affections chroniques de la peau.) Sensibilité excessive au froid.

CAMOMILLA. *Histoire naturelle.* — Camomille commune. Syngenesia superflua. Plante annuelle, spontanée dans les champs ; fleurit pendant les mois de mai et de juin.

EFFETS PATHOGÉNIQUES. Insomnie nocturne avec accès d'angoisse. Alternative continuelle de froid et de frissonnements partiels avec douleurs spéciales dans plusieurs parties du corps. Chaleur générale, surtout le soir et la nuit étant couché, avec rougeur aux joues, inquiétude, soif, transpiration chaude à la tête et au front. Accès d'angoisse comme si le cœur se brisait, avec découragement complet, inquiétude excessive, agitation, gémissements et pleurs. Vertiges surtout dans la matinée. Douleurs oppressives au crâne et aux tempes. Inflammation des yeux. Contraction des pupilles. Douleurs et bourdonnements dans les oreilles. Inflammation des parotides. Erysipèle à la face. Gerçures aux lèvres. Douleurs des dents cariées, qui disparaissent après avoir bu ou mangé des aliments chauds, et spécialement après avoir pris du café. Haleine fétide. Inappétence et envie de vomir après le repas. Pression excessivement douloureuse dans la région précordiale. Gastralgie oppressive. Colique flatulente avec tuméfaction du ventre. Diarrhée principalement pendant la nuit, avec tranchées spasmodiques, et déjections muqueuses blanchâtres ou aqueuses. Coliques menstruelles. Métrorragie. Catarrhe et enrouement. Toux sèche, produite par un chatouillement continuel dans le larynx. Accès d'asthme avec sensation de plénitude dans la région précordiale. Douleurs paralytiques de la hanche. Crampes dans les mollets. Surexcitation et impressionnabilité excessive de tout le système nerveux. Spasmes et convulsions.

INDICATIONS THÉRAPEUTIQUES. Ce médicament possède une affinité envers les ganglions de la cavité abdominale. C'est l'antiphlogistique de toutes les inflammations et irritations des organes de la cavité abdominale, prescrit, par conséquent, dans les cardialgies violentes. Diarrhée accompagnée de douleurs, péritonite, l'entérite, l'hépatite. Affections diverses des femmes et des enfants Hernie. Excoriations de la peau. Aversion du nourrisson pour le sein. Conséquences de l'abus du café et des narcotiques. Accès de convulsions et de spasmes. Disposition à l'ulcération des lésions. Fièvres inflammatoires ou nerveuses avec douleurs. Fièvres gastriques, bilieuses et intermittentes. Ce médicament est indiqué contre les accidents qui accompagnent l'asthme, la catalepsie, les coliques flatulentes, l'épilepsie, la métrorragie, l'ophtalmie catarrhale, le rhumatisme, la phtisie. Ulcérations de la bouche et de la langue, péritonite puerpérale, engorgement des glandes mammaires. La camomille, administrée par olfaction, est un remède puissant pour réprimer les accès d'hystérie et les convulsions en général.

CANNABIS SATIVA. *Histoire naturelle.* — Genre de plante textile, annuelle, cultivée en Syrie, dans les Indes et en Europe.

Effets pathogéniques. Douleurs contractives, oppressives avec sensations de paralysie et élancements profonds dans diverses parties. Abattement général avec endolorissement des genoux. Tétanos, principalement des membres supérieurs du tronc. Agitation nerveuse et convulsions. Grande anxiété de cœur surtout la nuit, avec picotement et sensation de brûlure sur toute la peau. Froid extérieur et malaise. Douleurs oppressives aux yeux, taches et obscurcissement de la cornée. Vomissement de bile verte, mucosités âcres. Pyrosis. Pressions, pincements et tranchées à l'épigastre. Envie pressante d'uriner. Difficulté d'uriner comme par paralysie de la vessie et strangurie. Urine trouble ou rougeâtre, mêlée de sang ou de pus. Gonflement du prépuce, du gland et de la verge avec rougeur foncée et phymosis. Gonflement de la prostate. Forte excitation de l'appétit vénérien. Stérilité. Avortement avec convulsions. Gêne de la respiration. Oppression de poitrine. Inflammation des poumons avec vomissements verdâtres. Coups douloureux dans la région du cœur.

Indications thérapeutiques. Souffrances hystériques. Convulsions, souffrances à la suite de fatigues et d'efforts physiques. Manie et autres affections morales. Ophtalmies scrofuleuses. Cataracte. Obscurcissement et taches de la cornée. Affections gastriques bilieuses. Gastralgie. Induration du foie. Coliques. Ascite. Constipation opiniâtre, cystite, néphrite, hématurie et autres affections des voies urinaires. Calculs urinaires. Gonorrhée aiguë. Flueurs blanches. Stérilité. Avortement. Affections catarrhales des voies aériennes. Pneumonie. Asthme. Cardite.

CARBO ANIMALIS. *Histoire naturelle.* — Charbon animal.

EFFETS PATHOGÉNIQUES. Renvois acides, ou bien avec goût des aliments. Pyrosis avec grattement dans la gorge. Nausées. Douleurs crampoïdes et contractives à l'estomac. Gargouillements bruyants de l'estomac. Induration des glandes du cou. Règles trop hâtives. Leucorrhée brûlante. Lochies séreuses et fétides. Induration des glandes mammaires. Fétidité de la bouche et vésicules brûlantes dans la bouche et sur la langue. Mal de gorge avec accumulation de mucosités, toux et renaclement.

INDICATIONS THÉRAPEUTIQUES. Gastralgie. Induration des glandes. Métrorragies. Nodosités arthritiques. Aphtes. Induration de la langue. Bubons.

CARBO VEGETABILIS. *Histoire naturelle.* — Charbon de bois.

EFFETS PATHOGÉNIQUES. Sensation de brûlures dans les différentes parties de la peau. Eruptions urticaires. Grande envie de dormir. Douleurs de tête et dans les membres. Frissons dans tout le corps. Lenteur dans la marche des idées. Vertiges. Tension crampoïde au cerveau. Douleurs dans les yeux par suite de fatigue. Hémorragie par les yeux. Démangeaisons au nez. Coryza violent. Accumulation d'eau dans la bouche. Brûlement dans la gorge. Regurgitation des aliments gras. Douleurs dans la région hépatique. Douleurs au ventre et aux reins. Envie fréquente d'uriner. Difficulté de la respiration. Douleurs rhumatismales. Crampes aux jambes et aux pieds. Chute des forces. Paralysie et absence totale du pouls. Facilité à s'enrhumer. Ecoulement par le vagin.

INDICATIONS THÉRAPEUTIQUES. Cet important remède est considéré comme excellent pour activer la réaction vitale. Il attaque spécialement toutes les souffrances occasionnées par les chaleurs excessives, la perte des humeurs et par les suites de maladies. Sensibilité aux changements atmosphériques et facilité à s'enrhumer. Teigne, gale, miliaire. Disparition rapide des forces. Fièvres avec absence de pouls. Ulcères fétides, asthme, cardialgie, ulcération chronique, phtisie, congestions, menstruation difficile, scorbut, coliques flatulentes et hémorroïdales, choléra, cachexie mercurielle, épistaxis, douleurs aux articulations.

CHINA. *Histoire naturelle.* — Quinquina. Pentandria Monogynea. Rubiacée. Arbre qui croît dans les montagnes de Cajanuma, de Villonaco et dans d'autres endroits du Pérou.

Effets pathogéniques. Coloration jaunâtre de la peau. Envie de dormir pendant le jour ou insomnie avec douleurs de tête et boulimie. Rêves pénibles, cauchemars avec agitation après le réveil. Frissonnements avec tremblement fiévreux dans tout le corps et sensation de chaleur à la tête. Sécheresse des lèvres et de la bouche, transpiration pendant le sommeil, douleurs de tête, avec essoufflement. Douleurs aiguës au crâne avec congestion. Inflammation des yeux. Saignement du nez. Langue chargée d'un enduit jaunâtre ou blanchâtre. Dépravation du goût. Plénitude d'estomac avec renvois. Tuméfaction hydropique, coliques flatulentes avec fétidité. Diarrhée muqueuse. Désirs vénériens. Congestion à l'utérus. Flueurs blanches avec sentiment de contraction à l'utérus. Congestion à la poitrine et battements violents du cœur. Douleurs dans les muscles, dans les os, spécialement aux bras et aux mains. Surexcitabilité de tout le système nerveux. Atrophie musculaire et amaigrissement.

Indications thérapeutiques. Les cas principaux dans lesquels ce médicament peut être avantageusement employé sont les suivants : affaiblissement produit par la perte d'humeurs, par excès de coït, par abus des saignées, hémorragie, etc., et par les fièvres intermittentes. Fièvres paludéennes avec grand mal de tête, assoupissement, et soif avant la période de froid ou pendant la sueur. Diarrhées et dyssenterie, fièvres nerveuses et typhoïdes, inflammations des lombes. Douleurs au foie accompagnées de sensation de froid et de coliques flatulentes. Inflammation du foie et de la rate. Hydropisie partielle ou générale. Vomissements de sang avec oppression à la poitrine. Affections des organes de la respiration avec hémoptisie. Fièvres hectiques, atrophiques, chroniques. Crampes de l'estomac, de l'utérus avec ou sans leucorrhée. Arthrite aiguë. Cachexie. Metrorragie. Ictère. Incontinence d'urine. Ulcères de la bouche. Fièvres vermineuses, gastriques, bilieuses. Impuissance. Inflammation et tumeur du genou. Odontalgie. Delirium tremens. Névralgie linguale. Paralysie douloureuse. Gonflement des jambes et des pieds.

CLEMATIS ERECTA. *Histoire naturelle* — Clematite droite.

Effets pathogéniques. Mouvement convulsif des muscles sur diverses parties du corps. Fatigue dans les membres surtout après les repas, avec battement dans les artères. Éruptions miliaires opiniâtres. Dartres squammeuses ou humides. Douleurs brûlantes avec pulsation dans les ulcères. Forte envie de dormir, même le matin après s'être levé. Sueur au réveil avec sensibilité de la peau. Tension oppressive dans le front et les côtés de la tête. Éruptions à la tête. Cuissons dans les yeux et aux bords des paupières. Tintement dans les oreilles. Coryza fluent avec secrétion abondante de mucosités. Gonflement des glandes sous-maxillaires avec nodosités dures, tensives, pulsatives et douloureuses au toucher. Douleur nocturne aux dents. Elancements dans la racine de la langue. Gonflement et induration des glandes inguinales. Rétrécissement de l'urètre avec émission d'urine s'arrêtant tout à coup et ne s'écoulant que goutte à goutte. Douleur tractive dans les testicules et le cordon spermatique. Nodosités arthritiques aux articulations des doigts.

Indications thérapeutiques. Souffrances par l'abus du mercure. Rhumatisme articulaire, éruption de dartres croûteuses. Ulcère carcinomateux. Migraine et autres espèces de céphalalgies. Teigne. Ophtalmies chroniques. Rétrécissement de l'urètre. Orchite. Gonorrhée chronique. Engorgement et induration des glandes. Nodosités arthritiques.

COCCULUS. *Histoire naturelle.* — Dioecia Dodecandria, arbuste qui croît dans les Indes orientales, au Malabar et en Amérique.

Effets pathogéniques. Sommeil interrompu par une sensation d'angoisse et de grande inquiétude. Vertiges avec envie de vomir. Douleurs au crâne avec grande préoccupation et mélancolie. Coloration excessive au visage et cuisson de la peau. Engorgement des glandes sous-maxillaires. Sécheresse de la gorge avec goût acide de la bouche. Soif, nausées et vomissements comme dans le mal de mer. Douleurs violentes et crampes à l'estomac ou à l'abdomen. Disposition à la sortie d'une hernie inguinale. Menstrues trop rapprochées avec crampes au bas-ventre. Battements de cœur. Douleurs dans les reins. Paralysie des membres inférieurs. Tuméfaction inflammatoire du genou avec douleurs lancinantes intermittentes. Affaiblissement et perte des forces. Défaut d'énergie vitale.

Indications thérapeutiques. Ce remède est avantageusement employé dans toutes les maladies à forme pathologique irritable ou ayant le caractère de faiblesse nerveuse, surtout chez les sujets affaiblis, chez les femmes hystériques, pour les tempéraments bilieux, hypocondriaques avec pléthore abdominale et chez les personnes qui mènent une vie sédentaire. Ce médicament agit sur les systèmes nerveux et sanguin à la fois. Il est spécialement recommandé dans les inflammations du cou, du diaphragme et des articulations, dans les fièvres avec faiblesse nerveuse, bilieuse, gastrique, nerveuses à type continu ou intermittent, dans la dysphagie paralytique. Paralysie des membres. Hémiplégie. Tétanos. Crampes d'estomac. Règles douloureuses. Constipation chronique. Apoplexie. Rhumatisme chronique. Il est vanté comme spécifique du mal de mer et des vomissements; pour le cancer de l'utérus, l'hernie inguinale, l'ophtalmie arthritique. Vertiges.

COFFEA CRUDA. *Histoire naturelle.* — Pentandria monogynea, plante atteignant la hauteur de quinze à vingt pieds, originaire de l'Ethiopie, et qui se cultive aussi depuis longtemps dans les Indes occidentales.

Effets pathogéniques. Surexcitation du moral et du physique. Aversion pour le grand air. Insomnie, pleurs et découragements. Céphalalgie semi-latérale. Etirements successifs et douleurs vives aux dents avec inquiétudes. Maux de gorge avec grande sensibilité douloureuse. Crampes d'estomac. Douleurs abdominales. Accès de suffocation. Diarrhée même pendant la dentition.

Indications thérapeutiques. Ce médicament possède une affinité spéciale pour le système nerveux et son emploi est très utile dans les cas de surexcitation nerveuse. Névralgies extrêmement douloureuses. Hystérie, hypocondrie, douleurs violentes au crâne, clou hystérique, asthme hystérique, fièvres intermittentes et puerpérales. Conséquences fâcheuses de l'émotion produite par une joie inattendue ou excessive. Insomnie produite par trop d'excitation nerveuse. Odontalgie et angine. C'est un remède héroïque contre l'empoisonnement par l'opium, la belladone et le nux vomica. De fortes doses d'infusion de café qu'on peut aussi administrer en lavement combattent avantageusement l'asphyxie produite par des gaz délétères, par le froid, par suffocation ou abus de vin.

CONIUM MACULATUM. *Histoire naturelle.* — Grande ciguë-Conio Pentandria digenia, plante qui croît dans les endroits ombragés, et fleurit en juin, juillet et août.

Effets pathogéniques. Douleurs crampoïdes dans diverses parties du corps. Secousses convulsives dans les membres. Tuméfaction et endurcissement des glandes. Abattement général avec rire involontaire. Lassitude spécialement le matin au réveil. Défaut d'énergie et débilité nerveuse. Prurit à la peau. Eruptions urticaires par suite d'exercices corporels. Envie de dormir pendant le jour. Inaptitude au travail. Sueurs nocturnes, vertiges, accès de douleurs de tête. Bourdonnements dans les oreilles. Ecoulement purulent par le nez. Ulcères carcinomateux aux lèvres. Déglutition involontaire. Crampes à la gorge. Absence complète de l'appétit. Sensation de plénitude dans l'estomac et au ventre. Pyrosis après les repas. Douleurs dans la région hépatique. Constipation avec ténesme. Emission fréquente d'urine pendant la nuit. Urines troubles ou sanguinolentes. Tuméfaction des testicules. Crampes à l'utérus. Règles trop fréquentes et trop faibles. Suppression des règles. Leucorrhée brûlante et corrosive. Toux provoquée par un chatouillement dans la gorge. Difficulté de respirer. Sueur profuse aux mains et aux pieds. Froid et grande disposition à se refroidir les pieds.

Indications thérapeutiques. Ce médicament est très utile contre les maladies qui surviennent dans la vieillesse et chez les individus sujets aux affections hypocondriaques et habitués à l'abstinence de rapports sexuels. Dans les affections des personnes hystériques. Herpès chroniques. Photophobie scrofuleuse. Cancer aux lèvres. Dyspepsie. Aigreurs. Crampes à la matrice. Engorgement du système glandulaire et scrofules, carie et gonflement des os. Marasme. Atrophie. Phtisie pulmonaire. Hydropisies. Squirre des seins et de la matrice. Affections des voies urinaires. Chlorose. Convulsions. Impuissance. Constipation. Pollutions involontaires. Toux spasmodique. Ulcères, endurcissement douloureux des glandes produit par l'abus du mercure. Convulsions des yeux et tremblement général.

DIGITALIS PURPUREA. *Histoire naturelle.* — Didynomia Angiosperma, de la famille des Scropholariæ, plante bi-annuelle de l'Europe centrale ; elle croît spontanément dans les endroits montueux, pierreux, boisés et se cultive aussi dans les jardins. Fleurit en juin et août.

Effets pathogéniques. Elancements dans les membres. Grande prostration et faiblesse nerveuse. Sommeil nocturne interrompu par des cauchemars. Froid dans tout le corps. Froid aux extrémités. Sueurs nocturnes abondantes. Sensation d'angoisse extrême avec envie de pleurer et crainte de l'avenir. Vertiges avec tremblements. Douleurs pressives au crâne, aux tempes et au front. Douleurs brûlantes aux yeux. Larmoiement cuisant. Les objets paraissent teints en vert ou en jaune. Pâleur de la figure. Couleur bleuâtre des lèvres et des paupières. Apreté, excoriation et mauvais goût dans la bouche. Douceur de la salive ou goût muqueux. Défaut d'appétit. Nausées avec envie de vomir. Sensation de faiblesse à l'estomac comme si on devait mourir. Déjections blanchâtres ou couleur de cendre. Rétention d'urine. Besoin pressant et pénible d'émettre les urines. Tuméfaction des testicules. Toux sèche avec crachements sanguinolents. Respiration pénible, spécialement quand on est couché. Accélération des fonctions du cœur. Froid aux mains et aux pieds.

Indications thérapeutiques. Cette plante a son domaine dans les systèmes lymphatique et veineux. Elle est avantageusement employée contre les fièvres gastriques, intermittentes, pituiteuses, bilieuses, spécialement quand le pouls est très lent et qu'il y a du froid dans tout le corps. Inflammations chroniques du cerveau et de la moëlle épinière, inflammations catharrales et scrofuleuses, inflammation du cœur et de la vessie. Delirium tremens. Manie. Rétention d'urine. Ictère avec irritation ou inflammation du foie. Hypertrophie du cœur. Toux chronique. Catarrhe. Cachexie et toutes les formes de l'hydropisie, qu'elles soient générales ou partielles. Anasarque, ascite, hydrothorax. Epilepsie. Convulsions. Diabète. Des observations de Harthmann il résulte que ce médicament est spécialement indiqué dans les affections gastriques muqueuses ou bilieuses, dans les infiltrations séreuses aux pieds et aux jambes surtout dans les cas chroniques.

DROSERA ROTUNDIFOLIA. *Histoire naturelle.* — Pentandria pentaginia. Cette plante annuelle croit dans les terrains marécageux au nord de l'Europe, dans l'Amérique méridionale et dans le nord de l'Asie ; elle fleurit en juin et en juillet.

Effets pathogéniques. Douleurs lancinantes dans les articulations. Sensibilité excessivement douloureuse dans les membres. Sursauts avec peur pendant le sommeil. Fièvre avec nausées et envie de vomir. Epistaxis. Aphonie, enrouements. Vomissements de bile. Toux le soir et pendant la nuit. Vomissement des aliments pendant la toux. Toux avec expectoration de matières purulentes. Difficulté de la respiration. Douleurs dans le dos. Douleurs dans les articulations des mains et des bras.

Indications thérapeutiques. Ce médicament est indiqué pour les personnes à tempérament lymphatique, à caractère froid, pour ceux qui souffrent d'hémorroïdes et qui sont sujets aux congestions sanguines. Il attaque plus particulièrement les voies aériennes et combat avec succès le catarrhe des voies respiratoires, l'enrouement, la coqueluche, la laryngite chronique, le croup. Fièvres intermittentes avec nausées, les affections gastriques, otalgies avec bourdonnements dans les oreilles.

DULCAMARA. *Histoire naturelle.* — (Pentandria Monogynea) Solanée. Plante qui croit spontanément dans les endroits humides et ombragés, à côté des rivières, fleuves et ruisseaux dans presque tous les pays d'Europe. Elle fleurit en mai et en juillet.

Effets pathogéniques. Malaise comme par suite de refroidissement avec aggravation le soir et pendant la nuit. Gonflement et induration des glandes. Tuméfaction hydropique. Tuméfaction rapide de tout le corps. Affections paralytiques des membres. Fatigue générale. Miliaire et urticaire. Verrues. Envie irrésistible de dormir pendant le jour. Chaleur sèche à la peau. Sueurs générales. Agitation morale. Lourdeur de tête avec epistaxis. Salivation. Sécheresse de la langue. Soif. Nausées avec vomissements de matière gluante et visqueuses. Douleur de ventre avec diarrhée verdâtre. Emission involontaire des urines. Paralysie des bras. Eruptions herpétiques et verrues aux mains. Sueurs dans la paume des mains.

Indications thérapeutiques. Ce médicament est indiqué pour les individus à tempérament scrofuleux ou bilieux, à caractère inquiet et enclin à la colère. Il est utile dans les affections qui surviennent à la suite d'un refroidissement. Herpès de toutes espèces. Eruptions urticaires. Catarrhe de la vessie. Douleurs de tête en temps humide. Cataracte. Ophtalmie. Hydropisie produite par la répercussion d'exanthèmes. Rhumatisme à la poitrine. Eruptions cutanées aiguës ou chroniques. Carie des os. Ankylose. Dysenterie. Tumeurs des glandes inguinales. Enrouement. Miliaire. Ulcères. Verrues. Amaurose. Surdité. Paralysie de la langue. Anasarque. Rhumatisme chronique. Ce médicament possède une action spéciale sur les organes de la génération. Œdème du gland. D'après Hahnemann *Dulcamara* donne des résultats surprenants dans le traitement de l'amaurose, de la surdité et de la paralysie de la langue, ainsi que dans la gonorrhée secondaire.

FERRUM METALLICUM. *Histoire naturelle.* — Le fer se trouve dans les trois règnes de la nature : il existe rarement à l'état de pureté et se trouve plus spécialement dans les montagnes du Missouri, en France et dans le Brésil.

EFFETS PATHOGÉNIQUES. Echauffement du sang et hémorragies. Fatigue et faiblesse générales. Amaigrissement. Pâleur de la peau. Sueurs abondantes produites par le moindre mouvement pendant le sommeil. Douleurs de tête périodiques. Rougeur des yeux avec cuisson. Epistaxis. Pâleur de la face et des lèvres. Douleurs oppressives à l'estomac après les repas. Vomissement des aliments surtout pendant la nuit. Pression à l'estomac. Diarrhées aqueuses. Ascarides dans le rectum. Hémorroïdes fluentes. Metrorragies. Avortement. Menstrues faibles ou suppression des menstrues. Expectoration purulente. Toux spasmodique. Respiration difficile. Faiblesse dans les genoux et sensation de poids dans les jambes. Enflure des pieds.

INDICATIONS THÉRAPEUTIQUES. Ce médicament combat extérieurement les fortes douleurs de tête ; il est utile contre l'échauffement du sang, dans la métrorragie, l'hématurie, la phtisie, l'asthme par congestion. Dyspepsie avec vomissement des aliments. Coliques vermineuses. Diarrhée. Chlorose, varices, et quelques formes de l'hystérie et des fièvres intermittentes. Vomissement chronique et crampes d'estomac. Gastralgie. Arthrite. Paralysie et stérilité.

GENTIANA. *Histoire naturelle.* — Dicotylédones gamopétales hypogines, herbacées à feuilles opposées et dont les feuilles sont colorées de nuances parfois très remarquables. La Gentiane croît en France dans presque toutes les contrées montagneuses.

EFFETS PATHOGÉNIQUES. Inappétence. Paresse des fonctions digestives et des mouvements péristaltiques des intestins. Digestions difficiles. Vomissements. Excitabilité nerveuse. Perte de la mémoire. Clou hystérique. Tendances à la colère. Engorgement des glandes. Eruptions pustuleuses, sèches et humides.

INDICATIONS THÉRAPEUTIQUES. Ce médicament est utile contre les mauvaises digestions, la dyspepsie, la constipation, les vomissements périodiques. Hystérie. Aliénation mentale. Suites fâcheuses de la colère. Affections hépatiques. Affections scrofuleuses. Engorgements et ulcérations des glandes. Herpès chroniques. Atonie intestinale.

GRANATUM. *Histoire Naturelle.* — Ecorce de la racine du grenadier.

Effets pathogéniques. Grande lassitude et fatigue surtout dans les jambes parfois avec impossibilité de rester debout. Somnolence avec mal à la tête. Ballonnement douloureux du ventre avec fermentation, douleurs tractives comme pour aller à la selle. Pincements, élancements autour du nombril. Renvois d'air fréquents et bruyants. Nausées, afflux d'eau à la bouche, mauvaise mine et mauvaise humeur. Crampes d'estomac le matin à jeun. Prurit rongeant et insupportable à la paume et aux os des mains. Douleurs de foulure au cou-de-pied. Raideur paralytique dans les doigts. Saignements de nez. Relâchement et flaccidité des muscles. Amaigrissement. Humeur taquine et querelleuse. Scrupules hypocondriaques. Mélancolie, humeur sombre, abattement et découragement. Stupéfaction et embarras intellectuel. Boulimie. Douleurs et crampes d'estomac. Vomissements.

Indications thérapeutiques. Ce médicament est indiqué contre les symptômes et affections suivantes. Défaillances et syncopes. Suppuration des organes internes, surtout du foie. Gonflements inflammatoires. Blessures. Ulcères. Engelures. Fièvres tierces, gastriques, bilieuses et typhoïdes. Ulcération de l'ouïe et des yeux. Ulcères dans la bouche. Angine séreuse et catarrhale. Dégoût et vomissement. Gastralgie. Diarrhée et dysenterie. Diarrhée séreuse. Choléra. Affections vermineuses. Tenia. Chute du rectum, du vagin et de l'utérus. Pleurésie. Hémoptysie. Palpitations de cœur.

GRAPHITES. *Histoire naturelle.* — Plombagine. Charbon minéral. Percarbone de fer. Cette substance se trouve en France, Italie, Espagne, Angleterre, etc., elle est solide, onctueuse au toucher, de couleur gris-noirâtre et fusible à l'appareil électro-moteur.

Effets pathogéniques. Engourdissement des membres, amaigrissement général. Grande disposition à s'enrhumer. Aridité de la peau. Herpès et éruptions humides. Tumeurs cystiques. Agitation pendant la nuit et le matin au réveil. Douleur de tête avec tension et constriction à l'occiput. Prurit dans le cuir chevelu. Inflammation des yeux. Photophobie. Coryza chronique, ulcération de la muqueuse nasale. Eruptions herpétiques au visage, aux lèvres et tout autour de la bouche. Maux de dents. Boulimie. Pica. Faiblesse de la digestion et tuméfaction du ventre après les repas. Vomissement chronique.

Douleurs crampoïdes à l'estomac. Constipation opiniâtre. Tumeurs hémorroïdales très volumineuses à l'anus. Exaltation de l'appétit vénérien. Froid aux yeux. Herpès aux doigts des pieds.

INDICATIONS THÉRAPEUTIQUES. Ce médicament est indiqué pour les individus disposés aux cachexies et aux dyscrasies humorales. Il attaque les ulcérations chroniques de la peau, combat toute la grande famille des affections psoriques. Herpés, érysipèle à la figure. Dyspepsie. Affections hémorroïdales. Dysménorrhée. Dureté de l'ouïe. Tumeurs scrofuleuses. Constipation opiniâtre. Catarrhe chronique. Asthme. Ulcération du nez. Ophtalmies.

HAMAMELIS VIRGINICA. *Histoire naturelle.* — Arbrisseau à feuilles alternes qui croit en Chine et aux Etats-Unis dans les terres légères, humides et ombragées.

EFFETS PATHOGÉNIQUES. Douleurs aux articulations, saignements de nez et voies respiratoires. Douleur dans la région épigastrique, vomissements de sang. Fièvre avec sueurs froides et pouls faible et accéléré. Diarrhée avec caillots de sang dans les déjections. Hémorroïdes avec écoulements abondants de sang. Douleurs aux ovaires. Dysménorrhée avec douleurs violentes traversant la hanche et le ventre jusqu'aux cuisses. Douleurs de tête suivies de sommeil et de stupeur. Saignement des mamelons.

INDICATIONS THÉRAPEUTIQUES. Ce médicament est employé avec succès contre les affections suivantes : Rhumatisme musculaire et articulaire avec endolorissement excessif des parties affectées. Epistaxis. Hémoptysie veineuse, sang qui arrive à la bouche sans effort et avec goût de soufre très prononcé Selles sanguinolentes précédées de douleurs et plénitude dans le ventre. Dysenterie. Hémorroïdes fluentes. Inflammation des ovaires. Métrorragie. Aménorrhée. Dysménorrhée et presque toutes les hémorragies et affections congestives de l'utérus.

HELLEBORUS NIGER. *Histoire naturelle.* — Plante vivace formant des touffes larges et trapues. Genre des renonculacées, fleurit vers la fin décembre dans presque toute l'Europe méridionale.

EFFETS PATHOGÉNIQUES. Douleurs lancinantes dans les articulations et relâchement subit de tous les muscles. Pesanteur dans le ventre. Gonflement hydropique du ventre avec gargouillements et borborygmes. Pâleur de la peau. Eruptions miliaires. Gonflement leucoflegmatique. Desquammation de la peau sur tout le corps. Somnolence, les yeux à demi ouverts et les pupilles tournées en haut. Insomnie. Jactation dans le lit. Mélancolie taciturne avec soupirs continuels. Nostalgie. Humeur hypocondriaque. Paresse. Stupidité et irréflexion, faiblesse de la mémoire. Faiblesse de l'activité volontaire du cerveau. Douleurs brûlantes dans l'estomac jusque dans la gorge. Douleurs d'ulcération à l'estomac. Pesanteur, plénitude et ballonnement de l'estomac. Petite toux sèche, avec tension douloureuse dans l'hypocondre droit. Respiration difficile comme par hydrothorax.

Indications thérapeutiques. Affections hydropiques, surtout l'anasarque et celles provenant de la répercussion des exanthèmes, telles que la miliaire pourprée, la scarlatine, etc. Coma. Fièvres nerveuses lentes. Mélancolie douce. Imbécillité. Teigne avec engorgement des glandes du cou. Hypocondrie. Encéphalite. Hydrocéphale. Ascite. Hydrothorax.

HEPAR SULFURIS. *Histoire naturelle.* — Foie de soufre calcaire. Sulfure de chaux.

Effets pathogéniques. Douleurs comme par excoriation ou contusion dans diverses parties du corps. Douleurs articulaires. Ulcération des glandes. Aggravation des douleurs pendant la nuit. Inflammations érysipélateuses. Peau maladive ; toutes les lésions tendent à s'ulcérer. Grande envie de dormir avec baillements convulsifs. Sursauts pendant la nuit. Chute des cheveux. Inflammation aux yeux et aux paupières avec douleurs. Tâches et ulcérations de la cornée. Occlusion spasmodique des paupières. Photophobie. Ecoulement purulent par les oreilles. Douleurs aux os du visage et tuméfaction. Odontalgie. Salivation. Maux de gorge. Tuméfaction des amygdales. Soif. Renvois. Crampes, douleurs et battements dans le ventre. Déjections dures et sèches. Diarrhée blanchâtre Urine rouge et chaude. Ecoulement de liqueur prostatique, surtout après l'émission de l'urine. Toux sèche le soir. Respiration difficile et sifflante avec danger de suffocation lorsqu'on est couché. Douleurs contuses aux reins et dans le dos. Gonflement arthritique. Gerçures aux mains et fendillement des pieds.

Indications thérapeutiques. Ce médicament est indiqué pour les constitutions lymphatiques qui tiennent de la psore. Il est toujours efficace dans toute perturbation du système lymphatique et dans les suites fâcheuses occasionnées par l'abus du mercure. Suppuration des glandes. Croûtes de lait. Herpès. Teigne. Eruptions dartreuses à la face. Panaris. Tumeurs. Ulcères. Cachexie. Catarrhe chronique. Asthme chronique. Phtisie pulmonaire et du pharynx. Inflammation scrofuleuse des yeux. Bronchite aiguë. Toux opiniâtre. Dans toutes les maladies qui affectent la peau et les membranes muqueuses. C'est en outre un remède souverain contre le croup.

HYDRASTIS CANADENSIS. *Histoire naturelle.* — Petite plante vivace à feuilles lobées dont le fruit ressemble à celui de la ronce. Cette plante croît au Canada et aux Etats Unis, dans les lieux humides, les bois ombragés et jusqu'au milieu des rochers.

Effets pathogéniques. Eruptions avec gonflement de la peau. Rougeur et fort prurit. Engorgement des glandes. Tumeurs aux seins. Saignement des gencives avec déchaussement des dents. Ulcérations aux jambes. Excès de bile dans le foie. Couleur jaunâtre de la peau. Douleurs dans la région hépatique. Battements de cœur. Enrouements. Granulations à la gorge. Pyrosis. Atonie intestinale avec douleurs de tête. Ecoulement par l'urêtre et par le vagin avec érosions ulcérées au col de l'utérus. Catarrhe chronique des voies respiratoires.

Indications thérapeutiques. Ce médicament est indiqué dans la variole et dans toute sorte d'éruptions, surtout lorsqu'elles sont accompagnées de fortes douleurs de gorge. Tumeurs squirreuses. Lupus. Intertrigo et autres dermatoses. Scorbut avec grande prostration et ulcères aux jambes. Hépatite. Jaunisse. Catarrhe gastro-intestinal. Palpitations de cœur violentes et opiniâtres. Ulcères à la gorge. Catarrhe gastrique aigu avec aigreurs. Constipation. Hémorroïdes sèches. Gonorrhée avec défaillance après chaque selle. Leucorrhée, avec écoulements visqueux. Bronchite des vieillards avec grande faiblesse, état cachectique, manque d'appétit et expectoration abondante. Squirre au sein, tumeur dure, lombe adhérent à la peau avec élancements comme par des coups de couteaux.

HYOSCIAMUS NIGER. *Histoire naturelle.* — Jusquiame. Pentandria monogenia, ordre des Solanées. Plante bisannuelle commune en Europe dans les lieux non cultivés ; fleurit en avril et juillet.

Effets pathogéniques. Mouvements convulsifs ; convulsions avec cris et grande angoisse. Mélancolie. Perte de la mémoire.

Délire. Douleur oppressive au front. Oscillations de la tête d'un côté et de l'autre. Yeux rouges. Fixité du regard. Cécité nocturne. Coloration et gonflement du visage. Crampes aux machoires. Douleurs déchirantes aux dents. Ecume à la bouche. Impossibilité d'avaler les liquides. Sanglots. Vomissements de mucosités sanguinolentes. Vomissement des aliments. Crampes d'estomac. Douleurs crampoïdes au ventre. Déjections involontaires. Emission involontaire des urines. Règles trop abondantes. Metrorragies. Crampes hystériques. Toux crampoïde. Spasme de la poitrine. Crampes douloureuses aux cuisses et aux mollets.

Indications thérapeutiques. Cette plante est recommandée pour combattre les affections des sujets à tempérament nerveux et facilement irritable. Hystérie. Hypocondrie. C'est un remède puissant pour vaincre les conséquences facheuses de la jalousie, de la crainte, de la terreur et des chagrins. Hemorragies chroniques. Fièvres épileptiques intermittentes. Fièvres tierces avec toux. Fièvres nerveuses. Aliénation mentale sous presque toutes ses formes. Convulsions hystériques. Extase. Hydrophobie. Nymphomanie.

IGNATIA AMARA. *Histoire naturelle.* — Fève de Saint-Ignace. (Pentandria Monogenia). Fruit d'un arbre de hauteur moyenne qui croît dans les Indes Orientales.

Effets pathogéniques. Attaques de crampes et de convulsions. Faiblesse hystérique et évanouissements. Excoriations à la peau. Baillements spasmodiques. Frissons fiévreux avec soif, suivis de chaleur sans soif. Fièvres avec fortes douleurs de tête et au creux de l'estomac, lassitude et pâleur de la face. Mélancolie avec soupirs. Grande disposition à s'épouvanter. Désir de la solitude. Vertiges. Pression douloureuse à la tête et aux yeux. Photophobie. Coryza sec. Distorsion des muscles de la face. Accumulation de salive acide dans la bouche. Douleurs lancinantes à la gorge avec difficulté d'avaler. Dégoût pour les aliments, surtout pour le lait. Gonflement douloureux du ventre après les repas. Sanglots après avoir bu ou mangé. Douleurs à l'hypocondre gauche. Coliques venteuses. Déjections dures avec envie fréquente et inutile d'aller à la selle. Prurit à l'anus. Douleurs contractives et comme par excoriation à l'anus. Douleurs crampoïdes à l'utérus. Menstrues trop rapprochées et surabondantes. Toux sèche, quelquefois avec coryza fluent. Resserrement de la poitrine. Battements de cœur. Douleurs insupportables dans les os et dans les articulations des bras. Tressaillements convulsifs aux jambes.

INDICATIONS THÉRAPEUTIQUES. Ce médicament est indiqué dans les affections spéciales aux personnes sensibles, de tempérament nerveux ou hypocondriaque, dans les convulsions des enfants et des femmes pendant leurs jours critiques et dans l'hystérie. Affections spasmodiques consécutives à une grande émotion. Crampes à l'utérus. Dysménorrhée. Ignatia Amara est un remède énergique pour guérir presque toutes les fièvres intermittentes produites par des miasmes marécageux et pour prévenir les fièvres périodiques. Clous hystérique. Affections vermineuses. Tétanos. Convulsions épileptiques des enfants. Mélancolie. Migraine. Gastralgie. Mal aux dents par abus du café. Hémorroïdes. Chute du rectum. Splénite.

IODIUM. *Histoire naturelle.* — Iode. Corps simple qu'on trouve dans la soude du varec et dans quelques eaux minérales, etc.

EFFETS PATHOGÉNIQUES. Déchirements dans les articulations. Tuméfaction et endurcissement des glandes. Grande faiblesse. Amaigrissement considérable jusqu'à l'état de squelette. Œdème. Peau aride et jaunâtre. Augmentation de la chaleur du corps. Dispositions à pleurer et oppression morale. Douleurs de tête à l'air chaud. Congestion à la tête. Douleurs aux yeux, et coloration jaunâtre de la sclérotique. Tuméfaction des glandes sous maxillaires. Dents jaunes et recouvertes de tartre. Dureté de l'ouïe. Ramollissement des gencives. Ulcères dans la bouche. Salivation. Langue chargée d'un enduit jaunâtre. Douleurs à la gorge. Soif inextinguible. Boulimie. Pyrosis. Nausées. Vomissements après les repas. Pression à l'estomac. Ballonnement du ventre. Engorgement des glandes inguinales. Diarrhée alternant avec la constipation. Suppression de la sécrétion urinaire. Emission d'urine pendant le sommeil. Exaltation de l'appétit vénérien. Engorgement et endurcissement des testicules. Métrorragie. Leucorrhée. Enrouement surtout le matin. Inflammation de la gorge et de la trachée. Toux sèche. Respiration difficile. Battements de cœur. Engorgement des glandes du cou, de la nuque et des aisselles. Goître dur et volumineux. Tuméfaction et inflammation du genou.

INDICATIONS THÉRAPEUTIQUES. Ce remède opère d'une façon spéciale sur le système veineux et lymphatique. Il est indiqué dans les engorgements de quelques organes par surcroît de vitalité. Engorgement et induration des glandes en général. Squirre aux seins. Tubercules. Obstruction de la rate et du foie. Hydropisie et gonflement œdémateux. Atrophie. Marasme.

Convulsions. Affections scorbutiques et scrofuleuses. Diarrhée. Dysenterie. Hémorroïdes. Engorgement de la prostate. Aménorrhée. Asthme congestif. Fièvre catarrhale, intermittente. Quelques formes de la syphilis. Goître. Tumeur blanche du genou. Toux. Leucorrhée. Tumeurs scrofuleuses. Arthrite chronique. Catarrhe avec expectoration sanguinolente. Induration des testicules. Squirre. Flueurs blanches. L'iode régularise la sécrétion du lait et est utilement employé dans les cas de météorisme, constipation, pissement au lit pendant la nuit, retard des menstrues, distorsion des os.

IPECACUANHA. *Histoire naturelle.* — Cephælis emetica. Pentandria Monogenia. Rubiacée. Racine d'un petit arbrisseau du Brésil et de la Nouvelle Grenade.

Effets pathogéniques. Accès de malaise avec dégoût pour tous les aliments et faiblesse subite et excessive. Hémorragie par divers organes. Tétanos. Accès de spasmes et convulsions avec rejet brusque de la tête en arrière. Sommeil avec gémissements. Froid aux mains et aux pieds. Frissons de courte durée suivis de forte chaleur et de soif. Fièvre. Symptômes gastriques. Humeur querelleuse. Impatience. Accès de maux de tête avec nausées et vomissements. Tremblement des paupières. Saignements de nez. Couleur pâle. Tressaillements convulsifs des muscles de la face et des lèvres. Vomissements d'aliments non digérés ou de matière bilieuses et verdâtres. Vomissements avec diarrhée. Malaise à l'estomac et à l'épigastre. Métrorragie. Toux spécialement pendant la nuit avec nausées et vomissements. Respiration pénible. Asthme spasmodique avec contraction du larynx. Battements de cœur. Rigidité tétanique et renversement du dos soit en avant soit en arrière. Tressaillements convulsifs des jambes et des pieds.

Indications thérapeutiques. Ce médicament possède une action directe sur les nerfs du bas ventre et spécialement sur le plexus solaire. Il a donc une force spécifique sédative sur le plus grand nombre des affections qui ont leur origine dans la perturbation de l'appareil digestif. Fièvres gastriques, bilieuses, muqueuses à type continu ou intermittent. Embarras gastrique par suite d'indigestion. Affections gastriques avec vomissements et aversion pour toute sorte d'aliments, avec diarrhée de matières acides, muqueuses, sanguinolentes. Fièvres intermittentes rebelles, fièvre puerpérales, vermineuses ou accompagnées de scarlatine. Crampes d'estomac. Hémorragies diverses. Vomissement des femmes enceintes. Phtisie. Marasme. Apoplexie. Affections asthmatiques. Choléra. Coryza chronique. Grippe. Hystérie. Hypocondrie. Melena.

KALI CARBONICUM. *Histoire naturelle.*— Sous-carbonate de potasse.

Effets pathogéniques. Douleurs déchirantes dans les membres. Souffrances hydropiques des organes internes et de toute la peau. Accès de faiblesse avec nausées. Disposition à s'enrhumer. Taches à la peau avec cuisson et prurit. Verrues. Grande envie de dormir pendant le jour. Tressaillements pendant le sommeil avec agitation. Maux de tête généraux ou semi-latéraux. Congestion à la tête. Ophtalmie. Taches mobiles devant les yeux. Inflammation et engorgement des parotides. Faiblesse de l'ouïe. Ulcération de la muqueuse nasale. Coloration jaunâtre de la figure. Maux de dents. Râclement de mucus dans la gorge. Envie de manger du sucre. Renvois et pyrosis. Nausées avec envie de vomir. Plénitude d'estomac. Pression et poids au bas ventre. Emission abondante et fréquente de gaz. Constipation. Inactivité du rectum. Envie fréquente d'uriner. Brûlement dans l'urètre. Règles trop hâtives. Suppression des règles. Leucorrhée. Enrouement. Maux de reins. Douleurs dans le dos. Rigidité de la nuque. Défaut d'énergie dans les bras. Tremblement des mains en écrivant. Sueur fétide des pieds. Cors douloureux au toucher.

Indications thérapeutiques. Ce médicament est utile aux personnes sensibles et facilement irritables, particulièrement, aux femmes enceintes, aux nourrices, aux femmes hystériques et aux hypocondriaques et dans les maladies caractérisées par une faiblesse extrême ou produites par des pertes débilitantes. Scrofules. Rachitisme. Engorgement des glandes. Eruptions chroniques de la peau. Panaris. Convulsions épileptiques. Facilité à s'enrhumer. Amaurose. Dureté de l'ouïe. Constipation opiniâtre. Maux d'estomac. Hémorrhoïdes sèches. Dysurie. Urétrite. Ascite. Aménorrhée et dysménorrhée chez les jeunes filles. Phtisie tuberculeuse. Parotidite et suppuration des glandes parotides. Fièvre vermineuse et gastrique. Hémoptysie. Phtisie du larynx et phtisie pulmonaire.

KALI CHLORICUM. *Histoire naturelle.*— Chlorate de potasse ; muriate oxigéné de potasse.

Effets pathogéniques. Boutons prurîteux. Froid continuel aux pieds. Rêves lascifs avec pollutions. Humeur triste, apathique avec dégoût de la vie. Tension dans le front, suivie parfois de coryza. Congestion de sang aux yeux. Saignements de nez même la nuit. Douleurs tractives, crampoïdes, tensives et tiraillantes dans les muscles et les os de la face. Gonflement des lèvres, Agacement des dents. Saignement des gencives. Gencives d'un rouge pâle. Sensation de froid à la langue. Salive acidule et abondante. Sécheresse, âpreté et grattement dans la gorge. Déglutition difficile. Goût de la bouche amer, salé. Accès de boulimie. Douleurs incisives. dans la région stomacale. Mouvements fréquents dans le ventre avec disposition à la diarrhée. Selles tardives, dures et sèches. Diarrhées douloureuses. Urines troubles. Prurit au scrotum et à l'urêtre. Oppression de poitrine. Congestion de sang à la poitrine. Battements violents du cœur. Phlyctènes et boutons pruriteux au dos des mains.

INDICATIONS THÉRAPEUTIQUES. Affections scorbutiques. Obstructions dans les viscères abdominaux et souffrances hémorroïdales. Prosopalgie. Mélancolie. Asthme. Epistaxis. Eruptions diverses. Maux de gorge.

KREOSOTUM. *Histoire Naturelle.* — Substance liquide incolore, caustique, que l'on extrait des goudrons par distillation.

EFFETS PATHOGÉNIQUES. Douleurs d'excoriation et d'ulcération ; douleurs tiraillantes et lancinantes dans les articulations. Sensation paralytique douloureuse. Secousses dans les membres, surtout la nuit en dormant. Accès de torpeur, avec pâleur et froid dans plusieurs parties du corps. Prurit violent par tout le corps, surtout vers le soir, avec sensation brûlante aux bras et aux jambes. Eruptions urticaires. Dartres farineuses et pustuleuses, sèches ou humides avec prurit violent. Forte envie de dormir, avec baillements fréquents, frissons, larmoiements, douleurs oppressives au front et lassitude. Sommeil agité avec jactation. Maux de reins, frissons intérieurs, pulsation à la tête, douleurs oppressives et brûlantes dans les yeux, agglutination des paupières. Rêves fréquents, anxieux, rêves de chute, de poursuite, d'empoisonnement, de feu, d'éruption, d'envie d'uriner. Sensation fébrile, prédominance du froid. Rougeur aux joues. Pouls petit et supprimé. Surexcitation continuelle avec entêtement et disposition à se fâcher. Perte facile des idées. Faiblesse de la mémoire. Vertiges à tomber et maux de tête comme après l'ivresse. Sensation de tension, de lourdeur et de plénitude à l'occiput et à la tête comme si tout allait sortir par le front. Chute des cheveux. Boutons miliaires sur le front. Yeux rouges et humides, ternes et abattus. Larmes brûlantes et corrosives. Dartre furfuracée aux paupières. Vue trouble comme à travers un voile. Gonflement inflammatoire de l'oreille. Tiraillements et élancements dans les oreilles, dureté de l'ouïe. Dartres humides à l'oreille. Mauvaise odeur et fétidité sous le nez, avec manque d'appétit. Saignements de nez. Eternuements fréquents, coryza fluent. Couperose. Couleur grisâtre, terreuse du visage. Sécheresse des lèvres. Boutons pustuleux au menton et à la joue. Rougeur inflammatoire des gencives. Douleurs tractives et tiraillements dans les dents. Grattement et âpreté dans la gorge. Soif ardente. Sensation d'étranglement douloureux au fond du gosier. Goût amer de la bouche. Renvois d'air et rapports aigres. Vomissements d'eau douceâtre le matin à jeun. Oppression à l'estomac et à l'épigastre qui rend la pression des vêtements insupportable. Pulsation dans la région stomacale. Douleurs lancinantes et oppressives dans la région hépatique. Douleur d'ulcération dans le ventre en respirant et pendant le mouvement. Ballonnement et tension du ventre. Plusieurs selles par jour. Douleurs tractives aiguës dans le rectum. Urine couleur marron ou trouble. Urines brûlantes corrosives. Spasmes abdominaux, flueurs blanches, irritation et inquiétude, vomissements muqueux, ballonnement de ventre avant les règles. Pendant les règles : dureté de l'ouïe, constipation et incarcération de flatuosités, bourdonnements dans la tête, maux de reins. Après les règles : pression sur les parties génitales, flueurs blanches et autres souffrances. Tiraillements et élancements dans les glandes mammaires. Toux sèche, ou continuelle, convulsive ou excitée par accumulation de mucosités dans la gorge. Expectoration jaunâtre. En toussant, émission involontaire d'urines et ébranlements dans le ventre. Maux de reins. Elancements dans les muscles. Mains raides avec peau gercée. Dartres. Douleurs de fatigue dans les hanches et les jambes.

Indications thérapeutiques. Ce médicament est indiqué contre les affections suivantes : Affections rhumatismales et arthritiques. Affections scrofuleuses. Hémorragies. Eruptions galeuses. Suppuration. Ulcères grangreneux, carcinomateux, putrides. Blessures. Excoriations. Dartres farineuses et pustuleuses. Teigne. Blepharophtalmie. Ophtalmies. Couperose. Odontalgies. Affections scorbutiques des gencives. Hémorragies nasales et buccales. Angines avec ulcération ou syphilitiques. Mal de mer. Dyspepsie. Gastralgie. Dysenterie. Pissement au lit. Nausées des femmes enceintes. Souffrances à la suite de cancer à la matrice. Dysménorrhée. Leucorrhée. Disposition à l'avortement. Catarrhes chroniques principalement chez les personnes âgées. Grippe. Souffrances phtisiques. Hémoptysie. Phtisie laryngée. Maladies du cœur. Maux de reins. Coxalgie.

LACHESIS. *Histoire naturelle.* — Sécrétion des glandes dentaires du Trigonocephalus lachesis.

Effets pathogéniques. Raideur et tension dans les muscles comme s'ils étaient trop courts. Douleurs rhumatismales dans les membres. Malaises accompagnés de danger de suffocation. Grande faiblesse du corps et de l'esprit. Accès d'évanouissement avec dyspnée, nausées, sueur froide. Accès de convulsions et d'épilepsie avec cris et mouvements des membres. Hémorragies. Peau jaune. Gale sèche, miliaire, éruption de grosses véscicules jaunes ou couleur noir-bleuâtre. Sommeil léger. Chaleur pendant la nuit, accompagnée d'agitation, maux de tête, délire, soif inextinguible, régurgitations. Fièvre typhoïde. Abattement moral et mélancolie avec oppression et grande inquiétude. Inaptitude à la fatigue et à toute occupation de corps et d'esprit. Apathie et faiblesse de la mémoire. Vertiges. Apoplexie. Congestion à la tête et aux yeux. Douleurs profondes au cerveau Dilatation des pupilles, yeux jaunes. Dureté de l'ouïe. Rougeur et excoriation du nez. Coryza. Face pâle, maladive, teint couleur de plomb, ou décoloré ou jaunâtre avec rougeur circonscrite aux pommettes. Douleurs très aiguës aux dents cariées, qui se propagent à la tête et aux oreilles. Salivation et chatouillement continuel dans la gorge. Tumeurs à la gorge, impossibilité d'avaler. Sensibilité excessive dans la région précordiale au moindre contact. Crampes et douleurs violentes à l'estomac. Douleurs au foie et à la rate. Ventre ballonné avec coliques flatulentes. Constipation opiniâtre avec déjections dures et difficiles. Hémorroïdes avec coliques. Pression à la vessie avec grande envie d'uriner. Urines troubles. Spasmes abdominaux pendant les règles. Enrouement, toux, dyspnée. Accès d'asthme. Battements violents du cœur. Tremblement des mains. Gonflement douloureux, rougeâtre ou bleuâtre des jambes et des pieds.

Indications thérapeutiques. Ce médicament déploie son action dans les affections des personnes maigres, affaiblies, d'un tempérament mélancolique ou irascible, et à coloration maladive, ainsi que sur les organes de la déglutition. Il combat victorieusement les angines, chatouillements, excoriations, déglutition difficile ou impossible, voix faible, phtisie laryngée, toux sèche. Fièvres périodiques et tierces. Rhumatismes par suite de syphilis. Faiblesse par perte d'humeurs. Epilepsie. Hystérie. Le Lachesis est un médicament qui combat les altérations qui suivent l'âge critique chez la femme, la mélancolie, le penchant au suicide, l'inaptitude au travail, l'apathie. Faiblesse de la vue, de l'ouïe, de l'odorat et du goût, Erysipèles simples et phlegmoneux. Panaris. Herpès. Angines. Disposition chronique à la constipation. Coliques. Hémorroïdes. Pleurésie. Insomnie par surexcitation nerveuse. Battements chroniques du cœur.

LEPTANDRA VIRGINICA. *Histoire naturelle.* — Plante de la tribu des véronicées, qui croît en Sibérie et dans l'Amérique septentrionale.

Effets pathogéniques. Tranchées violentes dans la partie inférieure de l'épigastre, s'accompagnant d'envie pressante d'aller à la selle. Douleurs déchirantes à l'hypocondre droit. Diarrhée. Selles couleurs plomb ou noirâtres. Langue chargée d'un enduit jaune. Nausées et vomissements. Coloration jaunâtre de la peau. Diarrhée avec évacuations aqueuses et douleurs violentes. Hémorroïdes saignantes.

Indications thérapeutiques. Ce médicament est recommandé et employé avec succès dans les cas suivants : Gastralgie excessivement douloureuse avec tranchées venant par accès, s'aggravant par les boissons froides. Hépatite et autres affections du foie avec selles très foncées, urines brun foncé, douleur dans la région du foie, avec délire. Atrophie aiguë avec grande prostration, peau sèche et chaude, extrémités froides, selles fétides, langue chargée d'un enduit épais, avec strie noire au milieu. Ictère avec douleur et pression dans la région de la vésicule biliaire. Frissonnement le long du dos et selles comme de l'argile. Hémorrhoïdes fluentes avec constipation et douleurs violentes au-dessous de l'os sacrum.

LYCOPODIUM CLAVATUM. *Histoire naturelle.* — Lycopode. Cryptogamia félices. Musc terrestre.

Effets pathogéniques. Tiraillements et élancements dans les membres avec contractions, surtout pendant la nuit. Nodosités arthritiques. Faiblesse et relâchement des membres. Amaigrissement. Manque de chaleur vitale. Grande disposition à s'enrhumer. Taches hépatiques à la peau et excoriations. Envie de dormir pendant le jour. Frissons et sueur nocturne. Mélancolie. Oppression avec disposition aux pleurs, irritabilité, fatigue d'esprit. Vertiges surtout en se baissant. Maux de tête avec compression au front et congestion. Eruptions au cuir chevelu. Douleur cuisante aux yeux, surtout le soir, avec larmoiement. Troubles de la vue. Presbyopie. Sensibilité excessive de l'ouïe. Ulcération des narines. Accès fréquent de chaleur fugace à la face. Eruptions à la face. Douleurs acides aux dents avec enflure des joues et des gencives. Mauvaise odeur de l'haleine. Bouche amère, perte de l'appétit. Renvois aigres. Pituite de l'estomac. Ballonnement de l'épigastre. Plénitude d'estomac et de ventre. Incarcération de gaz avec grande difficulté pour les expulser. Constipation chronique. Prurit et tension à l'anus. Envie pressante d'uriner. Exaltation inmodérée ou absence totale de l'appétit vénérien. Règles surabondantes et de trop longue durée. Leucorrhée. Toux nocturne avec expectoration grisâtre ou de pus ou de sang. Oppression à la poitrine. Battements de cœur pendant la digestion. Douleurs lancinantes, déchirantes, oppressives aux reins et dans le dos. Engorgement des glandes du cou et de l'épaule. Douleurs ostéoscopes nocturnes dans les bras. Gonflement rougeâtre et douleurs arthritiques dans les articulations des doigts.

Indications thérapeutiques. Ce remède opère avec succès dans les affections abdominales, surtout celles qui reconnaissent une cause psorique. Son action étant efficace sur le tissu cellulaire et dans l'épiderme, il combat avantageusement les éruptions du cuir chevelu telles que : croûtes, teigne, chute des cheveux, herpès, impétigo à la peau, furoncles, fistules, excoriation des seins, ulcères, varices, cancer de l'estomac. Constipation opiniâtre. Squirre des testicules. Affections scrofuleuses. Tumeurs diverses, spécialement l'anévrisme. Engorgement des glandes. Fièvre typhoïde. Céphalalgie rhumatismale. Otorrhée. Angine chronique. Digestion difficile. Développement exagéré de gaz dans les intestins. Troubles de la vue et de l'ouïe. Coryza aigu et chronique. Le Lycopode est fort recommandé contre la disposition à s'enrhumer. Gonflement du genou. Manque de chaleur vitale. Carie. Chorée. Colique néphrétique. Douleurs aux testicules. Epilepsie. Leucorrhée. Gravelle. Hystérie. Hépatite. Hydropisie. Vertiges. Vomissement chronique.

MERCURIUS CORROSIVUS. *Histoire naturelle.* — Sublimé corrosif. Deuto-chlorure de mercure.

Effets pathogéniques. Tiraillements dans le périoste de tous les membres. Douleurs violentes dans tous les membres. Raideur paralytique des extrémités. Tremblement des membres. Grande agitation avec anxiété, inquiétude et jactation continuelle. Douleurs estéoscopes dans les membres et dans la tête. Peau sèche chaude, brûlante et mordicante. Taches par tout le corps, comme scorbutiques, éruptions scabiéiformes, dartres et furoncles. Insomnie continuelle. Sommeil trop léger. Rêves effrayants. Extrémités froides. Tremblement de froid avec claquement des dents. Peau et extrémités froides. Frisson à la tête Fièvre avec céphalalgie. Etat de stupeur. Conjonctive rouge et injectée. Regard qui exprime l'exaltation et la douleur. Pupilles insensibles à la lumière. Bruissement comme de l'eau courante dans les oreilles. Tuméfaction de la partie inférieure de la face. Lèvres très gonflées et proéminentes comme chez les singes. Dents agacées et branlantes. Inflammation et tuméfaction des gencives. Inflammation de la cavité buccale avec odeur fétide de la bouche, parole difficile, gonflements spongieux du palais. Sensation de constriction et de resserrement du pharynx, dysphagie. Déglutition impossible. Vomissements abondants, continuels, surtout la nuit. Pincements douloureux dans l'estomac. Ventre excessivement douloureux au toucher. Evacuations muqueuses et bilieuses abondantes. Diarrhée. Dysenterie. Suppression des urines. Elancements dans les testicules. Suppression des règles. Leucorrhée blanc jaunâtre d'une odeur douceâtre et nauséabonde. Hymoptésie. Elancements pleurétiques. Battements irréguliers du cœur, ondulatoires et tremblotants. Crampes dans les mains et les doigts. Jambes engourdies. Froid glacial des pieds.

Indications thérapeutiques. Maladies vénériennes et syphilitiques sous toutes les formes qu'elles peuvent revêtir. Gonorrhée aiguë et chronique. Dartres et affections entassées. Stomatite. Glossite. Phthisie intestinale. Carie des os. Ulcères phagédéniques et gangréneux. Squirre et cancer.

MERCURIUS SOLUBILIS. *Histoire naturelle.* — Métal liquide très brillant, de couleur blanche tirant sur le bleu, sans odeur ni saveur. Il se solidifie à 39 degrés au-dessous de zéro.

Effets pathogéniques. Douleurs déchirantes aux membres, surtout la nuit ; à la chaleur du lit, ces douleurs deviennent insupportables. Douleurs arthritiques dans les articulations. Douleurs rhumatismales avec sueur abondante, mais qui ne soulage pas. Grande faiblesse dans tout le corps. Chute rapide des forces. Surexcitabilité de tous les organes. Amaigrissement et atrophie de tout le corps. Coloration jaune de la peau.

Engorgement, inflammation et ulcération des glandes. Eruptions miliaires pustuleuses. Eruptions qui ressemblent à la gale et qui saignent avec facilité. Herpès secs, farineux, avec vive démangeaison. Ulcères phagédéniques et gangréneux. Grande disposition au sommeil, agitation et inquiétude. Accès de fièvre pendant la nuit. Douleur en touchant les cheveux. Croûtes dans le cuir chevelu. Douleurs oppressives aux yeux, rougeur et inflammation de la conjonctive. Larmoiement abondant. Troubles de la vue. Douleurs déchirantes, lancinantes dans les oreilles avec sensation de froid qui augmente même par la chaleur du lit. Otorrhée purulente. Dureté de l'ouïe avec bourdonnement. Epistaxis fréquents et abondants. Gonflement de la face. Douleurs déchirantes dans les os et dans les muscles. Immobilité et resserrement des mâchoires. Douleurs dans les dents, Déchaussement des dents. Ulcération des gencives. Odeur fétide et cadavérique de la bouche. Gonflement et ulcération de la muqueuse buccale. Ecoulement de salive excessivement fétide et sanguinolente. Langue chargée de mucosités blanches et épaisses ; inflammation, gonflement et ulcération de la langue, quelquefois avec perte de la parole. Douleurs lancinantes, gonflement inflammatoire de l'arrière-bouche, de la gorge et des amygdales, avec impossibilité d'avaler. Soif ardente et inextinguible. Manque d'appétit. Nausées et vomissements. Sensibilité excessivement douloureuse de l'estomac, du ventre et de la région hépatique. Engorgement et inflammation des glandes inguinales. Envie fréquente d'aller à la selle, mais sans résultat. Evacuation de matières corrosives et brûlantes, de mucus, de sang, d'ascarides et de lombrics. Urines fétides et troubles ou sanguinolentes. Pustules et ulcères phagédéniques de couleur lardacée à bords élevés au gland et au prépuce. Douleurs et tiraillements aux testicules et au cordon spermatique. Toux sèche avec expectoration de sang pur. Enrouement. Accès de suffocation pendant la nuit. Douleur d'excoriation et d'ulcération dans la poitrine. Contraction crampoïde des mains et des doigts. Douleurs vives et lancinantes dans l'articulation coxo-fémurale. Œdème des cuisses et des jambes avec contractions et crampes aux mollets.

Indications thérapeutiques. Ce remède possède une grande affinité pour les glandes et le système lymphatique. Il est indiqué de préférence dans les affections syphilitiques, ulcères vénériens, bubons, phymosis et paraphymosis ; syphilis confirmée constitutionnelle et tous les effets qui suivent cette infection ; douleurs rhumatismales, exostose, carie, excroissances condylomateuses, ulcères ou aphtes de la bouche. Dans les autres affections qui reconnaissent pour cause la syphilis, telles que dysenterie, fièvres subaiguës, obstructions viscérales, squirre et cancer. Affections des sujets à tempérament lymphatique et de faible constitution. Engorgement et inflammation des glandes. Erysipèle simple et phlegmonneux. Ulcérations et suppurations. Ictère. Fièvres inflammatoires avec disposition à transpirer abondamment. Céphalalgie rhumatismale. Teigne. Ophtalmie syphilitique Erysipèle du nez. Stomacace. Aphte des enfants. Glossite. Hépatite. Coliques avec diarrhée. Dysenterie, Hématemèse. Bubons scrofuleux. Asthme. Bégaiement. Chorée. Enrouement. Stérilité. Sueurs aux pieds. Tumeurs aux seins. Coxalgie. Aliénation mentale. Ulcères aux oreilles. Hydrocéphalie. Hydrocèle. Coxalgie spontanée. Angine catarrhale.

NATRUM MURIATICUM. *Histoire naturelle.* — Muriate de soude. Ce sel existe en nature dans divers endroits et sous diverses combinaisons.

Effets pathogéniques. Paralysie. Suites fâcheuses aux contrariétés. Sommeil agité. Sueur abondante. Faiblesse de la mémoire. Douleurs de tête. Chute des cheveux. Inflammation des yeux. Larmoiement. Ecoulements par les oreilles. Dureté de l'ouïe. Coryza sec. Aridité du nez. Eruption herpétique autour de la bouche. Engorgement fréquent des glandes sous-maxillaires. Déglutition difficile, soif continuelle. Perte de l'appétit. Pyrosis. Afflux d'eau à la bouche. Crampes d'estomac. Douleurs dans la région hépatique. Ballonnement du ventre. Hémorroïdes à l'anus. Emission involontaire des urines, suppression des règles. Prurit aux parties génitales. Toux en se couchant. Paralysie aux reins. Douleur de luxation aux hanches. Faiblesse paralytique aux jambes et aux pieds.

Indications thérapeutiques. C'est un grand remède contre les fièvres intermittentes rebelles aux autres médicaments. Utile contre la mélancolie et dans l'hypocondrie, Migraine. Ophtalmie chronique. Ambliopie amaurotique. Coryza. Dyspepsie. Constipation chronique. Priapisme. Impuissance. Stérilité avec règles trop hâtives et trop abondantes. Goitre. Splénite. Fièvres nerveuses Gonorrhée. Toux. Ulcères à la bouche. Vomissements des femmes enceintes. Crampes d'estomac. Incontinence d'urine. Vertiges. Gonflement du genou.

NITRI ACIDUM. *Histoire naturelle.* — Acide nitrique. Liquide blanc, transparent, très acide, répandant des vapeurs blanches et d'odeur très forte. Il oxyde quelques métaux et oxygène les huiles et les corps gras.

Effets pathogéniques. Grande faiblesse et lassitude générale. Amaigrissement excessif. Facilité à s'enrhumer. Eruptions urticaires. Verrues. Sommeil incomplet et agité en s'éveillant fréquemment en sursaut. Froid continuel. Sueur fétide pendant la nuit. Tristesse. Inquiétude avec peur de la mort. Surexcitabilité. Vertiges. Congestion à la tête. Douleurs ostéoscopes au crâne. Inflammation des yeux. Taches de la cornée. Dureté de l'ouïe. Eruption pustuleuse dans la bouche. Déchaussement des dents. Salivation. Inflammation et douleur d'excoriation à la gorge. Sueurs après les repas. Plénitude d'estomac et du ventre. Nausées et forte envie de vomir. Douleurs incisives dans le ventre. Engorgement et suppuration des glandes inguinales. Accumulation de flatulosités dans le ventre. Selles dures. Déjections diarrhéïques. Prurit à l'anus. Engorgement considérable des hémorroïdes. Incontinence d'urine. Ulcères. Condylomes. Suppression des règles. Toux sèche le soir. Respiration sifflante. Engorgement des glandes du cou et des aisselles. Engelures aux mains et aux pieds. Froid aux jambes. Crampes dans les mollets. Sueur des pieds.

Indications thérapeutiques. Ce remède convient dans les affections des sujets de faible constitution lymphatique, disposés à la diarrhée, aux rhumes de cerveau, aux flueurs blanches et autres flux muqueux. C'est un remède vanté par Hahnemann pour détruire les effets de l'abus du mercure, l'ulcération des glandes, des amygdales, l'angine syphilitique, l'ophtalmie chronique, la diarrhée muqueuse, l'orchite. Diarrhée chronique. Ulcères de la peau. Condylomes. Ecoulement de pus. Dureté de l'ouïe. Odeur fétide du nez et de l'haleine. Dysenterie. Hémorroïdes. Incontinence d'urine. Engorgement, suppuration et ulcération des glandes. Suppression des règles.

NUX VOMICA. *Histoire naturelle.* — Noix vomique. Pentandria monogynea. Strychnea. Arbre de grande dimension, naturel dans les Indes, Malabar, Madagascar, Cochinchine, qui produit des fruits de la grosseur d'une pomme.

Effets pathogéniques. Douleurs lancinantes, contuses dans les membres et dans les articulations. Rigidité, torpeur, pesanteur, faiblesse et paralysie des membres. Accès de convulsions avec renversement de la tête en arrière. Tremblement des membres. Pâleur de la face. Surexcitation de tout le système nerveux avec impressionabilité excessive de tous les organes. Amaigrissement du corps. Ictère. Grande envie de dormir le jour et insomnie la nuit. Pendant le sommeil, sursauts fréquents avec peur, gémissements, plaintes, pleurs. Rêves continuels, fantastiques, terribles ou voluptueux. Frissons, peur. Mains, pieds, face et ongles froids et de couleur bleuâtre. Mélancolie avec grande inquiétude, besoin continuel de parler de sa maladie. Facilité extraordinaire à se décourager. Vertiges avec sensation de tournoiement et de vacillation du cerveau, même en marchant à l'air libre. Congestion de sang à la tête. Poids, pression à la tête, comme si le front devait éclater. Sensibilité excessive des yeux à la lumière du jour. Douleurs, bourdonnement et tintement dans les oreilles. Obstruction du nez avec prurit dans les narines et écoulement de mucosités. Coryza sec avec chaleur et lourdeur au front. Douleurs déchirantes à la face. Tuméfaction de la face. Douleurs aux dents et aux mâchoires. Difficulté de parler. Baillement et excoriation dans la gorge. Douleur dans l'acte d'avaler. Gonflement de la luette. Goût putride et amer de la bouche. Soif et aversion pour toutes les boissons. Vomissements et douleurs crampoïdes à l'estomac. Pyrosis. Pression, tension, plénitude et ballonnement du ventre, borborygmes et coliques flatulentes. Envie fréquente et pénible d'aller à la selle avec sortie de matières muqueuses et sanguinolentes. Douleurs pénibles à la vessie. Emission fréquente d'urines aqueuses. Douleur au col de la vessie. Désirs vénériens exaltés avec érections et pollutions fréquentes. Chaleur cuisante à la matrice. Pendant les règles, coliques spasmodiques, nausées et accès d'évanouissement le matin. Faiblesse catarrhale douloureuse avec âpreté et constriction du larynx et de la poitrine. Respiration lente et difficile. Battements violents de cœur. Douleurs contuses aux reins et dans le dos. Contraction crampoïde des mains et des doigts. Rigidité et tension des muscles.

Indications thérapeutiques. Ce médicament attaque principalement les voies digestives et tous les organes qui y ont rapport : il est partant indiqué dans les affections qui atteignent ces parties. C'est un remède excellent pour les gens de lettres et pour ceux qui sont obligés de mener une vie sédentaire. Les personnes adonnées aux boissons alcooliques, sujet aux excès de able, à l'abus du café, celles qui sont de caractère facile à s'emporter, aptes à s'enrhumer, peuvent tirer les plus grandes avantages de ce médicament. La noix vomique est en outre indiquée dans les affections suivantes : Atrophie. Cardialgie. Delirium tremens. Fièvres gastriques, bilieuses, nerveuses, intermittentes, rhumatismales, vermineuses. Gastricisme. Hémorroïdes. Hépatite. Hernie étranglée. Ictère. Ophtalmie.

Otite. Orchite. Toux convulse. Manie. Angine. Asthme. Cachexie. Cancer des lèvres. Céphalalgie. Relâchement du rectum. Contraction de l'utérus. Névralgies. Ulcères à la langue. Apoplexie. Dysurie. Dysenterie. Herpès syphilitique des lèvres. Avortement. Colique. Douleurs qui restent après l'accouchement. Hypocondrie. Métrorragie. Paralysie. Vomissement des femmes enceintes. Hémorroïdes.

OPIUM. *Histoire naturelle.* — Polyandria monogynea. Papaveracée. Plante annuelle indigène de l'Asie Mineure et du Caucase ; elle est cultivée en Europe et fleurit en juin et juillet.

Effets pathogéniques. Accès de convulsions. Tétanos. Renversement du corps. Somnolence comateuse avec ronflement. Envie excessive de dormir avec impossibilité absolue de s'endormir. Pouls généralement plein, lent. Fièvre avec sommeil lourd. Congestion à la tête. Yeux enflammés, mis-clos et convulsifs. Dilatation des pupilles. Gonflement et coloration excessive du visage. Relâchement de tous les muscles de la face. Dureté du ventre. Constipation prolongée. Rétention d'urine. Exaltation de l'appétit vénérien avec érections et pollutions fréquentes. Enrouement pénible. Difficulté de la respiration avec suffocation accompagnée de grande angoisse. Accès de suffocation. Constriction à la poitrine. Etirements et mouvements convulsifs dans les bras. Temblement des bras et des mains. Mouvements convulsits des jambes.

Indications thérapeutiques. Ce remède est excellent pour activer la réaction vitale insuffisante à sentir la réaction des remèdes. Il est indiqué dans les suites d'émotions vives, de peur, d'abus de vin ou liqueurs alcooliques. Somnolence. Léthargie. Delirium tremens. Constipation opiniâtre. Convulsions. Tétanos. Trismus. Catalepsie. Paralysie tétanique. Paralysie des articulations. Fièvres typhoïdes, intermittentes. Marasme. Extase Epilepsie. Pollutions. Asthme spasmodique. Cancer des lèvres. Toux convulsive. Gangrène. Hernie étranglée. Hydrocéphalie. Manie. Vertiges. Céphalalgie congestive avec vertiges. Apoplexie. Coliques saturnine. Menostasie. Encéphalite. Cataracte. Métrite. Asphyxie. Affections des personnes âgées, des buveurs. Tympanite. Suppression des douleurs d'enfantement.

OXALIS ACIDUM. *Histoire naturelle.* — Acide oxalique.

Effets pathogéniques. Lassitude, faiblesse et engourdissement des membres. Amaigrissement avec battements de cœur. Tremblement, convulsion et paralysie du côté gauche. Douleurs par paroxysmes. Peau sensible en se rasant. Prurit à la nuque. Peau marbrée. Eruptions verruqueuses avec prurit et rougeur; exfoliation de la peau des ongles. Jaunisse. Emphysème général de la peau. Horripilations montant de bas en haut, frissonnement avec éternuements. Chaleur à chaque effort. Pouls rare, inégal, faible. Excitation, vivacité, gaieté. Douleurs dans l'occiput. Stupeur, méditation difficile et lente. Répugnance pour la conversation. Vertiges. Apoplexie. Brûlement au front. Mal de tête. Mucosités abondantes dans la bouche, douleur, beaucoup de salive. Langue chargée de blanc, rouge, gonflée, sensible, sèche, brûlante. Ulcères et aphtes dans la bouche. Brûlement dans l'estomac et la gorge. Sensation de vide dans l'estomac. Douleurs d'estomac et réveil la nuit, gastrite. Douleurs persistantes dans l'hypocondre gauche. Douleur entre le nombril et le creux de l'estomac. Envie d'aller à la selle et tenesme. Borborygmes et gargouillements dans le ventre. Ballonnements du ventre et fortes douleurs au toucher. Diarrhée. Diarrhée avec vomissements et fortes tranchées à l'épigastre. Douleurs dans la région des reins. Envie fréquente d'uriner. Urines abondantes. Gravelle et calculs urinaires. Sensation de gonflement, d'écorchure, contraction et chatouillement du larynx. Toux sèche. Mucosités dans la gorge et dans le nez. Dyspnée avec oppression. Douleurs de poitrine. Palpitation de cœur surtout la nuit après s'être couché. Contraction du genou et des orteils du pied droit. Douleurs au dos, dans la région lombaire. Torpeur, picotement, froid et manque de force au dos.

Indications thérapeutiques. Ce remède est administré avec succès dans les affections suivantes : Paralysie. Rhumatisme articulaire. Jaunisse. Emphysème. Douleurs violentes dans les cancers. Fièvres typhoïdes. Manie. Apoplexie. Vertiges. Lippitude. Aphtes de la bouche. Angines. Pyrosis. Vomissements des femmes enceintes. Gastrites. Cancer de l'estomac. Coliques. Entérite. Diarrhées. Dysenteries. Choléra. Gravelle et calculs urinaires. Laryngite. Catarrhe bronchique. Toux muqueuse. Pneumonies. Affections du cœur. Marasme dorsal.

PETROLEUM. *Histoire naturelle.* — Huile minérale. Cette substance sort de la pierre en traversant les fissures elle se rencontre plus fréquemment en Asie et en Europe.

Effets pathogéniques. Grande faiblesse au moindre effort. Nausées et répugnance pour le grand air. Sommeil incomplet et agité. Chaleur nocturne. Disposition à la peur. Fièvre. Absence de mémoire. Vertiges fréquents. Douleurs lancinantes et oppressives au crâne. Eruption à la tête et à la nuque. Vue voilée. Surdité et bourdonnement dans les oreilles. Chaleur à la face. Haleine fétide. Goût putride et muqueux. Pesanteur et pression dans l'estomac. Pituite. Borborygmes. Evacuations alvines fréquentes pendant le jour. Diarrhée. Prurit. Excoriation et sueur fétide au scrotum et aux cuisses. Toux sèche la nuit. Maux de reins. Douleurs dans le dos. Crevasses sanguinolentes aux mains et aux doigts.

Indications thérapeutiques. Cette substance attaque de préférence le tissu cellulaire et l'épiderme, comme l'attestent les guérisons d'éruptions pustuleuses, fendillements des mains, des pieds, engelures et furoncles. Remède excellent contre les affections suivantes: Scrofules. Rachitisme. Atrophie. Incontinence d'urine. Impuissance. Leucorrhée. Catarrhe chronique. Diarrhée. Herpès. Dureté de l'ouïe. Crampes de l'estomac. Hémorroïdes. Kystes. Ulcères aux pieds. Teigne. Epilepsie. Gonorrhée. Mélancolie. Phtisie. Rétrécissement de l'urètre. Calculs urinaires. Mal de mer. Affections abdominales. Carie. Glossite. Coxalgie spontanée. Ophtalmies scrofuleuses.

PHOSPHORUS. *Histoire naturelle.* — Phosphore. Cette substance ne se trouve jamais à l'état primitif. Quand elle est parfaitement pure, elle est transparente, de couleur blanche un peu jaunâtre, solide, cristallisable, inflammable, insoluble dans l'eau et soluble dans l'éther et dans l'alcool.

Effets pathogéniques. Echauffement du sang et congestion. Hémorragies par divers organes. Douleurs contusives dans les articulations. Faiblesse nerveuse. Paralysie. Impossibilité de rester exposé à l'air froid. Douleurs dans les membres à tout changement atmosphérique. Envie de dormir pendant le jour. Rêves pénibles. Cauchemars. Sueurs profuses le matin. Caractère irascible, impétueux et violent. Répulsion pour le travail. Etat de clairvoyance. Accès de vertiges. Congestion à la tête. Chute des cheveux. Inflammation des yeux. Larmoiement. Cécité instantanée pendant le jour. Battements et pulsations dans les oreilles. Sécheresse pénible du nez. Face pâle, sale, terreuse avec yeux enfoncés et cernés. Gonflement de la face avec tension de la peau. Odontalgie. Ulcération des gencives. Sécheresse de la langue et de la gorge. Ràclement de mucosités dans la gorge. Renvois après le repas. Pyrosis, Vomissement de bile. Plénitude d'estomac avec sensation de brûlure, douleurs et pression au creux de l'estomac. Ballonnement du ventre après le repas. Coliques spasmodiques avec borborygmes. Diarrhée de longue durée avec évacuations sanguinolentes. Très grande exaltation de l'appétit vénérien avec pollutions nocturnes fréquentes. Règles trop hâtives et trop abondantes. Aphonie. Toux provoquée par un chatouillement dans la poitrine. Respiration difficile. Tension et poids à la poitrine. Douleurs lancinantes dans la poitrine, surtout du côté gauche. Battements de cœur. Douleurs déchirantes dans les genoux. Gonflement des pieds.

INDICATIONS THÉRAPEUTIQUES. Ce médicament possède la propriété de combattre les effets produits par des pertes débilitantes : hémorragies, saignées, diarrhées, sueurs profuses, pollutions. Faiblesse physique nerveuse. Diarrhée chronique. Affaiblissement de la vue et de l'ouïe. Le phosphore combat énergiquement le rhumatisme et l'arthrite, généraux ou partiel. Abcès lymphatiques. Hémorragies et congestions sanguines. Furoncles. Fièvres étiques. Vertiges congestifs. Céphalalgies rhumatismales, nerveuses et hystériques. Ophtalmie scrofuleuse. Amaurose. Affections gastriques. Choléra. Cholérine. Diarrhées chroniques et colliquatives. Dysménorrhée. Laryngite chronique. Angine membraneuse. Asthme. Maux de reins. Danse de Saint-Guy. Herpès. Ascite. Phtisie. Enrouement. Vomissement chronique. Chute des cheveux. Dentition difficile. Sciatique. Varices. Hémorroïdes. Tétanos. Abcès et endurcissement des seins. Polype du nez. Teigne. Squirre. Hypocondrie. Rachitisme. Tumeur au visage. Coxalgie spontanée.

PHYTOLACCA. *Histoire naturelle.* — Genre de plante de la famille des phytolaccacées. Phytolacca decandra.

EFFETS PATHOGÉNIQUES. Douleurs ayant un caractère névralgique et s'aggravant par le mouvement et la pression. Quelques symptômes, surtout ceux de la tête, s'améliorent après le déjeûner ; quelques souffrances abdominales disparaissent pendant la nuit ; les douleurs de tête s'aggravent après le repas de midi ; celles de la poitrine après minuit ; celle de la bouche, de la gorge et de l'estomac, ainsi que les symptômes des yeux et des paupières, le matin. Indifférence complète pour la vie. Eruption de petites taches, comme des lentilles sur la poitrine. Sensation d'excoriation au fond du cerveau. Douleurs dans toute la tête ; douleur sourde, continuelle dans le sinciput après le repas de midi. Affection catarrhale de la tête. Douleurs oppressives dans les tempes et au-dessus des yeux. Brûlement et cuisson dans les yeux avec larmoiements abondants. Sensation de sable dans les yeux et agglutination nocturne des paupières. Gonflement bleu rougeâtre des paupières. Photophobie. Presbytie. Douleurs dans les oreilles, surtout du côté droit. Coryza fluent. Ecoulement muqueux d'une narine, l'autre restant bouchée. Pâleur de la face. Eruption au côté gauche de la lèvre supérieure. Envie irrésistible de serrer les dents. Petits ulcères à l'intérieur des joues ; sensibilité, chaleur du palais et de la langue ; gonflement du voile du palais ; accumulation dans la bouche d'une salive jaunâtre d'un goût métallique. Endolorissement général des parties de l'arrière-gorge. Appétit morbide ; faim même après le repas. Vomissements sans douleur dans l'estomac. Douleur pénétrante dans l'hypocondre droit, ne permettant pas de rester couché sur ce côté. Douleurs névralgiques dans la région iliaque et inguinale du côté gauche. Tranchée toute la journée et expulsion de gaz fétides. Selles dures. Constipation chronique. Envies pressantes d'uriner. Douleurs dans la région des reins et sensation désagréable le long des uréthères. Sédiments calcaires dans les urines. Sensation roulante dans la prostate. Metrorrhagie. Flueurs blanches. Inflammation, gonflement et suppuration des mamelles. Douleurs dans le côté droit de la poitrine, jusqu'au dos, et qui se manifeste en respirant profondément. Sensibilité des muscles de la poitrine. Toux bronchique sèche. Haleine courte. Secousse douloureuse dans la région du cœur. Sensation de pression et de douleur sur les deux omoplates. Sensation de tension oppressive dans les deux parotides. Endolorissement des muscles. Faiblesse et douleur dans les os des bras. Douleurs lancinantes et névralgiques dans les doigts. Sciatique. Douleurs névralgiques dans les cuisses et dans l'aine gauche. Douleurs rhumatismales aux genoux et aux pieds. Pieds froids avec augmentation de la circulation capillaire à la tête et à la face.

Indications thérapeutiques. Rhumatisme chronique, aggravé pendant le mauvais temps. Rhumatisme syphilitique du périoste, avec glandes cervicales et axillaires enflées et aggravation nocturne. Opisthotonos. Tétanos. Trismus. Syphilis congéniale, avec affections de la gorge, ulcères aux parties génitales, douleurs violentes dans les bras et les jambes, avec gonflement œdémateux, taches d'un rouge pâle aux extrémités, à la face et au cou. Ophtalmie syphilitique, avec enflure rouge bleuâtre des paupières surtout à gauche, granulations et douleur autour de l'orbite. Parotidite, avec formation d'abcès et fistules. Catharrhe nasal, avec obturation d'une narine, écoulement de l'autre. Angine granuleuse, avec sécheresse, sensation d'une boule ardente dans la gorge en avalant, étranglement et incapacité d'avaler des liquides chauds. Angine couenneuse avec grande prostration, impossibilité de rester debout ou de se redresser dans le lit et violentes douleurs dans la tête, le dos et les membres. Constipation chronique avec douleurs passant comme des coups le long du périnée jusqu'au milieu de la verge. Dysménorrhée très douloureuses chez des femmes manifestement stériles. Ménorrhagie avec augmentation simultanée des larmes, de la salive, de la bile et des urines. Gonflement douloureux des mamelles, empêchant le lait de sortir. Abcès dans les mamelles avec fistules, ulcères d'un mauvais aspect et sécrétion d'un pus sanieux. Excoriation très douloureuse des mamelons. Anciennes cicatrices aux mamelles empêchant le lait de bien sortir. Sciatique avec douleurs oppressives, lancinantes et tiraillantes au côté extérieur de la cuisse et aggravées vers la nuit par le mouvement et la pression extérieure.

PULSATILLA NIGRICANS. *Histoire naturelle.*— Pulsatille noire. Anémone des prés. Plante spontanée qui croît dans diverses parties de l'Europe et fleurit dans les mois de mars et d'avril.

Effets pathogéniques. Douleurs vives dans les muscles venant par accès avec frissons, difficulté de respirer et pâleur de la face. Aggravation des symptômes tous les deux jours surtout le soir. Somnolence comateuse avec agitation et rêves fantastiques. Grande affluence d'idées qui empêche de dormir. Baillements fréquents. Froid, frissons dans tout le corps. Accès de fièvre avec douleurs de tête, oppression douloureuse à la poitrine, toux humide, goût amer et fade dans la bouche. Mélancolie, pleurs, grande inquiétude. Peur le soir et la nuit, hallucinations. Attaques d'hypocondrie. Caractère insociable et grande impressionnabilité. Fatigue de tête par des travaux intellectuels. Sensation de vide dans la tête. Douleurs oppressives dans les yeux avec trouble de la vue. Douleurs aiguës dans les oreilles avec tuméfaction, inflammation, chaleur et rougeur érysipélateuse de l'oreille et du conduit auditif. Ulcération des narines. Ecoulement de pus fétide, verdâtre ou jaunâtre, par le nez. Hémorragie nasale. Obstruction du nez et coryza sec. Peau pâle. Douleurs aiguës et lancinantes dans les dents. Langue chargée d'un enduit blanchâtre. Excoriation et gonflement de la gorge. Inappétence et aversion pour la nourriture. Renvois après le repas, nausées et envies de vomir insupportables. Vomissements de matières verdâtres muqueuses, bilieuses et amères. Sensibilité douloureuse de la région épigastrique. Douleurs oppressives, crampoïdes dans l'estomac et région précordiale. Douleurs oppressives dans le ventre avec borborygmes. Diarrhée avec coliques. Hémorroïdes sèches. Ténesme de la vessie et envies fréquentes d'uriner. Ecoulement de l'urètre. Tuméfaction inflammatoire des testicules et du cordon spermatique avec douleurs oppressives et déchirantes jusque dans le ventre. Priapisme avec érections fréquentes et pollutions. Sang noir dans les règles. Flueurs blanches très épaisses. Accès de constriction du larynx. Toux secouante, parfois accompagnée de vomissement. Toux avec expectoration de mucosités blanchâtres, jaunâtres ou striées de sang noir. Respiration difficile, courte avec dyspnée et suffocation. Accès fréquents de battements violents du cœur. Maux de reins et douleurs dans le dos. Douleurs rhumatismales à la nuque et au cou. Douleurs dans les articulations. Gonflement du genou. Varices aux jambes.

Indications thérapeutiques. Cette substance peut être considérée comme le médicament des maladies qui affectent les femmes ou les personnes à caractère doux, de couleur pâle, cheveux blonds, yeux bleus. Ce médicament possède une grande affinité avec l'utérus et parmi les maladies les plus intéressantes auxquelles il s'adresse nous pouvons citer les suivantes : Suppression ou irrégularité des menstrues avec souffrances spécialement dans l'âge de la puberté ou dans l'âge critique. Dérangements pendant la grossesse. Convulsions. Hystérie. Contraction de la matrice. Céphalalgie. Vomissement. Avortement. Métrorrhagie. Tumeurs des seins. Manque de lait chez la nourrice. Dureté de l'ouïe. Affaiblissement de la vue. Enrouement. Toux convulsive. Amaurose. Péritonite puerpérale. Fièvre puerpérale. Douleurs spasmodiques pendant l'accouchement. Manque des douleurs dans l'accouchement. Adhérence du placenta. Métastase du lait. Gastricisme. Indigestion. Ictère. Gonorrhée supprimée ou secondaire. Vomissement de sang noir. Crachement de sang. Affections qui s'aggravent généralement le soir et la nuit. Otite aiguë et chronique, ulcères dans les oreilles. Otorrhée purulente. Inflammation du scrotum et des testicules. Inflammation du foie. Spasmes à l'abdomen. Coliques utérines. Endurcissement de la prostate. Rhumatisme articulaire. Zona. Scarlatine. Fièvres inflammatoires avec affections gastriques, muqueuses et bilieuses. Fièvres nerveuses. Affections morales ayant pour cause la suppression des menstrues. Inflammation des yeux et des paupières. Ophtalmie par suite de gonorrhée supprimée. Disposition à s'enrhumer.

Douleurs rhumatismales aux dents et catarrhales à la gorge. Refroidissement de l'estomac, crampes et gastralgie. Affections des voies urinaires avec difficulté d'uriner ou émission de sang avec les urines. Catarrhe de la vessie. Ecoulements muqueux. Métrorrhagie dans l'âge critique. Flueurs blanches. Diarrhée muqueuse. Dysenterie. Gonflement inflammatoire du cou-de-pied. Goutte. Hydropisie des testicules. Ascite. Anasarque. Paralysie du col de la vessie. Varices. Angines catarrhales. Atrophie. Cachexie. Ophtalmies avec sécrétion abondante. Epistaxis. Affections asthmatiques. Vertiges. Affections du cœur. Pneumonie. Phtisie. Syphilis. Aliénation mentale. Mélancolie.

RHUS TOXICODENDRON. *Histoire naturelle.* — Pentandria triginea. Ordre des thérébinthacés. Croît dans l'Amérique du Nord. Fleurit en juin et juillet.

EFFETS PATHOGÉNIQUES. Rigidité paralytique dans les membres avec fourmillement dans les parties atteintes. Gonflement dans les articulations. Douleurs oppressives, ou sensation analogue à celle que l'on éprouverait si la chair s'était détachée des os. Eruption de vésicules, de croûtes avec prurit. Sommeil agité avec rêves pénibles, cauchemars. Fièvre tierce. Tristesse. Abattement moral, surtout le soir, avec envie de pleurer. Douleurs de tête thérébrantes. Fourmillements douloureux au crâne. Inflammation des yeux et des paupières avec rougeur et agglutination pendant la nuit. Engorgement et inflammation des parotides. Saignement du nez pendant la nuit. Inflammation érysipélateuse à la face. Odontalgie avec difficulté d'avaler ou douleurs et resserrement de la gorge et de l'œsophage. Manque total de l'appétit avec grand dégoût pour tous les aliments. Ténesme. Déjections diarrhéiques sanguinolentes. Besoin pressant d'uriner. Douleurs lancinantes aux deux cotés de la poitrine. Douleurs de meurtrissure aux reins et à la nuque. Froid, paralysie et insensibilité des bras. Gonflement inflammatoire du cou-de-pied.

INDICATIONS THÉRAPEUTIQUES. L'action de cette substance se manifeste sur les articulations; elle combat donc toutes les inflammations articulaires, les luxations, et cette tendance à la cessation de l'activité organique qui se termine par la paralysie. L'expérience a démontré que ce médicament agit d'une façon salutaire dans les affections suivantes : Erysipèle. Eruptions urticaires. Zona. Croûtes de lait. Luxations, commotions et autres lésions mécaniques, spécialement avec souffrances des articulations et des membranes synoviales. Fièvre typhoïde.

Inflammations catharrales Exostose. Fièvre nerveuse, gastrique et puerpérale. Ophtalmie scrofuleuse. Grippe. Atrophie. Cardialgie. Epistaxis. Hydropisie. Hypocondrie. Rhumatisme. Goutte. Angine. Dysenterie. Hernie étranglée. Orchite Gonite. Coxalgie. Luxation spontanée. Paralysie. Fétidité de l'haleine. Ulcères de la bouche. Ozène. Parotidite. Sciatique. Inflammation érysipélateuse des pieds.

RUMEX PATIENTIA. *Histoire naturelle.* — Patience officinelle. Plante vivace à racine longue, pivotante, épaisse, brunâtre, qui atteint la hauteur de 1 mètre 50, cultivée dans les jardins.

Effets pathogéniques. Prurit à divers endroits. Eruptions, vésicules au nez et au cou. Ulcères aux jambes. Erysipèle avec chaleur fugace. Arrêt de pensées et grande indifférence avec abattement corporel, répugnance pour la méditation. Accumulation abondante de mucosités dans les fosses nasales et la gorge. Ecorchure et sensation analogue à celle que donnerait la présénce d'un corps étrangers dans la gorge. Plénitude de l'estomac. Tumeur à l'estomac. Vomissement de sang noir. Nausées. Douleurs dans la région ombilicale. Douleurs dans l'estomac en toussant. Douleur lancinante dans le cartilage tyroïde et les parties voisines de l'épigastre et de la poitrine. Gastrite. Douleurs lancinantes dans le ventre et à l'anus. Tumeurs à l'anus. Ulcères aux lèvres. Engorgements, induration et ulcération des seins. Douleurs de poitrine comme si les poumons étaient à vif. Douleur invétérée dans le poumon gauche.

Indications thérapeutiques. Ce médicament est efficace contre les affections suivantes : Eruptions croûteuses. Affections cancéreuses. Ulcères aux jambes. Dyspepsies. Gastrites. Cancer de l'estomac, des lèvres et des seins. Diarrhées. Catarrhes bronchiques. Douleurs et affections de poitrine. Tumeur du rectum. Tumeur à la matrice.

RUTA GRAVEOLENS. *Histoire naturelle.* — Rue fétide, rue des jardins. Plante de la famille des rutacées, qui se trouve dans les contrées méridionales d'Europe.

Effets pathogéniques. Douleurs de brisement, comme à la suite d'une contusion, d'une chute ou d'une meurtrissure dans les membres, les articulations ou les os. Déchirements et tractions oppressives, crampoïdes dans les membres avec lassitude, faiblesse et pesanteur. Marche chancelante par faiblesse des cuisses. Prurit rongeant à la peau. Inflammations érysipélateuses. Excoriations chez les enfants. Ulcères enflammés. Anasarque. Verrues. Sommeil agité la nuit avec jactation et réveil fréquent. Chaleur générale avec agitation et inquiétude mortelle. Etouffement de la respiration et mal de tête oppressif. Disposition aux querelles et à la contradiction. Inaptitude au travail. Mélancolie et abattement moral. Maux de tête. Douleurs battantes ou déchirantes dans le front, avec embarras de la tête le soir au coucher et le matin au réveil. Nodosités et bosses au cuir chevelu, petits ulcères et croûtes suintantes. Douleurs dans les yeux en regardant fixement un objet. Larmoiement au grand air. Frémissement et tressaillement des muscles des sourcils. Points voltigeants devant les yeux. Myopie. Otalgie avec lancinations pruriantes dans les oreilles. Douleur de meurtrissure dans le cartilage de l'oreille et sous l'apophyse mastoïde. Sueur sur le dos du nez. Epistaxis. Couperose. Odontalgie avec douleur fouillante. Saignement des gencives. Crampes de la langue avec embarras de la parole. Mal de gorge. Goût des aliments fades, sécheresse du palais. Soif. Douleurs à l'estomac après avoir mangé des crudités. Vomissements. Elancements déchirants dans l'épigastre. Coliques et lancinations dans les muscles abdominaux. Sensations de froid dans le ventre. Envie d'aller à la selle, non suivie d'effet, avec chute du rectum. Ecoulement de sang pendant la selle. Déchirement et élancement dans le rectum. Envie d'uriner avec pression sur la vessie. Emission d'urine peu abondante et verte. Rétention d'urine. Urine chargée de gravelle. Règles très irrégulières, trop fortes et trop hâtives. Flueurs blanches corrosives après la cessation des règles. Douleur de contusion au larynx. Toux croissante la nuit avec grattement dans la poitrine. Sensation de chaleur et de rongement dans la poitrine. Expectoration de mucosités épaisses, jaunâtres, avec sensation de fatigue à la poitrine. Douleurs tractives dans la nuque et les omoplates. Elancement dans les reins. Douleur de contusion dans l'articulation du coude et dans l'articulation coxo-fémorale. Faiblesse dans les os des cuisses. Douleur brûlante et rongeante. Ulcères fistuleux aux jambes.

INDICATIONS THÉRAPEUTIQUES. Souffrances par suite de contusion, chute, luxation, lésions des os ou du périoste. Carie des os. Douleurs ostéoscopes. Paralysie. Souffrances par suite d'humidité et de froid. Affections rhumatismales, principalement aux articulations des mains et des pieds. Amblyopie amaurotiqne. Affections vermineuses des enfants. Vomissements. Dyspepsie. Coliques vermineuses. Pneumonie chronique avec suppuration par suite de lésions mécaniques de la poitrine. Paralysie des articulations des mains et des pieds. Flueurs blanches. Métrorrhagies.

SABINA. *Histoire naturelle.* — Arbrisseau dont la tige atteint la hauteur de 2 à 3 mètres, répandu dans presque toute l'Europe méridionale.

Effets pathogéniques. Nodosités goutteuses. Douleurs arthritiques dans les articulations avec gonflement rouge et luisant des parties affectées. Affections du périoste. Douleurs tensives dans les yeux. Chaleur des yeux avec larmoiement cuisant. Pincement dans les oreilles. Dureté de l'ouïe. Douleur contractive dans la région de la matrice. Congestion sanguine à l'utérus. Métrorrhagie. Douleurs analogues à celles de l'enfantement, aux reins et dans les aines. Règles trop abondantes. Avortement. Gonflement des seins. Fourmillement dans les seins. Leuccorrhée pruriante, jaunâtre, fétide, épaisse comme de l'amidon. Ulcère purulent et lardacé sur le tibia. Déchirement pressif dans les os des pieds.

Indications thérapeutiques. Ce médicament est indiqué contre les affections suivantes : Affections arthritiques aiguës et chroniques. Maladies affectant le système osseux. Odontalgie rhumatismale. Aménorrhée. Flueurs blanches. Métrorrhagies actives chez les femmes qui ont été réglées de bonne heure et très abondamment. Disposition à l'avortement, surtout dans le troisième mois de la grossesse. Hydropisie de l'ovaire. Goutte. Ulcères aux jambes.

SASSAPARILLA. *Histoire naturelle.* — Plante du genre smilace ou smilax, originaire des contrées chaudes de l'Amérique.

Effets pathogéniques. Douleurs arthritiques avec diminution de la sécrétion des urines. Roideur et immobilité des membres. Les douleurs attaquent le moral et abattent l'esprit. Boutons rouges et secs sur diverses parties du corps qui ne démangent qu'à la chaleur. Vésicules purulentes. Dartres presque à toutes les parties du corps. Verrues. Peau ridée. Rêves effrayants avec sursauts fréquents. Vertiges en fixant longtemps les yeux sur un objet. Maux de tête avec vomissements aigres. Sensibilité du cuir chevelu. Chute des cheveux. Elancements dans les yeux et les paupières. Agglutination des pauprières. Obscurité, sensation d'un brouillard devant les yeux. Elancement dans les oreilles. Eruption faciale. Eruption croûteuse sur, sous et dans le nez. Coryza sec et obturation du nez. Mucosités nasales très épaisses. Dartres sur la lèvre supérieure. Vésicules purulentes au menton. Odontalgie, agacement des dents. Gencives gonflées avec douleur d'excoriation, aphthes sur la langue et au palais. Mal de gorge avec douleur lancinante en avalant. Accumulation de mucosités visqueuses dans la gorge. Douleurs contractives dans l'estomac. Pression dans le creux de l'estomac. Elancement dans l'hypocondre gauche. Elancement dans les côtés du ventre. Expulsion abondante de gaz fétides. Inertie des intestins. Accès d'évanouissement pendant les selles. Tenesme vésical avec pression sur la vessie et écoulement d'une matière blanche et trouble, mêlée de mucosités. Urine trouble, bourbeuse. Sang dans les urines vers la fin de l'émission. Ecoulement de pus par l'urètre, comme une gonorrhée. Règles en retard, peu abondantes et âcres. Leucorrhée muqueuse. Respiration courte et gênée. Oppression crampoïde de la poitrine. Battement de cœur. Douleur tensive à l'extérieur de la poitrine. Lassitude dans les cuisses et les articulations du genou. Sensibilité douloureuse de la plante des pieds.

Indications thérapeutiques. Affections rhumatismales et arthritiques. Ulcères et autres affections causées par l'abus du mercure. Dartres. Calculs urinaires et rénaux. Constipation. Ophtalmie. Ozène. Maux de dents. Stomatite. Gastralgie. Gastrite. Splénite. Laryngite chronique. Coliques flatulentes. Cystite. Urétrite. Aménorrhée. Leucorrhée. Asthme. Goutte.

SECALE. *Histoire naturelle.*— Genre de plantes de la famille des graminées. Seigle ergoté.

Effets pathogéniques. Traction, déchirement et fourmillement dans les membres et les articulations. Douleur crampoïde violente et erratique. Sensation brûlante dans toutes les parties du corps, comme par des étincelles. Spasme toxique. Tétanos. Attaques d'épilepsie. Paralysies. Peau blafarde, plombée, flétrie et ridée. Torpeur et insensibilité de la peau. Desquammation générale de l'épiderme. Furoncle. Pustules noires gangréneuses. Vésicules sanguinolentes et qui passent à la gangrène aux membres. Sommeil profond, comateux. Somnolence avec délire, sursauts et effroi. Froid excessif dans le dos, le ventre et les membres. Chaleur sèche. Pouls petit, supprimé. Découragement et caractère peureux. Tristesse et mélancolie. Démence furieuse avec désir de se jeter à l'eau. Fureur et envie de mordre. Manie. Délire. Aliénation mentale.

Mal de tête avec embarras sourd et douloureux surtout à l'occiput. Chute des cheveux. Contraction des pupilles. Yeux convulsés. Regard fixe, égaré. Dyplopie. Faiblesse de la vue. Bourdonnements d'oreilles et dureté de l'ouïe. Epistaxis. Distorsion des traits du visage. Trismus. Vacillement et chute des dents. Ecume à la bouche sanguinolente ou vert jaunâtre. Bégayement. Soif ardente inextinguible. Faim insatiable surtout pour les acides. Renvois fréquents. Vomissement de matières bilieuses. Vomissements de lombrics, de mucosité ou de bile noire. Sensation brûlante, dans le scorbicule et l'estomac. Inflammation et cancer de l'estomac. Ventre excessivement ballonné et tendu. Tranchées et douleurs déchirantes dans le ventre. Douleurs fixes, brûlantes dans les régions splénique et lombaire. Coliques douloureuses avec maux de reins, et douleurs dans les cuisses. Sensation brûlante dans le ventre. Constipation avec besoin continuel et inutile d'aller à la selle. Diarrhée d'odeur putride avec prostration subite des forces. Expulsion de vers. Suppression de la sécrétion des urines. Urines rares, chaudes, brûlantes, émises goutte à goutte. Hémorrhagie par l'urètre. Règles trop abondantes et de trop longue durée, quelque fois avec spasmes violents. Métrorragies d'un sang noir, liquide, coulant surtout pendant un mouvement un peu fort, quelquefois avec fourmillement dans les jambes et grande débilité. Avortement. Après avortement manque de contraction de l'utérus. Gonflement et verrues au col de la matrice. Congestion sanguine à l'utérus. Lochies rares, fétides ou de trop longue durée et sanguinolentes. Abaissement de la matrice. Inflammation de la matrice. Dyspnée et oppression de la poitrine. Battements de cœur spasmodiques. Contraction, distorsion, et renversement des doigts des mains. Lassitude et endolorissement des jambes. Gonflement des pieds avec pustules noires. Sphacèle des orteils.

Indications thérapeutiques. Ce médicament est spécialement indiqué dans les cas suivants : Hémorragies surtout chez les sujets faibles, cachectiques. Spasmes hystériques chez des femmes d'une constitution faible. Convulsions par suite de frayeur. Gangrène. Amblyopie amaurotique. Hémorragies nasales. Souffrances des enfants par suite de la dentition. Affections gastriques et bilieuses. Coliques. Gastrite. Enterite. Choléra. Cholérine. Diarrhées surtout chez les vieillards. Métrorragies des femmes faibles et cachectiques. Prodomes de l'avortement surtout dans le troisième mois. Absence de douleurs d'enfantement. Douleurs d'enfantement spasmodiques. Adhérence du placenta. Lochies de trop longue durée. Métrite par suppression de lochies. Affections hystériques par manque de vitalité dans l'utérus. Affections gangréneuses de la matrice, des membres, de l'estomac. Cancer de l'estomac et de la matrice.

SEPIA. *Histoire naturelle.* — Sepia officinalis. Vermina Mollusca. Encre de sèche.

Effets pathogéniques. Rigidité et manque de flexibilité des articulations. Commotions et tressaillements dans les membres. Défaut de vigueur. Grande disposition à s'enrhumer et sensibilité excessive à l'air froid. Taches noirâtres à la peau. Envie de dormir pendant le jour. Sommeil agité, rêves pénibles et réveils fréquents par sursauts. Manque de chaleur vitale. Accès de chaleur. Fièvre avec soif pendant les frissons. Sueurs nocturnes. Mélancolie et accablement avec pleurs. Angoisse. Indifférence pour toute chose. Faiblesse de la mémoire. Maux de tête. Accès de vertiges, spécialement au grand air, quelquefois avec nausées et vomissements. Maux de tête tous les matins. Forte congestion de sang à la tête. Prurit au crâne. Pression aux yeux avec agglutination nocturne des paupières. Grande impressionnabilité des yeux à la lumière du jour. Gonflement du nez. Coloration jaunâtre de la face. Râclement de mucus dans la gorge. Soif excessive surtout le matin. Boulimie. Aigreur de la bouche après les repas. Renvois fréquents, aigres, avec douleurs à l'estomac après les repas. Pituite dans l'estomac. Elancements au creux de l'estomac. Borborygmes dans le ventre. Envie d'aller à la selle sans obtenir de résultat, ou avec évacuation de mucosités. Prolapsus du rectum. Pression à la vessie. Cuisson dans l'urètre. Pollutions fréquentes. Excoriation à la vulve. Pression dans la matrice. Leucorrhée. Toux avee expectoration abondante de glaires. Toux nocturne. Dyspnée, oppression de poitrine, haleine courte en marchant. Accélération des battements du cœur. Rigidité du dos et de la nuque. Douleurs de tiraillement paralytique aux bras. Tension douloureuse des bras. Froid aux jambes et aux pieds. Douleurs lancinantes et intermittentes aux cuisses. Crampes aux mollets. Sueurs profuses des pieds.

Indications thérapeutiques. Cette substance animale est le spécifique d'un grand nombre de maladies qui affectent les femmes. Défaut et irrégularité des menstrues, flueurs blanches, maux de dents, de tête, vomissement et insomnie pendant la grossesse. Sépia est un remède efficace dans la migraine chronique. Grosseur du ventre chez les femmes d'âge avancé. Teigne de la tête et de la face. Ecoulement purulent des paupières. Otorrhée purulente. Hypocondrie. Hystérie, Fièvres périodiques. Hémorroïdes. Chute du rectum. Maladie des os. Affaiblissement de l'odorat, de la vue, de l'ouïe, du goût et du tact. Carie. Cardialgie. Douleurs rhumatismales. Herpès. Hydropisie. Impetigo. Menstrues excessivement abondantes. Phtisie. Squirre de la lèvre inférieure et de l'utérus. Verrues. Vomissement. Chute des paupières. Manie. [illegible]rippe. Saignement du nez. Affections scrofuleuses. Phtisi[illegible]éale. Constipation. Gonorrhée. Panaris. Pollutions. Pr[illegible]algie. Suppression des règles. Syphilis. Ulcéres aux pieds.

SILICEA. *Histoire naturelle.* — Silice. Cette terre se trouve dans la nature en masses considérables, fréquemment pure, comme le cristal de roche, et souvent unie à des oxydes divers. Elle constitue presqu'à elle seule le quartz, la piryte, la pierre grise, le sable et en grande partie aussi les opales et l'agate.

Effets pathogéniques. Endurcissement des glandes. Accès d'épilepsie. Aggravation des symptômes à la nouvelle lune. Panaris. Somnolence excessive. Tressaillements de la tête pendant le sommeil. Disposition à être frileux. Agitation et énervement. Vertiges. Fatigues intellectuelles. Maux de tête surtout le matin au réveil. Rougeur des yeux. Taches noires devant la vue. Photophobie. Dureté de l'ouïe. Saignement de nez avec éternuements trop fréquents, immodérés. Obstruction du nez. Coryza fluent et continu. Ulcère sur la lèvre inférieure. Herpes au menton. Tuméfaction des glandes sous-maxillaires. Odontalgie. Amertume de la bouche, même le matin au réveil. Renvois aigres. Nausées le matin. Vomissements. Pression à l'estomac et au creux de l'estomac Dureté et tension du ventre. Coliques par suite de constipation. Borborygmes au ventre avec ou sans diarrhée. Hernie inguinale douloureuse. Dureté excessive des excréments. Pissement au lit. Taches humides au scrotum avec prurit. Exaltation immodérée de l'appétit vénérien. Règles trop hâtives et trop abondantes. Suppression des règles. Prurit aux parties génitales. Leucorrhée. Expectoration purulente. Suffocation de la respiration. Pression à la poitrine. Douleurs aux reins. Tuméfaction des glandes à la nuque. Suppuration des glandes. Douleurs déchirantes dans les bras. Pesanteur et flaccidité paralytique dans les bras. Panaris. Furoncles aux jambes. Froid aux pieds. Gonflement des pieds. Sueurs aux pieds avec fétidité. Ulcération de l'orteil.

INDICATIONS THÉRAPEUTIQUES. Cette substance déploye une force spécifique sur le système lymphathique, glandulaire, osseux et sur les organes de la reproduction. Le marasme, la phtisie, la chlorose, l'aménorrhée, la consomption scrofuleuse et lymphatique, les inflammations des glandes et des os, les inflammations phlegmoneuses, les tumeurs lymphatiques, engorgements, induration, ulcération des glandes, le ramolissement et ulcération des os, les ulcères de presque toute espèce et spécialement les ulcères scrofuleux, les mercuriels, scorbutiques et les ulcères carcinomateux, reçoivent des secours réels et très grands de cette substance rendue médicamenteuse pour la dynamisation. Ce médicament est en outre indiqué contre les affections suivantes : Suites fâcheuses de l'abus du mercure, la teigne à la tête et à la face. Carie des dents. Ozène. Rachitisme. Faiblesse des enfants et difficulté d'apprendre à marcher. Disposition à contracter des rhumes continuels. Ambliopie amaurotique. Dureté de l'ouïe. Carie. Squirre aux seins et de la lèvre supérieure. Cephalalgie. Vertiges. Fièvres vermineuses. Vers. Hydrocèle. Fièvre de la dentition. Coryza chronique. Danse de St-Guy. Hystérie. Epilepsie. Menstruation difficile. Gangrène. Chute des cheveux par suite de maladies aiguës. Fungus hématode dans l'œil. Gonorrhée chronique. Panaris. Tuméfaction du genou. Abcès. Abcès au foie. Affections abdominales chroniques. Herpes. Anasarque. Charbon. Hémoptysie. Leucorrhée. Luxations spontanées. Paralysie des mains. Prosopalgie. Retrécissement de l'urètre. Rhumatisme. Sciatique. Syphilis. Vomissement chronique.

SPIGELIA. *Histoire naturelle.* — Spigelia antelmintica. Pentandria Monogynea. Cette plante de l'ordre des Gentianées croît dans l'Amérique du Sud.

EFFETS PATHOGÉNIQUES. Douleurs arthritiques, déchirantes ou lancinantes dans les membres. Maux de tête périodiques. Douleurs dans les yeux et dans les orbites. Rougeur de la sclérotique. Inflammations dans les yeux avec larmoiement abondant. Otalgie. Obstruction du conduit auditif. Surdité périodique. Prurit au nez avec chatouillement et écoulement de mucus. Face pâle avec altération des traits. Douleurs oppressives dans les joues. Douleurs aux dents après les repas ou pendant la nuit. Aggravation des douleurs aux dents, par l'eau froide. Ecoulement de mucus par l'anus. Lombrics et ascarides dans le rectum. Fréquente envie d'uriner avec émission abondante. Toux sèche avec suffocation de la respiration. Constriction de la poitrine avec angoisse. Battements de cœur très violents. Douleurs lancinantes aux cuisses.

INDICATIONS THÉRAPEUTIQUES. Cette substance est spécialement indiquée dans les cas suivants : Affections vermineuses. Palpitations du cœur. Inflammation des yeux et des paupières, cataracte et amaurose. Otalgie. Rhumatisme facial. Migraine. Hydropisie de poitrine. Asthme. Catarrhe aigu et chronique. Grippe. Rhumatisme aux extrémités surtout lorsque le type intermittent domine. Prosopalgies nerveuses, rhumatismales et intermittentes. Faiblesse de la vue. Ophtalmies arthritiques et rhumatismales, surtout chez les femmes de constitution nerveuse. Paralysie des paupières et tumeurs des testicules.

SPONGIA TOSTA. *Histoire naturelle.* — Eponge. Cette substance animale est la carcasse d'un polype polymorphe; on la rencontre abondamment dans la mer Rouge, ainsi que dans la Méditerranée, adhérente aux rochers.

EFFETS PATHOGÉNIQUES. Tuméfaction et endurcissement des glandes. Abattement excessif au moral et au physique. Herpes. Chaleur fiévreuse avec peau aride et sèche. Douleurs de tête oppressives. Congestion de sang à la tête. Elancements dans les yeux. Dureté de l'ouïe. Epistaxis. Goût amer de la bouche. Faim insatiable. Gonflement du ventre. Gonflement et endurcissement des testicules. Enrouement avec toux et coryza. Douleur dans le larynx au toucher et en tournant la tête. Sensation d'obstruction au larynx. Toux sèche pendant la nuit. Tension douloureuse et rigidité des muscles du cou et de la nuque. Hypertrophie de la glande tyroïde. Crampes dans les muscles du cou.

INDICATIONS THÉRAPEUTIQUES. Cette substance possède une grande affinité avec les systèmes lymphatique et glandulaire; elle est spécifique dans les affections suivantes : Hypertrophie des glandes du cou. Affections scrofuleuses. Otorrhée. Bronchite chronique. Croup. Toux chronique. Laryngite. Phtisie tuberculeuse. Incontinence d'urine. Angine tonsillaire. Affections syphilitiques. Asthme. Orchite.

STANNUM. *Histoire naturelle.* — Etain. Ce métal se trouve très rarement à l'état pur, et très fréquemment à l'état d'oxyde, spécialement dans les Indes Orientales et en Angleterre.

EFFETS PATHOGÉNIQUES. Accès d'épilepsie. Amaigrissement excessif. Faiblesse générale. Surexcitation nerveuse. Agitation nocturne avec rêves pénibles. Sueurs nocturnes. Agitation. Angoisse. Découragement. Mélancolie. Poids dans la tête avec éblouissements. Douleurs oppressives aux paupières avec agglutination pendant la nuit. Troubles de la vue. Face pâle, traits indiquant la souffrance et yeux enfoncés. Gonflement des joues. Sécheresse dans la gorge. Nausées après les repas, suivies de vomissements amers. Pression à l'estomac et vomissements violents. Crampes dans la région du diaphragme. Crampes à l'abdomen avec incarcération de flatuosités. Déjections muqueuses. Fréquente envie d'uriner. Enrouement et sécheresse de la gorge. Accumulation abondante de mucosités dans la trachée. Toux sèche. En toussant, expectoration verdâtre et douceâtre. Dyspnée surtout le soir. Gonflement des mains. Lassitude paralytique et poids dans les jambes. Gonflement des pieds.

INDICATIONS THÉRAPEUTIQUES. Ce métal possède une action élective pour les organes de la respiration, il est indiqué spécialement dans les affections suivantes : Phtisie trachéale et tuberculeuse. Hémoptysie. Toux chronique et opiniâtre Asthme. Catarrhes chroniques. Hydrotorax. Douleurs faciales. Céphalalgies chroniques. Affections hystériques et hypocondriaques. Vomissement chronique. Faiblesse nerveuse. Épilepsie. Coliques spasmodiques. Affections vermineuses. Ténia.

STAPHYSAGRIA. *Histoire naturelle.* — Staphysagre. Polyandria trygynea. Renonculacée. Cette plante croît dans l'Europe méridionale.

EFFETS PATHOGÉNIQUES. Tiraillements et élancements dans les muscles. Faiblesse douloureuse et lassitude excessive. Eruptions miliaires. Herpes sèches. Furoncles apparaissant avec fréquence. Forte envie de dormir pendant le jour. Sommeil interrompu par l'affluence des idées. Pleurs et crainte de la mort. Mauvaise humeur,caractère irascible et querelleur. Faiblesse de la mémoire. Pesanteur et douleur de tête. Pellicules abondantes au cuir chevelu avec prurit. Teigne humide et fétide avec prurit violent. Inflammation aux bords des paupières avec agglutination pendant la nuit. Troubles de la vue. Elancements dans les yeux. Coryza. Coryza avec ulcération de la muqueuse nasale. Altération des traits de la face indiquant la souffrance, avec yeux cernés. Eruption à la face. Tuméfaction et endurcissement des glandes sus-maxillaires.

Odontalgie. Saignement des gencives. Sécheresse de la gorge et élancement dans le palais. Boulimie. Renvois et nausées fréquentes. Pression à l'estomac et au ventre. Engorgement des glandes inguinales. Constipation. Dysenterie. Pendant les déjections, forte constriction à l'anus. Fréquente envie d'uriner et émission des urines par gouttes avec forte sensation de brûlure dans l'urètre. Inflammation des testicules. Exaltation de l'appétit vénérien. Pollutions fréquentes. Enrouement. Toux provoquée par un chatouillement dans la gorge. Expectoration de mucosités visqueuses et jaunâtres. Oppression et sensation d'agitation dans la poitrine. Battements de cœur au moindre mouvement. Pression avec étirement dans la nuque avec rigidité. Engorgement des glandes du cou, à la nuque et aux aisselles. Douleurs ostéoscopes aux bras. Nodosités arthritiques dans les doigts. Faiblesse douloureuse des cuisses et des jambes. Elancement dans les genoux et aux orteils des pieds.

Indications thérapeutiques. Remède spécifique aux suites fâcheuses provenant d'une contrariété, d'un malheur ou d'une impression morale profonde. Il est recommandé dans la cachexie mercurielle, la teigne, la diarrhée, les pollutions, le rhumatisme paralytique, la coxalgie, les douleurs ostéoscopes produites par exostose et dans les autres affections suivantes : Affections scrofuleuses. Herpes. Odontalgie. Tumeur de la bouche. Cancer de l'utérus. Exostose. Lithiase. Hypocondrie. Alopécie. Endurcissement des glandes des paupières. Impetigo. Arthrite. Tumeurs des genoux. Cardialgie. Dysurie. Fièvres intermittentes. Boulimie. Ophtalmie scrofuleuse. Spasmes.

SULFUR. *Histoire naturelle.* — Soufre. Corps combustible, simple, qui se rencontre dans la nature, seul ou combiné avec d'autres substances. Il est fragile, de couleur jaune pâle, inaltérable à l'air, insoluble dans l'eau, légèrement soluble dans l'alcool; il se fond et se volatilise sous l'action du feu.

Effets pathogéniques. Elancements dans les membres, spécialement dans les articulations. Gonflement inflammatoire des articulations. Accès de spasmes. Convulsions épileptiques. Rigidité des membres. Accès d'évanouissement. Grande fatigue après avoir parlé pendant peu de temps. Grande sensibilité au grand air. Prurit à la peau. Eruption d'herpes croûteux. Eruptions galeuses. Eruption miliaire. Prurit brûlant dans les éruptions. Taches hépatiques. Ulcères à bords élevés avec hémorragie fréquente. Inflammation, engorgement, endurcissement et suppuration des glandes. Envie insupportable de dormir, surtout l'après-midi et le soir. Sommeil non réparateur. En dormant, agitation, secousses dans la tête. Tressaillement des membres et sursauts. Rêves fréquents, fantastiques, épouvantables. Bouffées de chaleur à la face. Chaleur spécialement pendant la nuit. Accès de fièvre avec battements de cœur, sueurs fréquentes et abondantes le jour et la nuit. Mélancolie et tristesse. Fortes dispositions à pleurer. Irritabilité. Faiblesse de la mémoire. Difficulté pour la méditation. Vertiges et nausées. Plénitude, pression et pesanteur à la tête. Congestion de sang à la tête avec douleurs pulsatives et sensations de chaleur au cerveau. Chute des cheveux. Pression dans les yeux et dans les paupières. Inflammation, rougeur et tuméfaction de la sclérotique, de la conjonctive et des paupières. Larmoiements abondants. Troubles de la vue, sensation d'un voile devant les yeux. Presbyopie, myopie. Grande sensibilité des yeux à la lumière. Douleurs vives dans les oreilles. Obturation ou occlusion de de l'ouïe d'un seul côté. Bruissements dans les oreilles. Obstruction et sécheresse du nez. Coryza sec ou fluent avec sécrétions abondantes de mucus. Hémorragie du nez. Pâleur et teint maladif de la face. Gonflement des lèvres et tuméfaction douloureuse des mâchoires. Gonflement des gencives. Aphtes dans la bouche et sur la langue. Langue chargée d'un enduit blanchâtre. Constriction à la gorge. Mauvais goût de la bouche, acide, putride ou douceâtre, surtout le matin. Accès de boulimie. Après les repas, oppression de poitrine, nausées, pression et crampes de l'estomac, coliques, ballonnement du ventre, frissonnements, vomissements et grande lassitude. Renvois acides et amers. Pyrosis. Afflux d'eau à la bouche. Vomissement des aliments. Elancements dans la région du foie. Douleurs contractives dans le ventre, spécialement du côté gauche. Borborygmes dans le ventre. Émission violente des urines. Constipation et déjections très dures. Fréquentes envies d'aller à la selle, sans résultat. Gonflement et phymosis du prépuce. Faiblesse dans les fonctions génitales. Pression sur les parties. Règles trop hâtives et abondantes ou entièrement supprimées avec coliques et spasmes abdominaux, douleurs à la tête et aux reins. Flueurs blanches. Crevasses aux bouts des seins. Enrouement et râclement dans la gorge. Toux sèche avec vomissement, spécialement la nuit étant couché. Difficulté de la respiration. Dyspnée et accès de suffocation même pendant le sommeil. Spasmes périodiques dans la poitrine. Battements de cœur très fréquents. Douleurs de meurtrissures ou de luxation aux reins. Etirements, douleurs vives et élancements dans les articulations. Gonflement des bras, sueur aux mains. Poids dans les jambes et rigidité des muscles. Crampes aux mollets et à la pointe des pieds. Ulcères chroniques et brûlants aux jambes et aux pieds. Gonflement luisant des orteils.

INDICATIONS THÉRAPEUTIQUES. Le soufre envahit avec une grande énergie toutes les parties de l'économie animale; il attaque d'une façon énergique et sûre la gale et les autres maladies psoriques, il arrête aussi les conséquences fâcheuses produites par la répercussion de ces affections aux organes internes. Ce médicament, un des plus importants que l'homéopathie reconnaisse, attaque toutes les inflammations subaiguës ou chroniques ainsi que les obstructions des viscères abdominaux et du foie ; le soufre est considéré comme le vrai remède spécifique des affections suivantes : Alopécie. Amaurose. Amenorrhée. Anasarque. Angine tonsillaire chronique. Cardialgie. Céphalalgie. Diarrhée. Dysenterie. Dysphagie. Epilepsie. Erysipèle de la face. Hémoptysie. Hémorroïdes. Hépatite. Leucorrhée. Panaris. Prosopalgie. Pyrosis. Enrouement chronique. Rhumatismes. Tumeurs. Ulcères. Vomissement chronique. Lymphatisme. Eruptions herpétiques. Engorgement des glandes. Affections bilieuses, hypocondrie, mélancolie. Blénorrhagie. Rhumatisme articulaire. Inflammations locales chroniques. Epilepsie. Affections hydropiques. Inflammation, engorgement et suppuration des glandes. Scrofule et rachitisme. Herpes, gale, teigne. Inflammations érysipélateuses. Chute de cheveux. Ophtalmies scrofuleuses et traumatiques. Blepharophtalmie. Coryza sec ou humide, aigu ou chronique. Anorexie. Gastralgie. Penchant à l'ivresse. Coliques spasmodiques flatulentes et hémorroïdales, Ascite. Hernies. Bubons scrofuleux et mercuriels. Constipations. Dispositions à la diarrhée. Hémoptysie. Asthme. Gonite arthritique ou rhumatismale.

TARTARUS EMETICUS. *Histoire naturelle.* — Tartrate de potasse et antimoine. Ce double sel est blanc ; il a un goût acidulé et métallique.

EFFETS PATHOGÉNIQUES. Douleurs déchirantes et étirantes dans les membres. Tressaillements convulsifs et crampes. Tremblement des membres. Exacerbation des symptômes étant assis. Accès d'évanouissements. Eruption miliaire. Grande envie de dormir pendant le jour. Sommeil avec affluence de rêves fantastiques. Frisson et froid par tout le corps. Pouls accéléré. Fièvre sans soif. Sueurs abondantes, fréquentes et froides. Découragement et douleurs oppressives à la tête. Tremblement chronique de la tête. Fatigue de la vue. Pression dans les yeux. Coryza fluent. Pâleur de la face. Exagération de l'appétit. Désir d'aliments acides. Eructations. Nausées continuelles. Vomissements violents. Vomissements abondants avec efforts violents. Vomissements muqueux. Pression au creux de l'estomac. Douleurs abdominales avec grande agitation morale. Diarrhée muqueuse. Déjections sanguinolentes. Emission abondante des urines. Urines rouges et très chargées. Accès de toux avec suffocation de la respiration. Toux avec vomissement des aliments. Paralysie des poumons. Douleurs au dos et aux reins. Tremblement des mains.

Indications thérapeutiques. Ce remède est indiqué pour les sujets à constitutions lymphatique, bilieuse, phlegmatique et mélancolique ; il convient dans les affections compliquées de gastricisme et dans celles qui ont pour cause l'excès de boisson ou d'alimentation, dans les maladies aiguës et chroniques de la peau, les inflammations aiguës et chroniques des méninges et dans les affections suivantes : Hydrocéphalie. Angine. Dysphagie. Vomissement. Pléthore des intestins. Diarrhée par répercussion d'exanthèmes. Inflammation de la trachée et des bronches chez les enfants. Asthme. Amaurose. Paralysie pulmonaire. Croup. Coqueluche. Asphyxie des nouveau-nés. Embarras gastrique. Fièvres rhumatismales. Aliénation mentale. Gravelle. Toux opiniâtre. Dysenterie.

TEUCRIUM MARUM VERUM. *Histoire naturelle.* — Germandrée maritime.

Effets pathogéniques. Grande irritabilité et surexcitabilité nerveuse. Engourdissement et fourmillement dans les membres. Elancements pruriants à diverses parties. Sommeil agité la nuit avec sursauts. Frissons et grelottements, souvent avec froid glacial aux mains et baillements fréquents. Forte surexcitation morale. Céphalalgie. Yeux larmoyants et rougis comme lorsque on a pleuré. Fourmillement dans le nez. Teint maladif, pâle avec yeux caves. Bouche pâteuse. Grattement au fond du gosier. Gêne de la déglutition. Besoin fréquent de renâcler.

Indications thérapeutiques. Polypes au nez. Affections vermineuses.

THUIA OCCIDENTALIS. *Histoire naturelle.* — Monœcia Monadelphia. Conifère. Arbre toujours vert originaire de l'Amérique du Nord, cultivé en France et en Allemagne. Il fleurit vers la fin de juin.

EFFETS PATHOGÉNIQUES. Elancements dans les membres et dans les articulations. Tuméfactions inflammatoires avec rougeurs. Prurit à la peau, soulagé par le tact. Sommeil tardif et non réparateur des forces. Rêves pénibles, fantastiques. Abattement moral. Lenteur de la parole. Vertiges étant couché et en se levant. Poids dans la tête et à l'occiput en se réveillant. Congestion de sang à la tête. Sensibilité excessivement douloureuse du côté gauche. Pression dans les yeux. Inflammation de la sclérotique et des paupières. Obscurcissement de la vue. Douleurs crampoïdes à l'oreille. Croûtes douloureuses dans le nez. Saignements de nez fréquents. Chaleur à la face. Douleurs faciales. Rage de dents. Aphtes dans la bouche. Salive sanguinolente. Vésicule sublinguale. Douleurs d'excoriation à la gorge. Goût fade de la bouche. Renvoi des aliments après les repas. Pression dans la région des reins. Ballonnement du ventre. Engorgement douloureux des glandes inguinales. Constipation durant plusieurs jours. Ténesme. Contraction douloureuse de l'anus. Condylomes à l'anus. Fréquente envie d'uriner. Sensation de brûlure dans l'urètre, spécialement pendant l'émission des urines. Prurit dans l'urètre. Ecoulement jaunâtre par l'urètre. Gonorrhée. Verrues à l'orifice de l'utérus. Fourmillement dans la trachée. Toux avec expectorations jaunâtres. Douleurs à la poitrine. Battements de cœur, violents et sensibles à l'ouïe. Coloration bleuâtre de la peau. Furoncles au dos. Sueur abondante aux aisselles. Douleur déchirante, pulsative, depuis l'épaule jusqu'à la pointe des doigts. Lancinations dans les bras et dans les articulations. Elancements dans les jambes. Inflammations des orteils. Engelures.

INDICATIONS THÉRAPEUTIQUES. Spécifique des affections sycosiques, des excroissances condylomateuses, des verrues, des affections syphilitiques et de la blénorrhée chronique. Ce médicament est très recommandé dans les affections suivantes : rhumatisme paralytique, ophtalmie, blenorrhagie, carie des os du nez, ozène, affections de la vessie, phymosis, paraphymosis, phtisie pulmonaire, catarrhes chroniques, asthme, palpitations du cœur, fièvres intermittentes, cancer de l'utérus, gonorrhée, herpes, hystérie, congestion hémorroïdales avec douleurs brûlantes et lancinantes à l'anus.

VALERIANA OFFICINALIS. *Histoire naturelle.* — Grande plante, commune dans les lieux humides et couverts.

Effets pathogéniques. Déchirement rhumatismal dans les membres, généralement en dehors des articulations, les symptômes sont produits principalement dans le repos, après le mouvement, et le plus souvent soulagés par le mouvement ou transformés par la marche en d'autres sensations et transportés à d'autres parties. Douleurs de paralysie dans les membres. Souffrances périodiques, reparaissant après deux, ou trois mois. Attaque d'épilepsie. Torpeur paralytique. La plupart des symptômes se manifestent le soir et après le dîner. Surexcitation et irritabilité maladives générales, avec lassitude dans les membres. Insomnie. Sommeil agité avec jactation rêves pénibles et confus. Peur le soir. Pouls accéléré. Sueurs fréquentes. Mobilité excessive des idées. Hallucinations et erreurs du sentiment général. Clartés et lueurs devant les yeux.

Indications thérapeutiques. Fièvres intermittentes. Céphalalgies. Coliques. Hystérisme. Epilepsie. Douleurs périodiques. Irritabilité. Affections mentales.

VERATRUM ALBUM. *Histoire naturelle.* — Polygamia monœcia. Plante indigène des lieux montueux d'Europe ainsi que de l'Amérique du Nord. Fleurit en juillet et août.

Effets pathogéniques. Prostration subite des forces. Faiblesse générale, excessive et chronique. Accès d'évanouissement. Froid général avec angoisse mortelle. Découragement. Absence d'idées. Aliénation mentale. Délires violents. Vertige tournoyant. Accès de mal de tête avec pâleur de la face, nausées et vomissements. Sensibilité douloureuse aux cheveux. Céphalalgie permanente. Douleur et brûlement aux yeux. Paralysie des paupières. Cécité nocturne. Lèvres sèches, noirâtres et crevassées. Crampe à la mâchoire. Odontalgie. Grincement de dents. Déchaussement des dents. Salivation. Ecume à la bouche. Douleurs constrictives à la gorge. Vomissement et diarrhée après avoir mangé. Vomissement de bile noire et de sang. Sensibilité excessive à l'estomac et au scorbicule. Crampes abdominales et coliques. Colique flatulente. Hernie inguinale. Constipation opiniâtre. Règles trop hâtives et trop abondantes. Toux sèche avec enrouement. Suffocation de la respiration. Crampes violentes dans les mollets et aux pieds. Froid glacial aux pieds.

Indications thérapeutiques. Ce médicament attaque de préférence le système nerveux. Les observations confirment qu'il est le plus énergique remède dans les fièvres algides et dans toutes les maladies caractérisées par des diarrhées violentes avec refroidissement général de tout le corps. C'est un des remèdes les plus aptes à combattre le choléra et les affections suivantes : Aliénations mentales, coliques flatulentes. dysenterie, fièvres gastrique, intermittente et pernicieuse, Vertiges. Impétigo. Rhumatisme. Dépravation de l'appétit. Hypocondrie. Hernies inguinales. Suppression de la menstruation. Odontalgie. Hématémèse. Spasmes hystériques. Il est aussi utile dans les suites d'une peur, d'une violente émotion. ou d'une forte contrariété.

CHAPITRE III

NOS REMÈDES OFFICINAUX

Les substances employées dans la composition de nos remèdes appartiennent à la pharmacopée homéopathique. On en a vu l'énumération dans le chapitre précédent. Ces substances sont les plus usuelles, les plus connues de ce répertoire, celles dont une expérience universelle a consacré la valeur curative. Dans leur association en vue de former nos remèdes homéopathiques complexes, nous avons suivi la règle fondamentale qui veut que les médicaments choisis ne soient ni contraires ni identiques dans leurs effets, mais compatibles, de manière à former un tout harmonique et gradué. *E pluribus unum.* De plusieurs un seul. Le nombre de ces remèdes est relativement restreint; mais la sphère d'action de chacun d'eux est très étendue, tout en restant limitée aux diathèses humorales et aux diathèses morbides spécifiques. Elle garde un juste milieu entre l'action diffuse des remèdes *omnibus* que l'allopathie applique à tout propos et même hors de propos et l'action étroite des médicaments employés par l'homéopathie simple. Les pathogénies complexes, établies pour chacun de nos remèdes constitutionnels, justifient pleinement le choix des substances et donnent à la composition de ces remèdes un caractère de certitude expérimentale.

Il en est de même des remèdes spéciaux. On pourra s'éclairer sur leur pathogénie complexe en recourant aux pathogénies simples des éléments qui les constituent. De telle sorte que ces remèdes, qui sont le fruit de longues études et de patientes recherches, s'offrent d'eux-mêmes à l'analyse du lecteur. Voulant qu'il soit fixé sur la nature des substances qui les composent aussi bien que sur les raisons qui nous ont guidés dans notre choix, nous lui donnons les moyens de parcourir le même chemin que nous et de passer par les étapes que nous avons franchies nous-mêmes.

Les remèdes sont présentés en séries dans un ordre logique qui est particulier à notre méthode. Ainsi nous plaçons en tête les quatre remèdes constitutionnels correspondant aux quatre tempéraments primitifs : nerveux, bilieux, sanguin (angioïtique) et lymphatique (scrofuleux). A la fin nous publions avec leur composition les cinq électricités, qui sont nos remèdes constitutionnels externes.

Entre ces deux séries extrêmes se placent les remèdes spéciaux. Nous les avons rangés, comme dans le passé, sous les noms génériques par lesquels ils sont connus de nos clients, angioïtiques, scrofuleux, cancéreux, fébrifuges, vermifuges. Toutefois nous en avons rapproché quelques-uns dont la spécialité les apparente entre eux par un rapport commun avec le remède constitutionnel. Les fonctions particulières se relient ainsi tout naturellement à la fonction générale qui les domine. Ainsi, par la disposition que nous leur avons donnée dans notre nomenclature, nous avons fait rentrer les Pectoraux 1, 2, 3 et 4, ainsi que les Vénériens 1 et 2 dans la série des Angioïtiques, parce que l'expérience nous a démontré la solidarité d'action de ces remèdes et que les fonctions génératrice et respiratoire dépendent, aussi bien que les fonctions musculaire et cardiaque, d'une diathèse humorale commune qui est le sang, véhicule de la nutrition générale (1). Nous nous réservons de modifier dans ce sens notre répertoire et d'y introduire à leur place tels et tels remèdes nouveaux dont le besoin se sera fait sentir et dont notre clinique nous aura confirmé les bons effets.

Enfin nous avons fait disparaître des lacunes de numération que rien ne justifiait. Par exemple, on passait brusquement du cancéreux 6 au cancéreux 10. Nous avons corrigé cette anomalie en donnant à ce dernier remède le n° 7.

REMÈDES CONSTITUTIONNELS

Nerveux

COMPOSITION.— **Aconitum napellus.— Chamomilla. — Coffea cruda. — Nux vomica. — Opium. — Phosphorus. — Spigelia. — Veratrum album.**

PATHOGÉNIE

Aconitum napellus. Insomnie par anxiété avec agitation. Grande agitation, angoisse, découragement, pleurs, appréhension et crainte de la mort. Délire. Aliénation mentale. — *Chamomilla.* Fièvres nerveuses. Surexcitation et impressionabilité excessive de tout le système nerveux. Accès de convulsions et de spasmes. Accès d'hystérie. Epilepsie. Catalepsie. — *Coffea Cruda.* Surexcitation nerveuse. Insomnie. Névralgies douloureuses. Hystérie. Clou hystérique. Asthme hystérique.

(1) Voir Livre II Chapitre II : *Etiologie. Théorie des tempéraments.*

Nux Vomica. — Contraction crampoïde des mains et des doigts. Rigidité, faiblesse et paralysie des membres. Tremblement des membres. Convulsions avec renversement de la tête en arrière. — *Opium.* Somnolence. Etirement et mouvement convulsifs dans les bras et dans les jambes. Convulsions. Léthargie. Extase. Catalepsie. Trismus. Epilepsie. Tétanos. Paralysie tétanique. — *Phosphorus.* Céphalalgies nerveuses et hystériques. Asthme nerveux. Faiblesse physique nerveuse. Etat de clairvoyance. Paralysie. — *Spigelia.* Envie fréquente d'uriner avec émission abondante d'urines décolorées. Prosopalgies nerveuses et intermittentes. Paralysie des paupières. Amaurose. — *Veratrum album.* Fièvres algides. Angoisse mortelle. Découragement. Faiblesse excessive et chronique. Céphalalgie oppressive. Névralgies. Vertiges. Absence d'idées. Perte de la parole. Perte complète de la mémoire. Délire. Aliénation mentale. Paralysies.

Bilieux

COMPOSITION. — **Aurum foliatum.** — **Bryonia.** — **Calcarea carbonica.** — **China.** — **Helleborus niger.** — **Lachesis.** — **Lycopodium.** — **Nux vomica.**

PATHOGÉNIE

Aurum foliatum. — Engorgement du foie. Hypocondrie. Rétention douloureuse des urines. — *Bryonia.* Irascibilité et penchant à la colère. Vomissements avec douleurs crampoïdes dans l'estomac. Gastrite. Constipation. Typhus. Douleurs dans la région hépatique. Gonflement du foie et de la rate. — *Calcarea carbonica.* Pyrosis. Diarrhée. Hémorroïdes sèches. Tumeurs de la vessie. Calculs rénaux. — *China.* Coloration jaunâtre de la peau. Dépravation du goût. Plénitude d'estomac avec renvois. Diarrhée et dysenterie. Fièvres bilieuses et gastriques. Inflammation du foie et de la rate. — *Helleborus niger*. Plénitude, pesanteur et ballonnement de l'estomac. Pression douloureuse dans la région hépatique. Mélancolie. Hypocondrie.— *Lachesis*. Coloration jaunâtre de la peau. Soif inextinguible et régurgitations. Crampes et douleurs violentes à l'estomac. Ballonnement du ventre avec coliques flatulentes. Douleurs au foie et à la rate. Hémorroïdes avec constipation. Calculs biliaires. Coliques hépatiques. — *Lycopodium*. Digestion difficile. Développement exagéré de gaz dans les intestins. Constipation opiniâtre. Gravelle. Hépatite. Vomissement bilieux et chroniques. — *Nux vomica*. Ictère. Goût putride et amer de la bouche. Soif et aversion pour toutes les boissons. Vomissements et douleurs crampoïdes à l'estomac. Pression, tension et ballonnement du ventre. Gastricisme. Hépatite. Hypocondrie. Fièvres bilieuses.

Angioitique

Composition. — **Aconitum napellus. — Arnica. — Belladonna. — Ferrum metallicum. — Nux vomica. — Veratrum album.**

PATHOGÉNIE

Aconitum napellus. — Affection des personnes pléthoriques. Battement de cœur avec grande anxiété. Fièvres éruptives. Fièvres inflammatoires. Congestions sanguines actives. Congestions cérébrales. Encéphalite. Ophtalmie aiguë. Angine. Pleurésie. Rhumatisme articulaire. Goutte.— *Arnica*. Affections rhumatismales et arthritiques. Congestion cérébrale. Apoplexie sanguine. Hémoptysie. Blennorrhagie. Goutte. Fièvre traumatique. — *Belladonna*. Fièvres inflammatoires. Congestion de la tête et des poumons. Battements du cœur. Péritonite puerpérale. Rhumatisme musculaire. — *Ferrum metallicum*, Echauffement du sang. Hémorroïdes fluentes. Asthme congestif. Hématurie. Epistaxis. Hémoptysie. Suppression des règles. Métrorrhagies. — *Nux vomica.* Apoplexie. Battements violents du cœur. Cardialgie. Tension des muscles. Hémorroïdes. Fièvre rhumatismale. Congestion de sang à la tête. Désirs vénériens exaltés. Contraction de l'utérus. Avortement. Métrorrhagies. *Veratrum album.* — Vertiges. Rhumatisme. Hématémèse. Règles trop hâtives et trop abondantes. Suffocation de la respiration.

Scrofuleux (Lymphatique)

COMPOSITION. — **Asa fœtida. — Apis. — Belladonna. — Conium maculatum. — Ipeca. — Kali carbonicum. — Kreosotum.**

PATHOGÉNIE

Asa fœtida. — Scrofules. Affections asthmatiques des personnes à tempérament lymphatique. Ozène. Ecoulement purulent par les oreilles. Gonflement des glandes. Ulcères de la peau. Inflammation douloureuse et ulcération des os. — *Apis.* Urticaire. Scarlatine. Rougeole. Erysipèles. Œdeme des membres. Dartres, furoncles et panaris. Ulcères dans la gorge et aux gencives. — *Belladonna.* Engorgement et suppuration des glandes. Affections scrofuleuses. Erysipèles simple et phlegmonneux. Ophtalmie. Péritonite. — *Conium maculatum.* Herpes chronique. Ulcères. Engorgement des glandes. Scrofules. Panaris. Chlorose. Carie des os. Gonflement des os. Squirre aux seins. Cancer aux lèvres. — *Ipeca.* Affection de la muqueuse gastrique. Engorgement des bronches. Coryza chronique. —*Kali carbonicum.* Scrofules. Engorgement des glandes. Eruptions chroniques de la peau, Phtisie tuberculeuse. Rachitisme.

— *Kreosotum*. Affections scrofuleuses. Eruptions galeuses. Suppurations. Ulcères gangreneux, carcinomateux, putrides. Dartres farineux et pustuleux. Teigne. Couperose. Scorbut. Catarrhes chroniques. Coxalgie.

REMÈDES SPÉCIAUX

Angioitique 2 (Cardiaque)

Composition. — **Arnica.** — **Bryonia.** — **Digitalis.** — **Hamamelis virginica.** — **Pulsatilla.** — **Secale.**

INDICATIONS THÉRAPEUTIQUES

Spécial pour les affections du cœur, des veines et des artères, c'est-à-dire du système circulatoire.

On peut donc conseiller ce médicament dans les congestions passives avec enflure des veines, dans les varices, dans l'artérite pulmonaire, dans l'hypertrophie du cœur et dans toutes les affections de cet organe, dans les hémorroïdes et contre les suites fâcheuses de la suppression du flux hémorroïdal, dans la mélancolie par affection organique du cœur, dans les affections hystériques par défaut de vitalité de l'utérus ou de circulation dans cet organe.

En s'appuyant sur l'expérience et sur l'action complexe de ce médicament on pourra aussi l'employer avec succès dans les cas suivants : Rhumatisme articulaire aigu, métrite, métrorrhagie principalement dans l'âge critique, prodomes de l'avortement et douleurs d'enfantement spasmodiques, entérite, pneumonie, pleurésie, hémoptysie, épilepsie, ulcères enflammés, gonflement inflammatoire des testicules.

Angioitique 3 (Musculaire)

Composition. — **Aconitum.** — **Calcarea carbonica.** — **China.** — **Cocculos.** — **Helleborus niger.** — **Ipeca.** — **Secale.**

INDICATIONS THÉRAPEUTIQUES

Spécial dans les affections qui attaquent le système musculaire.

En s'appuyant sur l'expérience et sur l'action complexe de ce médicament on pourra aussi l'employer avec succès dans les cas suivants : Congestions actives, apoplexies sanguines, apoplexies avec épanchement hémorragique et paralysie latérale ou bilatérale; amygdalite, laryngite, bronchite et pulmonite aiguë; coqueluche, croup, asthme congestif. Phlébite viscérale et traumatique. Gastrite et entérite aiguës. Cystite et néphrite aiguës. Polypes de l'utérus. Fièvre puerpérale. Période aiguë de toutes les aliénations mentales. Constipation chez les individus à tempérament sanguin.

Pectoral 1

Composition. — **Aconitum.** — **Bryonia.** — **Drosera.** — **Petroleum.** — **Pulsatilla.**

INDICATIONS THÉRAPEUTIQUES

Spécial pour les affections aiguës des organes de la respiration.

Se laissant guider par l'expérience et par l'action complexe de ce médicament on pourra le consulter dans les cas suivants. Envie continuelle de tousser, produite par irritation ou chatouillement au larynx. Sensation de pesanteur et de compression à la poitrine en respirant. Maux de gorge s'aggravant principalement le soir ou l'après-midi. Inflammation de la gorge, des tonsilles et de la luette. Grippe. Bronchite aiguë. Pneumonie. Pleurésie. Crachement de sang. Bronchite capillaire.

Pectoral 2

Composition. — **Allium sativum. — Arsenicum. — Calcarea carbonica. — Carbo vegetabilis. — Sulfur.**

INDICATIONS THÉRAPEUTIQUES

Spécial pour les affections chroniques des organes de la respiration et pour celles dépendantes d'une diathèse héréditaire.

Se laissant guider par l'expérience et par l'action complexe de ce médicament on pourra l'employer dans les cas suivants : Aphonie et endolorissement chronique du larynx. Toux avec fétidité de l'haleine. Toux avec expectoration verdâtre. Laryngite chronique avec ulcération. Pneumonie chronique. Phtisie avec aphonie et vomissement des aliments. Phtisie tuberculeuse. Bronchite chronique. Pneumorrhagie symptomatique de la fusion tuberculaire. Emphysème pulmonaire. Croup.

Pectoral 3

Composition. — **Belladonna. — Ipeca. — Spongia. — Sulfur.**

INDICATIONS THÉRAPEUTIQUES

Spécial pour la blennorrhée des poumons chez les vieillards, le catarrhe chronique des bronchee et la phtisie du larynx.

Pectoral 4

Composition. — **China.** — **Dulcamara.** — **Hepa sulfuris.** — **Nux vomica.** — **Phosphorus.**

INDICATIONS THÉRAPEUTIQUES

Spécial pour les affections nerveuses des organes de la respiration.

On pourra le consulter dans les cas suivants : Coqueluche. Toux nerveuse. Souffrances asthmatiques. Constriction du larynx. Dilatation des bronches.

Vénérien 1

Composition. — **Arsenicum.** — **Belladonna,** — **Mercurius solubilis.** — **Sassaparilla.** — **Thuia occidentalis.**

INDICATIONS THÉRAPEUTIQUES

Spécial pour toutes les affections vénériennes ou syphilitiques sous toutes les formes qu'elles peuvent revêtir.

Se basant sur l'expérience et sur l'action complexe de ce médicament, on pourra aussi le conseiller dans toute maladie cutanée, viscérale ou affectant le système glandulaire, qui résiste pendant longtemps aux remèdes ayant sur elle une action spéciale, car la syphilis peut rester quelques fois à l'état latent dans l'organisme, ce qui est bien démontré dans la syphilis héréditaire.

Vénérien 2

Composition. — **Iodium.** — **Mercurius corrosivus.** — **Nitri acidum.** — **Pulsatilla** — **Staphysagria.**

INDICATIONS THÉRAPEUTIQUES

Spécial pour les affections vénériennes et syphilitiques lorsqu'elles ne cèdent pas à l'action du vénérien 1. Le vénérien 2 est particulièrement employé à l'extérieur dans tous les cas compris dans la sphère d'action, au remède précédent.

Scrofuleux 2

Composition. — **Calcarea carbonica. — Chamomilla. — Silicea. — Staphysagria. — Tartarus emeticus. — Veratrum album.**

INDICATIONS THÉRAPEUTIQUES

Spécial pour les affections scrofuleuses et rachitiques. Il pourra être avantageusement consulté dans les cas suivants : Lèpre, verrues, éruptions urticaires chroniques. Chute de cheveux à la suite de fortes maladies aiguës. Migraine, céphalalgie des personnes de constitution faible ou affaiblies par des souffrances physiques. Ophtalmie scrofuleuse. Blépharite. Staphylome. Fistule lacrymale. Ulcères de la cornée. Odontalgie avec gonflement de la joue ou des glandes sous-maxillaires, Goître. Hernies. Suppression du lait. Dyspepsie. Vomissements, indigestions. Anorexie. Boulimie. Catarrhe de la vessie. Affections des organes génito-urinaires (non spécifiques) chez l'homme. Paralysie. Sciatique.

Scrofuleux 3 (Spinal)

Composition. — **Aconitum. — Baryta carbonica. — Carbo animalis. — Clematis erecta. — Conium maculatum. — Nux vomica.**

INDICATIONS THÉRAPEUTIQUES

Spécial pour les affections de la moelle épinière. Accès de convulsions, d'épilepsie et de tétanos. En s'appuyant sur l'expérience et sur l'action complexe de ce médicament, on pourra aussi l'employer avec succès dans les cas suivants : Faiblesse physique par suite de pertes séminales. Faiblesse musculaire et difficulté d'apprendre à marcher chez les enfants. Atrophies des enfants scrofuleux. Induration de la langue. Affections du pharynx. Gastralgies. Angine tonsillaire. Dartres faciales, herpes du scrotum et du penis.

Scrofuleux 4 (Entérique)

COMPOSITION. — **Aconitum napellus. — Carbo vegetabilis. — Chamomilla. — Ignatia amara. — Ipeca. — Nux vomica. — Phosphorus. — Veratrum album.**

Ce remède (ancien *anti-cholérique*) est indiqué contre la diarrhée, la dysenterie, les vomissements, la cholérine et le choléra.

Scrofuleux 5 (Dermoique)

COMPOSITION. — **Aurum muriaticum. — Belladonna. — Clematis erecta. — Iodiun. — Lycopodium. — Phytolacca. — Sulfur.**

INDICATIONS THÉRAPEUTIQUES

Spécial pour les affections de la peau et des muqueuses.

Nous avons guéri avec ce seul remède des calculs rénaux et des cas de gravelle, des eczémas, des lupus aux ailes du nez et des rougeurs et gonflements des paupières rebelles à tous les autres remèdes ; engorgement des glandes en général, parotite avec formation d'abcès et de fistules.

La laryngite chronique avec ulcération, l'angine granuleuse et l'angine couenneuse avec grande prostration cèdent à l'action du scrofuleux 5, ainsi que toutes les affections chroniques de l'appareil digestif ou des intestins qui ont pour cause la répercussion d'une maladie de la peau.

On pourra encore consulter l'action du Scrofuleux 5 contre les affections suivantes : Rhumatisme chronique aggravé pendant le mauvais temps, dysménorrhée très douloureuse chez les femmes manifestement stériles, sciatique avec douleur oppressive et lancinante et tiraillement aux côtés extérieurs de la cuisse, vomissements, diarrhée, coliques, indigestion, suites de l'ivresse, charbon, furoncles, engelures, piqûres d'insectes, fièvre typhoïde, coryza chronique, incontinence d'urine.

Scrofuleux 6 (Néphritique)

COMPOSITION. — **Apis.** — **Arsenicum.** — **Lycopodium.** — **Natrum muriaticum.** — **Ruta graveolens.** — **Sulfur.**

INDICATIONS THÉRAPEUTIQUES

Spécial dans les affections des reins et de la vessie.

En s'appuyant sur l'expérience et sur l'action complexe de ce médicament on pourra aussi le consulter avantageusement dans les cas suivants : Diabète sucrée, affections rhumatismales aux articulations des mains et des pieds, souffrances par suite de contusions et de chute, état d'indigestion ayant pour cause un refroidissement de l'estomac dû à l'ingestion de boissons trop froides ou d'acides, marasmes chez les personnes adultes, faiblesse musculaire avec tremblement des membres, mélancolie, inflammations érysipélateuses.

Scrofuleux 7 (Glandulaire)

Composition. — **Aconitum. — Clematis erecta. — Conium maculatum. — Rhus toxicondendron. — Staphysagria. — Thuia occidentalis.**

INDICATIONS THÉRAPEUTIQUES

Spécial pour les cas de lymphatisme chez les enfants en bas âge.

Ce remède ancien *lymphatique* a triomphé dans les cas suivants : engorgement des glandes; Hypertrophie des amydales avec dureté de l'ouïe. Formication à la peau avec prurit et desquammation. Fistules dentaires. Fistule lacrymale. Faiblesse de la mémoire. Accès de manie et de folie. Cephalalgies tractives, quelquefois semi-latérales. Vertiges avec nausées et sensation de faiblesse au creux de l'estomac. Hémorroïdes sèches et fluentes. Sueurs des pieds trop abondantes. Faiblesse musculaire. Fièvres gastriques, bilieuses, rhumatismales et intermittentes. Maux de reins. Règles trop hâtives. Inflammations des testicules. Écoulement de liqueur prostatique pendant les selles.

Cancéreux 1

Composition. — **Asteria rubens. — Arsenicum. — Cannabis sativa. — Conium maculatum. — Oxali acidum. — Rumex patienta. — Staphysagria. — Sulfur.**

INDICATIONS THÉRAPEUTIQUES

Spécial pour les affections des femmes, pour les maladies scrofuleuses arrivées à un certain degré et pour les affections cancéreuses en général.

En s'appuyant sur l'expérience et sur l'action complexe de ce médicament, on l'administrera aussi avec succès dans les cas suivants : Affections des femmes enceintes. Crampes de la matrice. Disménorrhée. Aménorrhée. Flueurs blanches. Accouchements laborieux. Avortement. Coliques. Entérite. Gastrites aiguës et chroniques. Tumeurs et induration des ovaires. Métrite séreuse, granuleuse ou muqueuse. Polypes de l'utérus. Hypertrophie du col de l'uterus. Vaginite aiguë et chronique. Fistule du vagin. Tumeurs du rectum. Hypertrophie et kystes du foie. Affections squirreuses et cancéreuses des seins, de la langue, de la peau, du nez, des lèvres et du visage. Congestion cérébrale avec vertiges. Anémie cérébrale. Cataracte. Ramollissement du cerveau. Marasme dorsal. Manie surtout chez la femme. Spasmes, accès de faiblesse et autres affections des personnes hystériques. Douleurs goutteuses aux orteils avec chaleur et rougeur de la peau. Teigne. Gale. Lupus facial. Scorbut. Inflammations des gencives et de la langue. Amygdalite ulcéreuse. Ulcères aux jambes. Ulcères variqueux. Fièvre typhoïde. Symptômes phtisiques. Laryngite ulcéreuse. Tubercules pulmonaires. Angine gangreneuse. Déphterite.

Cancéreux 2 (Hydropique)

Composition. — **Asa fœtida. — Belladonna. — Conium maculatum. — Graphite. — Kali chloricum. — Nux vomica.**

INDICATIONS THÉRAPEUTIQUES

Spécial pour les hydropisies.

En s'appuyant sur l'expérience et sur l'action complexe de ce médicament, on le consultera avec succès dans les cas suivants : Affections hydropiques, anasarque, ascite, ascite avec hydropisie générale dépendante d'affection organique du ventre. Hydrocéphalie aiguë. Péritonite, péritonite puerpérale, chute de la matrice et du vagin. Inflammation des glandes et des vaisseaux lymphatiques. Loupe à la tête. Gonorrhée bâtarde, inflammation du cordon spermatique. Catarrhe de la vessie. Néphrite chronique. Albuminurie. Ophtalmies. Ozène et phlegmon du nez chez les enfants scrofuleux. Carreau. Cancer de la matrice. Indurations squirreuses des lèvres. Affections carcinomateuses.

Cancéreux 3 (Arthritique)

Composition. — **Clematis erecta.— Iodium. — Oxali acidum. — Rumex patienta. — Ruta graveolens.**

INDICATIONS THÉRAPEUTIQUES

Spécial pour les affections arthritiques.

Se laissant guider par l'expérience et par l'action complexe de ce médicament, on pourra le consulter dans les cas suivants : Tumeur blanche des genoux, gonflement inflammatoire du genou, hydrarte, paralysie des articulations des mains et des pieds, soit par suite d'affection rhumatismale, soit par suite de luxation. Goutte. Arthrite invétérée. Bubon scrofuleux. Phtisie abdominale. Catarrhe chronique avec suppuration. Ulcères carcinomateux. Cancer aux lèvres. Cancer aux seins.

Cancéreux 4 (Ostéique)

Composition. — **Arsenicum. — Calcarea carbonica. — Phosphorus. — Silicea. — Staphysagria. — Sulfur.**

INDICATIONS THÉRAPEUTIQUES

Spécial pour les affections du système osseux.

En s'appuyant sur l'expérience et sur l'action complexe de ce médicament, on pourra le conseiller dans les cas suivants : Ostéite aiguë et chronique, ostéomyelite. Inflammation des articulations, coxalgie, carie des os, névrose, douleurs ostéoscopes, périostite, périostose, panaris osseux, inflammation, ramollissement, déviation et suppuration des os. Douleurs lancinantes du cancer qui résistent à l'action des autres cancéreux.

Cancéreux 5

COMPOSITION. — **Argentum nitricum. — Baryta carbonica. — Helleborus niger. — Hydrastis canadensis. — Ignatia amara. — Kali carbonicum. — Sepia. — Silicea. — Secale.**

INDICATIONS THÉRAPEUTIQUES

Spécial pour les affections cancéreuses, scrofuleuses et pour celles qui affectent plus particulièrement le sexe féminin et qui résistent à l'action du cancéreux 1.

Le cancéreux 5 est, en outre, le remède destiné à l'usage externe dans le traitement des affections qui réclament l'emploi des cancéreux.

Cancéreux 6 (Utérin)

COMPOSITION. — **Cannabis sativa. — Hydrastis canadensis. — Secale. — Phosphorus. — Sulfur.**

INDICATIONS THÉRAPEUTIQUES

Spécial pour les affections de la matrice et les affections cancereuses de cet organe qui se montrent rebelles à l'action des cancereux 1 et 5.

En s'appuyant sur l'expérience et sur l'action complexe de ce médicament on pourra aussi l'employer avec succès dans les cas suivants : Diarrhée cholériforme des enfants, cholérine, metrorrhagie de femmes faibles et cachectiques, prodomes de l'avortissement surtout dans le troisième mois

Cancéreux 7

Composition. — **Asa fœtida. — Baryta carbonica. — Connium maculatum. — Graphite. — Oxali acidum. — Phosphorus. — Rumex patienta. — Sepia. — Thuia occidentalis. — Hydrastis canadensis.**

INDICATIONS THÉRAPEUTIQUES

Spécial pour le cancer de l'estomac et pour les cancers développés sur d'anciennes cicatrices ou à la suite de plusieurs abcès.

Se guidant par l'expérience et par l'action complexe de ce médicament, ancien cancereux 10 on pourra aussi le consulter dans les cas suivants : Marasme dorsal. Hydrocèle. Jaunisse. Coliques flatulentes ou par étranglement d'intestins. Dartres syphilitiques et chancres opiniâtres. Ozène. Erésipèles phlegmonneux et vésiculeux.

Fébrifuge 1

Composition. — **Aconitum. — China. — Granatum. Helleborus niger. — Ignatia amara. — Leptandra.**

INDICATIONS THÉRAPEUTIQUES

Spécial pour les affections intermittentes, pour les fièvres quotidiennes, tierces ou quartes, fièvres périodiques simples et compliquées et fièvres pernicieuses.

En s'appuyant sur l'expérience et sur l'action complexe de ce médicament, on pourra l'employer avec succès dans les cas suivants : Affections du foie et de la rate telles que l'hépatite aiguë et c. onique, hépatalgie, engorgement chronique du foie, ictère, splénite aiguë et chronique, hypocondrie. Le fébrifuge a suffi à lui seul paur guérir le diabète qui reconnaît pour cause un excès de formation de sucre dans le foie et qui ne pouvait pas être détruit par les poumons pendant l'hématose.

Fébrifuge 2

COMPOSITION. — **Aconitum. — Arsenicum. — Lachesis. — Leptandra. — Nitri acidum. — Sulfur.**

INDICATIONS THÉRAPEUTIQUES

Spécial pour le traitement externe de toutes les affections qui réclament l'emploi du Fébrifuge 1. On pourra aussi l'administrer à l'intérieur dans le traitement de ces mêmes affections lorsqu'elles résistent à l'action du Fébrifuge 1.

Vermifuge 1

COMPOSITION. — **Allium sativum. — Gentiana. — Silicea. — Spigelia. — Teucrium marum verum.**

INDICATIONS THÉRAPEUTIQUES

Spécial pour les affections vermineuses.

Vermifuge 2 (Tænifuge)

COMPOSITION. — **Granatum. — Lycopodium. — Ipeca. — Mercurius solubilis. — Stannum.**

INDICATIONS THÉRAPEUTIQUES

Spécial contre le ténia et les affections vermineuses qui ne cèdent pas à l'action du vermifuge 1.

REMÈDE AUXILIAIRE

Laxatif

COMPOSITION. — **Belladonna.** — **Podophylline.**

INDICATIONS THÉRAPEUTIQUES

Effets purgatifs ou simplement laxatifs, suivant la dose. Spécial pour le traitement de la constipation et dans les cas où cette médication auxiliaire pourrait être utile.

ÉLECTRICITÉS

Remèdes constitutionnels externes

Electricité Jaune (Nerveuse)

COMPOSITION.— **Arnica.** — **Belladonna.** — **Cannabis sativa.** — **Carbo vegetabilis.** — **Hyoscyamus.** — **Mercurius solubilis.** — **Opium.** — **Veratrum album.**

INDICATIONS THÉRAPEUTIQUES

Remède pour l'usage externe, spécial pour les affections nerveuses. On le consultera avantageusement dans les crampes, convulsions, tic douloureux, tétanos, spasmes hystériques, éclampsie, épilepsie, danse de Saint-Guy et autres affections spasmodiques.

Électricité Blanche (Bilieuse)

Comoosition. — **Aconitum. — Anacardium orientalis. — Belladonna. — Chamomilla. — Coffea cruda. — Ignatia amara. — Sabina. — Valeriana.**

INDICATIONS THÉRAPEUTIQUES

Remède pour l'usage externe, spécial pour les affections des sujets à tempérament bilieux. Son action se montre d'une façon tout à fait efficace dans les affections du bas ventre en général, dans les péritonites, dans les inflammations intestinales dans les owarites, dans les affetions du foie et de la rate, dans les céphalalgies et dans les névralgies.

Électricité Bleue (Angioitique)

Composition. — **Aconitum. — Arnica. — Belladonna. — Digitalis. — Helleborus album. — Pulsatilla. — Hamamelis virginica. — Secale.**

INDICATIONS THÉRAPEUTIQUES

Remède généralement employé pour l'usage externe, spécial pour les affections des sujets à tempérament sanguin. L'électricité bleue est donc efficace dans les cas suivants :

Dans les apoplexies sanguines, en l'appliquant sur le crâne et en faisant boire au patient de dix à vingt gouttes à la fois ; — dans les métrorrhagies des femmes faibles, quand on en boit deux ou trois gouttes par jour ; — dans les ophtalmies aiguës, appliquée aux sus et sous-orbitaux, aux tempes et au crâne ; — Dans les épistaxis, appliquée au crâne, à la racine du nez, et en aspirations, à la dose de 50 ou 100 gouttes dans un verre d'eau ; — dans les migraines, appliquée sur le crâne, et sur le front : dans les dyspepsies, appliquée au creux de l'estomac; — dans toutes les affections du cœur, appliquée sur la région précordiale ; — dans le traitement des varices, soit en compresses, sur les veines variqueuses ; — dans les laryngites et dans les inflammations des muqueuses de la bouche, en gargarismes, 20 gouttes dans 100 grammes d'eau.

On reconnaît la puissance de son action dans les blessures ; de fortes compresses font disparaître la douleur et arrêtent les hémorragies. Dans les points de côté, les fluxions de poitrine, les pleurésies, appliquée au grand sympathique et au plexus solaire, elle fait disparaître l'oppression, la douleur et tous les symptômes les plus graves.

Électricité Rouge (Lymphatique)

COMPOSITION. — **Arsenicum. — Conium maculatum. — Kali carbonicum. — Lycopodium. — Phytolacca. — Ruta graveolens. — Veratrum album.**

INDICATIONS THÉRAPEUTIQUES

Remède pour l'usage externe, spécial pour les affections des sujets à tempérament lymphatique.

Comme toutes les autres électricités, l'Electricité Rouge contribue au bon succès du traitement interne, quand elle est appliquée opportunément. En l'employant, par exemple, en frictions au grand sympathique, au plexus solaire, à l'occiput, aux deux côtés de l'épine dorsale et sous la plante des pieds, on obtient sur tout l'organisme, un effet général qui consiste en une augmentation de force et de vigueur ; par là même elle sera utile aux personnes anémiques, affaiblies par des souffrances physiques et dont il faut fortifier les fibres musculaires.

Appliquée uniquement à l'occiput, au grand sympathique et au plexus solaire, dans l'hystérie, elle vient en aide aux remèdes internes et hâte la guérison ; elle est utile dans l'asthme nerveux, ainsi que lorsqu'on l'applique à la pointe du fémur, dans les coxalgies spontanées ou traumatiques,

Moyenant des applications sur le pubis, au périnée et aux reins, elle est d'un excellent effet, dans le traitement de la paralysie de la vessie, dans la néphrite chronique et dans l'albuminurie, quand celle-ci est symptomatique de la congestion passive de la substance corticale et de l'atrophie des reins. Si on l'applique aux tempes, aux sous et sus-orbitaux, elle est utile au traitement de la cataracte prise au début, de l'amaurose, de l'ophtalmie granuleuse, parce qu'elle fortifie le nerf optique; elle rend par là de grands services aux personnes dont la vue a été très affaiblie ou fatiguée par les trop longues lectures, les veilles ou les études trop prolongées. Quand on l'applique aux grands et aux petits hypoglosses, elle sert au traitement de l'aphonie, des affections de la langue et du larynx.

Dans les douleurs névralgiques faciales, elle est d'un grand secours quand on l'applique sur les points où la douleur se manifeste. Dans les cas de choléra, appliquée à temps, au creux de l'estomac et au grand sympathique, elle réussit à calmer les terribles douleurs de la région épigastrique, et rend plus prompt l'effet des remèdes pris à l'intérieur. Si on l'applique tout autour de l'inflammation, dans le cas d'érysipèle, elle la fait disparaître rapidement, et il est rare que l'on ressente encore de la douleur, après les premières applications.

Dans le traitement des plaies et des tumeurs, si on l'applique sur le parcours des nerfs correspondants, ou tout autour des tumeurs, elle provoque ou facilite la suppuration et l'écoulement du pus; elle hâte , en outre , le processus de la cicatrisation.

Electricité Verte (Cancéreuse)

Composition. — **Arsenicum. — Cannabis sativa. — Clematis erecta. — Helleborus niger. — Ruta graveolens. — Sabina. — Staphysagria.**

INDICATIONS THÉRAPEUTIQUES

Remède pour l'usage externe, spécial pour calmer les douleurs du cancer, qu'il soit ulcéré ou non; les douleurs des articulations dans la goutte et dans le rhumatisme. En compresses sur les plaies et sur les ulcères, l'Electricité Verte calme les douleurs et en active la cicatrisation.

Cette nomenclature, qui est la forme concrète et expérimentale des théories exposées dans ce livre, est aussi le résultat de dix années d'observation et d'expérience.

Nous ne prétendons pas avoir constitué de toutes pièces et par inspiration divine ce répertoire pharmacologique. Nous nous appuyons, comme on peut le voir, sur la tradition homéopathique. En suivant la filiation des idées et en prenant pour point de départ l'œuvre même du Maître, du père de la médecine nouvelle, on peut arriver, par degrés et sans aucun saut brusque, aux formules nouvelles de l'homéopathie complexe, qui n'est que le développement naturel de l'homéopathie simple. C'est là part du progrès. Hahnemann conduit à Aegidi, Aegidi à Soleri, et ce dernier fut le précurseur de Bellotti et de Finella. Voilà les véritables fondateurs de la doctrine qui porte aujourd'hui le nom d'électro-homéopathie. Nous défions que l'on explique autrement ses origines, que l'on justifie par d'autres raisons le terme dont on a baptisé la médecine nouvelle. En dehors de cette tradition scientifiquement établie, il n'y a que charlatanisme et vaines formules.

Il nous reste à établir la part que nous avons personnellement prise dans cette évolulion d'un demi-siècle environ (1833-1889) qui consacre, nous ne craignons pas de le dire, une réforme capitale en médecine. Nous nous félicitons d'être sorti du mystère dans lequel le comte Mattei s'enveloppait complaisamment et d'avoir débrouillé malgré lui le chaos *voulu* de ses nomenclatures. Nous sommes remontés aux sources, aux origines. Finella nous a conduits à Bellotti, Bellotti à Soleri; et celui-ci, par le docteur Julius Aegidi, nous a ramenés à Hahnemann. C'est ainsi que la tradition vraie de l'électro-homéopathie s'est révélée à nos yeux. Toutefois, nous croyons pouvoir dire que nous avons donné un grand développement à l'homéopathie complexe telle que l'a laissée en mourant le docteur Finella et que le système Ponzio réalise sur cette doctrine un progrès considérable dont nous revendiquons le mérite. Cette part de création se manifeste dans la série de remèdes dont la nomenclature précède et qui diffère essentiellement des séries fantaisistes présentées par le comte Mattei, comme elle diffère des séries par trop systématiques qu'ont élaborées Finella et Bellotti. Une brève comparaison suffira pour placer hors d'atteinte nos droits scientifiques et mettre en évidence le fruit de nos travaux.

La nomenclature des spécifiques de Bellotti, au nombre de quarante-deux, commence par un spécifique dit général qui est apte à guérir toutes les maladies de l'organisme (c'est beaucoup trop) et continue par des spécifiques propres qui ne s'adressent qu'à un seul organe (ce n'est pas assez), depuis le cerveau, les yeux et les oreilles jusqu'à la peau, en passant par le cœur, les poumons et l'estomac. Bien rares sont les spécifiques qui visent un système complet. Cette classification est imparfaite : elle pèche pas un excès de *particularisme* organique ; elle ne voit que le tissu fondamental et la forme graphique de l'organe ; elle perd de vue la fonction. Le matérialisme anatomique est sa pierre d'achoppement.

Nous avons remplacé le spécifique général, véritable panacée universelle dont l'action est vague et illimitée, c'est-à-dire nulle en médecine spécifique, par nos remèdes constitutionnels, au nombre de quatre, et dont chacun correspond à l'un des quatre tempéraments primitifs, c'est-à-dire à une *fonction générale*, à un ensemble de fonctions parfaitement déterminé, dont la prédominance chez tel ou tel individu constitue sa diathèse humorale. Cette série primordiale de quatre médicaments complexes est présentée pour la première fois : elle nous appartient en propre[1]. Aux spécifiques organiques de Bellotti, dont le classement est arbitraire et qui se suivent au hasard, sans lien entre eux, sans unité supérieure présidant à leur diversité, nous avons substitué nos remèdes spéciaux : chacun d'eux correspond à une *fonction particulière ;* ils sont partagés en quatre séries dont chacune se rattache à l'un des quatre remèdes constitutionnels ; et dans chaque série, les remèdes sont solidarisés, aptes à se remplacer l'un par l'autre, à répondre aux diverses complications qui peuvent surgir dans un même système. C'est pour la première fois encore que cette quadruple série de médicaments complexes est présentée : elle nous est toute personnelle. Ainsi nos remèdes officinaux offrent une image de l'ordre qui règne dans l'organisme lui-même : ils sont à la fois individuels et solidaires, comme les fonctions du corps

(1) Les cinq remèdes dits Electricités, dont la composition nous est aussi exclusivement personnelle, ne sont que des *remèdes constitutionnels externes*, répondant aux quatre tempéraments primitifs et dont le dernier (électricité lymphatique) se dédouble en un cinquième (électricité cancéreuse) pour répondre à la multitude des diathèses morbides offertes par ce tempérament.

humain, et se groupent d'après une méthode naturelle pour répondre aux troubles variés de ces fonctions, que ces troubles soient isolés ou connexes, locaux ou généraux. — A ces quatre séries principales s'ajoutent un remède auxiliaire, le laxatif, la série des fébrifuges, celle des vermifuges, de manière à élargir le cadre pharmacologique, à le rendre conforme à l'infinie variété des affections humaines et à rester dans la méthode qui nous est propre sans jamais entrer dans les systèmes d'autrui.

D'après ces données fondamentales, on comprendra que la composition de nos remèdes n'ait rien de commun avec celle des spécifiques de Bellotti. Ils affichent la prétention de guérir *toutes* les maladies d'un même organe : ce sont à leur tour de véritables panacées. Rien n'est plus contraire à la marche de la nature. Un même organe peut être affecté très différemment, suivant que les nerfs ou la bile, le sang ou la lymphe servent de véhicule à l'affection : d'où la nécessité d'appliquer des spécifiques différents, même pour les maladies d'un seul organe. Les diathèses humorales n'ont été qu'entrevues par Bellotti et n'ont pu modifier son système dans le sens d'une spécificité plus large et plus rationnelle. C'est donc vainement qu'il se flatte de répondre, par ses composés pharmacologiques, non seulement au nombre et à la distribution des tissus affectés, mais encore aux causes morbides dynamiques ou humorales. L'analyse de nos pathogénies complexes démontre que nos remèdes électro-homéopathiques sont calculés de manière à couvrir les symptômes de la diathèse humorale comme ceux de la diathèse morbide spécifique, réalisant ainsi le but que Bellotti s'était proposé, mais n'avait pas atteint.

Les mêmes observations s'appliquent au répertoire pharmacologique du docteur Finella, exactement calqué sur celui de Bellotti, sauf adjonction de neuf remèdes, ce qui porte la totalité au nombre de cinquante et un. Finella aussi perd de vue le caractère fonctionnel pour ne considérer que l'organe; ses intercalations de remèdes sont arbitraires et n'ajoutent rien à une classification dépourvue de méthode vraie, c'est-à-dire de vie et d'unité.

En ce qui concerne la nomenclature de Mattei et la liste « définitive et invariable » de ses remèdes, qu'il a donnée dans son *Vade mecum* de 1888, pages 59 et suivantes, outre que ces remèdes ne sont coordonnés suivant aucune méthode et sont jetés au hasard sur le papier à la suite les uns des autres, il est tout à fait impossible de les apprécier scientifiquement, puisque Mattei ne publie pas leur composition. Par conséquent il n'y a même pas lieu de les mettre en parallèle avec les nôtres, le terme essentiel de la comparaison faisant défaut.

Nous sommes donc fondés à dire que notre répertoire pharmacologique de trente-cinq remèdes, qui ne prétendent d'ailleurs être ni «définitifs» ni « invariables », puisque l'expérience peut toujours suggérer de nouvelles améliorations, nous sommes fondés à dire que ce répertoire est notre œuvre personnelle et propre. Nous avons développé les théories scientifiques qui le justifient; nous en faisons toucher du doigt le mécanisme et la composition; nous le montrons enfin dans son unité et sa variété comme le terme actuel de l'évolution accomplie en homéopathie complexe. En revendiquant ainsi nos droits sur l'invention de ces remèdes, nous n'obéissons à aucun mobile de vanité ou d'orgueil. Nous étant scrupuleusement attachés à déterminer la part de chacun dans la genèse si lente et si laborieuse de la médecine nouvelle, nous aimons que justice nous soit aussi rendue pour les éléments nouveaux que nous apportons à l'œuvre commune ; et cela en vertu de cet impérissable principe de justice distributive : *Cuique suum.*

CHAPITRE IV

FORME DE NOS REMÈDES

Globules. Dilutions alcooliques
Electricités

Nos médicaments officinaux sont préparés sous trois formes distinctes. Les remèdes constitutionnels et les remèdes spéciaux sont en *globules*. Ils sont aussi en *dilutions alcooliques*. Nous présentons à l'état liquide nos cinq *électricités*, ou remèdes constitutionnels externes.

Le globule médicamenteux que nous avons adopté est la forme la plus commode, la plus maniable, la plus apte à permettre de poursuivre la dynamisation des remèdes aussi loin qu'on le voudra, par conséquent la plus conforme aux principes généraux de l'homéopathie. Les globules sont d'ailleurs constamment employés par les homéopathes, plus souvent même que les médicaments liquides. Leur valeur pratique est donc généralement reconnue. Les nôtres sont de petit calibre et du poids de 1/250 de gramme, partant d'une ingestion facile et d'une diffusibilité certaine ; ils sont moins matériels que les pilules et granules ordinaires et par conséquent s'éloignent considérablement des remèdes massifs de l'ancienne école. Ils se prêtent aux emplois les plus divers, internes ou externes, aux dosages les plus forts comme les plus modérés, puisqu'il est facile d'en varier le nombre, depuis un jusqu'à cent et au delà. En outre, ils sont, dans nos climats tempérés, d'une conservation parfaite et pour ainsi dire indéfinie. Toutes ces raisons nous ont décidés à préparer en globules nos trente remèdes constitutionnels et spéciaux. La forme globulaire ainsi comprise nous paraît être le dernier mot du progrès pour la dispensation utile et commode des médicaments électro-homéopathiques.

Cependant l'expérience nous a amenés à reconnaître que, dans les climats extrêmes, c'est-à-dire trop chauds ou trop humides, les globules ne résistent pas à l'action excessive de la température : ils s'altèrent facilement ou se réduisent en une pâte qui rend leur emploi tout à fait impossible. Pour tous les pays de la zone tropicale, où règnent constamment soit la chaleur, soit l'humidité, il est donc préférable d'employer nos remèdes en dilutions alcooliques ; et c'est pour répondre à ces besoins que nous avons pris la détermination de livrer également sous cette forme tous nos remèdes constitutionnels et spéciaux. Le maniement des liquides n'est sans doute pas aussi commode que celui des médicaments globulaires ; mais les emplois sont exactement les mêmes. Il suffit, dans la pratique, de tenir compte de ce principe que une *goutte* est égale à un *globule*.

La troisième forme adoptée par nous, celle des cinq électricités liquides, est confirmée, dans sa valeur pratique, par une longue expérience. La puissance de ces dilutions complexes, soumises à une préparation spéciale, est telle que, sauf quelques cas très rares, leur emploi doit être limité à l'usage externe. Nos applications d'électricité sont un précieux complément de la médication électro-homéopathique. Elles sont un exemple du pouvoir qu'acquièrent des substances convenablement dynamisées qui agissent, sans violence ni perturbation, soit comme antispasmodiques, soit comme calmants, et qui réalisent tous les avantages des remèdes les plus actifs de l'ancienne médecine sans offrir aucun de leurs dangers.

Nos remèdes complexes étant une synthèse de médicaments, constituent un côrps nouveau, une *unité* médicinale, comme le sont, en homéopathie ordinaire, les médicaments simples eux-mêmes. Le titre auquel sont portés nos globules et dilutions alcooliques doit donc servir d'élément aux dilutions aqueuses préparées par le malade. C'est ce que nous appelons la première puissance électro-homéopathique.

En principe, tous nos remèdes officinaux sont livrés à la première puissance électro-homéopathique, servant de base à la première dilution aqueuse. Néanmoins, pour faciliter l'usage de ces médicaments, nous préparons aussi, comme on le verra plus loin (THÉRAPEUTIQUE. *Mode d'emploi de nos remèdes*), les globules et dilutions alcooliques à la deuxième et à la troisième puissances pour servir de base à la deuxième et à la troisième dilutions.

Ainsi trente-cinq médicaments composés avec soixante-quatorze substances simples; trois formes de remèdes seulement : *globules*, *dilutions alcooliques*, *électricités*, et trois degrés de puissance électro-homéopathique : voilà, dans toute sa simplicité, notre pharmacopée, synthèse raisonnée de la matière médicale hahnemanienne, simplification de la médecine homéopathique et par conséquent progrès sur les errements du passé, puisqu'elle réalise une abréviation notable de l'espace et du temps.

Les procédés en usage dans nos laboratoires sont strictement conformes à la pratique médicinale homéopathique. Dynamisation mathématiquement calculée, dosages précis, manipulations exécutées avec un soin extrême, inertie des véhicules, précautions minutieuses dans le choix et l'entretien des appareils comme dans la disposition des locaux : rien n'est épargné pour livrer le remède officinal avec toute sa force médicamenteuse, dans son état de plus grande pureté dynamique, de manière à réaliser pratiquement le précepte d'Hippocrate. Le Père de l'ancienne médecine considérait toute médication comme devant avoir pour résultat, par l'administration du médicament au corps humain, une *addition* ou une *soustraction* de matière. Cette modification de la substance humaine a été rendue en quelque sorte mathématique par le Père de la médecine nouvelle, Hahnemann, lorsqu'il a renouvelé entièrement la pharmacie en y introduisant le principe de dynamisation. Nous nous honorons d'appartenir à cette école par l'attention scrupuleuse et les soins qui président à nos préparations.

LIVRE IV

THÉRAPEUTIQUE

CHAPITRE PREMIER

LOI DES SEMBLABLES

Théorie de la complexité

« La guérison est et doit être la fin dernière de « toute médecine. Physiologie, pathologie, pharmacologie ne sont donc, dans les mains du « médecin, qu'autant de moyens et d'instruments « qui doivent converger vers la fin dernière de « l'art, à savoir la thérapeutique. »

C'est ainsi que s'exprime M. Léon Simon père (1) en préludant à ses considérations sur l'art de guérir d'après la méthode homéopathique et les doctrines de Hahnemann. On ne peut mieux traduire l'aspiration unanime de notre époque qui demande au praticien, non des dissertations mais des résultats, et à l'art de puiser dans la science des moyens thérapeutiques plutôt que des arguments qui ne servent qu'à alimenter d'oiseuses discussions et de frivoles disputes.

§ 1er. — La Loi des semblables.

La découverte de la loi des semblables a pour ainsi dire résolu le problème de la certitude en

(1) Commentaire sur l'*Organon* de Hahnemann, page 579.

médecine en donnant à la thérapeutique une base fixe qui lui avait manqué jusqu'alors. Cette loi a été formulée par Hahnemann sous vingt formes différentes. Nous en trouvons la meilleure expression dans le paragraphe 26 de l'*Organon*, que nous allons reproduire ici en entier : « Ce phénomène (celui de la guérison par des médicaments homéopathiques au mal) repose sur la loi naturelle de « l'homéopathie, loi méconnue jusqu'à présent, « quoiqu'on en ait eu quelque vague soupçon, et « qu'elle ait été dans tous les temps le fondement « de toute guérison véritable, savoir ; qu'*une affection dynamique, dans l'organisme vivant, « est éteinte d'une manière durable par une plus « forte, lorsque celle-ci, sans être de même espèce « qu'elle, lui ressemble beaucoup par la manière « dont elle se manifeste.* »

Pour établir sans conteste qu'il ne s'agit pas ici d'une conception chimérique de l'esprit humain, mais bien d'une *loi naturelle*, Hahnemann examine ce qui se passe dans l'organisme lorsque deux maladies s'y rencontrent. Ces maladies peuvent être semblables ou dissemblables.

Si elles sont dissemblables, trois cas peuvent se présenter :

I. La plus ancienne sera plus forte que la nouvelle. Dans ce cas, la nouvelle sera repoussée du corps et ne pourra s'y établir. C'est ainsi que la peste du Levant n'éclate pas dans les lieux où règne le scorbut et que les phtisiques ne ressentent pas les fièvres épidémiques.

II. La maladie nouvelle sera plus forte que l'ancienne, et alors elle la chassera pour un temps. La teigne, par exemple, arrête l'épilepsie; mais les accès reviennent après la disparition de l'exanthème. La gale chasse momentanément le scorbut, le typhus la phtisie, la rougeole la petite vérole ; la scarlatine suspend les effets de la vaccine. Il en est ainsi dans toutes les maladies dissemblables: la plus forte suspend la plus faible, à moins qu'elles ne se compliquent ensemble, ce qui arrive rarement dans les affections aiguës; *mais jamais elles ne se guérissent l'une l'autre.*

Or, c'est précisément le tort de l'ancienne école de vouloir suivre la nature dans cette voie et d'imiter tous ces cas d'allopathie fortuite. Elle crée une maladie artificielle *non semblable* à la maladie primitive, qui réduit celle-ci au silence et la suspend pendant sa propre durée; mais la maladie primitive reparaît ensuite. C'est ainsi que des purgations énergiques et réitérées nettoient la peau de l'exanthème psorique; un peu plus tard, néanmoins, on voit revenir l'éruption cutanée. Une épilepsie, retranchée pendant nombre d'années par des cautères, se montrait de nouveau dès qu'on cherchait à supprimer l'exutoire. Tout remède qui produit un mal dissemblable et supérieur à la maladie suspend donc celle-ci pendant un temps très court, mais ne la guérit pas; et en outre, il épuise par degrés le malade. Ce n'est pas un remède, c'est un palliatif.

III. Enfin, les deux maladies étant de force à peu près égale, la nouvelle s'allie à l'ancienne; elles se partagent les organes et forment ensemble une maladie compliquée. Elles ne s'anéantissent pas l'une l'autre, elles ne s'amalgament pas: elles co-existent. La syphilis peut sévir conjointement avec la gale; la variole et la rougeole peuvent subsister ensemble. On a vu deux et même trois maladies simultanées se partager l'organisme.

Ici encore, les allopathes se livrent à une imitation malheureuse de la nature. Leurs remèdes donnent une maladie qui reste et co-existe avec l'autre; de telle sorte que le sujet est doublement malade, plus difficile à guérir, souvent même incurable.

Telles sont les trois alternatives possibles dans tout conflit entre deux maladies dissemblables. Les choses se passent tout autrement quand deux maladies semblables viennent à se rencontrer dans l'organisme.

Deux maladies qui se ressemblent ne peuvent ni se *repousser* mutuellement (I), ni se *suspendre* l'une l'autre (II), ni enfin *co-exister* et former une maladie double (III). Elles s'anéantissent mutuellement. La plus forte détruit la plus faible, envahit de préférence les parties attaquées par l'autre, qui, plus faible, s'éteint, ne trouvant plus à exercer son activité. Ainsi, pour emprunter un exemple à la vie organique des sens, l'image d'une lampe dans le nerf optique est effacée par un rayon de soleil qui frappe nos yeux avec plus de force.

Ce ne sont plus là des palliatifs; ce sont des guérisons opérées dans la voie de la nature. Hahnemann cite quelques maladies que la nature a guéries homéopathiquement. La variole guérit une foule de maux caractérisés par des symptômes semblables aux siens; par exemple, les opthalmies qui sont des accidents dûs à la petite vérole, sont guéries par l'inoculation du virus variolique. Une cécité causée par la teigne sera guérie par la variole. La surdité, la dyspepsie occasionnées par la variole seront guéries par cette affection arrivée à son maximum d'intensité. La fièvre de la vaccine détruit une fièvre intermittente. La rougeole guérit radicalement les dartres chroniques. Une éruption miliaire disparaît pour ne plus revenir devant l'éruption de la rougeole.

Mais ces cas d'homéopathie fortuite sont rares dans la nature, car elle n'a guère à sa disposition d'autres moyens homéopathiques que les maladies miasmatiques peu nombreuses qui renaissent toujours semblables à elles-mêmes, comme la gale, la rougeole, la variole. Ces exemples pourtant suffisent pour mettre l'observateur sur la voie. Il sait que, pour faire face aux états morbides les plus variés, il trouvera des médicaments répandus dans la création entière et qu'en opposant à la maladie une maladie semblable, il la guérira. Il possède donc un principe immuable, une base fixe d'appréciation. C'est ainsi que l'art se rend l'auxiliaire de la nature et lui permet d'agir dans sa propre voie, non plus pour pallier, pour soulager momentanément, mais pour guérir.

Lorsque dans une maladie, la nature est livrée à elle-même, elle emploie, pour se soulager, les seuls moyens qui soient à sa portée : expulsion des principes morbides par la fièvre, la sueur, l'urine, les déjections intestinales, les vomissements, etc., ou métastases (répercussion de la maladie sur un autre organe). Ce sont là des moyens *indirects* qui, la plupart du temps, ne peuvent que pallier le mal et qui fatiguent toujours le malade ; et ce sont les moyens que l'allopathie imite par sa méthode dérivative (évacuation et révulsion).

L'allopathie fortuite, c'est-à-dire la présence, dans l'organisme d'une maladie nouvelle dissemblable à l'ancienne et plus forte qu'elle, qui la suspend pour un temps, a suggéré à l'ancienne école sa méthode antagoniste (astringence, débilitation, tonification, antispasmodisme, stupéfaction) ou traitement par les contraires. Mais ce n'est encore là qu'un moyen *indirect*, puisqu'il ne supprime pas la maladie et ne la fait disparaître que pour la laisser revenir ensuite, et qu'en outre il fatigue le malade plus encore que les moyens dérivatifs spontanément employés par la nature ou artificiellement mis en œuvre par l'art médical.

Seule, l'homéopathie fortuite, ou guérison radicale de la maladie ancienne par une maladie nouvelle semblable et plus forte, fournit un moyen *direct*, sûr et rapide, de faire disparaître le mal. Ce phénomène a été un trait de lumière pour Hahnemann et lui a inpiré sa méthode spécifique qui oppose au système des contraires enseigné par

Galien le traitement par les semblables. C'est le principe de la nouvelle école.

MM. Trousseau et Pidoux, dans leur *Traité de Matière médicale*, consacrent un chapitre à la médecine « homéopathique » qu'ils font synonyme de médecine « substitutive. » Il y a là, suivant nous, une erreur dans l'application des termes. En réalité, toute médecine est substitutive; toute médication consiste à « substituer » une maladie factice, un trouble temporaire, à la maladie naturelle qu'il s'agit de guérir. Seulement là où la médecine allopathique substitue une maladie autre et dissemblable, par le moyen d'un remède dérivatif ou révulsif ou d'un remède antagonique et contraire au mal, qui ne font que pallier l'affection morbide sans l'anéantir, l'homéopathie substitue une maladie semblable par l'application d'un remède spécifique qui détruit le mal et le fait totalement disparaître. Voilà en quoi consiste la « substitution » homéopathique : elle procède de la méthode directe et diffère essentiellement de la « substitution » allopathique, toujours indirecte et toujours incertaine.

Un autre caractère de la médecine homéopathique, c'est sa tendance à agir dynamiquement, sur la vitalité même de l'individu, sur l'ensemble et la totalité de son organisme, en opposant des forces médicamenteuses appropriées à la totalité des symptômes, en individualisant la maladie de manière à rendre le remède absolument conforme. Ce n'est pas seulement le spécifisme; c'est aussi le spécifisme dynamique. Il seconde le cours d'une maladie, il en presse, il en achève l'évolution, sans éveiller ni accidents ni troubles secondaires et inutiles.

§ 2. — La Réaction curative.

Dans le deuxième livre de cet ouvrage, au chapitre premier *(Pathologie générale)*, nous avons démontré que la maladie est une réaction de l'organisme contre le mal. Cette réaction se traduit par un trouble fonctionnel plus ou moins prolongé : c'est une réaction naturelle et spontanée, dont l'issue, lorsque le malade est livré à lui-même, peut être heureuse ou fatale, et qui aboutit quelquefois, par la coction et la crise, au soulagement, à l'éviction momentanée du mal, jamais à la guérison radicale et réelle.

Le secours extérieur apporté par la thérapeutique est nécessaire pour la guérison parfaite. L'action médicamenteuse introduit dans l'organisme une maladie artificielle (homéopathique à la maladie naturelle) et produit une réaction curative qui s'ajoute à la réaction spontanée ou morbide, la surpasse et la rend inutile en l'anéantissant. Telle est la notion théorique pure de la guérison.

La doctrine de la réaction curative est admise aujourd'hui par les sommités de l'allopathie. M. Bouchut, l'interprète autorisé de l'école organo-vitaliste, se fait le propagateur convaincu de cette doctrine (1). A ses yeux, l'étude de la réparation naturelle que la vitalité fait subir aux organes malades est le préliminaire obligé de l'institution d'une thérapeutique « conforme aux inspirations de la nature ». Il n'en est pas de plus conforme à ces inspirations que celle qui procède par voie homéopathique en donnant artificiellement à l'organisme une maladie semblable à celle qui s'y est spontanément développée. Par là seulement on facilite, on achève la réparation naturelle.

« Impression et Réaction, s'écrie M. Bouchut, « c'est la formule de l'étiologie, de la pathologie et « de la thérapeutique. » En effet, impression et réaction ou, plus exactement, action et réaction, c'est la loi générale de la vie, c'est la formule de toute science naturelle, de la physiologie, comme

(1) *Nouveaux Eléments de Pathologie Générale*.

de la pathologie et de la thérapeutique. Tout phénomène physiologique, dans la santé et dans la maladie, est l'effet d'une action suivie de sa réaction. La digestion est une réaction normale; l'indigestion est une réaction morbide.

Voici comment M. Bouchut poursuit le développement de sa thèse : « Si les maladies sont des « impressions morbides transformées (voir la théorie de l'impressibilité, mentionnée au chapitre *Pathologie générale*, Livre II), leur guérison est « le résultat de la transformation des impressions « curatives provoquées par le médecin à l'aide des « agents de la thérapeutique. » Suivez la marche indiquée dans ces dernières lignes : agents thérapeutiques, impressions curatives, transformation de ces impressions : vous y trouverez toute la théorie dynamique de Hahnemann. En effet, d'après ce dernier, l'action des agents thérapeutiques consiste en ce qu'ils développent dans l'organisme une maladie médicinale semblable à la maladie naturelle (impression curative), qui aggrave d'abord les symptômes morbides et engendre ensuite une réaction salutaire (transformation de l'impression curative) : d'où la guérison. Or, nous disons que ce n'est pas la peine de professer tant de dédain pour une école à laquelle on emprunte sa doctrine et ses théories, en pathologie, en étiologie, en thérapeutique, pour les présenter en d'autres termes à ses lecteurs abusés. Dans toutes les sectes du monde et dans toutes les langues, cette façon de procéder n'a qu'un nom : c'est de la mauvaise foi.

La théorie de la réaction curative a été trop souvent formulée par Hahnemann et par ses disciples; nous l'avons nous-même trop souvent rappelée dans le cours de cet ouvrage (1) pour qu'il soit nécessaire d'y insister de nouveau. Résumons-

(1) Voir notamment la théorie de la réaction, Livre 1er, chapitre 1er, paragraphe 1er, critique de la médication débilitante.

la en disant que l'on distingue dans l'action du médicament un effet primitif et un effet secondaire. Quant à sa nature, l'effet secondaire (ou réaction) est opposé à l'effet primitif; quant à sa puissance, ce second effet est proportionnel au premier. D'une manière générale, on dit que « la réaction « est égale et opposée à l'action. » Or, c'est en vue de l'effet secondaire (ou réaction) que l'homéopathie administre ses médicaments.

Voyons maintenant comment ce principe de la réaction curative est appliqué par l'homéopathie complexe.

§ 3. — Théorie de la Complexité.

Tout ce livre démontre jusqu'à la moindre ligne que nous ne sommes point des hérétiques de l'homéopathie, tant s'en faut. Nous croyons être, au contraire, les véritables interprètes de Hahnemann et les continuateurs de sa doctrine. Comme le docteur Julius Aegidi, nous disons : « La loi » des semblables est notre étoile polaire. » Comme lui encore, nous sommes partisans des doses minimes, que nous appliquons journellement dans notre pratique. Nous différons seulement de l'homéopathie simple en ce qu'il y a plus d'une substance pour chacun de nos remèdes (complexité), que nous ne suspendons jamais l'administration de ces remèdes (continuité) et que nous donnons simultanément les substances que l'homéopathie simple ne donne que successivement (simultanéité). Bien que ces différences ne concernent que le mode d'administration des remèdes, elles sont assez considérables pour motiver quelques explications qui justifieront pleinement notre nouvelle thérapeutique.

En traitant de la pharmacologie, nous avons reproduit le texte de la loi de complexité formulée par Finella et fourni quelques développements sur la doctrine proprement dite de la complexité, en montrant que, pour répondre à son objet, le médicament devait être complexe comme l'aliment est complet. Il nous reste à envisager la question au point de vue thérapeutique pur, c'est-à-dire de la réaction curative.

Touchant la complexité, nous irons au devant d'une objection qui pourrait s'élever dans l'esprit du lecteur et que nous ne voulons pas laisser sans réponse. On croit généralement, en homéopathie simple, que deux agents médicinaux se détruisent dans leur action réciproque s'ils se rencontrent en même temps dans le corps. C'est même sur cette opinion qu'est basé le principe de l'unité de remède. Nous avons fait voir que cette opinion n'est qu'un préjugé, une erreur purement doctrinale : la diversité est la loi générale de la vie ; l'unité dans la variété est le principe universel. Les substances que l'on croit simples sont elles-mêmes complexes, comme nous l'avons montré par de nombreux exemples; dès lors, que devient le principe d'unité ? De plus, nous appuyant sur la loi physiologique d'élection des substances par l'organisme, nous avons, dans l'ordre pathologique, conclu à l'assimilation des éléments utiles, c'est-à-dire homéopathiques, d'un médicament, et au rejet des parties inutiles ou nuisibles. D'où l'innocuité absolue des remèdes complexes.

On pourrait nous objecter que ce principe de rejet d'une partie des médicaments est contraire à la loi des semblables, puisque, d'après cette loi, toute substance qui n'agit pas sur l'organe malade comme remède doit agir comme poison sur les organes sains. Les parties inutiles du médicament ne devraient donc pas être rejetées, mais se porter, par voie d'affinité, sur les éléments sains de l'organisme et y produire des symptômes médicinaux, autrement dire des désordres nuisibles à l'action curative.

A cela nous répondons que la dose du médicament complexe est calculée en vue d'une action médicatrice sur l'organe malade et non d'une étude expérimentale sur les organes sains : tout autre serait cette dose s'il fallait provoquer des symptômes médicinaux dans les parties du corps qui paraissent devoir être plus robustes et plus résistantes que les parties atteintes. — Mais la raison qui explique d'une manière décisive cette innocuité, c'est la différence qui existe, dans le champ d'action du remède complexe, entre l'homme malade et l'homme sain. Les deux milieux sont bien différents. Dans l'organisme malade, la substance toxique n'agit pas sur les organes sains comme elle le fait chez l'homme bien portant. Pourquoi ? Parce que, chez un malade, il n'y a pas, à proprement dire, d'organes sains et que le dynamisme morbide a sur tout le corps une action réflexe générale. Parce que la force vitale, concentrée dans la lutte contre le mal, rend les autres organes insensibles. Dans la vie normale, un organe en pleine activité neutralise, anesthésie, pour ainsi dire, tous les autres. On peut citer de nombreux exemples de cette concentration vitale. C'est ainsi que la tension continue du cerveau abolit momentanément les facultés génitales. Pendant la digestion, la plénitude de l'estomac et de l'intestin engendre la vacuité du cerveau, l'impossibilité du travail intellectuel. Des odeurs qui n'affectent pas l'odorat tant qu'on se trouve en pleine lumière sont nettement perçues dès que l'obscurité se produit. Il est donc conforme aux lois générales de la vie qu'il y ait immunité pour les organes sains contre les substances actives non employées par l'organe malade, parce que la force vitale, concentrée dans ce dernier, rend les autres passifs et réfractaires à toute action morbide.

Passons maintenant à la loi de continuité. Voici comment l'a formulée le docteur Finella : « Nos « spécifiques ne donnant jamais d'aggravation, « grâce à leur complexité et d'après la loi qui « règle leur absorption, on commet une grande « erreur en laissant le malade sans médicaments. « L'action bienfaisante de ces remèdes se continue « par les doses répétées et le renouvellement « constant des sucs puisés dans les mêmes subs- « tances. » Voilà le principe. L'aggravation ne se manifeste, en électro-homéopathie, que lorsqu'il y a erreur sur la dose, auquel cas il faut diminuer cette dose en augmentant la puissance. Quant à l'aggravation homéopathique occasionnée par un seul médicament à longue réaction, elle devient inutile dès qu'on administre avec continuité les médicaments complexes. Choisir un remède, l'administrer et attendre vingt, trente, quarante jours une réaction ; et pendant cette longue période, laisser le malade sans médicaments, sous prétexte que la réaction ne s'opère que quand l'organisme cesse de subir l'action de toute substance autre que celle du remède administré, est une exagération doctrinale éminemment dangereuse. Sans doute le génie d'un Hahnemann, d'un Bœnninghausen, ces hommes doués d'une si grande pénétration médicale, d'une si vive intuition des médicaments, peut corriger les défauts de cette méthode erronée, si arbitraire, si peu conforme à la nature. Mais, dans la plupart des cas, que d'hésitation et de tremblement de la part du médecin ! Comment peut-il rester témoin impassible des progrès de la maladie ? Si une foi robuste le soutient pendant cette dure épreuve, peut-il répondre de la foi chancelante du malade, qui ne voit que l'aggravation de son mal compliquée par une absence totale de remèdes ? Cette interruption n'est pas faite pour le rassurer. Et si, au bout de quinze ou vingt jours, le médecin s'aperçoit que son remède n'a pas couvert tous les symptômes, n'est-il pas bien tard pour recommencer?

Le malade éprouve le besoin de soulager son mal sans autre arrêt ni interruption que la cessation de la maladie elle-même, Son instinct est plus sûr que la science du médecin : il ne le trompe pas ; il lui dit que la continuité est une loi de la nature à laquelle nous devons tous obéir.

Avec la nouvelle méthode, il n'est plus nécessaire d'attendre la réaction. Elle se fera sans qu'on ait besoin de suspendre le spécifique. C'est la méthode thérapeutique naturelle. Dans la nature, en effet, les réactions se produisent au moment voulu et quelquefois sans qu'on puisse les prévoir ni les empêcher. Voyez ce qui se passe en physiologie végétale ou animale. Les phénomènes de la vie sont des réactions prévues et calculées par la nature seule. Les feuilles ne poussent qu'au printemps; et cependant les végétaux ont toujours la terre, l'air et la chaleur pour les nourrir. A un certain âge, la croissance de l'homme s'arrête ; et pourtant nous avons toujours en nous le sang qui circule. De même pour les organes malades, la réaction curative viendra à son heure, mais à la condition que ces organes soient toujours alimentés par la répétition des doses et le renouvellement des sucs puisés dans les mêmes substances. Une même loi régit les affinités physiologiques et les affinités pathologiques. Il faut concourir, par l'administration soutenue du remède, à la production des phénomènes de diversité dans la continuité. Pas d'interruption, comme dans la nature!

C'est ainsi que le médicament joue son rôle d'aliment curatif; c'est ainsi qu'il guérit comme l'aliment satisfait la faim et la boisson calme la soif, et que le docteur Finella a pu dire : « Que le « médicament soit pris le plus souvent possible et « l'on n'en sera que plus promptement guéri. »

Pour achever notre démonstration, il nous faut mettre en évidence la loi de simultanéité résumée par Finella dans les termes suivants : « Les maladies étant presque toutes complexes, la guérison « sera toujours plus prompte et plus sûre avec « des médicaments complexes qu'avec un médicament seul, ou avec plusieurs administrés successivement. » Nous avons vu comment l'étude et l'expérience avaient modifié par degrés les méthodes primitives de l'homéopathie sur ce point. Nous avons vu le docteur Aegidi amené à substituer aux remèdes administrés à de longs intervalles, des séries de remèdes très rapprochés les uns des autres et se féliciter des bons résultats qu'il en avait obtenus. C'est la série *successive.* Nous avons vu l'abbé Soleri, instruit par l'évidence même des faits, grouper dans un même médicament plusieurs remèdes homéopathiques simples et réaliser ainsi des cures aussi rapides qu'inattendues. C'est la série *simultanée*. C'est la découverte fondamentale de l'électro-homéopathie. Par elle on réalise avec promptitude ce qui demandait autrefois des mois entiers de tâtonnements. On abrège à la fois le temps et l'espace, signe irrécusable de tout progrès. Quelle conquête pour l'esprit humain! On peut dire que l'expérience a parlé, que la nature a fait connaître ses lois. Aveugles et sourds sont ceux qui ne veulent ni voir ni entendre !

Telle est la nouvelle thérapeutique. Elle se résume dans les trois termes suivants : observation de la loi des semblables ; application des doses minimes; complexité des remèdes. Notre doctrine n'est nullement en contradiction avec la théorie de Hahnemann. Bien loin de là, elle n'est que la continuation et le couronnement de l'homéopathie; et nous sommes absolument certains de rallier autour d'elle tous les disciples de ce grand homme.

CHAPITRE II

SÉMIOTIQUE

Diagnostic et Pronostic

Tout phénomène apparent, toute disposition, tout caractère morbide révélé aux sens par l'observation directe est un symptôme. Tout symptôme qui éclaire l'observateur sur une cause ou un effet cachés (chose connue conduisant à la connaissance d'une chose inconnue) est un *signe*. C'est la définition de Galien [1]. Tout symptôme a en soi quelque chose de significatif et par conséquent tout symptôme est un signe. Mais tout signe n'est pas un symptôme. Le signe est une vue de l'esprit, une conclusion qu'il tire des symptômes observés. En un mot, le signe est un symptôme interprété. Un exemple mettra en lumière cette distinction. Galien étant au lit dangereusement malade, entendit deux assistants qui s'entretenaient des symptômes qu'ils venaient d'observer en lui, tels que la rougeur de la face, les yeux vifs, hagards, enflammés ; il s'écria aussitôt qu'il était menacé du délire et demanda qu'on lui administrât les remèdes appropriés. Ici les assistants avaient bien

---

(1) *Signum est id quod, cognito, alterius ignoti notitiam inducit.*

vu les symptômes; mais Galien seul avait vu le signe, qui était celui du délire.

Zimmermann a fort bien dit : « La maladie ne se dévoile que par le raisonnement. » La conversion des symptômes en signes est pour ainsi dire à elle seule toute la médecine. C'est le passage de la pathologie à la thérapeutique, passage difficile et redouté de tout médecin. La sémiologie (de σεμιον, signe et de λογος, doctrine) est la science qui traite des signes des maladies : c'est la partie théorique. La sémiotique (σεμιον, signe et τεχνε, art) est l'application de cette science, la mise en pratique de ses lois et des règles qui en découlent. Sans la sémiotique, il ne serait pas possible de former un jugement correct sur la nature d'une maladie, sur sa tendance, sa durée ou sa terminaison, encore moins sur la cure qui lui est applicable.

Les signes, avons-nous dit, sont des symptômes interprétés; mais dans quel sens les symptômes doivent-ils être interprétés ? Ils doivent l'être à trois points de vue dont le premier est relatif à l'espèce de la maladie, à sa nature, à son individualité : ce sont les signes pathologiques ou diagnostiques; le second à son issue certaine ou probable : ce sont les signes pronostiques; le troisième enfin au traitement : ce sont les signes thérapeutiques. De là, trois éléments distincts : le *diagnostic*, le *pronostic* et le *traitement* dont les deux derniers, le pronostic et le traitement, sont virtuellement contenus dans le premier. De telle sorte que le diagnostic est pour ainsi dire à lui seul un abrégé de tout l'art médical, la clef même de la médecine.

§ 1er. — Diagnostic.

Le diagnostic, suivant la définition la plus généralement adoptée, est cette partie de la pathologie qui a pour objet la distinction des maladies. On y arrive par l'observation des symptômes et leur conversion en signes pathologiques, pronostiques et thérapeutiques.

La diagnose allopathique, il faut la reconnaître, ne manque ni de clairvoyance ni de précision; mais elle a le défaut de se limiter aux signes pathologiques et aux signes pronostiques : les signes thérapeutiques lui échappent presque complètement, elle est impuissante à les trouver (nous en verrons plus loin la raison). C'est ce qui explique comment, après avoir nettement établi la distinction d'une maladie, défini ses caractères et quelquefois prédit sa marche et sa terminaison avec une effrayante certitude, les allopathes échouent presque toujours dans le traitement. C'est aussi ce qui explique leur pessimisme, car pour eux toute maladie est pour ainsi dire incurable : ils voient le mal et ne voient pas le remède. Or, le diagnostic purement pathologique est œuvre de naturaliste plutôt que de médecin, par conséquent stérile au point de vue de la guérison.

Cette détermination des signes thérapeutiques constitue la supériorité de la diagnose homéopathique et lui crée, oserons-nous dire, une impérissable gloire. C'est que la méthode diagnostique de Hahnemann est conçue en vue de la thérapeutique. Elle repose, en dernière analyse, sur le principe de l'individualisation absolue de la maladie et du médicament. La conversion des symptômes en signes n'est complète pour elle que lorsque, dans un tableau de symptômes, on a pu relever, outre les signes indicateurs de l'espèce morbide et le pronostic, les indications qui permettent de choisir l'agent curatif approprié. En un mot, elle tient compte des signes diagnostiques et des signes pronostiques, mais ne les fait jamais prédominer sur les signes thérapeutiques.

Ce n'est pas seulement parce que l'homéopathie pousse l'analyse des symptômes à un degré de précision et d'individualité que l'allopathie ne connaît pas qu'elle triomphe si aisément de sa rivale dans le domaine de la thérapeutique : l'allopathie pourrait bien en faire autant, car, en définitive, les observateurs sagaces ne manquent pas chez elle. Son infériorité ne réside pas précisément dans la méthode d'observation : elle est avant tout et surtout dans la science elle-même, dans l'état de confusion et de barbarie de la matière médicale allopathique. Humble servante de la pathologie, dépourvue de principes et de méthode, privée de toute sanction expérimentale, que peut-elle fournir au diagnostic pour trouver les signes thérapeutiques ? Rien !

En revanche, la matière médicale homéopathique, sagement ordonnée, appuyée sur les bases solides de l'expérimentation pure, avec son arsenal de médicaments parfaitement individualisés et dont les effets sont connus, cette matière médicale, disons-nous, constitue la force du médecin homéopathe. En présence du symptôme morbide spécifique (et guidé par la loi des semblables) il ne peut hésiter : il sait quel est le symptôme médicinal qui y répond, et le choix du médicament est tellement indiqué qu'il n'y a pour ainsi dire plus de place pour le doute. En pareil cas, l'allopathe est complètement dérouté : il voit le mal ; et s'il ne voit pas le remède, c'est que sa matière médicale est un chaos inextricable dans lequel il ne sait où prendre son arme de combat. Il en est quitte pour se laisser guider par le hasard. De là son impuissance en thérapeutique. Il est comme un soldat qui lutte sans arsenaux et sans munitions et qui, par conséquent, est voué à la défaite ; tandis que l'homéopathe, pourvu d'un catalogue complet de médicaments dont la puissance curative est connue, est beaucoup plus certain de la victoire.

« La valeur des signes thérapeutiques déterminés par le diagnostic homéopathique n'est pas « seulement empruntée à la triple considération « de forme, de siège et de nature de la maladie, dit M. Léon Simon père, mais surtout et presque « exclusivement à la pharmacologie. » On voit par là quel immense service Hahnemann a rendu à la médecine en créant de toutes pièces cette science nouvelle : il lui a fourni ses armes pour la lutte contre le mal. On voit aussi combien Bichat était dans le vrai lorsque, après avoir stigmatisé la matière médicale allopathique, à laquelle il refusait le nom de science et dans laquelle il voyait une image parfaite des travers de l'esprit humain, il proclamait la nécessité d'en refaire une nouvelle appuyée sur l'expérience et l'observation.

La diagnose électro-homéopathique n'est que la simplification et l'abrégé de celle qne nous enseigne l'homéopathie simple, d'après les immortels préceptes de Hahnemann. Elle est le développement rationnel du principe d'individualisation des maladies. La marche indiquée par le fondateur de l'homéopathie dans l'établissement du diagnostic est précisément celle que nous suivons. Il fixe d'abord la diathèse morbide et individualise ensuite chaque cas particulier d'une diathèse. Il veut que, dès le principe, on recueille les symptômes *généraux*, par exemple ceux relatifs à la fièvre, au sommeil, au moral, au faciès, à l'habitude extérieure du corps : ce sont les symptômes qui fournissent les signes les plus nombreux et les plus certains, les signes diathésiques. En second lieu, viennent les signes *individuels*, ceux que Hahnemann appelait frappants, singuliers, extraordinaires, caractéristiques, auxquels il empruntait surtout et presque exclusivement les indications thérapeutiques.

Ce dédoublement du diagnostic en signes généraux ou diathésiques et en signes individuels, si conforme aux principes d'une saine pathologie, se retrouve en électro-homéopathie, avec ce progrès très marqué que la recherche des symptômes généraux ou *constitutionnels* est facilitée par la considération du tempérament des malades ; et que les symptômes individuels ou *spéciaux* puisent leur évidence et leur clarté dans les circonstances de localisation de la maladie. Quant aux symptômes dits organiques, c'est-à-dire exprimant les altérations de texture et qui, en sémiologie hahnemanienne, viennent au troisième rang, ils n'existent pas pour nous comme symptômes organiques. Il n'y a, dans l'économie humaine à l'état morbide, que des symptômes fonctionnels.

En résumé, le diagnostic du médecin électro-homéopathe s'appuie sur un double élément : l'étiologie et la symptomatologie. L'étiologie l'éclaire sur la cause, ou pour mieux dire, sur l'*agent*. La symptomatologie lui fournit des données sur le *véhicule* et le *siège* de la maladie.

L'*agent*, d'origine extérieure, parasitisme, traumatisme, empoisonnement, infection miasmatique, secousse morale, excès ou déperdition de calorique, de lumière, d'électricité, imprime à l'affection son caractère dynamique primordial. — Mais la maladie ne se révèle à l'observateur que par les causes intérieures ou prédisposantes, qui produisent les symptômes. Elle se manifeste d'abord par l'un ou l'autre de ces deux phénomènes d'ordre général : fièvre (inflammation et irritation) ou atonie, et cette première considération éclaire déjà sur le *véhicule* probable de l'affection qui ne peut être que l'un des fluides de l'organisme, principalement les nerfs, la bile, le sang (essentiellement dynamiques) et la lymphe (de nature adynamique). L'ancienne école veut bien le reconnaître : « Au point de vue thérapeutique, l'étude « des tempéraments est de la plus grande utilité, » dit M. Bouchut dans la préface de son *Dictionnaire de médecine et de thérapeutique*. Mais il tire de ses prémisses de bien médiocres conclusions : ainsi, d'après lui, le tempérament sanguin réclame le régime végétal et la saignée ; le bilieux exige les purgatifs salins et aloétiques, le lymphatique se régénère par les toniques et le fer ; le nerveux demande, pour subsister, un régime animal. Là s'arrête la science allopathique en matière de tempéraments. Ce n'est vraiment pas assez.

Pour nous, le tempérament du malade est tout autre chose qu'un prétexte à saignées et purgations. Le tempérament est la prédominance d'un *système fonctionnel* sur les autres. C'est une idiosyncrasie, c'est-à-dire une disposition générale qui détermine une tendance particulière. Nous ne voyons pas dans un tempérament la surabondance plus ou moins marquée de tel fluide ou liquide organique ; nous y voyons le signe d'une *fonction générale* prédominante. Ainsi le tempérament sanguin indique la prédominance des fonctions nutritives (circulation, respiration, mouvement musculaire, génération), le bilieux la prédominance des fonctions alimentaires et restitutives, le nerveux la prédominance des fonctions d'innervation (spinale ou ganglionnaire), le lymphatique la prédominance des fonctions de stabulation ou de repos. Dès lors, on comprend l'immense importance de ces considérations en présence de la maladie, qui n'est, suivant sa définition vraie, qu'un *trouble fonctionnel* ; et l'on voit aisément pourquoi l'examen du tempérament, ou recherche de la diathèse humorale, constitue la base fondamentale du diagnostic électro-homéopatique.

Il n'est pas toujours facile de reconnaître le tempérament d'un malade. Mais outre les signes physiques et les caractères extérieurs que nous avons déjà indiqués (Livre II, chapitre II. *Etiologie. Théorie des tempéraments)* les aptitudes physiologiques du sujet sont une source précieuse d'indications pour établir sa diathèse humorale et il devra être interrogé par l'observateur sur ses habitudes et son genre de vie. C'est ce que Hahnemann indique et c'est, au fond, à ces caractères constitutionnels que reviennent les symptômes généraux dont il recommande d'abord la recherche, tels que fièvre, moral, sommeil, faciès, habitude du corps, etc. Il tire de ces symptômes les signes diathésiques : ce sont en réalité les signes de la diathèse humorale, c'est le tempérament.

Les symptômes spéciaux, qui fournissent les signes dits individuels et que l'on ferait mieux d'appeler particuliers, résultent d'un examen précis du *siège* de la maladie, que ce siège soit apparent ou caché, simple ou multiple, profond ou superficiel, général ou local. En fait, il s'agit ici d'une fonction particulière comme s'il s'agissait tout à l'heure d'une fonction générale ; et tout l'art de l'observateur, en recueillant les symptômes spéciaux qu'il a observés, consiste à répondre à cette question : Quelle est la fonction simple et particulière qui est atteinte ? C'est la deuxième qu'il ait à se poser. Après la diathèse humorale, la diathèse morbide spécifique.

C'est ainsi que les symptômes constitutionnels et spéciaux sont transformés en signes thérapeutiques par l'électro-homéopathie. Le répertoire pharmacologique fournit le médicament approprié. Quelquefois le remède constitutionnel seul sera nécessaire et quelquefois le remède spécial. Le plus souvent les deux sont indiqués ; et nous croyons ici être plus logiques que l'homéopathie simple qui, tout en dédoublant le diagnostic, ne dédouble jamais le médicament.

En résumé, la diagnose électro-homéopathique distingue, comme l'homéopathie simple, des symptômes généraux et des symptômes spéciaux. Seulement elle a, pour les convertir en signes thérapeutiques, une méthode abréviative et plus directe : elle s'épargne des tâtonnements en cherchant à constater tout d'abord la diathèse humorale, ou véhicule de la maladie, en d'autres termes la fonction générale atteinte par le déséquilibre ; en second lieu les circonstances spéciales, la localisation morbide, soit la fonction particulièrement lésée dans l'ensemble de l'affection. Le point de vue prédominant est le point de vue fonctionnel. Le malade ou l'observateur n'a qu'à essayer de comprendre quelle est la fonction la plus atteinte, s'il y en a une ou plusieurs, en un mot de quoi et où l'on souffre. Si c'est une fonction diathésique, il faut recourir au remède constitutionnel ; lorsqu'on a discerné une ou plusieurs fonctions spécialement affectées, on s'adresse aux remèdes spéciaux afférents.

Un répertoire abrégé de trente-cinq remèdes complexes prévus pour une infinité de cas et dont l'action est nettement déterminée par l'expérience est autrement facile à consulter qu'une matière médicale de deux cent cinquante ou trois cents remèdes simples qui réclame constamment des préparations nouvelles dont la plupart se répètent d'une manière fastidieuse, avec une perte considérable de substances et de temps. C'est en cela que consiste la supériorité de l'électro-homéopathie. Cette abréviation pharmacologique, qui correspond exactement à l'abréviation du diagnostic, sera comprise et appréciée de tous les homéopathes, nous en avons la conviction absolue, et même des médecins en général. C'est là, du moins, notre ferme espérance.

§. 2. — Pronostic.

Le pronostic est un jugement sur la marche, la tendance et la terminaison d'une maladie.

Ce n'est pas précisément une œuvre de divination, une question de tact médical. Le pronostic peut et doit être établi scientifiquement par des signes connus et certains. S'éclairer sur les phases et périodes d'une maladie (invasion, augment, déclin) et sur leur durée probable, sur les crises et les signes critiques qui les annoncent, sur les transformations possibles de cette maladie, sur son issue heureuse ou funeste constitue l'objet essentiel de cet art qui a longtemps marché de front avec le diagnostic et souvent même l'a dominé au point de devenir la seule règle du médecin.

Au fond, le pronostic n'est pas autre chose que la connaissance de la marche suivie par une maladie lorsqu'elle est livrée à elle-même, des crises et des efforts spontanés que produit la nature dans sa lutte contre le mal. Le pronostic est le triomphe de l'école hippocratique, la clef de voûte de la médecine expectante. On comprend dès lors que son importance est considérablement diminuée pour le médecin homéopathe et que la théorie des crises soit repoussée par la doctrine hahnemanienne, qui est essentiellement agissante.

Il n'est pas absolument démontré que les phases et périodes d'une maladie se déroulent avec une régularité nécessaire par quatre jours, sept jours ou davantage. Une médication active, surtout dans les maladies aiguës, abrégera ces phases, les réduira à leur minimum de durée, les arrêtera même dans leurs cours. Ne voit-on pas des pleurésies, des pneumonies, des bronchites et des entérites aiguës arrêtées dès leur début lorsqu'on les combat par des agents complètement homéopathiques. Toutes les pleurésies, toutes les pneumonies n'arrivent pas au second degré. Toutes les bronchites n'atteignent pas la période de coction. (1) L'homéopathie n'attend pas les crises. Bien au contraire, sa thérapeutique consiste à les prévenir et à les rendre inutiles, ou du moins à les abréger de telle sorte que les jours pourront devenir des heures.

---

(1) Léon Simon père. Commentaire sur l'*Organon*, page 491.

Quant aux signes critiques, tels que les urines, les diarrhées, l'épistaxis, le sommeil, qui jugent favorablement une maladie, l'homéopathie ne les considère pas comme nécessaires à la guérison. Elle voit en eux, lorsqu'ils se présentent, des signes de favorable augure et les accueille sans jamais les provoquer ni les désirer.

La conversion d'une maladie en une autre, ou plutôt la succession des états morbides d'une même maladie, le passage de l'état aigu à l'état chronique et réciproquement, font partie du pronostic et sont des phénomènes importants à prévoir, non pour les favoriser en abandonnant la maladie à son cours naturel, ni pour les contrarier en les retranchant brusquement, mais pour abréger la crise en secondant l'effort de la nature, en devenant son auxiliaire actif et intelligent. C'est ce que nous avons eu l'occasion d'appeler, en l'opposant au naturisme hippocratique, fataliste et expectant, le naturisme dynamique, agissant et libre.

Telle est donc la valeur du pronostic en homéopathie, à plus forte raison en électro-homéopathie. L'abréviation de la cure, la promptitude des résultats à obtenir sont les bienfaits que la nouvelle école se propose. Elle doit donc connaître aussi exactement que possible la marche naturelle d'une maladie et son déroulement complet, étape par étape, précisément parce qu'elle a pour objet de diminuer le nombre de ces étapes et de franchir le même espace dans un temps beaucoup moindre.

Quant à l'issue de la maladie, il faut bien le reconnaître, les présages du médecin allopathe sont presque toujours défavorables, son diagnostic est le plus souvent fâcheux. Pour la médecine nouvelle, les espérances de guérison n'ont pas de limites ; ses pronostics sont plus rassurants que dans toute autre doctrine ; elle ne se hâte pas de conclure à l'incurabilité absolue d'une maladie donnée. Pourquoi ? Parce que les ressources de sa thérapeutique lui permettent d'opposer au cri de désespoir et d'impuissance de l'allopathie des espérances que justifient la grande découverte de la loi des semblables et la rénovation complète de la matière médicale.

CHAPITRE III

TRAITEMENT

Antidotes

Nous avons vu que la conversion des symptômes en signes thérapeutiques était facilitée au médecin homéopathe par une connaissance approfondie de la matière médicale. La relation qui existe entre les symptômes morbides, observés chez le malades et les symptômes médicinaux produits sur l'homme sain par un médicament donné l'éclaire aussitôt sur le choix du remède. La loi des semblables est son guide et ne lui permet pas d'hésitation.

Les pathogénies complexes de nos médicaments sont donc d'un puissant secours pour la découverte des moyens de guérison. Nous avons détaillé ces pathogénies, en ce qui concerne les remèdes constitutionnels, dans le chapitre III de notre troisième livre. Quant aux remèdes spéciaux, il faut recourir aux pathogénies simples énumérées au chapitre II du même livre, qui traite de la matière médicale. On a ainsi les moyens de connaître à fond les trente-cinq spécifiques complexes qui constituent notre pharmacopée et de se déterminer sur leur choix par l'observation exacte des symptômes et leur conversion en signes thérapeutiques.

§ 1er. — Traitement.

Le traitement n'est que la mise en œuvre, la formule et l'application des signes thérapeutiques donnés par le diagnostic. En raison même des symptômes produits sur l'homme sain par les substances primitives qui le constituent, chaque médicament complexe a son rôle marqué, son action parfois très étendue, sa personnalité. Décrire ce rôle, définir cette action, accuser cette personnalité dans ses principaux caractères, c'est donner, pour chaque remède, ses indications thérapeutiques. Elles sont le développement et la confirmation des tableaux pathogénétiques. Elles sont le résultat des observations cliniques faites sur le malade après l'emploi des remèdes ; et l'on peut dire que si la composition de ce remède nous donne en quelque sorte son anatomie, nous trouvons, dans les indications thérapeutiques, sa physiologie, son portrait, son mode d'activité.

La physiologie des quatre remèdes constitutionnels n'est pas sans intérêt, étant donnée la grande importance de leur emploi. Nous l'esquisserons brièvement ici :

Le **Nerveux** est indiqué dans les affections des personnes à tempérament nerveux et pour les cas suivants: surexcitation nerveuse, convulsions, névralgie très douloureuse, insomnie par surexcitation nerveuse, migraines, convulsions épileptiques, catalepsie, fièvre avec délire, asthme nerveux, tétanos, delirium tremens.

Remarque. Le Nerveux, outre son action constitutionnelle et ses indications spéciales, possède la propriété de restituer à l'organisme sa vitalité perdue et de le rendre de nouveau sensible à l'action des médicaments lorsque ceux-ci ont cessé de provoquer la réaction par suite de leur emploi trop longtemps poursuivi. On peut donc le considérer comme un remède général, car, dans ces cas où s'accuse une certaine dépression de vitalité, il convient à tous les tempéraments sans distinction. C'est un dynamique parfait.

Le **Bilieux** trouve ses indications dans les maladies des personnes à tempérament bilieux et dans les lésions du système hépatique en particulier, de l'appareil gastro-entérique en général. Il triomphe dans l'hypertrophie du foie, les calculs biliaires, les coliques hépatiques, les déjections bilieuses, la polyurie, le diabète, l'hypocondrie, l'ictère ou jaunisse. Son association avec les remèdes spéciaux qui visent les affections de ces organes contribue largement au succès.

L'**Angioitique** s'adresse aux maladies des personnes à tempérament sanguin ou pléthorique. Il est indiqué dans les congestions sanguines actives, dans l'apoplexie sanguine, les hémorragies, et aussi dans les cas suivants : Eruption miliaire, période éruptive de la petite vérole, fièvres inflammatoires, fièvre typhoïde (associé aux fébrifuges), congestions cérébrales avec vertiges, encéphalité, méningite, pleurésie, métrorragies et règles en excès, métrite, cystite, inflammations rhumatismales et arthritiques, gonorrhée accompagnée de forte cuisson (associé avec les vénériens). L'angioitique a toujours une très grande action dans les prodromes de presque toutes les maladies, mais principalement dans les maladies aiguës et inflammatoires.

Le **Scrofuleux** *(Lymphatique)* est indiqué dans les affections des personnes à tempérament lymphatique qui sont prédisposées à l'engorgement des glandes, et ensuite pour les cas suivants : Dartres, éruptions chroniques de toute espèce, gale, érysipèle, ulcères fistuleux, panaris, ozène, coryza chronique, phlegmon du nez chez les enfants scrofuleux, dentition difficile (administré à l'enfant et à la nourrice), maux de dents, scorbut, glossite, angine catarrhale, diphtérite, granulations à la gorge, ascite avec hydropisie générale dépendant d'affections organiques dans le ventre, diarrhée avec ou sans vomissements, constipation opiniâtre chez les sujets de tempérament lymphatique, affections asthmatiques des personnes scrofuleuses, spermatorrhée. Le Scrofuleux trouve en outre son application dans toutes les affections rachitiques.

Remarque. Le Scrofuleux est un antipsorique. A ce point de vue, son action ne se limite pas aux affections du tempérament lymphatique ; elle s'étend à tous les tempéraments sans distiction. On peut donc voir en lui un remède général. En nettoyant le corps de la scrofule, de l'herpes, de la psore, il l'assainit, il lui ôte toute cause de trouble et ramène dans l'organisme la stabilité et le repos.

Quoique très étendue, la sphère d'action de nos quatre remèdes constitutionnels est parfaitement limitée. On remarquera que tout en s'adressant à la diathèse humorale, les deux remèdes extrêmes de la série, le Nerveux et le Lymphatique, ont une action générale très définie, l'un comme dynamique pour restaurer la vitalité perdue, l'autre pour rétablir la stabilité menacée par les miasmes psoriques. Ils correspondent aux deux fonctions générales d'innervation (moelle épinière et ganglions) et de stabulation (peau et muqueuses) qui sont comme l'axe vertical et l'axe horizontal de l'organisme humain. Les deux autres médicaments, le Bilieux et l'Angioitique, ont un caractère moins général et plus exclusivement diathésique, quoique leur sphère d'action embrasse une infinité de cas : le premier est souverain dans toutes les lésions de la fonction circulatoire externe (alimentation et restitution) ; le second domine les affections morbides de la fonction circulatoire interne, ou nutrition générale (circulation sanguine, respiration, mouvement musculaire, génération). L'emploi bien compris de ces quatre remèdes fournit au traitement sa dominante indispensable.

La diagnose électro-homéopathique conduisant presque toujours à l'indication de deux remèdes, dont un constitutionnel, il devient nécessaire de les alterner. Le remède constitutionnel alternera donc avec le remède spécial suivant les modes variés qui sont indiqués plus loin. au chapitre IV *(Mode d'emploi de nos remèdes)*. Quelquefois aussi il sera administré seul pendant quelque temps, comme médicament préparatoire, afin de mettre l'organisme dans un état d'équilibre et de le rendre plus sensible à l'action médicatrice des remèdes spéciaux.

Le traitement des malades d'après leur constitution physique et leur tempérament paraît occasionner quelques difficultés, quant à l'application du remède constitutionnel, lorsqu'on se trouve en présence de personnes à tempérament mixte, ce qui rentre d'ailleurs dans la généralité des cas, les tempéraments absolus étant très rares et constituant pour ainsi dire l'exception. Nous ferons observer à ce sujet qu'il n'y a jamais qu'une diathèse humorale, un véhicule prédominant pour chaque affection, quelle que soit la maladie et quel que soit le sujet qui l'éprouve. Par exemple, un malade est-il pourvu d'un tempérament bilieux-sanguin, il sera sans doute prédisposé aux affections qui dépendent de la bile et du sang et s'y trouvera exposé plusieurs fois dans sa vie ; mais jamais les deux systèmes ne seront atteints simultanément, ou du moins l'un des deux prédominera toujours sur l'autre, de manière à réduire à l'état secondaire l'affection qui intéresse ce dernier. On voit donc que, pour toute maladie, la diathèse humorale doit être prise dans sa valeur absolue, quel que soit le tempérament plus ou moins combiné du malade, et qu'ainsi les remèdes constitutionnels répondant aux quatre tempéraments absolus suffisent pour répondre aussi à l'infinie variété des cas.

Il faut aussi considérer l'emploi possible du remède constitutionnel comme remède spécial. Un lymphatique peut être atteint dans ses organes respiratoires, de même qu'un nerveux peut souffrir du foie ou de l'intestin, L'idyosincrasie particulière à chacun d'eux imprimera sans doute une certaine tendance à la maladie ; ainsi, chez le lymphatique, la bronchite pourra prendre facilement la forme catarrhale ; chez le nerveux, la maladie du foie pourra engendrer l'hycocondrie, et l'affection intestinale déterminer l'entéralgie. Il n'en est pas moins vrai que le remède constitutionnel des maladies sanguines pourra être indiqué pour le premier cas et celui des maladies bilieuses pour le second ; mais l'un et l'autre joueront ici le rôle de remède spécial : ils seront dominés, suivant les cas, par le remède constitutionnel propre au sujet c'est-à-dire par le Scrofuleux (Lymphatique et le Nerveux.

Telle est la physiologie de nos remèdes constitutionnels. Les remèdes spéciaux ont également leur rôle précis, leur physionomie très accentuée. On trouvera les indications thérapeutiques qui les concernent, ainsi que celles des Électricités, dans le livre consacré à la pharmacologie, au chapitre III, où nous donnons, avec leur composition, l'énumération complète de nos remèdes officinaux.

Il nous semble utile, pour mieux fixer le lecteur sur le mode de traitement de la médecine nouvelle, de choisir quelques exemples appropriés aux quatre tempéraments principaux. Sans doute le nombre des combinaisons que l'on peut tirer de l'emploi des trente-cinq remèdes(constitutionnels, spéciaux et électricités)est pour ainsi dire illimité, comme les formes immensément variées des maladies elles-mêmes. Mais sans prétendre former un abrégé pragmatique, nous rapprocherons quelques cas de traitements assez variés pour permettre aux adeptes de l'électro-homéopathie d'apprécier le caractère et la valeur de notre méthode.

Une malade à *tempérament nerveux* est atteinte d'une affection de la matrice, une leucorrhée par exemple. Nous donnons le Cancéreux 1, spécial pour les affections des femmes et pour les maladies scrofuleuses arrivées à un certain degré ; et nous alternons ce remède avec le Nerveux (remède constitutionnel). Si c'est une métrorragie, nous administrons, outre le remède constitutionnel, l'Angioitique 2, spécial dans les affections du système circulatoire, apte à ramener la stase du sang et à le régulariser dans son cours. Dans ces deux circonstances, le remède constitutionnel et le remède spécial sont indiqués l'un et l'autre : c'est ce qui se produit dans la plupart des cas.

Un malade à *tempérament bilieux* souffre d'une arthrite aiguë. On lui administrera l'Angioitique, remède constitutionnel du tempérament sanguin, destiné à couvrir les symptômes inflammatoires de l'affection, alterné avec le Cancéreux 3, spécial pour les affections arthritiques. Si l'arthrite a un caractère chronique, nous nous limitons au Cancéreux 3. Dans ces deux cas. il y a, comme on le voit, contre-indication pour le remède constitutionnel propre au sujet : nous ne prescrivons pas le Bilieux parce que sa diathèse est très éloignée de l'affection arthritique dont souffre le malade.

Un malade à *tempérament sanguin* est atteint de vertiges et de tournoiements de tête, avec céphalalgie congestive : son propre remède constitutionnel, l'Angioitique, lui suffira. Il y a contre-indication pour le remède spécial. Il en serait de même si l'on avait à traiter un bilieux pour une hypertrophie du foie : le Bilieux lui suffirait ; un nerveux pour l'ataxie locomotrice, un lymphatique pour l'ozène : le Nerveux et le Scrofuleux seraient seuls en situation, sans aucune indication de remède spécial.

Il existe un autre cas où le diagnostic se réduit au seul remède constitutionnel ; c'est celui où l'on se trouve en présence d'une maladie secondaire qu'il serait inutile et même imprudent de traiter. Nous avons eu, par exemple, à soigner un malade de tempérament sanguin affligé d'un eczéma persistant à retours périodiques. Il s'était adressé à des médecins allopathes, à des spécialistes des maladies de la peau qui, tous, avaient combattu l'éruption essayant de faire rentrer la dartre par le moyen de cautérisants et d'antiseptiques tels que : acide phénique, soufre, iode, etc. ; mais les taches ne manquaient jamais de reparaître au bout d'un certain temps. En interrogeant le malade, après avoir constaté la prédominance sanguine de son tempérament, nous apprîmes qu'il avait éprouvé autrefois d'assez vives douleurs musculaires et que l'apparition de l'eczéma était consécutive à ce premier phénomène morbide. Nous étions en présence d'une diathèse rhumatismale qui se transformait en éruption cutanée pour le plus grand soulagement du malade. Bien loin de combattre cette métastase, nous ne prescrivîmes rien pour la maladie de la peau ; mais nous affrontâmes la diathèse par l'application de l'Angioitique à l'intérieur, en l'accompagnant d'un régime approprié (exercice musculaire modéré) et bientôt nous eûmes la satisfaction de voir disparaître complètement toutes les taches eczématiques. Aujourd'hui le malade est radicalement guéri et n'a plus vu reparaître ses dartres.

Un malade à *tempérament lymphatique* a contracté une bronchite aiguë. Le Scrofuleux, remède constitutionnel, lui est administré alternativement avec le Pectoral 1, spécial pour les maladies aiguës des organes de la respiration, et l'Angioitique, agissant comme anti-congestif et comme spécifique contre les affections locales inflammatoires. Ici nous trouvons l'indication de trois remèdes, cas assez fréquent dans certaines maladies aiguës, très rare dans les maladies chroniques.

Dans les exemples qui précèdent, le remède constitutionnel Angioitique revient dans presque tous les traitements avec une fréquence qui pourrait faire illusion sur l'importance relative de son emploi : le hasard seul l'a voulu. Il en aurait été de même pour le Nerveux, le Scrofuleux, ou le Bilieux si nous avions insisté sur les maladies des nerfs, de la lymphe ou de la bile, comme nous l'avons fait sur les maladies sanguines, les plus facilement saisissables pour être données en exemples. Quant aux remèdes spéciaux, on voit qu'ils trouvent leur application presque dans chaque cas.

Nous terminerons ce chapitre par quelques considérations générales sur le mode de traitement par la méthode électro-homéopathique.

Il arrive quelquefois que le diagnostic laisse des doutes que l'observation la plus attentive ne peut parvenir à dissiper. Quelques remèdes peuvent alors servir de moyen d'essai. Ce sont surtout les maladies provenant de vers intestinaux, notamment le ténia, qui peuvent donner lieu à des hésitations et à des jugements erronés. Rien n'est plus bizarre que ces maladies ; le médecin s'y trompe aussi bien que le profane et les symptômes ne servent le plus souvent qu'à les fourvoyer. Dans ce cas, le vermifuge sera la pierre de touche qui révèlera bientôt la nature de la maladie.

On peut aussi se trouver en présence de diathèses occultes qui déroutent le médecin en entravant les effets de remèdes pourtant très appropriés. C'est ainsi que la persistance de certaines affections se rattache parfois à un principe syphilitique caché, héréditaire. On aura soin alors d'alterner le vénérien avec le remède propre, surtout lorsqu'on aura à traiter certains cancers, squirres et plaies suspectes. Quelques cuillerées à café de ce même vénérien donné à petite dose, troisième dilution, aux petits enfants après qu'ils ont été vaccinés, neutraliseront les mauvais germes qui peuvent être transmis par la vaccination et qui engendrent avec le temps toutes sortes de maladies opiniâtres et constitutionnelles.

Quoique les indications thérapeutiques données dans notre catalogue soient basées sur la connaissance de la sphère d'action de chacun de nos remèdes, il pourra arriver que la maladie se montre rebelle à l'action du premier médicament choisi. Il faudra alors recourir à des analogues. Par exemple, une leucorrhée résistera à l'application du Cancéreux 1 ; on s'adressera au Cancéreux 5 et en cas de non réussite au Cancéreux 6. Il sera donc utile, en pareille circonstance, de consulter les indications thérapeutiques des autres remèdes et d'appliquer celui qui paraîtra le mieux indiqué. D'ailleurs, dans notre catalogue alphabétique des maladies et de leur traitement, qui termine ce volume, nous donnons à chaque article une série d'analogues pouvant être consultés au besoin et venant augmenter les chances de réussite dans un traitement quelconque.

§ 2. — Antidotes.

Le chapitre des antidotes est, en homéopathie simple, un des plus confus et des plus incertains de toute la thérapeutique. La croyance que deux agents médecinaux se nuisent dans leur action réciproque lorsqu'ils se rencontrent en même temps dans le corps contribue à augmenter de beaucoup le nombre des antidotes. Par exemple, le camphre est considéré, à tort ou à raison, comme l'antidote de tous les remèdes. Les acides tels que le vinaigre et le citron sont aussi, dans cette doctrine, des antidotes généraux qu'il faut éviter avec le plus grand soin. Puis c'est le *lachesis* qui est l'antidote de *nux vomica,* la *pulsatilla* antidote de *chamomilla,* la *sepia* antidote de *mercurius corrosivus.*

En y regardant de près, il n'est pas un seul remède qui ne trouve son antidote là où on le soupçonnerait le moins : en effet, il suffit de deux symptômes analogues pour divorcer à jamais deux remèdes qu'on aurait volontiers associés dans une action commune. De telle sorte qu'au lieu de voir régner la bonne harmonie entre tant de substances destinées au soulagement des malades, le médecin homéopathe en fait l'objet de ses perpétuelles suspicions, y introduit de lui-même la discorde et l'anarchie ; et dans son extrême méfiance, obéissant à des scrupules exagérés, se décide, pour plus de sûreté, à n'en employer jamais qu'une seule, afin de ne pas contrarier l'œuvre de son remède à longue réaction.

Nous appuyant sur l'application des doses minimes qui modifie l'action réciproque des substances dans l'organisme, sur la loi physiologique d'élection qui opère le départ des éléments utiles et inutiles, sur l'action collective des unités qui entrent dans la composition de nos remèdes complexes, nous avons posé tout autrement la question des antidotes. Nous basant sur la notion purement homéopathique de l'antidote, qui consiste à le considérer comme un médicament « qui s'as-« simile dans son action à un médicament déjà « donné », nous trouvons qu'il n'y a rien de plus semblable que ce qui est identique et qu'ainsi le véritable antidote d'un médicament, c'est le médicament lui-même. De là nos principes théoriques sur l'antidote.

L'antidote d'un remède électro-homéopathique est le même remède administré à une dose plus faible et à une puissance plus forte. Lorsqu'un remède électro-homéopathique produit une aggravation, c'est que, tout en étant bien choisi, il n'a pas été convenablement titré ni dosé, le caractère essentiel de son action étant de ne produire aucun trouble et de s'assimiler d'une façon normale, à la manière des aliments. Si donc, il y a aggravation, c'est qu'une erreur a été commise dans la puissance ou dans la quantité : il faut donc la corriger au plus tôt. Par exemple, un sujet est atteint d'une maladie du cœur. On lui aura conseillé l'Angioitique 2 à la deuxième dilution et six grains à sec du même remède. Sous l'influence de cette médication, qui est cependant parfaitement appropriée, le malade sent augmenter les palpitations et les étouffements. Nous suspendons aussitôt les six globules à sec, c'est-à-dire que nous diminuons la dose ; nous portons le même remède à la troisième dilution, c'est-à-dire que nous augmentons la puissance. A la suite de cette correction, on ne manquera pas de constater que les symptômes diminuent d'intensité et qu'un mieux sensible tend à se produire. C'est ainsi qu'un remède, grâce à cette double modification dans sa constitution intime et son dosage, devient à lui-même son propre antidote. En dehors de cette règle, nous ne voyons, dans la théorie des antidotes, qu'arbitraire, inconsistance et erreur.

On trouvera le développement de ces principes au chapitre suivant qui traite du mode d'administration des remèdes électro-homéopathiques.

CHAPITRE IV

MODE D'EMPLOI DE NOS REMÈDES

Préparations magistrales

La supériorité de notre méthode consiste dans l'application rigoureuse des principes du dynamisme complexe, qui se traduit en pratique par la complexité des remèdes. De cette complexité résulte une simplification du diagnostic et une abréviation dans la durée du traitement qu'on ne peut obtenir avec l'unité de remède ; et cela constitue un immense progrès sur les errements de l'homéopathie simple. Il est facile, en effet, de comprendre que plusieurs substances agissant de concert et avec continuité atteignent plus vite et plus sûrement le but (qui est la guérison) qu'une seule substance administrée à de longs intervalles ou plusieurs données successivement. Sous une apparente simplicité. cette dernière méthode est plus lente, plus incertaine, plus compliquée en réalité que la nôtre. Complexité dans les rouages engendre simplicité dans le mode d'action, rapidité et certitude dans les résultats. Quoi de plus simple que la première machine à vapeur inventée par Papin ? Elle se traînait péniblement sur les routes et les rivières. Quoi de plus complexe dans son mécanisme que cet organe de locomotion perfectionné par Watt? Avec lui on franchit la distance au taux de quarante kilomètres à l'heure.

En matière commerciale, au lieu d'expédier successivement les marchandises de vingt ou trente maisons de commerce, on les groupe par wagons complets et on ne fait qu'un seul voyage. C'est un peu la différence qui existe entre l'homéopathie simple et l'homéopathie complexe, entre la série *successive* des remèdes et leur série *simultanée*. Complexité dans les ressorts, simplicité dans les résultats.

Cette simplicité que nous avons mise en évidence pour le diagnostic et pour le mode de traitement se retrouve aussi dans le mode d'administration des remèdes électro-homéopathiques. Notre méthode se déroule ici avec une clarté et une précision que l'on peut dire absolues.

§ 1er. — Préparations magistrales. Cure interne et externe.

En médecine, on appelle préparations magistrales, par opposition aux préparations officinales dont le nombre est limité et qui constituent les élements invariables de la pharmacopée, celles, en nombre infini, qui s'exécutent d'après l'ordonnance du médecin et se font au moment même où le malade doit les recevoir. En électro-homéopathie, c'est le malade lui-même qui les prépare.

Cette pratique est empruntée à l'homéopathie. Les pharmaciens homéopathes préparent sous deux formes les remèdes prescrits par les ordonnances. Ils écrasent les globules médicamenteux dans du sucre de lait et réduisent le tout en poudre. Ils versent dans de l'eau ou de l'eau alcolisée le médicament à prendre, l'y agitent afin de le dissoudre et en forment ainsi une potion. Ce sont là les deux ordres de préparations magistrales exécutées par le pharmacien. Il arrive cependant, ainsi que l'indique Weber dans son *Codex des médicaments homéopathiques*, que le médecin donne au malade le médicament à découvert en forme de globules secs sur la langue. Ou bien, continue cet auteur, il donne au patient un tube rempli de globules avec recommandation de prendre ceux-ci à des époques indiquées. « Dans « ces deux hypothèses, dit Weber, les poudres sont « inutiles. » La préparation officinale est confiée directement au malade qui la prend en globules secs ou qui fait lui-même sa préparation magistrale sous forme de potion. Le pharmacien n'a pas à intervenir.

Nous avons généralisé cette méthode en délivrant à nos clients des tubes remplis de globules et des flacons qui contiennent les dilutions alcooliques ou les électricités. Ils en font eux-mêmes emploi suivant les indications très simples de notre formulaire et se passent ainsi du pharmacien. Comme on le voit, nous avons supprimé les poudres que nous considérons comme une augmentation inutile de véhicule, suivant en cela l'exemple que nous ont donné un grand nombre d'homéopathes.

La médication électro-homéopathique, cherchant à prendre l'homme tout entier, à l'envelopper, à le pénétrer pour ainsi dire en assiégeant la maladie de toutes parts, fait presque toujours marcher de pair la cure interne et la cure externe. C'est une application naturelle des principes de continuité et de simultanéité, destinée à presser le cours de la maladie, à hâter son évolution, de manière à ne jamais laisser l'organe malade, sur aucun point, sans aliment curatif.

Les remèdes électro-homéopathiques sont donc administrés au malade sous deux modes qui se complètent réciproquement : pour l'usage interne et pour l'usage externe. Les médicaments pour l'usage interne sont pris sous forme de dilutions, de solutions, d'électricité liquide à l'intérieur et de globules à sec. Les médicaments destinés à l'usage externe prennent la forme de bains entiers, bains de siège, lotions, compresses, aspirations nasales, gargarismes, injections, lavements, onctions, frictions, applications d'électricité liquide, suppositoires, boules vaginales, etc.

§ 2. — Doses. Répétition. Alternance.

Nous décrirons d'abord les quatre formes de médicaments internes : dilutions, solutions, globules à sec, électricités liquides à l'intérieur ; et en formulant leur mode d'emploi, nous dirons ce qu'il est nécessaire de savoir sur la dose et la puissance. Nous donnerons ensuite les règles de la répétition des médicaments ; et enfin nous récapitulerons la raison d'être et le mode d'alternance des remèdes.

Doses et puissances.

Dans l'emploi des remèdes homéopathiques en général, des remèdes électro-homéopathiques en particulier, il faut bien distinguer la dose et la puissance. La dose est la *quantité* du remède proportionnée aux facultés de réception des organes malades ; la puissance est le *degré* d'action physiologique du médicament sur les mêmes organes. La dynamisation, ou désagrégation des éléments moléculaires du corps médicamenteux, autrement dire atténuation, favorise la rapide assimilation de ce corps par l'organisme. Avec la dilution, procédé essentiel de dynamisation, l'action physiologique du médicament atténué augmente de puissance; et celle-ci est d'autant plus haute que le degré de dilution est plus élevé. La puissance est donc en rapport exact avec la dilution.

Dilutions.

Les globules électro-homéopathiques servent à préparer les dilutions. Voici les indications nécessaires en ce qui concerne leur puissance et leur dose, c'est-à-dire leur préparation et leur mode d'administration.

Puissance. Les dilutions les plus usitées sont la première, la deuxième et la troisième.

Pour obtenir la première dilution, il suffit de faire dissoudre un seul globule dans une quantité d'eau égale à 150 grammes environ. C'est la dilution la plus communément usitée, qui correspond à la première puissance électro-homéopathique.

Pour obtenir la deuxième dilution, on verse une cuillerée à café de la première dilution dans une nouvelle quantité d'eau d'environ 150 grammes. Cette dilution correspond à la deuxième puissance électro-homéopathique.

La troisième dilution s'obtient en versant une cuillerée à café de la deuxième dilution dans un nouveau volume d'eau de 150 grammes environ; et ainsi de suite pour les dilutions supérieures à la troisième. Cette troisième dilution correspond à la troisième puissance électro-homéopathique.

Dans les commencements (et aujourd'hui encore), ces préparations se faisaient en versant l'eau destinée au véhicule du médicament dans un verre : d'où les locutions usitées de préparation au *premier verre*, au *deuxième verre*, au *trosième verre*, synonymes de première, deuxième et troisième dilutions. Mais il est préférable sous tous les rapports de se servir d'un flacon ayant la contenance d'un verre (5 onces ou 150 grammes) et dans lequel on fait dissoudre le globule. Pour la deuxième et la troisième dilution, on se sert de flacons d'égale contenance et l'on opère le transvasement comme il a été dit. On a soin d'indiquer, au moyen d'une étiquette appliquée sur le flacon, le nom du remède dilué et le degré de dilution auquel il a été porté. Outre que le flacon est plus portatif que le verre et d'un usage plus commode, il a l'avantage, pouvant être bouché, de mettre, pour la journée, la dilution à l'abri du contact de l'air ; enfin l'emploi de l'étiquette prévient la confusion possible lorsqu'on a deux ou trois remèdes à prendre.

Quelques malades désirant s'éviter la peine de transvaser les dilutions d'un verre ou d'un flacon dans un autre, nous leur donnons les moyens d'abréger ces préparations en leur fournissant des globules titrés à la première, à la deuxième et à la troisième puissance électro-homéopathique, qui leur servent à préparer directement la première, la deuxième et la troisième dilutions, de sorte que l'on n'a plus besoin que d'un seul flacon ou verre (au lieu de deux ou de trois) pour le même médicament.

Pour nos clients habitant les régions tropicales, où les grains médicamenteux ne résistent pas à l'action d'un climat chaud et humide, nous substituons à nos globules des dilutions alcooliques dont la conservation est absolument certaine. On se sert de ces dilutions alcooliques comme on se sert des globules. Pour préparer les dilutions aqueuses, on verse une goutte du liquide dans 150 grammes d'eau, une goutte correspondant exactement, comme force médicamenteuse, à un globule.

Telles sont les indications générales concernant la puissance des dilutions aqueuses. L'emploi des première, deuxième et troisième dilutions varie nécessairement avec le degré de gravité des maladies. Il nous serait impossible de préciser exactement toutes les circonstances qui peuvent exiger des modifications dans la puissance d'un remède : il nous faudrait suivre pas à pas les différentes phases d'une infinité d'affections qui se montrent sous des aspects infiniment variés. En règle générale, les puissances élevées sont administrées dans les maladies aiguës. Lorsque l'affection présente une certaine gravité, il est prudent de commencer par les deuxièmes et troisièmes dilutions, sauf à passer à la premiére dès que le remède aura déterminé une amélioration. Il y a des cas dans lesquels les troisièmes dilutions sont de rigueur, comme dans les maladies organiques du cœur, dans l'épilepsie, l'hystérie et en général dans toutes les maladies convulsives. En revanche, la deuxième dilution convient dans les affections subaiguës et la première est généralement indiquée dans toutes les maladies chroniques.

Si le remède produit une aggravation, c'est que sa puissance et sa dose ont été mal calculées : il faut augmenter la première, c'est-à-dire élever la dilution et diminuer la seconde, c'est-à-dire éloigner les intervalles dans l'administration du remède.

Il peut paraître surprenant, quand on est habitué aux idées allophathiques, d'augmenter la puissance d'un remède lorsque ce remède a produit une aggravation. C'est qu'en électro-homéopathie, la puissance d'un remède ne se manifeste pas par ses effets morbides ni par les troubles qu'il provoque dans l'organisme, mais; bien au contraire, par ses effets curatifs qui n'ont d'autre signe extérieur que la disparition des symptômes. De sorte que plus un remède est puissant, moins son action est visible ; l'absence de toute aggravation est précisément l'indice de l'expansion et de l'exaltation de sa force médicamenteuse, toute entière utilisée au profit du malade. En médecine, il ne s'agit pas de frapper fort, mais de frapper juste.

Dose. La dilution doit se prendre par petites gorgées, aussi fréquemment que possible. La dose ordinaire est d'un verre par jour (150 grammes environ) pris par cuillerées à café, de quart d'heure en quart d'heure. Pour deux médicaments on prend un demi-verre de chaque (75 grammes). Pour trois médicaments, un tiers de verre de chaque (50 grammes). Ces médicaments sont alternés suivant les préceptes et indications qui seront donnés plus loin.

Nous avons dit qu'en cas d'aggravation causée par un remède, la diminution de la dose était corrélative de l'augmentation de la puissance, c'est-à-dire qu'il fallait éloigner les intervalles. On doit être très circonspect dans cet ordre de prescriptions, car ce qui domine, dans toute cure électro-homéopathique, c'est le principe de continuité, et le malade ne doit jamais rester longtemps sans remède. Aussi estimons-nous que les intervalles peuvent varier d'un quart d'heure à une demi-heure ou trois quarts d'heure et même une heure au maximum. En revanche, lorsque la puissance est diminuée, c'est-à-dire quand on passe de la troisième dilution à la deuxième et de la deuxième à la première, les intervalles doivent être rapprochés.

Solutions.

Dans bien des cas le malade ne peut pas, pour une cause quelconque, s'assujetir à l'usage constant et régulier des dilutions. D'autres fois, et principalement dans les affections de l'estomac, il ne peut supporter ces dilutions aqueuses qui, par leur absorption continuelle,. le fatiguent. On a recours alors aux solutions.

La solution se prépare en faisant dissoudre 9 globules du remède prescrit dans 90 grammes d'eau (à peu près un demi-verre ordinaire).

Cette forme de médicament doit être pour le malade l'équivalent absolu des dilutions, comme puissance et comme dose. Pour avoir, en solution, l'équivalent de la première dilution, on prendra ses neuf globules titrés à la première puissance électro-homéopathique; l'équivalent de la deuxième dilution sera fourni par des globules titrés à la deuxième puissance; et celui de la troisième par un emploi de globules titrés à la troisième puissance.

Quant à la dose, elle sera de six cuillerées à café pour les enfants et six cuillerées à bouche pour les adultes, à prendre dans la journée, dont trois le matin et trois le soir. S'il y a deux médicaments, on fera dissoudre séparément dans 45 grammes d'eau quatre ou cinq globules de chaque médicament. S'il y a en trois, le nombre des globules sera de trois dans 30 grammes d'eau pour chaque remède. On alternera les solutions comme on alterne les dilutions, d'après les deux modes différents qui sont indiqués plus loin. Suivant la marche plus ou moins grave de la maladie, on peut diminuer ou augmenter le nombre des cuillerées de solution.

Quelques indications générales concernent à la fois les dilutions et les solutions: Elles peuvent être prises sans inconvénient jusqu'à dix minutes avant le repas et reprises une heure après. — Les personnes qui ne peuvent supporter l'eau pure y ajouteront du sucre: cette édulcoration est sans inconvénient, le sucre étant une substance neutre qui ne peut altérer les propriétés médicamenteuses du remède. — L'eau qui sert aux dilutions et aux solutions est certainement, même additionnée de sucre, un excellent véhicule, en raison de son inertie, mais elle n'a pas les propriétés de conservation de l'alcool ; elle se corrompt facilement et les globules qui y sont dilués perdent bientôt une bonne partie de leur force médicamenteuse. Nous conseillons donc, pour plus de sûreté, de renouveler chaque jour les dilutions et les solutions.

Globules à sec.

Les globules à sec sont pris sous cette forme comme remèdes secondaires dans tout traitement quand les remèdes principaux sont administrés en dilution ou en solution. En général, lorsque plus de trois remèdes sont prescrits, on adopte cette forme pour un ou deux de ces remèdes, afin de ne pas fatiguer le malade et de lui faciliter sa cure interne.

Cependant il arrive que certaines personnes ne peuvent supporter ni dilution ni solution. Alors on se trouve obligé de leur administer tous les remèdes internes, principaux et secondaires, sous forme de globules à sec. Il est même des personnes qui se trouvent mieux de prendre 8, 10 ou 12 globules dans la journée, un par heure, plutôt que d'ingérer la dilution faite avec un seul globule. Ce sont des cas particuliers qui ne peuvent s'expliquer que par la nature ou le degré de sensibilité de l'organisme par rapport à l'action des remèdes. Il faut s'en rapporter, pour la détermination de ces cas, à l'observation individuelle.

Les dilutions et solutions sont toujours préférables comme efficacité aux globules à sec, parce qu'elles sont plus assimilables que ces derniers. Mais au cas où il faudrait renoncer à l'emploi des globules dilués, voici comment on y supplée au moyen des globules à sec.

Pour un seul médicament on prend 12 globules, titrés à la première, à la deuxième ou à la troisième puissance électro-homéopathique suivant les cas, et on les répartit sur la journée entière, en les prenant deux par deux, posés à sec sur la langue.

Pour deux médicaments, on prend 6 globules de chaque médicament, que l'on ingère dans les mêmes conditions. Pour trois médicaments, 4 globules de chaque médicament. Et l'on alterne suivant les modes indiqués un peu plus loin, dans ce même paragraphe. Tel est le moyen de réaliser l'équivalence de cette forme de remède, en dose et en puissance, avec les dilutions et les solutions.

Selon la gravité des cas, on peut évidemment varier le dosage en rapprochant ou en éloignant les intervalles et en absorbant à chaque fois un nombre plus ou moins grand de globules à sec. Il est même des circonstances où l'on doit employer sans hésiter les doses massives. Ainsi vingt ou trente globules à sec sur la langue au début du choléra l'arrêtent ordinairement. Dans l'asphyxie, on obtient les mêmes résultats.

Electricités liquides prises à l'intérieur.

Sur nos cinq Electricités, il en est trois seulement, la Jaune (Nerveuse), la Blanche (Bilieuse) et la Bleue (Angioitique), qui puissent être administrées à l'intérieur. Elles le sont à la dose de cinq à dix gouttes dans une cuillerée (à soupe) d'eau ou sur un morceau de sucre.

Répétition.

La répétition d'un même remède est une règle générale en électro-homéopathie. Elle n'est qu'une application de la loi primordiale de continuité. C'est par le renouvellement constant des mêmes substances que l'on peut fournir à l'organisme le moyen d'opérer les réactions curatives qui lui sont nécessaires pour ramener la santé.

On ne doit jamais laisser le malade sans remède. Cette règle est invariable pour nous. Quels que soient les intervalles prescrits pour régler le dosage et administrer le médicament, nous ne le suspendons jamais. Nous sommes d'accord en cela avec l'instinct du malade, qui répugne à voir cesser ou suspendre, avant la guérison parfaite, l'administration des substances médicinales. L'homéopathie simple, infatuée du principe doctrinal de l'unité de remède et voulant attendre une réaction qui ne se produit pas toujours, n'a pas un goût très prononcé pour la répétition des doses; elle se trouve sur ce point en contradiction avec le malade qu'effraye la suspension du remède et qui, en médecine, professe religieusement l'horreur du vide. Aussi, pour pallier ces inquiétudes du patient, tout en suivant leur méthode avec une sourde obstination, quelques médecins homéopathes n'hésitent pas à tromper leur malade en lui faisant absorber une substance absolument neutre, telle que de l'eau légèrement alcoolisée ou du sucre de lait, et en lui laissant croire que c'est un remède actif. Les poudres et potions des pharmaciens servent quelquefois à déguiser cette petite supercherie. C'est ce qu'on pourrait appeler, en thérapeutique, faire jeûner le sujet tout en trompant sa faim.

Nous nous étonnons que les homéopathes, fidèles observateurs de la nature comme ils le sont et tenant compte des plus petits symptômes moraux, méconnaissent à ce point une indication si claire et si précise que leur donne le malade lui-même. Ils devraient comprendre que lorsque celui-ci éprouve le besoin du remède et réclame la continuité de son application, c'est la nature qui parle; et il serait sage à eux de lui obéir plutôt que d'essayer, comme ils le font dans leur rigorisme, de la faire fléchir devant la science, ou même devant un simple préjugé scholastique.

La répétition des doses, cette question qui engendre encore tant d'obscurité et d'incertitude chez les homéopathes, ne souffre à nos yeux aucune difficulté. Elle est résolue par la nature elle-même, qui pratique largement la continuité dans tous les phénomènes de la vie : témoin le soleil qui verse sans répit son calorique, sa lumière et son électricité sur les globes qui dépendent de lui. Cette loi n'est tempérée que par celle d'alternance qui la complète et la confirme. Sans doute les forces physiques, les agents, les substances se succèdent dans toute évolution vitale ; mais ils se remplacent continuellement. Il n'y a jamais de vide, jamais de lacune, jamais de néant. En physiologie comme en pathologie, l'alternance corrige la continuité et confirme le principe dans sa généralité même. Cette loi a été formulée avec beaucoup de finesse par Bichat lorsque, dans son immortel ouvrage sur la *Vie et la Mort*, il s'écrie en parlant de la continuité trop prolongée des mêmes sensations : « L'habitude émousse le sentiment. » Il faut donc réveiller ce sentiment par des sensations nouvelles ; mais on ne doit jamais le laisser à vide, c'est-à-dire sans nourriture et sans aliment. La suspension, l'arrêt de toute sensation, ce serait la suspension même de la vie, ce serait la mort.

Nous appliquons donc à la fois ces deux principes qui ne sont que deux faces, deux aspects différents de la grande loi de continuité ; et nous ne craignons pas de dire que c'est à la répétition des doses comme à l'alternance des remèdes, qui sont les deux piliers inébranlables de notre méthode, que l'électro-homéopathie doit les grands succès qu'elle a obtenus. Par contre, l'homéopathie simple n'est arrêtée dans sa marche que parce qu'elle méconnaît cette loi universelle et s'obstine à pratiquer l'unité de remède en repoussant aveuglément l'alternance et la répétition.

Alternance.

M. Léon Simon père nous déclare, dans son Commentaire sur l'*Organon* de Hahnemann (page 611) que la question de l'alternance n'est pas résolue, bien qu'elle soit réprouvée en principe par Hahnemann. Toutes ses considérations sur ce sujet sont pleines de réserve et de timidité. « Il « est, dit-il, peu d'observations publiées en ho- « méopathie, si même il en existe, qui aient été « faites en vue de résoudre *les questions si diffi- « ciles et si importantes de la répétition des doses « et de leur alternance* ; et le petit nombre de faits « recueillis de ce double point de vue n'ont pas « été soumis au contrôle d'une discussion sévère. « Sous ce rapport, chacun obéit à son tact médical « ou à l'inspiration du moment. C'est de l'instinct ; « ce n'est pas de la science. »

Il est étrange qu'après une carrière de quatre-vingts ans, non sans gloire, l'école ne soit pas encore fixée sur des points de cette importance et se trouve réduite à en livrer la solution aux hasards de l'initiative individuelle. L'auteur que nous citons fait très honorablement l'aveu de cette impuissance, qu'il déplore dans les termes suivants : « Toujours absorbés par les exigences de la contre- « verse, les homéopathes ont besoin d'oublier, pour « quelque temps, l'ennemi qu'ils ont en présence. « Ils doivent se replier sur eux-mêmes, et s'inter- « roger sur les véritables problèmes dont l'étude « doit être poursuivie dans l'intérêt du malade. »

Or, pendant que les homéopathes militants se livraient, de leur propre aveu, à de vaines disputes et à des controverses stériles, d'autres étudiaient et résolvaient, en s'appuyant sur la tradition même de l'homéopathie, ces « véritables problèmes dont « l'étude doit être poursuivie dans l'intérêt du « malade. » Les Julius Aegidi, les Soleri, les Finella, homéopathes fervents, mais pacifiques, faisaient moins de bruit que de besogne ; ils élucidaient ces questions si « importantes » que l'on déclare aujourd'hui encore en suspens. Et lorsque nous-mêmes, continuateurs de leurs travaux, forts d'une expérience qui remonte à plus de trente années, nous venons formuler les règles d'application de l'alternance et de la répétition des doses, nous croyons être fondés à dire : Les homéopathes militants n'ont pas besoin de se replier sur eux-mêmes ; ils n'ont qu'à profiter des découvertes qui ont été faites en dehors d'eux dans la voie tracée par Hahnemann ; ils n'ont qu'à se rallier à la doctrine progressive que nous exposons ici ; ils seront sûrs de dissiper les doutes qui les assaillent encore. Nous disons plus : L'homéopathie simple, sous peine de dépérir, doit se transformer, se régénérer et devenir l'homéopathie complexe. Elle vaincra ainsi sa rivale, et la dominera plus sûrement par la valeur scientifique de ses méthodes que par des polémiques fastidieuses qui menacent de devenir aussi surannées que l'allopathie elle-même.

La raison principale de l'alternance réside donc dans la nécessité de varier les substances pour maintenir à l'égard de chacune d'elles la sensibilité de l'organisme et introduire ainsi, dans l'unité et la continuité d'une même médication, la diversité indispensable à ses bons effets. Cette règle générale de la diversité dans l'unité se remarque dans l'alimentation des végétaux comme dans celle des animaux et de l'homme. La plante reçoit alternativement la pluie et le soleil : trop de sécheresse la brûle, trop d'eau la pourrit ; l'air est tantôt chaud et tantôt froid, tantôt sec et tantôt humide ; la terre subit toutes ces variations, elle se durcit et s'ameublit tour à tour ; mais si ces éléments se succèdent dans leur action sur la plante, ils n'en sont pas moins toujours présents et se remplacent les uns les autres avec une invariable continuité. L'alimentation humaine a besoin aussi de variété ; chaque aliment est complexe par lui-même ; mais les aliments alternent entre eux pour ne pas fatiguer la fibre vivante par la monotonie d'une seule combinaison ; c'est ainsi que, sur nos tables, la chair, le poisson et le légume se succèdent, parce que nos facultés d'absorption ont une limite et que le temps est un facteur nécessaire pour les réactions vitales. Il en est de même pour la médication : chaque spécifique est complexe ; mais la loi de simultanéité n'est applicable qu'au remède pris isolément ; la loi de succession par voie d'alternance s'impose à la variété des médicaments.

L'alternance, pour donner de bons résultats, doit être observée régulièrement, par périodes fixes. Voici les modes que nous prescrivons suivant le nombre des médicaments à ingérer et suivant le degré de gravité de la maladie.

Il y a deux modes d'alternance. Lorsque la prescription comporte deux dilutions à administrer, le premier mode consiste à prendre pendant la matinée, de quart d'heure en quart d'heure et par petites gorgées, un demi-verre d'eau d'une des dilutions et dans l'après-midi, de la même façon, un demi-verre de l'autre. — Le second mode consiste à prendre alternativement, au cours de la journée et de quart d'heure en quart d'heure, une gorgée de chacune des dilutions jusqu'à épuisement de la quantité prescrite (c'est-à-dire un demi-verre de chaque dilution, dose quotidienne).

Ce dernier mode est mis en pratique dans les affections aiguës, les cas d'une certaine gravité. On a surtout recours au premier procédé dans les affections chroniques.

Pour alterner trois remèdes, on suivra la même méthode en prenant alternativement une gorgée de chacune des dilutions au cours de la journée jusqu'à épuisement de la quantité prescrite — ou un tiers de chaque dilution dans un tiers de la journée.

On alterne les solutions de la même manière que les dilutions, soit par la prise alternative des deux remèdes jusqu'à épuisement de la dose, soit en prenant trois cuillerées de l'un le matin et trois cuillerées de l'autre le soir ; et lorsqu'il y a trois remèdes, deux cuillerées de chaque dans un tiers de journée.

On alterne les globules à sec, lorsqu'ils sont pris comme remèdes principaux, en suivant les mêmes règles : le premier mode par l'ingestion alternative de deux globules de chaque médicament ; le second mode en partageant les globules de médicaments en deux ou trois séries suivant leur nombre et en affectant chacune d'elles à une moitié ou à un tiers de la journée.

Si le traitement prescrit plus de trois remèdes, on prendra le principal ou les deux principaux en dilution et les autres à sec, au réveil, au repas et au coucher.

§ 3. — Usage externe.

Les remèdes électro-homéopathiques en globules et en électricités s'emploient aussi extérieurement et concuremment avec les remèdes internes, sous des formes appropriées à la nature de la maladie et au siège de l'affection. Nous partageons ces formes en trois séries, suivant la nature du véhicule externe qui contient le médicament, savoir les bains, lotions, compresses, aspirations nasales, gargarismes, injections et lavements, dont le véhicule est l'eau ; les onctions et frictions ayant pour véhicules les liniments huileux et les graisses ; enfin, les applications et frictions faites au moyen des électricités liquides.

Bains, Lotions, Compresses, Aspirations nasales, Gargarismes, Injections, Lavements.

Pour préparer un bain entier, il faut faire dissoudre de cent à cent cinquante globules dans un verre d'eau et mêler cette solution au bain. La dose d'électricité (pure) pour un grand bain est de une cuillerée à bouche. Les doses de globules ou d'électricité pour bain peuvent être augmentées ou diminuées selon le cas. La durée du bain peut être de quinze à vingt minutes. On prend depuis un bain par semaine jusqu'à un bain par jour si l'on constate de bons effets. Il est préférable de renouveler l'eau à chaque bain.

Pour un bain de siège, on fait dissoudre de quarante à cinquante globules dans un verre d'eau et l'on mêle cette solution au bain. La dose d'électricité (pure) pour un bain de siège est d'une cuillerée à café. La durée du bain du siège peut être aussi de quinze à vingt minutes.

L'eau des bains doit être chaude, tiède ou froide suivant le degré de température du corps et homéopathique avec lui, c'est-à-dire que le bain sera chaud dans les cas de fièvre et d'inflammation, tiède dans l'état subaigu et froid lorsqu'il s'agit de tonifier les tissus privés de calorique et de vitalité.

Pour les Lotions, Compresses, Aspirations nasales, Gargarismes, Injections et Lavements, la dose ordinaire est de vingt globules et de dix gouttes d'électricité pure dissous dans un verre d'eau. Les lotions et aspirations nasales se font, de préférence, au moyen d'une éponge douce. On se sert pour les compresses de morceaux de toile fine imbibées de la solution et appliqués sur les parties souffrantes.

Pour l'eau employée à ces divers usages, mêmes observations que celles qui précèdent, en ce qui concerne son degré de température,

Onctions, Pansements onctueux, Suppositoires. Boules vaginales, Frictions.

Les onctions se font au moyen de pommades composées des dilutions alcooliques des médicaments mélangées intimement avec la vaseline qui leur sert de véhicule, à raison de dix gouttes de dilution alcoolique pour 30 grammes de vaseline. Se méfier des pommades qui sont faites avec des globules dissous dans l'eau. Nos pommades sont au nombre de six. Chacune d'elles est préparée avec les médicaments suivants: Angioitique 2, Vénérien 2, Scrofuleux 5, Scrofuleux 7, Cancéreux 5, Fébrifuge 2. Leur emploi est indiqué dans le cas où le remède qui les constitue est prescrit en traitement externe.

La pommade à l'Angioitique 2 (Cardiaque) est conseillée dans toutes les affections du cœur, des veines et des artères.

La pommande au Vénérien 2 s'emploie dans les affections vénériennes et syphilitiques.

La pommade au Scrofuleux 5 (Dermoïque) est indiquée contre toutes les maladies de la peau.

La pommade au Scrofuleux 7 (Glandulaire) est spécialement appliquée contre l'engorgement des glandes.

La pommade au Cancéreux 5 est employée avec succès pour le pansement des plaies et tumeurs de toute nature, dans le traitement des douleurs arthritiques, rhumatismales et goutteuses, les affections des voies respiratoires, celles de la matrice et celles des intestins.

La pommade au Fébrifuge 2 est appliquée sur les hypocondres dans les affections du foie et de la rate et les fièvres de toute espèce.

On pratique les onctions en passant la paume de la main ointe de la pommade sur les parties que l'on veut soumettre à l'action du remède. Quelquefois aussi on fera des pansements onctueux en appliquant sur les parties malades un linge de toile fine imbibé de la pommade médicamenteuse.

Les Liniments huileux peuvent être utiles, employés en onctions ou pansements, dans la période inflammatoire des affections locales. On les compose en versant 10 gouttes de dilution alcoolique dans 30 grammes d'huile d'olive pure et en agitant jusqu'à ce que le mélange soit intime.

Les Suppositoires et les Boules vaginales, indiqués dans les cas d'irritation du rectum et du vagin, fistules, hémorroïdes, etc., sont préparés avec du beurre de cacao médicamenté au moyen du Cancéreux 5 ou de l'Angiotique 2.

Les Frictions se font aussi avec les globules. On fait fondre ces derniers (au nombre de 20 environ) dans un peu d'eau, et l'on verse le mélange dans un verre d'eau-de-vie On se sert de la solution ainsi obtenue pour pratiquer les frictions.

Electricités prises à l'extérieur (Bains, Compresses, Lotions, Applications et Frictions).

Outre l'emploi des électricités en bains entiers et en bains de siège, en lotions et en compresses, on les utilise fréquemment sous forme d'applications et de frictions.

Les applications d'électricité se font au moyen d'un pinceau imbibé de l'électricité prescrite et passé à plusieurs reprises sur les points désignés. Pour être fixé sur les points d'application, il sera utile de consulter la planche qui se trouve à la fin du volume.

Les frictions s'opèrent après avoir versé quelques gouttes d'électricité dans le creux de la main.

Nous terminerons ce chapitre par quelques indications particulières et par une considération générale sur le mode d'emploi de nos remèdes.

Lorsqu'on veut traiter les nourrissons, on donne le remède à la nourrice. Pour les enfants en bas âge, on administre les deuxièmes dilutions.

Il n'est pas nécessaire de suspendre les remèdes à l'époque des menstrues; bien au contraire, il faut les continuer, car c'est le moment le plus favorable à leur action, où le sang est en travail pour expulser les principes morbides. Seulement il est utile de savoir que les angioitiques, à la dose commune, rappellent les menstruations supprimées, tandis que, pris à petites doses, ils sont spécifiques contre l'abondance excessive du sang menstruel et contre les hémorragies en général.

Telles sont les règles à suivre pour l'administration de nos remèdes par le malade qui désire se soigner lui même et par toute personne qui tient à appliquer notre méthode. Ces règles, tout en demandant beaucoup de ponctualité, sont cependant très simples et faciles à suivre. Elles ne sont que l'application stricte et rigoureuse des théories exposées dans ce livre, avec lesquelles notre pratique concorde jusque dans les moindres détails. Grâce à notre doctrine, tout s'éclaire, tout s'explique et se justifie ; et nous croyons pouvoir dire qu'il n'est aucune thérapeutique qui montre un ensemble aussi complet et aussi bien lié dans la mise en œuvre et l'application matérielle de ses traitements.

Il est un seul point que nous voulons mettre en évidence pour conclure sur ce sujet : c'est la sollicitude avec laquelle notre système de médication enveloppe pour ainsi dire le malade de toutes parts en faisant marcher de front la cure interne et la cure externe. Sans jamais contrarier la nature, comme le fait trop souvent l'allopathie; sans priver le malade des médicaments qui lui sont nécessaires, pour attendre une réaction quelquefois problématique, comme l'enseigne malheureusement encore l'homéopathie simple, la médecine nouvelle multiplie les soins les plus attentifs et se hâte d'agir en fournissant à l'organisme, en nombre suffisant, les substances les plus propices à une prompte réaction. Elle fait de toutes parts le siège de la maladie par les moyens les plus conformes à son évolution naturelle : et c'est précisément là ce qui lui crée sa supériorité sur les méthodes actuellement régnantes. Cette supériorité, l'homéopathie complexe, ou électro-homéopathie, la doit au triple principe qui lui est propre, et qu'elle ne cesse d'appliquer sous toutes ses formes. Il se résume en trois mots : Complexité, simultanéité, continuité.

CHAPITRE V

DIÉTÉTIQUE ET HYGIÈNE

Moyens auxiliaires

La diététique s'occupe des règles à observer dans le régime des malades. Sur ce point, l'homéopathie simple est d'un rigorisme excessif. Hallucinée par sa vieille superstition sur la réaction curative et sous prétexte que deux agents médicinaux se détruisent dans leur action réciproque s'ils se rencontrent dans l'organisme, elle proscrit toute substance qui jouit d'une action médicinale du régime des malades atteints de maladies chroniques. Quant aux affections aiguës, la diète absolue est la règle, du début de la maladie à la convalescence. Tout cela parce que l'école a décidé, contre la nature elle-même, que deux substances actives, simplement semblables, voire même différentes, se contrarient réciproquement dans leur action curative, alors que nous voyons les réactions vitales se produire dans tous les organismes possibles, imbibés, pénétrés, alimentés par les substances les plus diverses et les plus variables, alors que d'innombrables malades qui s'étaient saturés des spécifiques complexes prescrits par la méthode électro-homéopathique se sont permis de guérir en dépit de la vieille orthodoxie et du principe triomphant de l'unité de remèdes.

Mais comment reconnaître, dans l'immense série des aliments, ceux qui sont pourvus de propriétés médicinales ? Quel est le criterium ? Dans quel laboratoire de chimiste ou de pharmacien se trouve le creuset qui permettra de dire, en analysant la matière première de nos cuisines : Ceci est alimentaire, ceci est médicamenteux ? Il ne reste qu'un moyen *a priori*, c'est d'écarter par provision tout ce qui a un goût un peu prononcé, tout ce qui est doué de saveur, comme la cannelle et les épices ou les condiments de toute nature. Il n'est pas certain que le sel et le poivre eux-mêmes ne soient pas des substances actives, n'aient pas une action médicamenteuse réelle. Les acides, le vinaigre, le jus de citron subissent un implacable ostracisme sans qu'il soit possible de dire *en quoi* leur action contrarie celle du médicament homéopathique. De là une monotonie alimentaire sans attrait, contraire à la nature, qui a donné à l'homme le goût comme aiguillon de l'appétit et qui accompagne d'une satisfaction sensuelle, d'une jouissance, l'accomplissement normal de chacune de ses fonctions. Les puritains diront que si l'on est malade, ce n'est pas pour jouir et qu'à l'état morbide il n'y a aucune fonction normale. Nous répondons que cette sévérité peut être plus nuisible qu'utile au malade en abolissant le goût, en empêchant le retour de l'appétit et par conséquent en atrophiant une fonction sous prétexte de rétablir les autres. Une dame désireuse de se soigner par la méthode homéopathique et ayant appris que le vinaigre était à l'index pendant toute la durée du traitement, s'écria : « J'aime « mieux renoncer à l'homéopathie qu'à la salade ! » Pourquoi, en effet, sacrifier les exigences impérieuses du goût et de l'appétit à des prohibitions arbitraires que rien ne justifie ?

Les homéopathes vont plus loin : ils ne se contentent pas de proscrire les saveurs, ils ont aussi déclaré la guerre aux parfums. Pendant tout le cours d'une cure homéopathique, il est rigoureusement interdit de respirer une fleur. Quand on est entre les mains de l'homéopathie, on n'a plus le droit de flairer un bouquet : il faut se contenter de le regarder, et encore ! En présence de telles mesures de rigueur prises contre le jasmin, la rose et la violette, que deviendront les pauvres parfumeurs et ouvriers en parfumerie ? Les voilà bel et bien voués à l'incurabilité, tout comme ceux qui exercent des professions insalubres et qui travaillent dans le cuivre ou l'arsenic !

L'électro-homéopathie est exempte sur ce point de tout préjugé. Elle ne permet ni n'interdit rien d'une manière absolue. Elle connait la loi d'élection et de rejet des substances par l'organisme et ne redoute aucune aggravation ni des acides ni du jus de citron, ni des condiments ni d'aucun aliment plus ou moins savoureux, sachant fort bien que l'organe malade ne se les appropriera pas s'il n'a pas d'affinité pour eux. Hahnemann lui-même n'a-t-il pas dit : « La substance ne laisse agir que ses symptômes homéopathiques » ? Le régime peut et doit varier avec chaque maladie comme avec chaque malade, car enfin il faut tenir compte du genre de vie, des occupations et des habitudes de tout individu. Mais il est, en matière alimentaire, une règle générale, une seule qui domine la diététique, et c'est à elle que nous nous tenons : la sobriété. Si une substance alimentaire pouvait nuire à l'action d'un médicament, ce serait seulement dans le cas où elle serait en excès : alors elle pourrait, par un effet de la réplétion digestive, se frayer un passage vers d'autres organes et engendrer quelques troubles vite dissipés. Mais lorsqu'elle est ingérée en proportion convenable, elle est entièrement utilisée pour la nutrition et ne saurait nuire à l'œuvre médicatrice. Bien au contraire, quand la digestion est facile, les deux actions s'harmonisent et se combinent. On pourrait dire que l'aliment est un médicament *nutritif* comme le médicament est un aliment *curatif*.

Nous avons dit que chaque maladie a son régime approprié : cela est surtout sensible dans certaines affections telles que la goutte, le diabète, l'asthme, etc., où les prescriptions alimentaires sont rigoureusement indiquées, avec des inhibitions sévères. Mais dans toute autre maladie, une grande latitude doit être laissée au sujet; en consultant ses goûts et en observant une grande modération, il rendra souvent au médecin le service de lui fournir, par son hygiène alimentaire, un puissant adjuvant au traitement curatif. Il aura donc le droit d'absorber acides, vinaigres, jus de citron et condiments, tant que ceux-ci ne seront que d'utiles stimulants de la digestion. Il n'aura même pas besoin de se priver de café s'il le prend à doses très modérées. Dire que l'on doit s'abstenir de liqueurs fortement alcoolisées et boire son vin trempé d'eau, c'est poser une règle d'hygiène alimentaire et recommander la sobriété, qui s'impose à l'homme bien portant, à plus forte raison au malade.

Le régime comporte aussi les indications concernant les exercices, le travail, le repos, les intervalles des repas. Tout cela doit être proportionné aux forces du malade et constitue autant de dérogations aux applications des lois de l'hygiène, car il y a une hygiène pour les malades (c'est la diététique) comme il y a une hygiène pour les hommes sains, de même qu'il a une gymnastique pour les enfants et une gymnastique pour les adultes. Comment pourrait-on formuler sur ce point d'autre règle générale que celle d'éviter à la fois l'excès et le défaut, de maintenir un juste équilibre entre l'activité du sujet et les forces physiques dont il dispose? Le repos absolu ou relatif peut être à lui seul toute une médication, de même que le travail plus ou moins soutenu : l'un permet de récupérer les forces ; l'autre les développe et les maintient.

Mais il est un élément dont il faut tenir le plus grand compte dans toute diététique bien ordonnée : c'est l'état moral du malade. Si, en guerre, suivant la parole de Napoléon Ier, la force morale est à la force physique comme 3 est à 1, cela est encore plus vrai dans la lutte contre la maladie. La confiance du malade dans ses propres forces et dans les ressources de l'art est un des plus sûrs facteurs de la guérison et triple pour ainsi dire la puissance des remèdes. On doit s'attacher à inculquer cette confiance, mais surtout à la justifier. Il n'y a rien d'indifférent à ce point de vue. Le médecin s'inquiétera donc des occupations du malade, de ses distractions, de ses lectures, de l'emploi intellectuel de son temps, en un mot de ses habitudes d'esprit ; il l'éclairera, il le guidera au besoin dans cet ordre d'exercices, de manière à maintenir au niveau le plus élevé possible l'ensemble de ses forces nerveuses. Nous irions même jusqu'à dire que la vie morale intime du sujet, la nature et le degré de ses affections, ne devraient pas être ignorés du médecin, car souvent il trouverait là, dans ces secrets qu'on lui cache presque toujours, l'origine première, le germe de l'affection morbide qu'il a à traiter. Il y trouverait les éléments d'une médication morale qui pourrait être parfois plus efficace que la médication physique elle-même. Dans tous les cas, la règle dominante pour tout médecin qui n'ignore pas le degré d'influence de la puissance nerveuse sur la marche et la guérison des maladies, c'est de toujours relever le moral de son malade.

Voilà dans toute son ampleur le cadre d'ensemble de la diététique, qui n'est qu'une application à l'état morbide de ces trois parties essentielles de l'hygiène générale ; l'hygiène alimentaire, l'hygiène physique ou corporelle, l'hygiène morale. Quant à cette science en elle-même, elle est beaucoup trop vaste pour être même effleurée ici sous forme d'aperçu et ne rentre pas d'ailleurs dans le plan d'un ouvrage de médecine.

Sous le titre de moyens auxiliaires, nous pourrions énumérer un certain nombre de procédés curatifs ne se rattachant pas d'une manière directe à la méthode spécifique, qui est comme l'âme et l'essence de l'électro-homéopathie. Nous nous bornerons à en citer quelques-uns.

Au premier rang de ces moyens il faut citer les opérations chirurgicales. Bien qu'une application intelligente de l'électro-homéopathie puisse diminuer le nombre des cas chirurgicaux, il serait téméraire, disons mieux, il serait insensé de prétendre que le spécifisme interne ou externe puisse suppléer à la ligature d'une artère, à la réduction d'une fracture, à l'incision d'un anthrax, voire même à l'opération de la cataracte. Ce sont là des moyens mécaniques auxquels il faut évidemment recourir lorsqu'il y a lésion traumatique et quelquefois accumulation de pus et de matière morbide dans une tumeur, ou simplement néoplastie et formation de fausses membranes. S'il n'y a pas de complications internes, un coup de lancette ou de bistouri résoudra la question plus promptement que n'importe quelle cure plus ou moins prolongée.

C'est aussi à titre de moyen chirurgical qu'avec toute l'homéopathie, nous admettons la saignée dans certains cas pressants lorsqu'il s'agit, par exemple, comme dans l'apoplexie foudroyante, de résoudre en quelques minutes une pléthore sanguine qui menace la vie du malade. Mais quant à la saignée considérée comme révulsif et comme moyen habituel contre une pléthore hypothétique et qui n'existe pas, nous la répudions entièrement.

Il en est de même pour le Laxatif, remède qui fait partie de notre série pharmacologique et que nous considérons comme un véritable moyen mécanique pour débarrasser l'intestin obstrué. Mais nous sommes adversaires résolus de toute médication purgative. Si nous appliquons ici l'évacuation, ce n'est nullement pour l'employer à titre de dérivatif ; et nous nous garderions de prescrire une purge pour guérir d'une ophtalmie.

Nous considérons comme erronées les deux méthodes principales de l'ancienne école : la méthode dérivative ou allopathique et la méthode antagonique ou antipathique. Nous repoussons la médecine des contraires et des doses massives ; et si parfois, dans des cas d'obstruction, de pléthore ou de lésion traumatique, des moyens plus ou moins énergiques et matériels lui paraissent empruntés, ce ne sont jamais que des moyens, parfois très simples, qu'elle a empruntés elle-même à la pratique universelle des peuples, et toujours en vertu de cet adage : *Extremis malis, extrema remedia.*

Ce que nous retenons de l'allopathie, ce ne sont pas ses moyens thérapeutiques : ce sont ses travaux en physiologie, en anatomie pathologique, qui se recommandent d'eux-mêmes à l'attention des médecins, et surtout des homéopathes, pour des raisons que nous avons déjà amplement développées. (1) Ayant horreur de tout esprit de secte, nous nous efforçons de proclamer la vérité partout où nous la voyons ; aussi n'hésitons-nous pas à reconnaître que si les allopathes sont de pauvres thérapeutistes, en revanche ils font preuve d'une certaine sagacité dans le diagnostic en délimitant presque toujours avec exactitude le champ organique de la lésion morbide. Cet avantage leur vient des connaissances précises qu'ils acquièrent

(1) Voir livre I, chapitre V, *La Médecine de l'Avenir*.

en anatomie et démontre une fois de plus que, dans l'ancienne école, la science du corps humain a fait plus de progrès que l'art de guérir.

En thèse générale, nous ne répudions que les doctrines qui nous paraissent fausses et nous accueillons toutes les idées justes, d'où qu'elles viennent, avec l'empressement que doit y mettre tout ami sincère de la vérité. Nous ne cherchons pas à réaliser un vain éclectisme. Notre doctrine se suffit parfaitement à elle-même. Mais nous ne prétendons point enfermer la science et l'art dans les limites de nos idées et de notre expérience pratique.

C'est dire que nous n'insistons nullement, auprès de nos amis, clients et adeptes, sur l'observation *exclusive* de notre méthode. Nous croyons qu'il est indispensable, pour eux, s'ils veulent obtenir de bons résultats en médecine, d'appliquer le spécifisme complexe ; mais ils peuvent accepter tous les adjuvants internes et externes qui tendent au rétablissement de la santé. Tout ce qui a pour objet la restauration fonctionnelle est utile. C'est ainsi que le traitement des malades par les agents physiques de la nature : air, chaleur, lumière, eau, électricité, peut fournir de puissants auxiliaires en toute médication.

Dans une foule de maladies, le changement d'air a une influence salutaire en donnant à l'organisme une secousse qui contribue à rétablir son équilibre. Le choix du climat pour un séjour plus ou moins prolongé du malade suivant la nature de son affection a pris de nos jours une importance considérable et constitue presque une science sous le nom de climatothérapie. Elle emprunte ses indications principales à la météorologie qui lui permet de discerner, dans leurs variétés, les influences des agents atmosphériques sur la santé de l'homme. L'air, la chaleur et la lumière sont prodigués au malade et lui créent un milieu nouveau où il se sent renaître. Tel climat est sec et tonifiant et convient aux tempéraments lymphatiques, aux maladies scrofuleuses ; tel autre, par l'élasticité de l'air et la douceur de l'atmosphère, rend le calme aux nerveux, aux ataxiques et tempère les douleurs dans les maladies aiguës. Nice, Cannes et Menton, Pau, Biarritz, Ajaccio, Alger, Madère sont, pour un grand nombre de malades, de précieuses stations sanitaires. Tous ces climats ont pour ainsi dire chacun leur spécificité hygiénique, que le médecin doit bien connaître, et triomphent dans certaines maladies tandis qu'ils peuvent être funestes pour d'autres. En tous pays, d'ailleurs, l'air de la mer et l'air de la terre, le séjour de la plaine et celui des hauteurs offrent des caractères assez différents pour servir de guide au praticien lorsqu'il veut soumettre ses malades au changement d'air. Sans entreprendre des voyages coûteux, on peut quelquefois faire sur place de la villégiature très efficace pour le rétablissement de la santé.

L'influence médicatrice de l'eau est un fait si universellement reconnu qu'il est à peine besoin de rappeler les cures diverses pratiquées sous les noms de balnéothérapie et d'hydrothérapie. Les bains de mer et les bains de rivière ont sur l'organisme des effets différents, qui tiennent à la différence dans la composition chimique de leurs eaux : les éléments salins qui prédominent dans l'eau de mer rendent celle-ci éminemment favorable aux personnes de faible constitution et peuvent la rendre très dangereuse pour les sujets doués d'une grande vitalité, nerveuse ou sanguine : à ceux-là, les bains d'eau douce, en lacs ou en rivières, conviennent davantage. Le durée du bain, suivant la température de l'eau, est un élément capital dans toute cure balnéothérapique. Courts et froids, les bains sont toniques ; chauds et prolongés, ils sont débilitants. — Les eaux thermales tiennent une grande place dans la pratique médicale moderne. Pris concurremment à l'intérieur et à l'extérieur, ces agrégats de matières minérales intimement combinées sous forme liquide sont de vrais et puissants remèdes qui ont procuré aux malades d'innombrables guérisons. Les médecins qui recommandent cette médication ou qui l'appliquent à leur clients ne se doutent pas qu'ils font de l'électro-homéopathie naturelle, car ils pratiquent la complexité des remèdes (série simultanée) ; ils en font encore en cumulant la cure interne et la cure externe, afin de prendre le malade de tous les côtés et d'agir autant que possible sur la totalité de son être, chose que l'on ne pourra jamais réaliser avec un remède unique. — Le bain turc ou hammam, qui tend de plus en plus à se généraliser en Europe, est une médication hygiénique renouvelée des Romains, une imitation des thermes dont les anciens faisaient un si grand usage. On y combine les bains d'air chaud à 50, 60, 80 et au besoin 100 degrés en vue de provoquer une abondante transpiration, le massage et les frictions anatomiquement pratiqués qui fluidifient pour ainsi dire tous les membres et augmentent leur vitalité, les ablutions tièdes et froides et le lavage général du corps, les douches à la température de 9 degrés, l'immersion dans une piscine d'eau froide et enfin un repos complet de deux heures environ sur des divans ou sièges confortables. Une puissante réaction est ainsi produite dans l'organisme par l'alternance du chaud et du froid que ménagent d'habiles transitions. C'est une véritable gymnastique, une éducation de la peau. C'est mieux encore : c'est une mise en équilibre de l'homme interne avec l'air ambiant par une action énergique sur le système nerveux périphérique ; et à ce point de vue, on peut dire que cette médication a un caractère foncièrement dynamique. Elle peut arrêter à son début l'invasion d'une maladie aiguë; elle peut, en se prolongeant, donner de bons résultats dans le traitement des affections chroniques.

L'électricité à son tour a été appliquée à la thérapeutique. Ses effets sont des plus heureux dans les maladies des nerfs et dans celles qui affectent le système musculaire. Nous ne voyons pas que sa sphère d'action se soit étendue utilement aux autres parties de l'organisme et que cette méthode ait pris un caractère de généralité qui permette de la considérer comme un système complet de médication. Il ne faut pas confondre l'électrothérapie, ou application mécanique aux organes du corps humain de l'électricité produite par les piles, avec l'électro-homéopathie, qui est l'homéopathie complexe, développement et progrès de l'homéopathie simple. Nous avons largement développé dans cet ouvrage (Livre III, chapitre Ier, paragraphe 1er) les raisons qui ont fait introduire la notion d'électricité dans le nom donné à cette doctrine nouvelle. Il s'agit ici de l'action médicamenteuse des substances, d'autant plus rapide et subtile que ces substances sont combinées d'après certaines lois, et non d'un fluide réparti sur le corps par voie de polarisation mécanique. Il s'agit de phénomènes d'un ordre tout intime intéressant la fibre vivante et les tissus de l'organisme, d'une action profonde et moléculaire, plus dynamique encore que chimique, et non pas d'une action superficielle provoquant des phénomènes qui ont un caractère physique. Nos applications d'électricités à l'extérieur par le moyen du pinceau ne sont qu'une localisation du remède externe, non moins puissant, non moins énergique que le remède interne, mais n'ont rien à voir avec la polarité électrique du corps humain. Il n'y a pour lui ni pôles positifs, ni pôles négatifs, ni pôles neutres ; sa fluidité électrique opère sur des éléments trop intimes, trop atomiques pour pouvoir manifester à nos yeux sa polarisation.

La médication psychique clôt cette série de moyens curatifs ayant pour objet la restauration fonctionnelle sans le secours d'aucun médicament. Elle consiste à obtenir du malade le sommeil hypnotique au premier, au second ou au troisième degré et à lui *suggérer*, par un acte simple de la volonté, la guérison comme un fait accompli : d'où le nom de thérapeutique suggestive donné à cette application de la force spirituelle. Dans l'état de crédibilité où se trouve le malade, il suffit d'une ferme croyance, d'une certitude enthousiaste et invincible pour que le fait attendu se réalise et que la réaction curative s'opère. Les guérisons les plus remarquables obtenues en ce genre sont celles de maladies qui tiennent du système nerveux ou qui intéressent l'appareil musculaire, telles que : affections organiques du système nerveux, affections hystériques, affections névropathiques, névroses, parésies et paralysies dynamiques, affections rhumatismales. On a guéri aussi par ce moyen des épigastralgies, des néphrites catarrhales légères, des diathèses tuberculeuses, des douleurs névralgiques intercostales, des contusions douloureuses de l'épaule, des points douloureux au côté. Certaines affections gastro-intestinales, parmi lesquelles on peut citer l'alcoolisme chronique ou gastrite alcoolique, des troubles gastriques, le catarrhe gastro-intestinal, ont cédé elles-mêmes à la thérapeutique suggestive. La suggestion est plus générale qu'on ne le croit dans la pratique de la vie et même dans celle de la médecine. Des interrogations posées d'une certaine manière, des inflexions de voix calculées, des gestes impérieux ou caressants, le regard même, entreprennent plus ou moins sur la volonté d'autrui ; une volonté ferme, énergique, soutenue, un désir ardent, la prière, la foi sont des facteurs puissants de réactions morales et physiques et par conséquent de sérieux éléments de guérison. Ces procédés psychiques, cette discipline de l'âme et de la volonté ont été systématisés de nos jours et mis en pratique pour le traitement des maladies d'abord sous le nom de magnétisme, puis sous celui d'hypnotisme et finalement sous celui, généralement admis aujourd'hui, de suggestion. Ils ont été contrôlés par la méthode expérimentale et sont entrés dans le domaine de la science pratique.

Tous ces moyens curatifs que nous venons de décrire constituent un ensemble de ressources si nombreuses, si variées, si efficaces, que certains esprits libres, exempts de tout préjugé d'école, y ont vu le domaine commun de ceux qui se donnent pour but de soulager la souffrance humaine, et, les acceptant tous indistinctement, ont cherché à en opérer la synthèse sous le nom de dynamothérapie. Plus de sectes, plus d'exclusion, plus de dissidences ; et à la place de ces rivalités mesquines, de ces querelles jalouses, une doctrine générale, une grande Eglise universelle de la médecine qui prendrait pour devise cette belle parole : Il n'y a pas de science au-dessus de la vérité.

Généreuse idée, œuvre de ralliement auxquelles ne répond point encore l'état général des esprits, En fait, beaucoup de médecins réalisent pour leur propre compte cette synthèse et font sans le dire de l'éclectisme médical, empruntant à toutes les méthodes les procédés qui leur paraissent le mieux applicables à chaque cas particulier. Ceux-là sont les précurseurs inconscients de la médecine universelle.

Quant à nous, fidèles à la doctrine homéopathique et pénétrés en même temps d'un esprit de large tolérance, nous estimons que ces moyens sont de précieux auxiliaires de la thérapeutique médicamenteuse. Tant que l'homme aura besoin d'aliments pour se nourrir, on trouvera que les médicaments lui sont nécessaires pour se guérir. Ce n'est pas en vain que la nature a répandu de toutes parts et sous toutes les formes les substances nutritives et les substances curatives. C'est elle-même qui nous indique la marche à suivre en nous suggérant l'ingestion des matières animales et végétales, voire même minérales à l'état de dynamisation. Le parallèle que nous avons établi entre l'aliment et le médicament (voir Livre III, chapitre II, paragraphe II) justifie cette manière de voir et nous permet de placer la thérapeutique médicamenteuse au premier rang dans l'art de guérir, comme l'hygiène alimentaire est placée en tête des sciences qui s'occupent du maintien de la santé. L'homme ne tient pas à la terre seulement par son cerveau et par ses organes des sens, par l'épiderme et les tissus dermoïdes ou par le système nerveux périphérique : il y tient aussi par l'estomac, par le système gastro-entérique tout entier, cette véritable racine intérieure de la plante humaine, qui dépérit si sa racine n'est pas alimentée à l'état sain, médicamentée dans l'état morbide.

Donc, la thérapeutique médicamenteuse, ou pour mieux dire la matière médicale, domine de haut la médecine tout entière, dont les divers procédés viennent se grouper autour d'elle dans un imposant et magnifique ensemble. C'est la médecine de l'avenir. L'homéopathie a frayé la voie. La loi des semblables et les doses minimes ont commencé l'œuvre de régénération. La complexité des remèdes continue cette œuvre sous le nom d'Electro-homéopathie.

LIVRE V

Catalogue alphabétique des maladies avec leur traitement par les remèdes homéopathiques complexes

LISTE DES ABRÉVIATIONS

CONTENUES DANS CE CATALOGUE

RC	Remède constitutionnel, c'est-à-dire l'un des quatre remèdes suivants : **Nerveux, Bilieux, Angioitique** ou **Scrofuleux** (lymphatique), suivant le tempérament des malades.
N	Nerveux.
B	Bilieux.
A	Angioitique *(tempérament sanguin)*.
S	Scrofuleux *(tempérament lymphatique)*.
$\mathbf{A^2}$	Angioitique 2 *(cardiaque)*.
$\mathbf{A^3}$	Angioitique 3 *(musculaire)*.
$\mathbf{P^1}$	Pectoral 1 *affections aiguës des org. resp.*
$\mathbf{P^2}$	Pectoral 2 *affections chroniques id.*
$\mathbf{P^3}$	Pectoral 3 *affections catarrhales id.*
$\mathbf{P^4}$	Pectoral 4 *affections nerveuses id.*
$\mathbf{Ven^1}$	Vénérien 1.
$\mathbf{Ven^2}$	Vénérien 2.
$\mathbf{S^2}$	Scrofuleux 2.
$\mathbf{S^3}$	Scrofuleux 3 *(spinal)*.
$\mathbf{S^4}$	Scrofuleux 4 *(entérique)*.
$\mathbf{S^5}$	Scrofuleux 5 *(dermoïque)*.
$\mathbf{S^6}$	Scrofuleux 6 *(néphrétique)*.
$\mathbf{S^7}$	Scrofuleux 7 *(glandulaire)*.

C[1]	Cancéreux 1.
C[2]	Cancéreux 2 *(hydropique)*.
C[3]	Cancéreux 3 *(arthritique)*.
C[4]	Cancéreux 4 *(ostéique)*.
C[5]	Cancéreux 5.
C[6]	Cancéreux 6 *(utérin)*.
C[7]	Cancéreux 7.
F[1]	Fébrifuge 1.
F[2]	Fébrifuge 2.
Verm[1]	Vermifuge 1.
Verm[2]	Vermifuge 2 *(tœnifuge)*.
Lax	Laxatif.
El. J.	Electricité Jaune *(nerveuse)*.
El. B.	Electricité Blanche *(bilieuse)*.
El. A.	Electricité Bleue *(angioitique)*.
El. R.	Electricité Rouge *(lymphatique)*.
El. V.	Electricité Verte *(cancéreuse)*.

SIGNE CONVENTIONNEL

×	Alterné.

Abcès. Collection de pus dans une cavité de nouvelle formation creusée par ce liquide dans les aréoles du tissu cellulaire.

Symptômes. Le signe le plus positif d'un abcès est un tumeur à laquelle on peut communiquer un mouvement de fluctuation ; les abcès ont une tendance à s'ouvrir à l'extérieur pour donner issue au pus dont la résorption spontanée est très rare.

Traitement. Interne. **A**^{3} × **S**^{5} ou avec **S**^{1}. — Externe. Onctions avec **C**^{5} ; application d'**El. R.** autour de l'abcès. Si l'abcès est congestif, remplacez l'**El. R.** par l'**El. A.**; et s'il y a des douleurs vives, appliquez **El. A.** × **El. V.**

Acné. Inflammation des glandes sébacées et pileuses.

Symptômes. Cette affection se caractérise par des élevures rouges, coniques ou hémisphériques, solides ou remplies de pus, dont le siège ordinaire est la peau du visage, le dos et la poitrine.

Traitement. Interne. **C**^{1} × **S**^{1} première dilution; **S**^{7}, cinq globules à sec aux repas. — Externe. Lotion et onction avec **S**^{5}.

Remèdes analogues en pareils cas et pouvant être consultés au besoin : **S**^{5}, **Ven**^{1}, **S**^{2}.

Régime. Boissons rafraîchissantes, d'eau miellée, de petit lait, bouillon de veau, viandes blanches, légumes frais, laitages, fruits. S'abstenir du vin, du café, du thé, des liqueurs, des exercices fatigants et des grandes agitations nerveuses.

Adénite. Inflammation des ganglions lymphatiques. C'est presque toujours le symptôme d'une affection dont le siège est plus ou moins éloigné : ainsi on observe l'inflammation des ganglions des parties latérales du corps et des ganglions sous-maxillaires dans l'érysipèle de la face, dans les maladies du cuir chevelu, dans la stomatite et surtout dans l'angine couenneuse.

Symptômes. Augmentation du volume des ganglions, avec rougeur et chaleur locale.

Traitement. Interne. **RC** quatre globules à sec le matin au réveil ; dans la journée **S^7** $\times$ **A^3** à la première dilution si l'affection est chronique, à la deuxième et à la troisième dilution si elle est aiguë. — Externe. Onctions de **C^5** et application d'**El. R.** autour des glandes.

Remèdes analogues en pareils cas et pouvant être consultés au besoin : **S^1**, **Ven^1**, **S^5**, **C^2**.

Adynamie. Débilité, prostration physique et morale.

Symptômes. Affaiblissement des mouvements musculaires, diminution d'énergie des sensations.

Traitement. Interne. **RC**, **A^3** $\times$ **S^3**. — Externe. Application d'**El. R.** au grand sympathique et au plexus solaire.

Remèdes analogues en pareils cas et pouvant être consultés au besoin : **N**, **S^6**.

Affaiblissement. (Voir *Adynamie*).

Agénésie. Impossibilité d'engendrer, impuissance. Cette affection est incurable si elle est la suite d'une conformation vicieuse des organes génitaux ; si elle n'est que la conséquence de l'altération du liquide séminal, on pourra consulter le traitement suivant :

Traitement. Interne. **RC**, **S^2** en première dilution. — Externe. Application d'**El. A.** au périnée et sur la colonne vertébrale.

Remèdes analogues en pareils cas et pouvant être consultés au besoin : **S^3**, **S^7**, **C^2**.

Age critique. Rapprochement de l'époque à laquelle la menstruation disparaît. La suppression des règles, dans cette circonstance, ne constitue pas un état pathologique chez la femme; cependant celle-ci étant prédisposée, par l'arrêt de ces fonctions physiologiques, à certaines indispositions telles que palpitations, vertiges, congestion de différents organes, maux de reins, etc., on doit conseiller, à l'intérieur, **RC** × **C**[6] pendant quelque temps jusqu'à ce que l'organisme ait repris un nouvel état d'équilibre dans ses fonctions générales qui avaient été modifiées pendant l'âge critique.

Agitation nerveuse. Malaise qui produit chez ceux qui en souffrent le besoin de changer continuellement de position et une loquacité maladive.

Symptômes. Mouvement continuel et irrégulier du corps accompagné d'une inquiétude pénible d'esprit.

Traitement. Interne. **N** en deuxième dilution.— Externe. Application d'**El. J.** à l'occiput, au grand sympathique et au plexus solaire.

Remèdes analogues en pareils cas et pouvant être consultés au besoin : **A**[2], **A**[3]. **S**[3], **S**[6].

Régime. S'abstenir du café, du thé et du vin pur, boire des infusions de feuilles d'oranger.

Aigreurs. Résultat d'une mauvaise digestion.

Symptômes. Sensation de rapports acides remontant de l'estomac à la gorge.

Traitement. Interne. **B** à boire dans la journée en première ou deuxième dilution, **S**[2] à sec, de cinq à dix globules par jour.—Externe. Faire des applications d'**El. B.** au creux de l'estomac.

Remèdes auxiliaires. Si les aigreurs sont habituelles, on pourra faire usage des eaux minérales de Vichy, de Condillac ou de Saint-Alban, mêlées avec le vin pendant le repas.

Albuminurie. C'est un symptôme et non une maladie. La lésion qui l'accompagne est un état granuleux des cellules épithéliales des reins et qui, dans l'albuminurie chronique, correspond plus particulièrement à la *maladie de Bright.*

Symptômes. Douleurs sourdes à la région lombaire, puis œdème commençant par la face, présence constante de l'albumine dans les urines. Bientôt l'œdème passe à l'état d'anasarque, l'embonpoint disparaît et le malade tombe dans un véritable état cachectique.

Traitement. Interne. **RC** à prendre à sec le matin au réveil, à la dose de cinq globules, $S^6 \times C^2$ à boire en deuxième ou troisième dilution. — Externe. Faire des onctions avec C^5 aux reins.

Remèdes analogues en pareils cas et pouvant être consultés au besoin : S^2, S^7.

Régime lacté. Faire usage du maillot de laine.

Alcoolisme. Ensemble d'affections produites par l'abus des boissons spiritueuses, très variées dans leur nature mais liées entre elles par leur cause.

Symptômes. Exaltation nerveuse et générale, dépression de l'intelligence, du mouvement et de la sensibilité.

Traitement. Interne. **N** à prendre à sec tous les matins à la dose de cinq globules $A^3 \times S^3$ à boire dans la journée en deuxième dilution. — Externe. Faire des applications d'**El. J.** à l'occiput, au grand sympathique et au plexus solaire. Application d'**El. A.** sur le crâne.

Remèdes analogues en pareils cas et pouvant être consultés au besoin : **A**, S^6, S^7.

Régime. Il est de toute nécessité de faire cesser progressivement l'usage des boissons alcooliques.

Alopécie. Chute des cheveux.

Symptômes. Chute partielle ou totale des poils ou des cheveux.

Traitement. Interne. **RC.** — Externe. Faire des onctions de S^7 sur le crâne. Si la chute des cheveux provient d'une cause syphilitique on alternera **Ven**[1] avec **RC** et on remplacera les onctions de **S**[7] par **Ven**[2].

Remèdes analogues en pareils cas et pouvant être consultés au besoin : **S**, **S**[2], **S**[3].

Amaurose. Goutte sereine.

Symptômes. Affaiblissement ou perte totale de la vue, qui survient sans qu'il existe aucun obstacle à l'arrivée des rayons lumineux au fond de l'œil, c'est-à-dire sans altération des milieux de l'organe.

Traitement. Interne. **RC** ; **N** × **S** ou **N** × **A**[3]. — Externe. Faire des applications d'**El.J.** × **El.A.** à la nuque, aux tempes et aux sus et sous orbitaux.

Amblyopie. (Voir *Amaurose*).

Aménomanie. Variété de la mélancolie.

Symptômes. Délire partiel avec une vive excitation de l'imagination ou avec une passion excitante et gaie.

Traitement. Interne. **N** × **B** à boire dans la journée à la première dilution. — Externe. Onctions de **F**[2] aux hypocondres, bains avec **F**[2] ou **B**.

Remèdes analogues en pareils cas et pouvant être consultés au besoin : **S**[6].

Amenorrhée. Absence du flux menstruel chez la femme en âge d'être réglée.

Symptômes. Suppression de la menstruation par suite d'un état de faiblesse générale de la femme ou de l'inertie de l'utérus.

Traitement. Interne. **RC** à sec le matin à la dose de cinq globules; **A** × **C**[6] à boire dans la journée en première dilution. — Externe. Onctions de **C**[5] sur l'abdomen.

Régime. Alimentation tonique et excitante, affusions froides, bains de mer ou de rivière, hydrothérapie.

Amygdalite. Inflammation des amygdales, angine tonsillaire, produite le plus souvent par les refroidissements subits, par les variations de température.

Symptômes. Difficulté d'avaler, sensation d'un corps étranger dans l'arrière-bouche ; en déprimant la base de la langue on voit les amygdales, rouges et tuméfiées, dépasser les piliers du voile du palais.

Traitement. Interne. **A**^{3} × **S**^{7} à boire dans la journée en deuxième dilution. — Externe. Onctions de **C**^{5} à la gorge, gargarisme avec **S**^{5} × **E. A.** Si l'affection est à l'état aigu, ajouter **F**^{1} à l'intérieur.

Remèdes analogues en pareils cas et pouvant être consultés au besoin : **A**, **S**, **P**^{1}, **S**^{3}, **C**^{1}.

Anasarque. Infiltration de sérosité dans le tissu lamineux.

Symptômes. Intumescence générale ou très étendue du tronc et des membres. La peau est uniformément gonflée, pâle, froide et conserve la pression du doigt.

Traitement. Interne. **RC** à sec le matin à la dose de cinq globules; dans la journée boire par petites cuillérées la solution :

C^2, 8 globules
Eau, 90 grammes

Remèdes analogues en pareils cas et pouvant être consultés au besoin : **B**, **S**, **C**^{3}, **A**^{2}.

Régime. Si l'anasarque résulte d'une maladie organique, on prescrira le régime lacté et des vêtements de laine sur la peau ; si la suffusion séreuse dépend de l'anémie, on prescrira un régime tonique. Dans l'anasarque engendré par une affection du cœur ou du foie, on prescrira **Lax.** de 6 à 8 granules deux ou trois fois par semaine.

Anémie. Etat morbide dans lequel il y a insuffisance quantitative ou qualitative de sang.

Symptômes. Décoloration de la peau et des lèvres, affaiblissement général, névralgies, tendance à l'essoufflement et aux palpitations cardiaques.

Traitement. Interne. **R C** seul pendant quelques jours à boire en première dilution durant la journée et cinq globules à sec aux repas, ensuite **S** × **C**[1] en première dilution. — Externe. Applications d'**El. R.** au grand sympathique ; bains de **S**[5] et de **S**[7].

Remèdes analogues en pareils cas et pouvant être consultés au besoin : **A**, **N**, **S**[6].

Régime. Nourriture excitante, substantielle, composée de viandes rôties et de vin de Bordeaux ; purée de viande crue ; voyages et séjour à la campagne ; frictions sèches sur le corps : bains de mer, hydrothérapie.

Anévrisme. Tumeur pleine de sang liquide ou concrété, communiquant avec le canal d'une artère, et consécutive à la rupture partielle ou totale des tuniques du vaisseau.

Symptômes. L'anévrisme externe présente à la vue une tumeur de forme arrondie ou ovoïde qui disparaît quand on la comprime pour reparaître dès que la compression cesse et qui présente des pulsations qui se produisent simultanément avec celles du cœur. Les symptômes de l'anévrisme interne échappent à l'exploration par la vue et par le toucher et ne peuvent se reconnaître que par les caractères tirés de l'auscultation.

Traitement. Interne. **A**[2] × **C**[1] à boire dans la journée en deuxième ou troisième dilution. — Externe. Compresses d'**El. A.**; onctions avec **A**[2], **C**[5].

Régime. Lacté, calme d'esprit, vivre en repos et tenir le ventre libre par l'emploi régulier de **Lax.** une ou deux fois par semaine.

Angine. Maladie dans laquelle il y a lésion de la déglutition et de la respiration, ensemble ou séparément, ayant son siège au-dessus de l'estomac et des poumons ; il y a diverses espèces d'angine.

ANGINE TONSILLAIRF. (Voir *Amygdalite*).

ANGINE PSEUDO-MEMBRANEUSE. Inflammation spécifique occupant communément le pharynx, les amygdales, le voile du palais et ses piliers.

Symptômes. La figure exprime l'abattement et la souffrance ; le pouls est petit, fréquent et dépressible, les forces sont prostrées. Il y a de la constipation ou une diarrhée fétide et des vomissements bilieux. Il y a comme signe caractéristique la formation de fausses membranes généralement grisâtres dans le pharynx, dans les amygdales et dans le voile du palais.

Traitement. Interne. **F^1** cinq globules à sec le matin et le soir : **A^1** $\times$ **C^1** à boire souvent en première dilution durant la journée ; **A^1** six globules à sec dans la matinée ; **S^5** six globules à sec dans l'après-midi. — Externe. Badigeonnage d'**El. V.** dans la gorge ; onctions de **C^5** sur la gorge.

Remèdes analogues en pareils cas et pouvant être consultés au besoin : **A^2**, **A^3**, **S**, **C^1**, **C^5**.

ANGINE GANGRÉNEUSE. Cette espèce d'angine ou gangrène du pharynx est une affection extrêmement rare.

Symptômes. Taches livides, noirâtres au fond de la gorge, odeur fétide qui caractérise la gangrène, escarres qui se détachent en laissant à nu une perte de substance plus ou moins étendue.

Traitement. Le même traitement que pour l'*angine pseudo-membraneuse*.

ANGINE DE POITRINE. Cette espèce d'angine ne ressemble en rien aux angines dont nous venons de parler.

Symptômes. Douleur constrictive, déchirante de la poitrine, s'étendant souvent jusque dans l'épaule et le bras, s'accompagnant d'un sentiment de suffocation, d'angoisse et de défaillance et revenant par accès plus ou moins éloignés. Le principal symptôme est la douleur sternale que les malades comparent à une pression pénible exercée sur le sternum, qui tendrait à l'enfoncer et à le rapprocher de la colonne vertébrale.

Traitement. Interne. **$P^1 \times A^2$** à boire souvent durant la journée et par petites cuillerées. — Externe. Onction de **C^5** sur la poitrine, applications d'**El. B.** ou **El. A.** sur la région précordiale.

Remèdes analogues en pareils cas et pouvant être consultés au besoin : **N, P^4, A^3, P^2.**

Ankylose. (Voir *Goutte*).

Anorexie. Manque d'appétit ; c'est un symptôme dans un grand nombre de maladies, surtout aiguës.

Traitement. Interne. **RC** à boire durant la journée en première dilution ; aux repas, prendre cinq globules de **S^2** à sec. — Externe. Faire des applications d'**El. R.** $\times$ **El. B.** au creux de l'estomac.

Remèdes analogues en pareils cas et pouvant être consultés au besoin : **B, N, S.**

Anthrax. Tumeur inflammatoire qui se montre principalement au dos, sur les épaules et au cou, affectant le tissu lamineux et le derme.

Symptômes. L'anthrax diffère des simples furoncles par son volume et par l'apparition de symptômes généraux graves. La tumeur est très dure, très douloureuse, d'un rouge foncé avec châleur brûlante et, dans l'espace de quelques jours, acquiert plusieurs centimètres de diamètre et devient saillante au-dessus du niveau de la peau.

Traitement. Interne. **$S^5 \times C^1$** à boire en première ou deuxième dilution durant la journée, **F^1** cinq globules à sec dans la matinée ; **S^5**, cinq globules à sec dans l'après-midi. — Externe. Onctions de **C^5** et application d'**El. V.** et **El. A.** sur la tumeur. Faire ouvrir la tumeur après le quatrième jour et contre les démangeaisons très vives qui accompagnent la cicatrisation de la plaie, faire des badigeonnages avec de la glycérine médicamentée avec **S**^{5}.

Remèdes analogues en pareils cas et pouvant être consultés au besoin : **A**^{1}, **A**^{3}, **C**^{5}, **S**, **C**^{3}.

Aphonie. Diminution ou perte totale de la voix.

Traitement. interne. **RC** pendant quelques jours; ensuite **P**^{1} × **A**^{3}. — Externe. Onctions de **S**^{7} sur la gorge ; aplication d'**El. R.** au grand sympathique et aux petits hypoglosses.

Remèdes analogues en pareils cas et pouvant être consultés au besoin : **P**^{2}, **P**^{3}, **P**^{4}, **A**^{1}, **S**^{5}.

Aphtes. Petites ulcérations blanchâtres qui se développent sur la membrane muqueuse de la bouche et du pharynx.

Traitement. Interne **S** × **C**^{1}. — Externe. Gargarismes avec **C**^{5} et **El. V.**

Remèdes analogues en pareils cas et pouvant être consultés au besoin : **S**^{5}, **A**^{3}, **C**^{3}, **C**^{7}.

Apoplexie. Epanchement du sang méningé ou encéphalique produisant la suspension subite et plus ou moins complète de l'action cérébrale.

Symptômes. Le malade tombe privé de sentiment et de mouvement ; la face est injectée, la respiration stertoreuse, le pouls plein, sans fréquence. Quelquefois il y a des convulsions.

Traitement. Interne. Prendre trois fois par jour dix gouttes d'**El. A**.dans une cuillerée d'eau, **A**^{1}×**S**^{1} en deuxième dilution, à boire par petites cuillerées, durant la journée.— Externe. Faire des compresses d'**El.A** sur le crâne et sur la région précordiale.

Régime. Ceux qui ont eu des congestions cérébrales ou qui ont déjà été frappés d'hémorragie du cerveau doivent avant tout chercher à prévenir une seconde attaque, toujours plus grave que la première, et pour cela ils devront vivre sobrement, avec des fruits et légumes verts, ne pas beire de vin, coucher sur des matelas durs et avoir des oreillers de crin, se tenir le ventre libre par l'emploi de **Lax.** toute les semaines, cesser toute occupation fatigante, fuir les endroits chauds et vivre à la campagne ou voyager. On excitera le mouvement des parties paralysées par des frictions avec **El. A.**

Artérite. Inflammation des artères.

Symptômes. Les symptômes de cette affection sont la douleur, la rougeur, la chaleur et la formation d'un cordon dur sur le trajet de l'artère.

Traitement. Interne. **A²** : deuxième ou troisième dilution à boire par petites cuillerées durant la journée. — Externe. Faire des compresses avec **El. A.** ou des onctions avec **A²** : on pourra appliquer des cataplasmes de farine de lin après avoir fait les onctions. Les malades atteints d'artérite seront tenus à la diète.

Arthrite. Inflammation aiguë ou chronique, partielle ou simultanée, des divers tissus qui composent une articulation.

Symptômes. Cette affection se reconnaît au début par la fièvre, la douleur, la rougeur, la chaleur et la tuméfaction de la jointure et plus tard par un épanchement séreux.

Traitement. Interne. **RC**, cinq globules à sec le matin ; durant la journée boire **C³×A²** en deuxième dilution ; dans la matinée prendre à sec six globules de **C³** et dans l'après-midi six globules d'**A²** à sec. — Externe. Application d'**El. V.** et onctions de **C⁵**. Pendant la période fébrile, ajouter **F¹** au traitement interne.

Remèdes analogues en pareils cas et pouvant être consultés au besoin : **A**, **S⁵**, **S⁶**.

Articulaires. (Douleurs dans les articulations). Le même traitement que pour l'Arthrite.

Ascite. Hydropisie abdominale, amas de sérosité dans la cavité du péritoine, existant primitivement, seule ou développée consécutivement à d'autres épanchements séreux.

Symptômes. Le développement du ventre, dont le volume augmente progressivement, est le premier et le plus important des symptômes de l'ascite ; percuté, l'abdomen fait entendre un son mat dans tous les points occupés par le liquide.

Traitement. (Voir : *Anasarque*).

Asthme. Névrose du nerf pneumogastrique, ordinairement périodique, revenant par accès que séparent des intervalles plus ou moins longs et qui résultent de la convulsion du diaphragme et des muscles inspirateurs.

Symptômes. Quelquefois subits, d'autres fois annoncés par des flatuosités, des bâillements, une gêne dans la poitrine, une toux sèche, une urine abondante, aqueuse et limpide, les accès d'asthme reviennent ordinairement le soir ou pendant la nuit. Au moment de l'invasion, le malade, brusquement réveillé par un sentiment d'oppression, ne peut supporter une position horizontale et aspire l'air de toutes ses forces ; la respiration est précipitée, haletante, entrecoupée, bruyante ; la toux est pénible et suffocante, la figure est altérée, pâle et fatiguée, ou au contraire gonflée et livide, etc. Au bout d'un temps variable, les accidents se calment, la toux s'humecte, l'expectoration s'établit et élimine une quantité variable de crachats gluants, pelotonnés en petits cylindres opaques, grisâtres et souvent une urine colorée et sédimenteuse annonce la fin du paroxysme.

Traitement. Interne. **RC**, cinq globules à sec tous les matins, **$P^4 \times A^3$** en deuxième dilution. — Externe. Faire des applications d'**El. B.** $\times$ **El. A.** au grand sympathique.

Remèdes analogues en pareils cas et pouvant être consultés au besoin : **N**, **P^2**, **A^2**, **C^1**.

Moyens auxiliaires. Pendant l'accès : respirer la vapeur produite par la combustion d'un ou deux de nos *Tubes fumigatoires anti-asthmatiques.* Lorsque le paroxysme est annoncé par des phénomènes précurseurs, l'emploi de ce moyen fait avorter complètement la crise. Des bains de pieds, chauds, avec une petite cuillerée d'**El. R.** sont de précieux auxiliaires. — Après l'accès : Faire usage de nos *Cigarettes anti-asthmatiques* qui contiennent à doses plus minimes les mêmes agents actifs que les *tubes fumigatoires.* Cette indication directe modifie l'innervation, fortifie le parenchyme pulmonaire fortement ébranlé par l'accès, et rend l'expectoration facile. Chaque soir, en se couchant, faire brûler un *tube fumigatoire* dans la chambre.

Régime. Une hygième sévère s'impose à toute personne ayant hérité d'un vice constitutionnel d'où dépend l'asthme : le froid comme les fortes chaleurs, l'humidité, le brouillard, doivent être évités avec soin ; se vêtir de flanelle, vivre sobrement, s'abstenir absolument de tabac et de boissons alcooliques, ne point s'exposer à respirer des poussières de gaz irritantes ; ne point fatiguer la respiration par une marche pénible, une course contre le vent ; faire des exercices gradués (l'équitation est très recommandée).

Ataxie locomotrice. Ensemble de phénomènes nerveux remarquables par l'irrégularité de la marche et la gravité des maladies auxquelles ils sont liés et qui indiquent une affection cérébrale primitive ou secondaire.

Symptômes. Affaiblissement, abolition ou perversion des sensations. Convulsions ou une immobilité anormale, des soubresauts dans les tendons, irrégularité du pouls, aphonie, délire, insommie, ou un sommeil agité, troubles de la motilité.

Traitement. Interne. **N** × **A**³ à boire durant la journée en deuxième dilution. — Externe. Faire des applications d'**El. J.** × **El. B.** sur le crâne, à l'occiput et au grand sympathique.

Remèdes analogues en pareils cas et pouvant être consultés au besoin : **S**^{3}, **S**^{6}, **C**^{1}.

Atrophie. Amaigrissement extrême, dépérissement du corps ou d'une partie du corps qui résulte du défaut d'équilibre entre l'assimilation et la désassimilation,

Traitement. Suivant l'organe qui est atteint, ainsi pour :

ATROPHIE CÉRÉBRALE. Interne. **N**×**A** en deuxième dilution. —Externe. Compresses d'**El. A.** et d'**El. J.** sur le crâne.

ATROPHIE DU CŒUR. Interne. **A**^{2} en deuxième ou troisième dilution. — Externe. Onctions d'**A**^{2} sur la région précordiale.

ATROPHIE DU FOIE. Interne. **B** × **F**^{1}. — Externe Onctions de **F**^{2} sur la région hépatique.

ATROPHIE DES MUSCLES. Interne. **A**^{3} × **S**^{3} ou **S**^{6}. — Externe. Frictions avec **El. A.** sur les muscles.

Barbe (chute de la) Voir *Alopécie*.

Balanite. Inflammation de la membrane muqueuse qui revêt le gland, et la face interne du prépuce.

Symptômes. Le malade se plaint d'une démangeaison quelquefois très incommode, puis d'une cuisson, d'une chaleur vive qui peut s'étendre à toute la verge. Les parties se gonflent. La membrane muqueuse est comme dépolie, plus rouge surtout sous la couronne.

Traitement. Interne. **RC** cinq globules à sec le matin pendant quelques jours ; ensuite **S**^{1} × **Ven**^{1} en première dilution à boire durant la journée. — Externe. Onctions avec **C**^{5} ou **Ven.**^{2} ; bains locaux avec **Ven**^{2} × **S**^{5}.

Remèdes analogues en pareils cas et pouvant être consultés au besoin : **S**^{2}, **S**^{3}, **S**^{5}, **S**^{7}.

Bégayement. Difficulté d'émettre la parole : il y a souvent aussi un trouble dans le mouvement des muscles respirateurs.

Traitement. Interne **N** × **S** en première dilution. — Externe. Application d'**El. J.** à la nuque et aux grands et petits hypoglosses.

Blennorrhagie. Inflammation de l'urètre et du prépuce chez l'homme, et de l'urètre, de la vulve, du vagin et du col de l'utérus chez la femme, avec écoulement mucoso-purulent.

Symptômes. Dans le plus grand nombre des cas, la blennorhagie d'origine vénérienne s'accuse par des symptômes tellement caractéristiques qu'il est impossible de confondre cette affection avec toute autre. Le malade éprouve vers le méat urinaire, un sentiment de cuisson qui augmente et se convertit bientôt en une vive douleur, surtout au moment de l'émission des urines ; une mucosité limpide, incolore ou légèrement trouble, de peu de consistance et filante et laissant sur le linge de petites taches grises, plus foncées à leur circonférence qu'au milieu, s'écoule du canal et forme croûte à l'orifice de ce conduit, de cette sorte le premier jet d'urine cause une très vive douleur en brisant cette croûte, qui se reproduit, du reste, bientôt après. Au cinquième jour de la maladie, l'inflammation est établie dans toute la longueur du canal ; le jet de l'urine est toujours modifié, il se bifurque, ou tout au moins diminue de volume ; quelquefois il y a véritable rétention, si l'inflammation a gagné la prostate.

Le liquide sécrété est toujours un mélange de mucus et de pus ; il est d'abord d'un blanc terne d'une consistance crémeuse, d'une couleur jaune, puis jaune verdâtre, teint de sang dans les cas suraigus. Ces symptômes persistent ordinairement pendant dix, quinze, vingt jours même, puis ils s'amendent. Alors les douleurs ne sont ressenties qu'au moment de l'émission des urines, et la matière sécrétée diminue de quantité. De verte elle devient jaune, puis d'un blanc sale ; elle tend enfin à prendre les caractères d'un mucus et c'est là le signe de la terminaison la plus heureuse.

Traitement. Pendant la période inflammatoire. Interne. **A¹** × **Ven¹**. à la deuxième dilution à boire par petites cuillerées. Le matin au réveil, prendre à sec quatre globules de **RC**. — Externe. Tous les jours un bain de siège médicamenté avec cinquante globules de **Ven²** ; onctions de **Ven²** au-dessous de la verge et au périnée.

Régime. S'abstenir des boissons alcooliques ou fermentées, des mets épicés ou excitants ; faire usage de boissons mucilagineuses, orge, graines de lin, etc., faire emploi d'un suspensoir pour éviter toute complication. Eviter toute fatigue corporelle ou mentale.

Quand les symptômes inflammatoires ont disparu on modifie le traitement de la manière suivante : à l'intérieur **S⁵** × **Ven¹** en première dilution, à boire par petites cuillerées. Le matin au réveil, prendre quatre globules de **S⁵** à sec et aux repas quatre globules de **Ven¹**. — Externe. Trois fois par jour injections avec **Ven²**.

Régime. Réconfortant, sans avoir recours aux excitants, nourriture substantielle, vin trempé d'eau.

Remèdes analogues en pareils cas et pouvant être consultés au besoin : **S¹**, **S²**, **C¹**, **C²**.

Blennorrhée. C'est la blennorrhagie passée à l'état chronique.

Symptôme. Ecoulement mucoso-purulent ayant lieu par la membrane génito-urinaire sans douleurs ni phénomènes inflammatoires.

Traitement. (Voir ***Blennorhagie***).

Blépharite. Inflammation des paupières.

Symptômes. Le tissu cellulaire de la paupière s'enflamme facilement et donne lieu à une tuméfaction considérable qui s'étend au loin sur le front et sur les joues. Le globe de l'œil est entièrement recouvert par les paupières boursouflées, et les bords palpébraux, collés ensemble, ne laissent plus écouler les larmes et le mucus, qui irritent l'œil et occasionnent une vive douleur dans cette région.

Traitement. Interne. **A**^{1} × **S**^{2} en première dilution à boire durant la journée. — Externe. Compresses sur les yeux avec **S**^{5} ; application d'**El. B**. aux tempes et aux sus et sous orbitaux.

Remèdes analogues en pareils cas et pouvant être consultés au besoin : **A**^{3}, **S**^{1}, **S**^{7}.

Blépharospasme. Spasme des paupières.

Symptômes. Les yeux restent convulsivement fermés pendant la durée du spasme, ou s'ouvrent et se ferment continuellement avec une grande rapidité.

Traitement. Interne. **N** en première ou deuxième dilution.— Externe. Application d'**El. J**. aux tempes et aux sus et sous orbitaux.

Remèdes analogues en pareils cas et pouvant être consultés au besoin : **S**^{2}, **S**^{3}.

Blessures. Lésion locale produite instantanément par une violence extérieure.

Traitement. Interne. **A**^{2} × **S**^{5}. — Externe. Compresses d'**El. A**.

Borborygmes. Bruit sourd qui se fait entendre dans l'abdomen par suite du déplacement des gaz contenus dans le canal intestinal au milieu de matières liquides.

Traitement. Interne. **S**^{4}, **S**^{6}.

Boulimie. Faim insatiable.

Symptômes. Se manifestent par le besoin excessif qu'éprouvent certains individus de prendre souvent des aliments, et en quantité plus considérable que dans l'état de santé. Lorsque cette faim n'est pas satisfaite, elle produit des défaillances. Cette affection peut être considérée comme une névrose de l'estomac ou le résultat d'autres maladies telles que l'hystérie, la chlorose, la gastralgie, les affections vermineuses, etc.

Traitement. Interne. **RC** cinq globules à sec matin et soir; dans la journée **B** × **S**[3] en première dilution. — Externe. Faire des applications d'**El. R.** × **El. B.** au creux de l'estomac et au grand sympathique.

Remèdes analogues en pareils cas et pouvant être consultés au besoin : **N**, **S**, **S**[7], **Verm.**[2].

Bouche (fétidité de la). Voir *Haleine fétide.*

Bourdonnement d'oreilles. Sensation subjective de l'ouïe.

Symptômes. Bruit qu'on croit entendre bien qu'il n'existe pas, avec les mêmes caractères que ceux du bruit produit par le vol d'un insecte. C'est une hallucination dont l'intensité, la hauteur, le timbre varient et qui peut se présenter sous forme de tintement, de sifflement, etc.

Traitement. Interne. **N** × **A**. — Externe. Applications d'**El. A.** × **El. J.** à la nuque et tout autour des oreilles.

Remèdes analogues en pareils cas et pouvant être consultés au besoin : **S**[7], **C**[1].

Boutons. (Voir *Acné*).

Bronchite. Inflammation de la membrane muqueuse des bronches.

BRONCHITE AIGUË.

Symptômes. La bronchite aiguë s'annonce par un embarras des bronches avec toux quinteuse, sentiment de chaleur à la partie antérieure de la poitrine et expectoration fréquente de crachats séreux et grisâtres. Un peu d'inappétence, du malaise général, de la courbature et très rarement de la fièvre se joignent à ces symptômes. Au bout de peu temps la toux devient plus grasse et plus rare, l'expectoration prend une teinte jaunâtre, et la maladie se termine après avoir duré une à deux semaines au plus. La bronchite aiguë intense n'est autre chose qu'une forme plus grave de la bronchite.

Traitement. Interne. **P**[1] × **A** en deuxième ou troisième dilution à boire durant la journée, **F**[1] à sec, cinq globules dans la matinée **P**[1] (2me dilution), cinq globules à sec dans l'après-midi. — Externe. Onctions de **S**[5] sur la poitrine.

Régime. Diète plus ou moins sévère suivant le degré de la fièvre ; prescrire le repos, le silence, séjour à la chambre dans une douce température et au milieu de vapeurs humides.

BRONCHITE CHRONIQUE.

Symptômes. Après avoir récidivé plusieurs fois à l'état aigu, la bronchite peut finir par s'établir à l'état chronique et persister pendant longtemps, quelquefois pendant toute la vie. Tout symptôme inflammatoire a disparu ; la toux et l'expectoration persistent seules au milieu d'un état de santé apparent. Avec la toux et l'expectoration se manifeste, à la longue, de la dyspnée, qui se reproduit par accès irréguliers, et ne cède qu'à l'expulsion de crachats épais et abondants ; c'est à cette forme de bronchite qu'on a donné le nom d'asthme bronchique.

Traitement. Interne. **RC** pendant quelques jours; ensuite **P**[2] × **S**[1] en première dilution ; aux repas prendre cinq globules de **S**[5] à sec. — Externe. Application d'**El. R.** au grand sympathique ; onctions de **C**[5] sur la poitrine.

Remèdes analogues en pareils cas et pouvant être consultés au besoin : **P**[3], **P**[4], **S**[5], **C**[1], **C**[3].

BRONCHITE CAPILLAIRE.

Symptômes. On la reconnait à une aggravation de la dyspnée, à la fréquence extrême du pouls et de la respiration. à l'anxiété et à une toux forte, quinteuse, humide, sans altération du timbre de la voix, s'accompagnant d'une douleur vive à la base de la poitrine. Les crachats sont épais, d'un blanc jaunâtre, composés de mucosités filantes, parfois mousseuses ou mêlées de sang. La poitrine conserve sa sonorité normale, et les signes téthoscopiques se bornent à la perception de râles sonores et de râles sous-crépitants qui n'ont rien de caractéristique. Avec les progrès de la maladie, la gêne de la respiration ne cesse d'augmenter, les forces s'épuisent, le pouls devient petit, faible, irrégulier; à l'agitation et aux désordres des mouvements succèdent la somnolence et l'abattement ; la toux cesse, les bronches s'obstruent et la mort arrive par les progrès d'une asphyxie lente. Lorsque la guérison doit être la terminaison de la maladie, elle s'annonce par la diminution de la dyspnée, le ralentissement des mouvements respiratoires et l'expectoration devient plus facile.

Traitement. (Voir *Bronchite aiguë*).

Broncherrhée. Pituite, flux muqueux.

Symptômes. Evacuation d'une quantité considérable d'un liquide bronchique incolore, filant, transparent, écumeux, semblable à du blanc d'œuf délayé dans l'eau, avec ou sans mélange de crachats épais.

Traitement. Interne. $P^3 \times S^1$ en première dilution ; aux repas prendre à sec cinq globules de C^1.

Remèdes analogues en pareils cas et pouvant être consultés au besoin. (Voir *Bronchite aiguë*).

Brûlures. Lésions produites par l'action énergique et rapide du calorique sur une partie vivante.

Traitement. Interne. S^5. — Externe. Compresses d'**El. B** ; onctions avec S^5.

Bubon. Engorgement glandulaire suppuré des aines, des aisselles, du cou, etc.

Traitement. Interne. **S** × **C**[4]. — Externe. Onctions avec **C**[5]. Si la tumeur est de nature syphilitique, on la traitera à l'intérieur avec **S**[5]×**Ven**[1] et à l'extérieur avec **Ven**[2].

Remèdes analogues en pareils cas et pouvant être consultés au besoin : **S**[2], **S**[7], **C**[1], **C**[3].

Calcul. Concrétions qui se forment accidentellement dans le corps des animaux. Il se rencontre plus généralement des calculs dans les reins et la vessie et dans les voies biliaires.

Les calculs n'ont pas de symptômes qui leur soient propres ; ils ne se révèlent que par les accidents que détermine leur présence comme corps étrangers.

Traitement. Pour les calculs des reins et de la vessie. Interne. **RC** × **S**[6] en première dilution à boire durant la journée ; aux repas, prendre cinq globules de **S**[6] à sec.

Régime. S'abstenir des viandes noires, des liqueurs et du vin pur ; boire aux repas de l'eau minérale de Vichy ou de Contrexeville.

Pour les calculs biliaires, à l'intérieur **B**×**A**[3] en deuxième dilution à boire souvent ; à l'extérieur faire des onctions de **F**[2] sur l'hypocondre droit. Faire usage des eaux minérales de Vichy ou de Vals.

Remèdes analogues en pareils cas et pouvant être consultés au besoin : **F**[1], **A**, **S**[2], **S**[7].

Cancer. Tumeur qui se désorganise et s'assimile les tissus où elle se développe, qui s'étend sans jamais rétrograder et qui, enlevée, récidive le plus souvent. Elle est caractérisée par l'aspect particulier de l'ulcère et le caractère des douleurs. Le cancer se distingue d'une multitude de tumeurs et, entre autres, du cancroïde (ulcère rongeant), par la présence dans son tissu d'une cellule qui lui est particulière, et qu'on ne peut discerner qu'au microscope. Et tandis que dans les autres tumeurs la cachexie n'est point constante, dans le cancer elle est un fait constant, et provient d'une résorption dans le sang du suc cancéreux et d'un empoisonnement constitutionnel général.

La diathèse cancéreuse est sans doute une et uniforme ; mais la production cancéreuse, la manifestation symptomatique de la diathèse, se présente sous des aspects fort différents. Dans la pratique on ne tarde pas à remarquer qu'à des formes différentes répondent des indications différentes. La marche, la gravité, le mode d'évolution et de terminaison des tumeurs cancéreuses varient suivant leur apparence, leur structure anatomique, ou la région où elles se développent ; de là la nécessité de déterminer les différentes formes ou variétés de tumeurs cancéreuses. Sous le rapport de la structure, on a distingué un grand nombre d'espèces différentes de cancers, tels sont : le cancer *squirreux*. *encéphaloïde*, *mélanique*, *colloïde*, *fibro-plastique*, *épithélial*, *cartilagineux*, *hématode*. Sous le rapport de la région qu'ils affectent, les cancers prennent le nom même de l'organe au sein duquel ils se sont développés, et comme tous les tissus presque sans exception peuvent en être affectés, ces variétés sont excessivement nombreuses. Les plus fréquemment observés sont : les cancers du cerveau, du poumon, de l'intestin, de l'estomac, du foie, des testicules, des reins, de la peau, du sein, de la lèvre, etc. Cette énumération serait interminable, car il n'est pas d'organe, sauf peut-être les cheveux, les poils et l'épiderme, qui ne puisse être affecté de cancer.

Symptômes et marche de l'affection cancéreuse. On peut rapporter, suivant les auteurs les plus accrédités, l'affection cancéreuse à trois formes principales, la forme commune, la forme aiguë et la forme fixe. Dans la forme commune, le cancer s'annonce, comme dans les autres formes, par le développement d'une tumeur en un point quelconque de l'organisme, tumeur qui se manifeste par l'augmentation anormale du volume des parties superficielles lorsque le cancer siège dans les organes internes. L'affection cancéreuse peut ainsi rester locale et stationnaire pendant plusieurs années; rarement elle s'accompagne pendant cette période, d'une altération appréciable de la constitution ; puis à un certain moment, sous l'influence de causes accidentelles, le produit morbide entre dans une série de modifications nouvelles. Il augmente d'abord de volume et diminue de consistance ; un travail inflammatoire s'en empare ; il s'étend aux tissus voisins. A ce moment l'organe affecté devient le siège de douleurs spontanées lancinantes, quelquefois fugaces, mais plus tard presque constantes ; enfin les ganglions lymphatiques voisins se tuméfient deviennent eux-mêmes douloureux, et se transforment en véritable cancer. En cet instant encore on peut observer parfois une rémission plus ou moins durable dans les progrès de la maladie ; mais, tôt ou tard, le cancer finit par s'ulcérer. Une sécrétion ichoreuse s'écoule de la plaie, ou une hémorragie rebelle se déclare à sa surface ; la cachexie se prononce et accélère la marche de la maladie ; la peau, et surtout la sclérotique de l'œil, prennent un teint jaune paille caractéristique ; l'amaigrissement devient extrême ; des œdèmes partiels se manifestent ; le tissu cancéreux se multiplie et envahit des organes qui en avaient été exemptés jusque-là ; l'état anémique est poussé au plus haut degré ; la fièvre se montre toutes les nuits et des phlébites locales se développent au voisinage des tumeurs cancéreuses.

A la dernière période de la maladie, l'hydropisie est devenue générale ; une diarrhée colliquative s'empare du malade ; l'affaiblissement atteint son dernier terme, et la mort arrive, soit par l'épuisement des forces, soit par quelques complications phlegmasiques, soit enfin par syncope, hémorragie foudroyante, ou compression d'un organe important. Dans le cours de cette terrible maladie, l'ablation des tumeurs cancéreuses peut, dans quelques cas, enrayer les progrès de la diathèse ; mais dans le plus grand nombre des cas, cette opération est suivie d'une prompte reproduction de la tumeur, et la récidive est encore l'occasion d'une recrudescence et d'une accélération plus marquée dans les progrès du mal.

Le cancer à forme aiguë est caractérisé par la formation d'une tumeur cancéreuse qui, dès le principe, a une grande tendance au ramollissement. La fièvre se montre alors dès le début ; la peau est sèche et brûlante ; les douleurs sont intolérables et le signe d'une cachexie avancée se montre prématurément précédant la mort qui arrive au bout de quelques mois, quelquefois au bout de quelques semaines.

A cette forme peut se rapporter l'affection désignée sous le nom de cancer généralisé, dans laquelle la matière cancéreuse disséminée s'est développée simultanément au sein d'un grand nombre d'organes.

Dans les formes fixes, le cancer reste borné à un développement local, et l'affection marche avec une extrême lenteur. Il n'y a dans ce cas ni ramollissement ni ulcération consécutive ; les signes de cachexie sont à peine accusés et le malade peut demeurer un grand nombre d'années dans le même état. Un bon nombre de tumeurs cancéreuses du sein, des ovaires, de la matrice et du foie restent ainsi stationnaires et ne donnent lieu à aucune manifestation morbide, du moins pendant un certain laps de temps.

Causes du cancer. Encore aujourd'hui l'étiologie du cancer est restée fort obscure. Il faut reconnaître toutefois que l'hérédité joue le principal rôle, et que, dans un grand nombre de cas, les prédispositions à contracter la maladie cancéreuse se sont montrées comme endémiques dans certaines familles. L'âge de retour y prédispose visiblement, car le cancer est très rare avant quarante ans; les passions tristes, les chagrins violents et prolongés paraissent avoir la même influence ; enfin, il n'est pas rare de voir survenir le cancer à la suite de coups, chutes, contusions, ou d'une irritation habituelle de l'organe affecté. Il faut reconnaître cependant que les actions vulnérantes extérieures ne peuvent être invoquées que comme causes accidentelles, et qu'une prédisposition, acquise ou héréditaire, est une condition nécessaire au développement ultérieur du cancer.

Cancer des amigdales. La gêne de la déglutition et de la parole produite par une tumeur volumineuse, inégale, bosselée, dure, quelquefois saignante, située entre les piliers du voile du palais, indique un cancer de l'amygdale. C'est seulement chez l'adulte qu'on observe cette espèce de cancer.

Cancer de l'estomac. Dans le cancer de l'estomac, l'orifice cardiaque ou pylorique, la petite ou la grande courbure de l'organe sont seuls occupés par la production morbide qui se développe dans la muqueuse gastrique, s'étend aux parties voisines et amène le rétrécissement du viscère ou de ses orifices. Le cancer du cardia rétrécit cette ouverture en produisant au-dessus la dilatation de l'œsophage, et il amène des vomissements peu après l'ingestion des aliments solides. Le cancer du pylore, en rétrécissant cette ouverture, occasionne la dilatation considérable de l'estomac, le séjour prolongé des aliments qui passent difficilement dans les intestins ; et les vomissements ne se produisent que deux ou trois heures après le repas.

Le squirre, l'encéphaloïde, les végétations épithéliales ou cancroïdes et la matière colloïde en plus ou moins grande quantité, constituent anatomiquement le cancer de l'estomac.

De la gastralgie et des douleurs dans le dos, de la pesanteur à l'épigastre, des éructations inodores ou sulfurées, des régurgitations glaireuses, neutres ou acides, des vomissements noirs formés de sang à demi digéré et une tumeur épigastrique annoncent sûrement un cancer à l'estomac. Le cancer de l'estomac laisse vivre quelques années; mais il entraîne généralement la mort par inanition, par péritonite suite de rupture ou par épuisement ou cachexie cancéreuse, que caractérise une teinte jaune paille du visage.

CANCER AU FOIE. Au foie, augmentation de volume, douleurs dans l'hypocondre droit, sourdes, lancinantes, allant jusqu'à l'épaule et le bras droit, dyspepsie, constipation, ictère ascite et anasarque ; vers la fin, la diarrhée, puis le dépérissement particulier au cancer, la cachexie et la mort.

CANCER AU SEIN. Au sein, apparition de la glande dans l'un des seins, l'autre ne se prend que par voie d'infection tardive. On distingue trois périodes : celle de formation du dépôt cancéreux, celle d'accroissement, celle d'infection générale de l'économie avec ulcérations profondes et dépôts secondaires et multiples à l'autre sein, à la peau, aux os, au foie.

CANCER A LA MOELLE ÉPINIÈRE. A la moelle épinière, les indices ressemblent à ceux de toutes les autres tumeurs du cerveau ; ce sont : douleurs de tête, troubles des sens, des facultés; paralysie, convulsions ; il se distingue aussi par la paralysie des jambes.

CANCER AU PALAIS. Au palais, tumeur diffuse et sans contours arrêtés ; quelquefois tumeur enkystée, pouvant atteindre le volume d'un œuf de pigeon. Enfin, cancer de la langue, de la peau du pharynx, de l'œil, des os, amenant tous l'infection générale ou la totale décomposition du sang.

CANCER DU POUMON. Chez un adulte non scrofuleux, de petites hémopthysies fréquentes et peu abondantes, de la dyspnée avec faiblesse partielle, de la résonnance thoracique, l'absence de bruit respiratoire et le retentissement de la voix sans souffle bronchique, doivent faire craindre un cancer du poumon.

Le cancroïde a son siège à la peau et n'est qu'une dégénérescence de la peau ; il apparaît le plus souvent à la face, au col utérin, aux lèvres, à la verge, à la vulve, à l'anus, à la langue, à l'œsophage, à l'estomac, aux intestins, au rectum. Il est essentiellement local et ne produit pas l'infection générale de l'économie.

Nous pouvons affirmer que l'Electro-Homé-pathie possède réellement de précieux agents, capables de neutraliser le virus et de détruire la diathèse cancéreuse. La puissance des anticancéreux peut surprendre tout observateur consciencieux.

Il verra une *lutte terrible* engagée entre la médication et le mal. Et si le cancer n'est qu'en formation, si la tumeur ou l'ulcération est de date récente et que l'infection des tissus se fasse assez lentement pour permettre au sang de se refaire, on verra le cancer rétrograder, puis disparaître ; enfin la partie désorganisée se réorganisera. Plus le mal sera combattu à temps, plus la guérison se montrera vite.

Traitement. Interne. Pendant le premier mois, on prendra **RC × C^1** en deuxième dilution à boire dans la journée par petites cuillerées ; dans la matinée six globules de **C^1** à sec, un toutes les demi-heures ; aux repas prendre de deux à cinq globules de **S^5** à sec. — **Externe.** Si la tumeur n'est pas ulcérée, faire des onctions de **C^5** trois fois par jour ; si la tumeur est ulcérée, on fera des compresses avec **C^5** et **El. V.** et des onctions de **C^5** autour de la plaie et sur les ganglions lymphatiques engorgés, suivant la situation de la tumeur. Les compresses devront être renouvelées le plus souvent possible et on aura soin de les humecter avant de les enlever pour ne pas irriter la plaie ou détruire le travail de cicatrisation en enlevant avec la compresse la peau qui se forme sur la plaie. Si la tumeur est sujette aux hémorragies, on fera des compresses avec **El. A** et **A²**. Contre les douleurs lancinantes, on prescrira les applications d'**El. V**. Les grands bains médicamentés avec **C⁵** sont d'une efficacité reconnue dans le traitement des affections cancéreuses; chez les sujets à système nerveux très impressionnable, on alternera les bains de **C⁵** avec **N**.

Lorsque les plaies cancéreuses sont en voie de se cicatriser, on fera des compresses de **S⁵** pour hâter la cicatrisation.

Pour tous les cancers, soit de l'œil, soit de l'utérus, soit de la gorge, le traitement externe, comportera les compresses, gargarismes, injections, lavements, etc., suivant la localisation de la tumeur.

Dans le traitement du cancer, on change souvent la puissance du médicament; ainsi on prescrira les 1re, 2me et 3me dilutions et on s'arrêtera à celle qui paraît produire de meilleurs effets, l'expérience individuelle étant le guide le plus sûr pour être fixé sur l'opportunité de ces changements. Si l'affection cancéreuse résiste aux remèdes indiqués dans ce traitement, on aura recours à ceux ayant concours d'action que nous indiquons ci-après.

Remèdes analogues en pareils cas et pouvant être consultés au besoin : **B, S, A², A³, P², Ven¹, C², C³, C⁴, C⁵, C⁶, C⁷**.

Cardite. Inflammation du cœur.

Symptômes. La cardite est une affection très rare; il est très difficile, pour ne pas dire impossible, d'en constater l'existence pendans la vie de l'homme; cependant on donne à la cardite comme symptômes propres la difficulté de respirer, la fréquence, la dureté et l'irrégularité du pouls, une douleur vive dans la région du cœur, des spasmes, des défaillances et l'impossibilité de demeurer couché.

Traitement. Interne. **A²** en deuxième ou troisième dilution ; **N** (2me dilution) six globules à sec à prendre dans la journée. — Externe. Compresses et onctions avec **A²** sur la région précordiale.

Carie des os. Affection du tissu osseux constituant une forme ou une terminaison de l'ostéite.

Symptômes. Les caractères symptomatiques de la carie se confondent, jusqu'à un certain point, avec ceux de l'ostéite : une tuméfaction au niveau du point attaqué, des douleurs qui prennent la nuit un plus grand degré d'acuité, une gêne du mouvement ou un engourdissement de la partie malade, tels sont les symptômes communs aux deux affections. Cependant, si la carie est déclarée, il se forme une collection purulente au niveau du point affecté et l'ouverture qui se produit à la partie la plus saillante de l'os, soit spontanément, soit par l'intermédiaire du chirurgien, laisse écouler un pus sanieux, séreux et rempli de petits grumeaux calcaires, que l'on sent entre les doigts lorsqu'on presse une goutte de ce pus. L'abcès reste d'ailleurs fistuleux, et le stylet pénétrant dans la fistule arrive facilement sur l'os et entre dans son tissus ramolli.

Traitement. Interne. **RC**, cinq globules à sec le matin au réveil ; dans la journée, prendre **C⁴ × S** en première ou deuxième dilution ; aux repas prendre à sec cinq globules de **C⁴**.—Externe. Faire des compresses sur les parties atteintes, avec **C⁴**, **C⁵**, **El. V.**, **A²** en les alternant : onctions **C⁵** autour de l'abcès.

Remèdes analogues en pareils cas et pouvant être consultés au besoin : **Ven¹**, **S⁵**, **C³**, **C⁵**.

Carreau. Affection des glandes mésentériques, fréquente chez les enfants, caractérisée par le développement excessif et par la dureté de l'abdomen et causée par la dégénérescence tuberculeuse des glandes du mésentère.

Symptômes. Le carreau est précédé, pendant un temps quelquefois fort long, de troubles généraux qu'accompagne d'ordinaire le développement d'une diathèse tuberculeuse; on observe plus particulièrement deux alternatives de boulimie et d'anorexie, de diarrhée et de constipation; mais il n'y a pas là un seul symptôme qui puisse être regardé comme caractéristique de cette affection. Après ces prodromes vagues, l'affection mésenterique se caractérise un peu plus; le volume du ventre augmente graduellement pendant que le reste du corps maigrit; l'abdomen prend ainsi un volume considérable et une dureté que l'on regarde comme caractéristique. En même temps, des vomissements glaireux se montrent; la dyspepsie et les irrégularités digestives se prononcent, les matières fécales prennent une couleur grise ou ardoisée; l'urine est lactescente; la transpiration est acide et un cercle livide cerne en bas la paupière inférieure. Tels sont les caractères assignés à la première période du carreau; mais aucun d'eux, hâtons-nous de le dire, ne peut suffire pour déterminer la nature de la maladie : ce n'est que dans la seconde période que l'affection tuberculeuse du mésentère est assez prononcée pour être reconnue avec certitude.

Dans cette seconde période, le palper abdominal fait reconnaître la présence de nodosités inégales ou de tumeurs arrondies, dures, bosselées; ce sont les tubercules développés dans les ganglions du mésentère. Ces tumeurs sont ordinairement le siège de douleurs légères, sourdes, fixes, s'irradiant dans les parois du ventre et se propageant dans la direction des sciatiques; dans d'autres cas, la pression même ne réveille pas de douleur. Cependant avec le progrès de la maladie l'amaigrissement se prononce; les déjections deviennent abondantes, fétides, diarrhéiques; le gonflement du ventre augmente en même temps que cet organe est le siège d'une sensation de gêne et de pesanteur. A ces signes, le praticien reconnaîtra le ramollissement des masses tuberculeuses. Un épanchement dans la cavité péritonéale peut accompagner ces symptômes ; les membres s'infiltrent, la faiblesse devient considérable ; enfin, la fièvre hectique se déclare, et en peu de jours emporte le malade.

Traitement. Interne. **S^1** × **C^2** alternés en deuxième ou troisième dilution : aux repas prendre à sec cinq globules de **S^1**. — Externe. Onctions de **C^5** sur l'abdomen, applications d'**El. B.**; bains de **S^7** × **C^5**.

Remèdes analogues en pareils cas et pouvant être consultés au besoin : **B**, **A^3**, **S^4**, **S^5**, **C^1**.

Catalepsie. Cessation momentanée de la motricité, sans lésions du tissu musculaire, ni de sa contractilité, avec aptitude des membres et du tronc à conserver pendant toute la durée de l'attaque les attitudes qu'ils avaient au commencement ou celles qu'on leur fait prendre. La catalepsie est moins une affection spéciale qu'un symptôme de plusieurs névroses.

Traitement. Interne. **N** × **S^3** en deuxième dilution. — Externe. Applications et frictions d'**El. J.** au grand sympathique et sur la colonne vertébrale.

Remèdes analognes en pareils cas et pouvant être consultés au besoin : **A^1**, **A^2**, **S^6**, **S^7**.

Cataracte. Opacité placée dans le champ pupillaire entre la pupille et le corps vitré de manière à empêcher les rayons lumineux de parvenir à la rétine.

Symptômes. Chez une personne déjà avancée en âge survient un léger obscurcissement de la vue d'un seul œil ; c'est un nuage léger qui voile les objets, un brouillard qui s'épaissit de plus en plus ; quelquefois ce sont diverses illusions de la vue : des mouches volantes, des taches ou d'autres objets ; à ces signes on reconnaît une cataracte commençante. Cependant l'obscurcissement de la vue augmente progressivement et envahit l'œil resté sain; avec absence de toute douleur, le malade perd peu à peu ses facultés de percevoir les objets, surtout à une vive lumière; il recherche une demi-obscurité pour favoriser la dilatation de la pupille; d'autres fois il aperçoit les objets placés sur le côté, dans le champ de la vision, et ne distingue plus ceux qui sont dans l'axe de l'œil. Après un temps plus ou moins long, mais ordinairement prolongé, la vue est entièrement perdue, le malade distingue seulement le jour de la nuit, la cataracte est complète. On dit alors qu'elle est mûre, Il est bien entendu que cette description se rapporte à la cataracte spontanée et non à la cataracte accidentelle ou traumatique ou congétinale

Traitement. Interne. **RC** × **S**^{5}. — Externe. Compresses sur les yeux avec **S**^{5}, **A**^{3}; applications d'**El.R**. ou **El . A**. aux tempes et aux sus et sous orbitaux.

Remèdes analogues en pareils cas et pouvant être consultés au besoin : **N**, **S**, **S**^{2}.

Catarrhe des bronches. (Voir *Bronchite chronique. Bronchorrée*).

Catarrhe de la matrice. (Voir *Leucorrhée*).

Catarrhe de la vessie. (Voir *Cystite*).

Céphalalgie. (Voir *Migraine*).

Chancre. (Voir *Syphilis*).

Charbon. Pustule maligne, violente et à tendance gangréneuse.

Symptômes. Les premiers symptômes de cette affection, quelle qu'en soit l'origine, passent toujours inaperçus; ils se réduisent à une simple démangeaison à la peau sur le point qui sera le siège de la pustule. A une distance assez rapprochée de la contamination, apparaît une papule ou une vésicule aplatie, ombiliquée, remplie d'un liquide non purulent, séreux et reposant sur une base indurée et entourée d'une tuméfaction, œdémateuse quelquefois, de l'aréole erythémateuse. La pustule siège ordinairement sur les parties habituellement découvertes du corps, elle est isolée et presque toujours unique. Le malade n'éprouve, au moment de cette éruption, aucune douleur, mais seulement un prurit incommode qui le porte à se gratter et à déchirer la pustule. A la place de la pustule on voit alors une dépression rougeâtre, livide ou noire; c'est une véritable escarre qu'entoure une auréole de petites vésicules de nouvelle formation. L'œdème péri-vésiculaire s'accroît en même temps et prend une teinte violette; le prurit a disparu, mais la douleur apparaît dans les ganglions voisins de la tumeur. Plus tard l'escarre est nettement formée, la partie œdémanteuse. de plus en plus noire, se parsème de vésicules isolées, les parties affectées deviennent le siège d'un engourdissement sensible : trois ou quatre jours ont suffi au développement de ces phénomènes locaux. Dès le quatrième ou le cinquième jour, les symptômes de l'intoxication charbonneuse commencent à se montrer. La fièvre est précédée d'un sentiment de malaise, de courbature ou de fatigue, accompagné de pesanteur de tête; le pouls s'accélère, les vertiges surviennent, l'appétit se perd, la langue devient saburrale, l'épigastre douloureux; des vomissements ou des nausées apparaissent. Puis, à un degré plus accusé de la maladie, la faiblesse est extrême, le malade est dans un abattement profond, en proie à des vertiges continuels et à des vomissements fréquents; à ces symptômes succèdent la diarrhée, l'oppression, l'anxiété, les syncopes, l'affaiblissement du pouls, la tuméfaction du ventre, les douleurs abdominales, une teinte cholérique de la peau, une soif ardente, la suppression des urines, l'agitation et enfin la mort, conséquence presque inévitable des affections charbonneuses.

Traitement. Interne. $A^1 \times C^1 \times S^5$ en première dilution durant la journée. Dans la matinée, prendre à sec cinq globules de C^1 et dans l'après-midi cinq globules de S^5 à sec. — Externe. Compresses avec C^5 et **El. V.**; onctions de C^5, bains de F^2.

Remèdes analogues en pareils cas et pouvant être consultés au besoin : A^2, **Ven**[1], C^3.

Moyens auxiliaires. Neutraliser sur place le virus avant que les désordres généraux qui résultent de son absorption ultérieure soient produits, moyennant la cautérisation, sur toute l'étendue des pustules et des escarres charbonneuses, avec la potasse caustique ou la pâte de Vienne.

Chlorose. Maladie qui affecte principalement les jeunes filles, communément appelée pâles couleurs.

Symptômes. La peau se revêt d'une couleur particulière, qui est un teint d'un blanc de cire ou d'un jaune verdâtre, avec décoloration des ongles et des lèvres. Les jeunes filles atteintes de chlorose accusent leur maladie au plus superficiel examen : le pouls est mou, ondulant, sans fréquence, quelquefois plein et vibrant. Les règles sont quelquefois supprimées ou seulement difficiles ; entre chaque époque il peut s'établir un écoulement leucorrhéique plus ou moins abondant.

Traitement. Interne. $S^1 \times C^1$ en première dilution. — Externe. Applications d'**El. R.** au grand sympathique et au plexus solaire, bains de S^7.

Régime. Le même que pour l'*Anémie* (voir ce mot).

Choléra. Maladie aiguë, rapide dans sa marche, très douloureuse et très grave, dont les symptômes les plus apparents consistent en des vomissements nombreux et des selles répétées.

Traitement. Interne. Vingt globules de S^4 à sec toutes les heures. — Externe. Frictions générales sur tout le corps avec de l'eau-de-vie et **El. R.**

Remèdes analogues en pareils cas et pouvant être consultés au besoin : **B**, **S**^{3}, **S**^{5}, **S**^{7}.

Cholérine. Forme légère du choléra sporadique.

Symptômes. Malaise subit, selles fréquentes, non douloureuses, déjections alvines, liquides, aqueuses, soif et fièvre modérées.

Traitement. Le même que pour le *Choléra.* (Voir ce mot).

Chorée. (Danse de Saint-Guy.) Maladie caractérisée par des mouvements continuels, irréguliers et involontaires, des organes mus par le système locomoteur volontaire ; elle attaque surtout les jeunes filles, est souvent occasionnée par des émotions vives, par la frayeur, et coïncide fréquemment avec une menstruation difficile.

Traitement. Interne. **RC** × **N** en deuxième dilution pendant la journée; aux repas prendre quatre globules **A**^{2} à sec. — Externe. Applications d'**El. J.** × **El. A.** au grand sympathique et sur la colonne vertébrale.

Remèdes analogues en pareils cas et pouvant être consultés au besoin : **A**^{3}, **S**^{3}, **El. B**.

Chute de l'anus. C'est surtout chez les enfants qu'on voit la muqueuse rectale sortir à travers l'anus, par suite de la faiblesse du releveur et du sphincter, et des efforts fréquents de défécation.

Traitement. Interne. **S**^{1} × **A**^{3} en deuxième dilution à prendre durant la journée ; aux repas deux globules **N** à sec. — Externe. Lotions froides avec **S**^{7} ; bains de siège, douches rectales ascendantes, froides ; application d'un suppositoire au **C**^{5} tous les soirs.

Chute de matrice. Déplacement de cet organe qui descend plus ou moins bas, soit qu'il s'abaisse simplement dans le vagin, soit qu'il fasse saillie et pende même hors de la vulve.

Traitement. Interne. **A**^{2} × **C**^{1}. — **Externe.** Onctions avec **C**^{5} aux reins et sur l'abdomen, injections, bains de siège **C**^{5} et faire usage des pessaires.

Cœur. (Voir *Cardite*).

HYPERTROPHIE DU CŒUR.

Symptômes. Le volume du cœur est augmenté, il peut doubler et même tripler. Les symptômes principaux sont l'augmentation de l'impulsion du cœur qui se fait sentir dans une plus grande étendue et avec assez de force pour ébranler la poitrine ; l'accroissement de la matité précordiale avec résistance exagérée sous le doigt et battement de la pointe du cœur perçu beaucoup plus bas que dans l'état normal, entre la huitième et la neuvième côte gauche ; parfois la voussure de la région du cœur est sensible : il y a souvent bouffissement de la face et des pieds.

Traitement. Interne. **A**^{2} en deuxième ou troisième dilution. — Externe. Compresses d'**El. A.** et onctions d'**A**^{2} sur la région précordiale.

Remède auxiliaire. **Lax** toutes les semaines.

Régime. Aliments légers, des viandes blanches, du poisson, des légumes frais, du laitage, peu de vin et pas d'excitants alcooliques ; faire un exercice modéré, quitter toute occupation pénible et fatigante, éviter toutes les émotions de l'âme.

Clignotement des paupières. (Voir *Blépharospasme*).

Coliques. Douleurs qui ont leur siège dans la cavité abdominale et qui reconnaissent d'ailleurs des causes extrêmement variées.

COLIQUES INTESTINALES.

Symptômes. Douleurs dans le voisinage de l'ombilic, avec ou sans borborygmes ou ballonnement de l'abdomen qui reviennent quelquefois par accès.

Traitement. Interne. **S**^{4} × **C**^{1} en première dilution ; **S**[4] à sec, quatre globules à toutes les heures. — Externe. Onctions de **C**[5] sur l'abdomen.

COLIQUE HÉPATIQUE.

Symptômes. Douleurs violentes dans la région hépatique, produites par la présence d'un calcul dans les canaux biliaires.

Traitement. Interne. **B** × **F**[1] en première dilution. — Externe. Onctions de **F**[2] sur la région hépatique. Continuer l'usage de **B** pendant longtemps pour prévenir le retour des accès et la formation des calculs biliaires.

COLIQUE NÉPHRITIQUE. Colique des reins.

Symptômes. Accès intermittents d'une douleur lombaire sans fièvre, s'accompagnant de soif, d'inappétence, de nausées et de vomissements, petitesse du pouls et altération des traits du visage qui se couvre d'une sueur froide abondante.

Traitement. Interne. **S**[6] × **A**[1] en première dilution. — Externe. Ontions de **S**[5] aux reins, applications d'**El. J.**

COLIQUES MENSTRUELLES.

Symptômes. Douleurs dans l'abdomen qui accompagnent le flux ménorrhagique menstruel.

Traitement. Interne. **A**[2] × **C**[6] en deuxième dilution. — Externe. Onctions d'**A**[2] et applications d'**El. B.** sur l'abdomen.

Remèdes analogues en pareils cas et pouvant être consultés au besoin : **C**[1], **C**[5], **A**[1], **A**[3].

COLIQUES DES ENFANTS NOUVEAU-NÉS ET A LA MAMELLE.

Symptômes. Ce sont des gaz qui en se formant dans les intestins du nouveau-né provoquent des cris et des éructations.

Traitement. Donner à la nourrice **C**[1] × **S**[4] en première dilution. Faire des applications d'**El. B.** sur le ventre de l'enfant.

Coma. Assoupissement plus ou moins profond avec abolition de la sensibilité et de la motilité volontaire. C'est le symptôme d'une congestion sanguine ou d'une hémorragie du cerveau ou des meninges, d'une fièvre grave ou d'une fièvre pernicieuse.

Traitement (Voyez *Apoplexie*).

Constipation. La difficulté et la rareté dans les évacuations excrémentielles constituent la constipation, qui peut résulter de causes aussi nombreuses que variées. Voici les principales :

1° Atonie intestinale résultant d'une alimentation insuffisante, de la chlorose, de l'hypocondrie, de l'abus des aliments azotés, de l'entérite chronique érythémateuse, de l'abus des lavements, de la paresse du rectum causée par la négligence dans l'acte de la défécation ;

2° L'altération ou le défaut de sécrétion intestinale, biliaire ou pancréatique, qui accompagne habituellement les maladies du foie ou du pancréas ;

3° Les spasmes du rectum causés par les hémorroïdes ou des fistules de l'anus ;

4° Les affections aiguës ou chroniques du cerveau, qui produisent l'inertie de l'intestin.

En retour, la simple constipation habituelle peut amener souvent les hémorroïdes, les fistules de l'anus, l'entérite aiguë, la dyspepsie avec ou sans complication d'hypocondrie, et souvent le cancer du rectum.

Étant donné le nombre de ceux qui sont tourmentés par la constipation et qui, par conséquent, sont menacés par les nombreux inconvénients que peut produire une telle infirmité, nous avons cherché quel pouvait être le traitement qui, sans causer de désordre d'autre sorte, pourrait faire complètement disparaître la constipation, soit en modifiant les fonctions de la sécrétion intestinale, soit en rendant au rectum l'activité nécessaire pour accomplir l'acte de la défécation.

Il faut remarquer dans ce traitement deux indications distinctes entre elles : la première consiste à déblayer l'intestin et à l'habituer progressivement à fonctionner tous les jours régulièrement ; la seconde consiste à détruire les causes qui produisent la constipation.

Les purgatifs et les lavements, qui donnent lieu à une évacuation immédiate, sont les premiers médicaments que l'on semble généralement préférer : toutefois, comme le dit fort bien le docteur Trousseau, ces moyens, au lieu de guérir la constipation, n'aboutissent à autre chose qu'à l'augmenter et à la rendre incurable, sans compter que l'abus des purgatifs finit toujours par causer la perte de l'appétit, les digestions difficiles, les inflammations et les névroses du tube digestif.

Nos granules Laxatifs constituent un remède efficace, *absolument inoffensif*, qui nous a toujours donné immédiatement les meilleurs résultats, en produisant *constamment* l'effet demandé par la première indication de ce traitement.

De deux à quatre granules pris au repas du soir, dans la première cuillerée de soupe, suffisent pour les enfants et les personnes délicates ; de cinq à huit granules suffiront pour les adultes et pour les personnes qui jouissent d'une forte constitution. Il serait difficile que le jour suivant, et dans la matinée, on ne ressentît le besoin d'aller à la selle. S'il en est ainsi, on continuera pendant quelques jours encore l'emploi de **Lax** en ayant soin toutefois de diminuer chaque jour la dose d'un granule, si les évacuations alvines se font régulièrement tous les jours, et de l'augmenter quand l'effet ne se produit plus.

Il faut en même temps s'habituer à aller à la selle chaque jour, à la même heure, et faire au commencement des efforts modérés pour atteindre ce but. Si la défécation était impossible à cette heure, et si, au contraire, la nécessité s'en faisait sentir à un autre moment du jour, il serait plus avantageux, toujours dans la mesure du possible, de différer jusqu'au lendemain, à l'heure que l'on a fixée.

Ceux qui sont sujets au rétrécissement doivent suivre un régime intelligent capable de rendre plus facile la guérison. Ne faire usage de viande qu'une seule fois par jour ; ne boire que du vin mêlé à l'eau ; prendre du lait en quantité s'il ne produit pas des aigreurs ; manger des fruits crus ou cuits, des légumes verts, bien cuits et en grande quantité ; prendre des bains tièdes et se promener à la campagne.

Enfin, les remèdes électro-homéopathiques constitueront la seconde partie du traitement, qui ne manque pas d'importance puisqu'il s'agit de combattre les causes qui produisent la constipation. Ces remèdes ont une sphère d'action très étendue, grâce à leur complexité, et devront être administrés suivant le tempérament du malade. Ainsi **S** conviendra aux sujets à tempérament lymphatique ; **A** aux personnes à tempérament sanguin ; **B** aux bilieux ; **N** aux nerveux.

Ces remèdes dans le traitement de la constipation devront toujours être employés à doses minimes, deuxième ou troisième dilution, à boire souvent, les fortes doses pouvant produire des effets contraires.

Quand la constipation est due à une irritation chronique de l'intestin, il faudra alterner *Cancéreux 1* ou *5*, à très petites doses, avec le remède *approprié au tempérament du malade*,

Condylômes. Excroissances charnues, douloureuses, qui siègent autour et à l'intérieur de l'anus, au périnée et aux organes urinaires.

Traitement. Interne, **Ven**^{1} × **S**^{5}. — Externe. onctions, lotions, compresses et bains de **Ven**^{2} × **C**^{5}.

Congélation. Ensemble de lésions locales produites par l'action du froid.

Traitement. Interne. **A**^{3} × **S**^{5}. — Externe. Frictions avec **El. R.** × **El. A.**

Congestion. Afflux de sang plus rapide et plus considérable qu'à l'état normal, dans le point où l'appelle pour ainsi dire une irritation de nature quelconque.

Traitement. Interne. **A**^{1} en deuxième dilution, — Externe. Compresses d'**El. A.**, onctions avec **A**^{2}.

Contractures. Etat de rigidité morbide des membres.

Traitement, Interne. **N** × **S**^{3}. — Externe. Applications et frictions avec **El. J.** × **El. A.**

Contusion. Lésion produite dans les tissus vivants par le choc des corps obtus à surface plus ou moins large sans solution de continuité à la peau.

Traitement. Externe. Compresses d' **El. A.**, onctions d'**A**^{2}.

Coqueluche. Maladie caractérisée par une toux violente et convulsive, revenant par quintes, à des intervalles plus ou moins longs. La coqueluche est épidémique et surtout contagieuse.

Traitement. Interne. **P**^{1} × **N** en deuxième dilution, **A**^{1} quatre globules à sec dans la matinée, **P**^{1} quatre globules à sec dans l'après-midi. — Externe. Onctions **S**^{5} sur la gorge.

Remèdes analogues en pareils cas et pouvant être consultés au besoin : **P**^{2}, **P**^{4}, **A**^{2}.

Conjonctivite. Inflammation de la conjonctive oculaire.

Symptômes. Cette affection est caractérisée par une injection de la membrane et par un gonflement en rapport avec l'intensité de la rougeur : sensation de lourdeur et de chaleur à l'œil et aux paupières et de corps étranger entre celles-ci.

Traitement. Interne. **A** × **S** en première dilution. — Externe. Compresses sur les yeux avec **El. A.** × **S**^{5}.

Remèdes analogues en pareils cas et pouvant être consultés au besoin : **A**^{2}, **S**^{2}, **C**^{1}.

Coryza. Inflammation catarrhale de la membrane muqueuse des fosses nasales.

Traitement. Interne. **S** × **A** en première dilution. Externe. Compresses d'**El. A.** Onctions de **S**^{5}, sur la racine du nez.

Remèdes analogues en pareils cas et pouvant être consultés au besoin : **S**^{5}, **S**^{6}, **C**^{2}, **C**^{3}, **C**^{7}.

Coup de sang. (Voir *Apoplexie*).

Coup de soleil. (Voir *Insolation*).

Couperose. (Voir *Acné*).

Coxalgie. Luxation spontanée et consécutive du fémur ; affection complexe de l'articulation coxo-fémorale, dont les caractères anatomiques et physiologiques sont ceux des tumeurs blanches.

Symptômes. La douleur est généralement le premier symptôme que l'on observe ; elle existe tantôt autour de l'articulation, tantôt à la partie interne du membre, le plus souvent à la région antérieure et interne du genou. D'abord intermittente, elle ne tarde pas à devenir fixe et fort vive, et bientôt le malade se plaint de gêne dans les mouvements de la jambe affectée et d'incertitude dans la démarche. Si à cette époque on compare les extrémités inférieures, on trouve le membre malade plus long que son congénère. Quand l'affection est plus avancée, le patient a, étant au lit, une attitude des plus remarquables : le genou malade, porté dans l'adduction et dans la rotation en dedans, croise et dépasse quelquefois de beaucoup le membre sain. Ce symptôme est très important, car si l'on guérit un coxalgique en lui laissant cette position fâcheuse, la marche lui sera impossible, même avec des béquilles. Plus tard, l'allongement dont nous venons de parler est remplacé par un raccourcissement.

Traitement. Interne. **C**^{4} × **S** en première ou deuxième dilution. — Externe. Onctions de **S**^{5} ou **C**^{5} sur la hanche ; bains de **S**^{5}.

Remèdes analogues en pareils cas et pouvant être consultés au besoin. **S**^{2}, **S**^{3}, **S**^{5}, **C**^{3}.

Crachement de sang. (Voir *Hémoptisie*).

Crampes d'estomac. Douleur vive qui a son siège dans les parois de ce viscère et qui paraît due à la contraction de sa tunique musculaire.

Traitement. Interne. **N** × **S**. — Externe. Applications d'**El. R.** × **El. J.** au creux de l'estomac.

Croup. Laryngite aiguë, caractérisée par la formation de fausses membranes à la surface de la muqueuse du larynx.

(Voir : *Angine pseudo-membraneuse*).

Cystite. Phlegmasie aiguë de la vessie.

Symptômes. Douleur vive envahissant l'hypogastre, le périnée et la région des reins, s'accompagnant d'envie fréquente d'uriner, de difficulté dans la miction, d'expulsions répétées après de longs efforts, d'une urine rougeâtre, chargée de mucus clair, filant, sanguinolent ou purulent.

Traitement. Interne. **A** × **S**^{6} en deuxième ou troisième dilution. — Externe. Onctions sur la partie avec **A**^{2} × **C**^{5}; bains de siège avec **C**^{5}.

Remèdes analogues en pareils cas et pouvant être consultés au besoin : **B**, **S**, **A**^{3}, **S**^{2}, **C**^{2}.

Couperose. (Voir *Acné*).

Cystalgie. Douleur nerveuse de la vessie.

Traitement. Interne. **N** × **S**^{6}. — Externe. Applications d'**El. J.** × **El. B.** sur le pubis et au périnée.

Danse de Saint-Guy. (Voir *Chorée*).

Dartres. Affection de la peu avec absence de contagion et tendance à s'étendre sans envahir toutefois la totalité de la peau. Sous cette dénomination on représente une classe seulement d'affections cutanées qui comprend l'*éczema*, l'*impetigo*, le *psoriasis*, le *lichen* et le *pityriasis*. (Voir ces mots).

Défaillance. (Voir *Evanouissement*).

Délire. Désordre des facultés intellectuelles et motrices qui est symptomatique des maladies aiguës et fébriles.

Traitement. Interne. **N** × **A**^{1} en deuxième ou troisième dilution.— Externe. Applications d'**El. A.** × **El. J.** sur le crâne, aux tempes et à l'occiput.

Remèdes analogues en pareils cas et pouvant être consultés au besoin : **A**^{2}, **A**^{3}, **F**^{1}.

Démence. (Voir *Folie*).

Delirium tremens. Délire avec agitation et tremblement des membres, particulier aux individus adonnés à l'usage des boissons alcooliques.

Symptômes. Lorsque des individus doivent être atteints de delirium tremens, leur appétit languit, leur sommeil est léger, court, troublé par des songes et des visions, leur face prend un aspect d'hébétude, quelquefois il survient des vomissements bilieux, du tremblement, et le délire ne tarde pas à arriver ; il est ordinairement très général et très intense, accompagné d'hallucinations, d'une agitation extrême et parfois de fureur et de tentative de suicide. La voix est tremblante, la langue sort de la bouche comme par un effort convulsif, les lèvres restent difficilement en repos, l'attitude du corps est incertaine, la démarche mal assurée, les mains agitées de tremblement. Quelques malades sont pris de convulsions épileptiformes.

Traitement. Interne. **N** × **A**^{3} en troisième dilution. — Externe. Applications d'**El. A.** × **El. J.** sur le crâne, à l'occiput, au plexus solaire et au grand sympathique.

Remèdes analogues en pareils cas et pouvant être consultés au besoin : **A**, **A**^{2}, **F**, **F**^{2}, **S**.

Dents. Maux de dents.

Traitement. Interne. **RC** × **A**. — Externe. Applications d'**El. R.** × **El. J.** sur les joues ; s'il s'agit de carie dentaire, remplacer **A** par **C**^{4} à l'intérieur.

Remèdes analogues en pareils cas et pouvant être consultés au besoin : **S**, **N**, **A**^{3}, **S**^{2}.

Dentition. Accidents de la dentition chez les enfants.

Symptômes. Accidents locaux. La surface du bord libre alvéolaire est d'un rouge plus ou moins vif et chaude au toucher, la douleur vient par accès et s'annonce par les cris du petit malade. En même temps la salivation est très active, et la bouche, continuellement inondée du liquide salivaire, le laisse écouler du coin des lèvres sous forme de bave. On voit aussi les enfants tenir la bouche largement ouverte et y porter les mains comme pour indiquer que là est le siège de leur mal; souvent ils perdent tout appétit, sont pris d'une fièvre qui revient par accès réguliers ou irréguliers, plus ou moins intenses ; souvent aussi ils rejettent le sein avec humeur et refusent toute boisson et toute nourriture.

Accidents généraux. Dans les accidents généraux il y a un ensemble de phénomènes extrêmement variés et d'une gravité telle que souvent l'art est impuissant à dominer les accidents, et que les petits malades succombent au cours de l'éruption dentaire. Le premier et le plus redoutable est celui qu'on décrit sous le nom de convulsions. Les convulsions dentaires sont très variées dans leurs manifestations ; quelquefois très générales et s'étendant à tout le corps, elles sont, en d'autres cas, comme localisées dans quelques muscles de la face, dans les yeux, dans un seul membre, etc. Elles peuvent même être caractérisées par un simple assoupissement. Après les convulsions vient la phlegmasie des voies digestives : elle offre pour symptômes des vomissements, des spasmes, une diarrhée sans gravité qui persiste quelques jours et cesse pour se reproduire plus tard à l'occasion d'une nouvelle éruption. Dans d'autres cas, au contraire, l'irritation intestinale revêt tous les caractères d'une entéro-colite aiguë, elle peut même être l'origine d'une diarrhée rebelle ou cholériforme plus grave et amener la mort.

Traitement. Interne. Donner à la nourrice **$C^4 \times S^2$**. Dès que le travail de la dentition commence, on mettra aux mains des enfants un bâton de racine de guimauve ; la friction répétée de ce corps dur sur la gencive active le travail de résorption que doit subir la muqueuse du bord libre alvéolaire, et par conséquent l'issue de la dent. On appliquera sur les gencives du miel rosat auquel on ajoutera quatre gouttes d'**El. A.** par chaque cuillerée de miel. Si, par suite du travail de la dentition, des accidents généraux se produisent, il faudra recourir aux traitements spéciaux suivant la nature de ces accidents. (Voir *Entérite. Bronchite, Névrose*). On devra donner à l'enfant les médicaments en troisième dilution, de deux à quatre petites cuillerées par jour.

Démangeaisons. (Voir : *Prurit*).

Diabète. Maladie caractérisée par une excrétion très abondante d'urine, contenant toujours de la glycose, accompagnée d'une augmentation notable de l'appétit, d'une soif inextinguible et d'un amaigrissement progressif.

Symptômes. Le diabète sucré, débute rarement d'une manière subite. Il est presque toujours précédé d'un malaise général et de quelques troubles particuliers du côté des organes digestifs, tels que des rapports nidoreux, un goût aigre dans la bouche, une douleur lente vers la région épigastrique. Bientôt après, les malades commencent à être incommodés par une grande sécheresse de la bouche et de la gorge. La salive sécrétée en petite quantité est blanche, épaisse et écumeuse; la soif se fait sentir, et d'abord modérée, elle ne tarde pas à devenir excessive. La moyenne de la sécrétion urinaire est de 4 à 8 litres par jour. En même temps les forces et l'embonpoint diminuent; une faiblesse progressive se fait sentir dans les membres inférieurs. La quanté d'urine est généralement égale à la quantité de boisson ingérée. Ce liquide, immédiatement après son émission, présente un aspect moins coloré qu'à l'ordinaire dans l'état de santé; quelquefois il est incolore, généralement acide, sans odeur ammoniacale, d'une saveur sucrée. Outre la soif ardente qui caractérise le diabète, on trouve un autre symptôme non moins remarquable et presque aussi constant : c'est un appétit vorace, une véritable boulimie. Dès le début, malgré cet appétit féroce, les digestions semblent se faire avec facilité; mais des troubles digestifs ne tardent pas à se montrer, tels que constipation, diarrhée, vomissements; les forces se perdent; les malades tombent dans la tristesse, l'abattement. Il maigrissent de jour en jour; la peau est sèche, aride, écailleuse. La langue se couvre d'un enduit blanchâtre et la diarrhée devient persistante. Les membres inférieurs s'infiltrent de sérosité; des épanchements se forment dans les diverses cavités. Les gencives, molles, rouges et tuméfiées, saignent au moindre contact, l'haleine exhale une odeur fétide; les malades sont plongés dans l'abattement le plus profond, et bientôt ils meurent dans le marasme, succombant presque invariablement aux progrès de la phtisie pulmonaire, dernier terme d'une maladie dont la durée est souvent de plusieurs années.

Traitement. Interne. **RC** douze globules à sec par jour, pendant une semaine ; ensuite **B** × **F**[1] en première dilution à boire dans la journée, et cinq globules de ces mêmes remèdes alternés à sec aux repas. — Externe. Onctions de **F**[2] aux hypocondres, bains de **B** et de **F**[2].

Remèdes analogues en pareils cas et pouvant être consultés au besoin : **A**, **A**[2], **S**[6], **C**[2].

Régime. Supprimer du régime alimentaire le pain ordinaire, les féculents et le sucre pour les remplacer par du pain de gluten, de la viande noire et blanche, du lard, des œufs, du lait, des légumes herbacés, du vin de Bordeaux ou de Bourgogne (une à deux bouteilles par jour). Bain de mer ou de rivière ; exercice régulier.

Diarrhée. Evacuation fréquente de déjections alvines liquides et abondantes, constituées par des matières alimentaires mal digérées, ou par les produits de sécrétion du foie et de l'intestin.

Traitement. Interne. **S**[4] à sec à la dose de douze globules par jour. — Externe. Badigeonnages d'**El. B** sur l'abdomen.

Remèdes analogues en pareils cas et pouvant être consultés au besoin : **S**[2], **S**[5], **C**[3], **C**[6].

Digestion difficile. Sera promptement régularisée par **B** × **S** à sec à la dose de dix globules après les repas. — Externe. Application d'**El. R** au creux de l'estomac.

Diphtérie. Maladies qui ont pour caractère la formation de fausses membranes et qu'on observe sur les membranes muqueuses, particulièrement sur celles de la bouche, des gencives, du pharynx et des voies aériennes.

Traitement. (Voir *Angine* et *Croup*).

Douleurs. Les douleurs accidentelles disparaissent par l'application des Electricités ; mais si elles ne sont pas accidentelles, il faut traiter la maladie qui en est la cause.

Durillon. Epaississement de l'épiderme de la paume de la main ou de la plante des pieds se produisant comme les callosités.

Traitement. A l'extérieur. Onctions avec **S**^{5} sur les durillons.

Dysenterie. Phlegmasie intestinale spécifique, caractérisée par de fréquentes évacuations de matières muqueuses séreuses et parfois mélangées de sang.

Traitement. (Voir *Choléra* et *Diarrhée).*

Dysménorrhée. Ecoulement difficile des règles ; elle peut être nerveuse ou congestive.

Traitement. Interne. **A**^{2} × **N** à sec à la dose de cinq globules par jour, **C**^{1} en première dilution à boire dans la journée. — Externe. Onctions d'**A**^{2} et applications d'**El. A** sur le ventre.

Dyspepsie. Difficulté de digérer.

Symptômes. La dyspepsie se reconnaît par du malaise, la sensation d'un poids à la région épigastrique, le gonflement de cette région après le repas, des bâillements, des renvois ou des vents, des gargouillements du ventre, de la constipation alternant quelquefois avec la diarrhée, de la salivation, de la douleur de tête, des vertiges, des palpitations, de l'insommie, de la faiblesse, enfin une tristesse qui va souvent jusqu'à l'hypocondrie.

Traitement. Interne. **B** × **S** en première dilution à boire dans la journée et cinq globules de ces mêmes remèdes alternés à sec après le repas. — Externe. Applications d'**El. B** au creux de l'estomac.

Régime. Sobriété, laitage, viandes blanches et noires, peu de farineux ; eau de Vichy, de St-Galmier ; changement d'air et de régime, la distraction et les voyages.

Dysurie. Rétention d'urine, difficulté d'uriner.

Traitement. Interne. **N** × **S**^{6} à boire dans la journée en deuxième dilution. — Externe. Onctions de **S**^{5} et applications d'**El. B.** sur le pubis.

Remèdes analogues en pareils cas et pouvant être consultés au besoin : **A**, **Ven**^{1}, **S**^{2}, **S**^{3}.

Ebranlement des dents. Diminution de la fixité des dents dans les alvéoles.

Traitement. Interne. **RC** × **S** première dilution ; **C**^{4} cinq globules à sec aux repas. — Externe. Gargarismes de **C**^{5} et d'**A**^{3}.

Ecchymose. Tache livide, noirâtre ou jaunâtre qui résulte de l'infiltration du sang dans les tissus lamineux, consécutivement à la rupture des vaisseaux capillaires sanguins. C'est ordinairement l'effet d'une contusion, ou de la rupture partielle ou totale de certains muscles ou de tissus membraneux.

Traitement. Interne. **A**^{2} deuxième dilution. — Externe. Onctions d'**A**^{2} et applications d'**El. A.**

Eclampsie. Affection caractérisée par des accès convulsifs accompagnée de la perte momentanée de l'intelligence et de la sensibilité, particulière aux enfants et aux femmes.

Symptômes. Ils se divisent en symptômes prodromiques et symptômes d'accès.

1°. *Symptômes prodromiques.* Ils existent toujours et précèdent quelquefois d'un ou deux mois l'attaque éclamptique : l'albuminurie, le caractère irascible, la diminution de la mémoire, de l'intelligence, l'émicraine, des vomissements, des vertiges, des éblouissements, des tintements d'oreille, des douleurs épigastriques, une céphalalgie intense.

2°. *Symptômes d'attaque.* Soit que les symptômes prodromiques aient apparu longtemps avant l'attaque, soit qu'ils ne la précèdent que de quelques heures, ils sont suivis d'une courte période pendant laquelle le malade est dans une immobilité absolue. Peu à peu de petits mouvements se produisent dans les muscles de la face. Ces mouvements, d'abord très légers, augmentent graduellement et dégénèrent bientôt en contractions horribles ; le visage est méconnaissable ; la langue, souvent rejetée hors de la bouche, est violemment serrée et souvent déchirée par les dents ; une écume sanguinolente s'échappe de la bouche ; la respiration est pénible et désordonnée ; bientôt les muscles deviennent le siège de convulsions toniques, les membres se roidissent, le tronc et les membres inférieurs sont également agités de secousses, mais sans déplacement ; le cou est gonflé ; le pouls, plein et dur au début, devient bientôt petit et presque insensible ; la peau, d'abord sèche, se couvre d'une sueur abondante annonçant la terminaison prochaine de l'accès.

Traitement. Interne. **RC** × **N** deuxième dilution à boire dans la journée par petites cuillerées ; **F**^{1} cinq globules à sec aux repas. — Externe. Applications d'**El. J.** à la nuque, à l'occiput, au grand sympathique et au plexus solaire ; onctions de **F**^{2} aux hypocondres.

Remèdes analogues en pareils cas et pouvant être consultés au besoin : **S**^{2}, **S**^{3}, **C**^{1}.

Ecoulement. (Voir *Blennorrhagie, Leucorrhée*).

Ecthyma. Affection de la peau.

Symptômes. Pustules larges, arrondies, ordinairement discrètes, à base dure et enflammée, auxquelles succède une croûte plus ou moins épaisse qui laisse après elle une empreinte rouge plus ou moins persistante, ou plus rarement une véritable cicatrice.

Traitement. Interne. **RC** × **S**^{5} première dilution. — Externe. Onctions et bains avec **S**^{5}.

Remèdes analogues en pareils cas et pouvant être consultés au besoin : **Ven**^{1}, **S**, **S**^{2}, **S**^{3}, **C**^{1}.

Eczéma. Affection de la peau, dartre squammeuse,

Symptômes. Eruption de vésicules, très nombreuses, agglomérées en un point nettement circonscrit, et remplies d'un liquide sero-purulent qui tantôt se résorbe et tantôt s'épanche au dehors pour former des squames en croûtes légères.

Traitement. (Voir *Ecthyma*).

Eléphantiasis. Maladie dans laquelle certaines parties du corps, particulièrement les membres inférieurs et les organes génitaux externes, présentent un gonflement considérable, lardacé, résultant primitivement d'une sorte d'inflammation chronique avec hypertrophie de la peau, du tissu cellulaire sous-cutané, et des vaisseaux des ganglions lymphatiques. Son point de départ paraît être dans une altération des vaisseaux lymphatiques du derme. Cette affection n'est ni héréditaire ni contagieuse.

Traitement. Interne. **C**^{1} $\times$ **S**^{5} première dilution à boire dans la journée : **S**^{5} $\times$ **C**^{7} cinq globules à sec aux repas. — Externe. Onctions avec **C**^{5} ; bains de **C**^{5} $\times$ **S**^{5}.

Remèdes analogues en pareils cas et pouvant être consultés au besoin : **S**, **Ven**^{1}, **S**^{2}, **S**^{6}, **C**^{2}, **C**^{3}.

Emphysème pulmonaire. Dilatation plus ou moins prononcée de la terminaison des canicules pulmonaires par l'air atmosphérique, se produisant à la suite de grands efforts ou de quintes de toux : aussi l'observe-t-on surtout comme une conséquence de la bronchite chronique.

Traitement. (Voir *Asthme* et *Bronchite*).

Embonpoint maladif. (Voir *Obésité*).

Encéphalite. Inflammation du cerveau.

Symptômes. Les malades accusent pendant un ou plusieurs jours de la céphalalgie, des vertiges, des bourdonnements d'oreille, des éblouissements ; ils éprouvent de la roideur, des crampes, des fourmillements dans quelques parties du corps, mais presque toujours d'un seul côté ; il y a quelquefois suspension momentanée de la parole par l'impossibilité où sont les malades de trouver les mots dont ils ont besoin. Ces symptômes ne tardent pas à augmenter d'intensité ; ils sont suivis de contractions ou de secousses convulsives dans les membres. La sensibilité est tantôt exaltée et tantôt diminuée ; mais elle ne tarde pas à disparaître et une paralysie complète succède aux convulsions dans les parties qui en étaient le siège. Les traits du visage sont fréquemment deviés ; les pupilles se dilatent ; l'intelligence est affaiblie, et le malade, plongé dans le coma le plus profond, reste étranger à tout ce qui se passe autour de lui. Il survient en même temps une espèce de délire qui semble plutôt de la somnolence ; la déglutition est difficile, les évacuations sont involontaires, ou bien l'urine est retenue dans la vessie. Le pouls est petit, fréquent, la respiration accélérée, et la mort arrive lentement ou par un accès convulsif.

Traitement. Interne. **N** × **A** deuxième dilution ; **F**^{1} un globule à sec toutes les heures. — Externe. Compresses **El**. **A**. et **A**^{3} sur le crâne.

Remèdes analogues en pareils cas et pouvant être consultés au besoin : **A**^{2}, **A**^{3}, **S**^{3}, **S**^{7}, **C**^{1}, **C**^{5}.

Moyens auxiliaires. Irrigations d'eau froide sur le crâne ; sinapismes aux membres inférieurs, ventouses sèches sur le dos et sur les membres, tenir le ventre libre par l'emploi de **Lax**.

Engelures. Gonflement inflammatoire circonscrit, occupant particulièrement les orteils ou le talon, occasionné par le froid.

Traitement. Externe. Onctions avec **S**^{5} × **C**^{5} ; compresses d'**El**. **V**.

Entérite. Inflammation des intestins ; phlegmasie de la membrane muqueuse intestinale.

Symptômes. L'entérite débute généralement par de légers troubles dans les fonctions digestives. Quelques vagues douleurs se font d'abord sentir dans l'abdomen ; mais le plus souvent elles se concentrent dans la région ombilicale, d'où elles s'irradient de toutes parts. Les évacuations alvines sont irrégulières et les matières rendues perdent bientôt leur consistance. L'appétit diminue graduellement et cesse tout à fait ; la langue est large et couverte d'un enduit blanchâtre peu épais ; la bouche est pâteuse, amère, la soif vive. Quelquefois le malaise débute brusquement par une diarrhée violente ; les selles plus ou moins liquides, formées de mucus et de déjections fétides, sont douloureuses, peu homogènes, jaunes ou verdâtres ; elles sont annoncées par un redoublement de coliques, qui se calment généralement après chaque évacuation. Lorsque celles-ci sont nombreuses il existe un sentiment de cuisson à la marge de l'anus ; le ventre, souvent rétracté, est tendu, sonore, météorisé, la pression est douloureuse en un ou plusieurs points.

Traitement. Interne. **RC** × **S**^{4} deuxième dilution. — Externe. Compresses **El. B**, onctions **C**^{5} sur le ventre ; lavements d'eau d'amidon.

Remèdes analogues en pareils cas et pouvant être consultés au besoin : **B**, **A**, **S**, **S**^{7}, **C**^{1}, **C**^{2}.

Régime. Dans l'entérite aiguë, le régime doit être sévère ; diète lactée ou potages, tisane de riz, d'eau de son, d'eau albumineuse ; bains quotidiens avec **C**^{5} — Dans l'entérite chronique : régime doux, moitié viande, moitié légumes herbacés ou féculents bien cuits ; séjour à la campagne.

Epilepsie. Maladie nerveuse, apyrétique, chronique, dont les accès sont caractérisés, tantôt par une perte subite de connaissance, des convulsions toniques, puis cloniques et le coma, tantôt par des vertiges de plus ou moins longue durée.

Symptômes. L'accès est ordinairement inauguré par un cri aigu. En même temps le malade tombe à terre sans connaissançe, le plus souvent en arrière, et cette chute est tellement subite que le sujet n'a presque jamais le temps de choisir un endroit convenable.

Pendant les attaques, lorsqu'elles sont graves, la tête se raidit dans une rotation forcée, la face est contournée, les lèvres sont contractées et saillantes, les muscles du cou tendus, les veines injectées, le pouls contracté, la respiration suspendue, le visage et les lèvres rouges, violacées ou noirâtres. Quelques secondes après, on remarque des mouvements convulsifs, légèrs d'abord, puis violents, à la face, au tronc et aux membres. La contracture est ordinairement plus marquée d'un côté que de l'autre. Le front se plisse, les traits se contractent, les sourcils se relèvent, s'abaissent et se rapprochent; les paupières, entr'ouvertes, laissent voir le blanc des yeux, fixes ou roulant en tous sens dans leur orbite. Par un mouvement étrange et très remarquable, tous les muscles de la face sont agités et exécutent les grimaces les plus horribles. Les mâchoires s'entrechoquent ou grincent tellement fort que les dents peuvent être brisées. Les membres se contournent en tous sens, mais surtout en dedans, et exécutent des mouvements désordonnés avec une violence extraordinaire. Le pouce est fortement fléchi dans la main. Le tronc, généralement soulevé par la contraction musculaire, retombe pour se relever encore. Il est tourné, courbé en différents sens, ce qui produit une gêne considérable dans la respiration, et l'air, en pénétrant dans le larynx, fait entendre un léger bruit. Enfin les convulsions sont quelquefois si violentes qu'on a vu plusieurs os se fracturer. Le pouls est petit, accéléré et irrégulier. Le corps tout entier, surtout dans la partie supérieure, est inondé de sueur.

Cet état si grave ne dure pas plus de trois ou

quatre minutes; rarement même il atteint cette durée. En général, après une ou deux minutes les muscles se détendent, la roideur cesse, les membres ne sont plus agités que par un léger tremblement qui disparait bientôt. La face pâlit, le pouls se ralentit et se relève, la respiration se rétablit, les malades prennent connaissance, retombent dans un profond sommeil, au sortir duquel ils ne conservent aucun souvenir de l'accès passé.

Traitement. Interne. **N** × **A**^{3} deuxième ou troisième dilution à boire dans la journée par petites cuillerées; dans la matinée prendre à sec quatre globules de **N** et dans l'après-midi quatre globules de **F**^{1}. — Externe. Applications d'**El. J** à la nuque, au grand sympathique et au plexus solaire; frictions d'**El. J** × **El. B** sur la colonne vertébrale; bains de **N**.

Remèdes analogues en pareils cas et pouvant être consultés au besoin : **A**^{2}, **S**^{3}, **S**^{7}, **C**^{1}, **C**^{5}, **Verm**^{1}.

Epistaxis. Ecoulement de sang par les narines.

Traitement. Interne. **A**^{2} en deuxième dilution. — Externe. Compresses d'**El. A** à la racine du nez, compresses d'**A**^{2} sur le front et à la nuque.

Eruptions. (Voir *Acné*, *Eczéma*, *Ecthyma*, *Impétigo*, *Lichen*).

Erysipèle. Maladie fébrile, aiguë, générale, spécifique et contagieuse, caractérisée localement par une inflammation de la peau ou des membranes muqueuses.

Traitement. Interne. **F**^{1} × **S**^{5} deuxième dilution à boire dans la journée par petites cuillerées; **A**^{1} six globules à sec dans la matinée, **S**^{5} six globules à sec dans l'après-midi. — Externe. Compresses d'**El. R**; onctions avec **C**^{5}, recouvrir ensuite avec de la ouate.

Remèdes analogues en pareils cas et pouvant être consultés au besoin : **S**, **S**^{2}, **S**^{6}, **C**^{1}.

Evanouissement. Défaillance, perte de connaissance, avec cessation du mouvement et du sentiment.

Traitement. Interne. **S**[1] dix globules à sec. — Externe. Onctions d'**El. A** sur la région précordiale et applications d'**El. R.** au grand sympathique.

Exostose. Tumeur osseuse qui se développe à la surface d'un os, avec la substance duquel elle se confond.

Traitement. Interne. **RC** × **C**[4]. — Externe. Onctions, Compresses et bains de **C**[4].

Extinction de voix. (Voir *Aphonie*).

Faiblesse. Manque de force, diminution générale ou locale absolue ou relative des propriétés vitales.

Traitement. Interne. **RC**×**N**. — Externe. Applications d'**El. R.** au grand sympathique et au plexus solaire.

Remèdes analogues en pareils cas et pouvant être consultés au besoin : **S**[1], **S**[2], **S**[3], **S**[6], **S**[7].

Favus. (Voir *Teigne*).

Fièvres. Etat morbide caractérisé par l'accélération du pouls, par une élévation durable et pathologique de la température, et accessoirement par plusieurs autres symptômes moins constants et moins importants. Cet état apparaît sous l'influence de causes nerveuses, inflammatoires ou infectieuses. La fièvre est tantôt symptomatique et tantôt essentielle. Dans le premier cas elle disparaît en même temps que l'affection dont elle est le symptôme; dans le second cas elle existe comme l'expression d'une altération particulière des tissus ou des humeurs, altération qu'on n'a pu encore constater dans l'état actuel de la science.

Symptômes. Outre la fréquence du pouls et l'augmentation de la chaleur animale qui sont les deux symptômes les plus importants de la fièvre, il existe encore d'autres troubles du côté du système nerveux, de l'appareil digestif et des organes de secrétion. Les troubles du système nerveux se traduisent par de la céphalalgie, des douleurs contuses dans les membres, un malaise général ou du délire. Les troubles des voies digestives sont une soif plus ou moins avide, une anorexie presque toujours complète, la sécheresse de la langue ordinairement recouverte d'un enduit blanchâtre, la constipation ou la diarrhée. Les urines sont, en général, assez rares et plus ou moins modifiées dans leur composition.

Traitement. Pour toutes les fièvres, quelle que soit leur forme. — Interne. **F**[1] première ou deuxième dilution. — Externe. Onctions de **F**[2] aux hypocondres.

Dans les fièvres inflammatoires il est utile d'alterner **A** avec **F**[1]; dans la forme nerveuse **F**[1] × **N**; dans la forme infectieuse **F**[1] × **S**.

Fistules. Conduits morbides accidentés, étroits et allongés, entretenus par une altération locale ou générale, et donnant passage soit à du pus, soit à un liquide, de sécrétion ou d'excrétion, dévié de ses voies naturelles,

Traitement. Interne. **S**[5] × **C**[1].—Externe. Onctions **S**[5], applications d'**El. R.**, bains de **S**[5] × **C**[5].

Remèdes analogues en pareils cas et pouvant être consultés au besoin : **S**, **S**[2], **S**[7], **C**[2], **C**[4],

Fleurs blanches. (Voir *Leucorrhée*).

Fluxion de poitrine. (Voir *Bronchite*).

Fluxion à la joue. (Voir *Congestion*).

Folie. Dénomination collective de différentes affections cérébrales ayant un caractère commun, celui de produire un dérangement mental ou délire qui existe à titre d'élément morbide indépendant, prédominant, et non à titre de complication accidentelle d'une maladie préexistante.

Traitement. Interne. **RC** × **A**^{3} en deuxième ou troisième dilution. — Externe. Applications d'**El. J.** × **El. A.** sur le crâne, à l'occiput, au grand sympathique.

Remèdes analogues en pareils cas et pouvant être consultés au besoin : **S**^{1}, **S**^{3}, **C**^{1}, **C**^{5}, **El. R.**, **El. B.**

Fractures des os. L'intervention chirurgicale est de toute nécessité, on hâtera ensuite la guérison par le

Traitement. Interne. **C**^{4} × **S**^{1} en première dilution. — Externe. Compresses de **S**^{5} × **C**^{4} et **El. R.**

Furoncle. Tumeur inflammatoire de la peau, peu étendue, douloureuse, conique, à base large, à sommet accuminé, souvent remarquable par la présence d'un poil.

Traitement. (Voir *Abcès*).

Galactorrhée. Perte excessive de lait chez une femme qui allaite ou perte de lait chez une femme qui n'allaite pas.

Symptômes. La sécrétion laiteuse étant plus abondante qu'à l'état normal il s'ensuit un écoulement spontané ou produit par la succion de l'enfant, le flux a lieu ordinairement quelques heures après les repas ; le lait mouille et pénètre le linge dont la malade se couvre les seins. L'appétit de la femme se trouve d'abord augmenté ; mais l'écoulement continue à se produire, il en résulte un défaut de nutrition général qui se traduit par l'amaigrissement, la perte des forces et la paleur du visage. Les malades sont oppressées, essouflées, tourmentées par des palpitations.

Traitement. Interne. **RC** × **C**^{1}. — Externe, onctions sur les seins avec **C**^{5}, on pourra en outre donner de la tisane de chiendent ou de la décoction de canne de Provence, 8 grammes par litre.

Gale. Maladie de la peau, contagieuse qui se manifeste le plus souvent aux mains, aux pieds, aux parties génitales, aux fesses, aux aisselles et à l'abdomen ; elle se reconnaît à des démangeaisons générales et à des éruptions de pustules d'ecthyma ou d'impétigo. Cette maladie est due à la présence d'un arachnoide microscopique désigné sous le nom d'acare ou sarcopte.

Symptomes. La gale débute toujours par un prurit très incommode sur les parties attaquées par l'acare. La chaleur et l'usage des alcooliques augmentent la démangeaison. Bientôt apparaissent des petites vésicules tantôt rouges, tantôt couleur de la peau. Elles se montrent surtout (quatre fois sur cinq) dans l'intervalle des doigts et aux poignets, parce que ces parties sont les plus exposées à la contagion. Autour des vésicules la peau est saine ; mais, si on les examine soigneusement on voit une petite traînée blanche, grise, rouge ou noirâtre qui vient aboutir à chaque pustule. C'est le sillon de sarcopte. Les vésicules sont toujours le siège d'un prurit plus ou moins intense ; les malades se grattent, s'écorchent, et les petites tumeurs laissent échapper le peu de liquide qu'elles contiennent. Celui-ci se concrète et forme au-dessus de la peau des croûtes quelquefois considérables.

Il est assez fréquent de voir les vésicules de la gale se compliquer d'eczéma, d'érythême, d'ecthyma ou de lichen.

Traitement. Interne. S^5 première dilution à boire dans la journée et dix globules à sec aux repas. — Externe. Friction générale avec le savon noir pour nettoyer la peau ; ensuite bain tiède pendant une heure pour bien ouvrir les sillons contenant le parasite, et à la sortie du bain, frictionner tout le corps excepté la tête avec la pommade suivante que le malade doit conserver pendant quelques heures afin d'achever la destruction des acares.

Soufre....................	50	grammes
Sous-carbonnate de potasse	25	—
Axonge....................	300	—

Ganglite. Inflammation des ganglions lymphatiques. Voir : *Adénite.*

Gangrène. Extinction de toute action organique dans une partie molle avec réaction de la puissance vitale dans les parties contiguës ; c'est une mort locale.

Traitement, Interne. **C**^{5} × **S**^{5}. — Externe. Compresses d'**El**. **V**. et de **C**^{5}.

Remèdes analogues en pareils cas et pouvant être consultés au besoin : **A**^{1}, **A**^{2}, **C**^{4}, **C**^{7}.

Gastralgie. Névrose douloureuse de l'estomac.

Symptomes. La gastralgie s'annonce par un malaise pénible et indéfinissable à la région de l'estomac, accompagné de nausées, de découragement, d'anxiété et quelquefois de sensations bizarres. Ainsi les malades éprouvent tantôt une chaleur très vive, tantôt un froid glacial à l'estomac, qui leur paraît tantôt fortement distendu, tantôt contracté.

Traitement. Interne. **N** × **B** deuxième dilution. — Externe. Applications d'**El**. **B**. × **El**. **J**. au creux de l'estomac.

Remèdes analogues en pareils cas et pouvant être consultés au besoin : **A**^{1}, **S**^{1}, **S**^{3}, **F**^{1}.

Gastrite. Inflammation de la membrane interne de l'estomac.

GASTRITE AIGUË.

Symptômes. Le premier symptôme de la gastrite est une douleur obtuse quelquefois vive et lancinante, ayant son siège fixe à la région épigastrique. Elle augmente par la pression et par l'ingestion des aliments ou des boissons. Les malades perdent l'appétit et ils sont tourmentés par une soif ardente. Ils ont la langue sèche, couverte d'un enduit blanc ou jaunâtre. Les nausées, les vomissements ne font jamais défaut : Ceux-ci sont tantôt spontanés, tantôt provoqués par l'ingestion des aliments ou des boissons douces. Ils sont composés de substances alimentaires mélangées à des matières aqueuses bilieuses et jaunâtres. Il y a de la céphalalgie, de la dyspnée, de l'insomnie. Le pouls est accéléré et la chaleur du corps plus grande. On remarque en même temps une toux légère sèche et anxieuse.

Traitement. Interne. **A**[1] × **B** deuxième dilution à boire dans la journée par petites cuillerées ; **F**[1] six globules à sec dans la matinée. — Externe. Applications d'**El. J.** et onctions de **C**[5] sur la région épigastrique.

Régime. Diète végétale ou lactée, boissons gommeuses, mucilagineuses ou féculentes.

Remèdes analogues en pareils cas et pouvant être consultés au besoin : **N**, **S**, **S**[2], **S**[5], **S**[4].

GASTRITE CHRONIQUE.

Symptômes. L'invasion de la maladie est presque toujours marquée par un peu de malaise, des renvois acides, des regurgitations aqueuses, aigres ; les digestions sont pénibles ; les malades éprouvent de la céphalalgie et du dégoût. La digestion devient de plus en plus difficile, quelques douleurs se font sentir à l'épigastre, tantôt limitées à cette région, tantôt s'irradiant dans les parties voisines et jusque dans le dos. Elles sont augmentées par l'ingestion des aliments et des boissons stimulantes. L'appétit, s'il n'est pas entièrement éteint, est au moins considérablement diminué ; jamais il n'est exagéré comme dans les gastralgies. La soif est à peu près nulle ou peu vive excepté pendant la digestion. Une constipation opiniâtre est quelquefois remplacée par la diarrhée. Les malades ne tardent pas à éprouver les funestes effets de la mauvaise nutrition. Ils pâlissent, ils maigrissent, et quelques-uns finissent par succomber aux progrès de la fièvre hectique.

Traitement. Le même que pour la gastrite aiguë.

Régime. Lait froid additionné d'eau de chaux,

quinze grammes par tasse, fruits cuits, bouillons et gelées de viande, viande pulpée; eau de St-Alban, de St-Galmier ou de Condillac.

Gastro-Entérite. Inflammation simultanée de la muqueuse de l'estomac et de celle des intestins.

Traitement. Interne. **S^{4}** $\times$ **R C** deuxième dilution. — Externe. Onctions **C^{5}** et application d'**El. B** sur la région épigastrique.

Remèdes analogues en pareils cas et pouvant être consultés au besoin : **S^{1}**, **B**, **F^{1}**

Gastro-Hépatite. Inflammation de l'estomac et du foie.

Traitement. Interne. **B** $\times$ **A** deuxième dilution à boire dans la journée; **F^{1}** six globules à sec. — Externe. Onctions de **F^{2}** aux hypocondres,

Gastrorrhagie. Epanchement sanguin qui s'opère à la surface de la membrane interne de l'estomac.

Symptomes. Cette affection est tantôt spontanée et imprévue, tantôt précédée de prodomes. Ceux-ci consistent ordinairement en un malaise général et en un sentiment de pesanteur et de douleur à l'épigastre. Les malades éprouvent de la cardialgie, des tiraillements lombaires, de l'étouffement, un refroidissement du corps, de la pâleur au visage. Tous ces signes annoncent que l'hémorrhagie s'effectue ; bientôt après, arrivent des nausées suivies de vomissements sanguins.

Traitement. Interne. **A^{2}** $\times$ **C^{1}** deuxième ou troisième dilution à boire par petites cuillerées dans la journée. — Externe. Compresses d'**El. A** et onctions **A^{2}** sur l'estomac.

Remèdes analogues en pareils cas et pouvant être consultés au besoin : **A**, **S**, **C^{5}**.

Gengivite. Inflammation des gencives.

Traitement. Interne. **A** $\times$ **S**. — Externe. Gargarismes avec **El. A.** et **C^{5}**.

Gerçures. Tous les points de la peau peuvent être affectés de gerçures ; les principaux sont les mains, les lèvres et les mamelons.

Traitement. Externe. Onctions avec **S**^{5}, compresses **El. V.**

Glandes. (Voir *Adénite*).

Glaucome. Affection des yeux, opacité de l'humeur vitrée qui prend une teinte verdâtre.

Symptômes. Dilatation et immobilité de la pupille, perte ou altération considérable de la vue, excès de distension des tuniques de l'organe et pression très douloureuse intraoculaire.

Traitement. Interne. **C**^{2} × **N** première dilution. — Externe. Compresses de **C**^{5}; applications d'**El. A.** × **El. J.** aux tempes et aux sus et sous orbitaux. En cas nécessaire il faut recourir à la paracentèse de la cornée surtout dans le cas de glaucome inflammé.

Glossite. Inflammation de la langue.

Traitement. Interne. **A** × **C** en deuxième dilution ; **Lax** deux fois par semaine. — Externe. Gargarismes avec **El. A.** et **C**^{5}.

Goître. Inflammation de la région antérieure du cou dont la glande tyroïde est le point de départ. Le goître affecte surtout les sujets lymphatiques ou scrofuleux et les femmes particulièrement.

Traitement. Interne. **S** × **C** en deuxième dilution. — Externe. Onctions **S**^{5} × **C**^{5} sur le goître.

Remèdes analogues en pareils cas et pouvant être consultés au besoin : **S**^{2}, **S**^{7}, **C**^{2}.

Gonorrhée. (Voir *Blenorrhagie*).

Gorge. (Voir *Amygdalite, Angine, Laryngite*).

Goutte. Cette affection est la conséquence d'une perturbation de la nutrition, une affection primitive générale et diathésique qui existe depuis longtemps lorsque les manifestations ont lieu. La goutte a le même siège que le rhumatisme (cartilages et tissus fibreux, articulaires et périarticulaires), mais elle en diffère par l'existence d'un excès d'urate de soude dans le sang, et par le dépôt de ce sel dans les tissus cartilagineux et fibreux des jointures, et cet excès lui-même paraît être le résultat d'une production trop rapide ou d'une destruction trop lente des acides organiques.

Symptômes. L'individu qui va être affecté éprouve ordinairement un malaise général, des troubles variés dans les digestions, tels que nausées, rapports, vomissements acides, selles bilieuses, douleurs vagues dans diverses parties du corps, et des engourdissements partiels; on observe aussi la sécheresse plus grande de la peau. L'attaque de goutte est alors soudaine. C'est ordinairement au milieu de la nuit, souvent après quelques heures de sommeil tranquille que l'on se trouve pris d'une douleur plus ou moins vive, que d'abord simule celle d'une crampe, et revêt ensuite en s'exaspérant des formes différentes presque en chaque individu. Suivant quelques-uns c'est une sorte de tenaillement; suivant d'autres c'est une sensation analogue à celle que produirait l'action d'une vrille, d'un clou enfoncé dans nos tissus; ceux-là se plaignent d'une torsion, d'un déchirement, d'une morsure dans la partie la plus profonde de l'articulation. Enfin cette douleur est si vive que le seul poids des vêtements, de la couverture exerce sur la partie qui en est le siège une pression insupportable. Le début de l'accès est quelquefois accompagné d'un frisson général; d'autres fois le frisson est borné au membre affecté. Le siège le plus fréquent de la première attaque de la goutte aiguë est l'articulation du gros orteil avec l'os du métatarse correspondant. La goutte chronique présente des symptômes inflammatoires peu développés; les douleurs sont aussi plus légères que dans la goutte aiguë ; les symptômes généraux sont peu marqués ; il n'y a point de fièvre.

Traitement. Interne. **R C** × **A** première dilution ; **F**[1] × **C**[3] à sec dans la journée, de quatre à six globules de chaque. — Externe. Onctions **C**[5] ; applications d'**El. V.** sur les parties atteintes.

Régime. Manger et boire avec sobriété ; peu de viandes noires, salées ou épicées par l'assaisonnement ; pas de gibier, diète lactée, si les individus peuvent le supporter. Gilets, chemises et caleçon de flanelle ; se coucher de bonne heure et se lever matin ; beaucoup d'exercice à pied et à cheval ; faire de la gymnastique, de l'escrime et tous les actes du corps qui exercent les muscles.

Goutte sereine. (Voir *Amaurose*).

Gravelle. Affection caractérisée par la formation de petits corps granuleux, de volume d'une tête d'épingle, parfois beaucoup plus petits et de consistance variable, formés de matières organiques ou minérales et développés dans la partie sécrétante ou excrétante des glandes. Tantôt ils y séjournent indéfiniment sans produire d'accident ; tantôt ils déterminent des symptômes inflammatoires et douloureux, surtout au moment où ils tendent à être expulsés.

Traitement. (Voir *Calculs*).

Grippe. Maladie épidémique caractérisée par de la fièvre subite et intense, toux, dyspnée continuelle, éternuement, du larmoiement et une expectoration semblable à celle de la bronchite aiguë.

Traitement. Interne. **F**[1] × **P**[1] deuxième dilution ; **A** cinq globules à sec dans la matinée ; **P**[1] cinq globules à sec dans l'après-midi. — Externe. Applications d'**El. A.** × **El. J.** au grand sympathique ; onctions **S**[5] sur la poitrine ; diète et repos au lit ou dans la chambre.

Remèdes analogues en pareils cas et pouvant être consultés au besoin : **P²**, **P⁴**. **S**.

Haleine fétide. Chez quelques personnes l'haleine est d'odeur forte, fade ou désagréable, par suite de l'altération qu'offrent les substances organiques entraînées par la vapeur d'eau pulmonaire.

Traitement. Interne. **RC** × **S**. — Externe. Gargarismes tous les matins avec **C⁵**.

Haut Mal. (Voir : *Epilepsie*).

Hématémèse. Vomissement de sang, exhalé à la surface de la membrane muqueuse de l'estomac. Cette affection reconnait pour causes ordinaires des coups ou des chutes sur l'épigastre, l'empoisonnement, la suppression brusque du flux menstruel ou hémorroïde, l'ulcère et le cancer de l'estomac.

Traitement. (Voir : *Gastrorrhagie*).

Hanche. (Voir : *Coxalgie*).

Hématocèle. Epanchement sanguin dans l'intérieur de la tunique albuginée et dans les tissus propres du testicule, consécutif à une violente contusion, et accompagné d'une hématocèle pariétale qui masque quelquefois la tumeur testiculaire laquelle est bosselée et plus ou moins douloureuse.

Traitement. Interne. **A²** × **C²** première dilution. — Externe. Onctions de **C⁵**, bains d'**A²**.

Hématurie. Sortie par l'urètre, d'une certaine quantité de sang pur ou mêlé avec l'urine.

Traitement. Interne. **A** × **S⁶** deuxième dilution. — Externe. Onctions **C⁵** sur le pubis, bains de siège avec **A²**, applications d'**El.A**. au pubis et au périnée.

Héméralopie. Maladie caractérisée par la dilatation de la pupille avec diminution brusque ou même abolition complète de la vision, pendant le temps où le soleil est au-dessus de l'horizon.

Traitement Interne. **A** × **S** première dilution. — Externe. Applications d'**El. A.** aux tempes, aux sus et sous orbitaux ; compresses sur les yeux avec S^5.

Hémicrânie. Douleur qui n'affecte que la moitié de la tête. (Migraine).

Traitement. Interne. **N** × **A** deuxième dilution à boire dans la journée ; F^1 six globules à sec aux repas. — Externe. Applications d'**El. J.** × **El. R.** sur le front, aux tempes et à l'occiput.

Hémiplégie. Paralysie qui affecte une moitié du corps et qui occupe le côté opposé à celui où siège, dans le cerveau, la lésion qui la détermine.

Traitement. (Voir : *Apoplexie*).

Hémoptysie. Expectoration d'une quantité plus ou moins grande d'un sang vermeil et écumeux, symptomatique d'une lésion pulmonaire.

Traitement. Interne. A^2 × P^1 deuxième ou troisième dilution. — Externe. Onctions et compresses d'A^2 et **El. A.** sur la région précordiale.

Hémorragie. (Voir Epistaxis, Gastrorragie, Hémoptysie, Métrorrhagie, Hématurie).

Hémorroïdes. Tumeurs formées par les veines du rectum dilatées, et susceptibles de fournir un écoulement de sang par l'anus.

Traitement. Interne. S^5 × A^2 — Externe. Bains de siège avec A^2 × C^5 ; appliquer tous les soirs un suppositoire au S^5.

Hépatite. Inflammation du foie, elle peut être aigue ou chronique.

HÉPATITE AIGUË.

Symptômes. Cette maladie débute tantôt d'une manière brusque, tantôt par des prodomes précurseurs, et fréquemment par la dysenterie dans les pays chauds. Les malades éprouvent du côté de l'hypocondre droit une douleur plus ou moins vive, quelquefois lancinante, tantôt fixe, tantôt s'irradiant le long du rachis jusqu'à l'épaule droite et au cou. En même temps il y a céphalalgie, inappétence, soif très vive, fièvre. La douleur augmente par la pression et la percussion démontre une augmentation de volume du foie, qui déborde le plus souvent de trois à six centimètres le rebord des fausses côtes. La langue est tantôt couverte d'un enduit blanchâtre, tantôt rouge et sèche ; il survient du hoquet, des nausées, et même des vomissements bilieux. Les traits du visage sont altérés et on observe sur la sclérotique une teinte jaune ictérique qui s'étend quelquefois sur tout le corps.

HÉPATITE CHRONIQUE.

Symptômes. Douleur obtuse et gravative dans l'hypocondre droit. La percussion et la palpation font presque toujours constater une augmentation plus ou moins considérable dans le volume du foie. Les digestions sont constamment troublées et s'accompagnent de douleur et d'éruptions ; il y a tantôt constipation et tantôt diarrhée. Les matières fécales sont généralement grisâtres et peuvent en même temps contenir du sang. La peau est blanche, grisâtre ou d'un jaune ictérique. Les malades sont languissants : leur nutrition se fait mal, ils maigrissent ; puis leur ventre se développe à cause d'un épanchement séreux qui se forme dans le péritoine,

Traitement. Interne. **B** × **A** deuxième dilution à boire dans la journée par petites cuillerées ; **F**[1] cinq globules à sec aux repas ; **Lax** de six à huit granules à prendre une fois par semaine. — Externe. Onctions de **F**[2] aux hypocondres ; bains de **B** × **F**[2].

Régime. Lacté, les végétaux, le poisson, les féculents, les fruits constituent le meilleur régime à observer dans l'hépatite.

Remèdes analogues en pareils cas et pouvant être consultés au besoin : **C**[1], **C**[2].

Hernie. Tumeur formée par le déplacement d'un viscère, ou d'une portion de viscère, qui échappée de sa cavité naturelle par une ouverture quelconque, fait saillie au dehors.

Traitement. Interne. **RC.** cinq globules à sec le matin au réveil ; **S**[5] × **C.** deuxième dilution dans la journée. — Externe. Onctions **S**[5] et **C**[5] ; appliquer un bandage même pendant ce traitement.

Herpes. (Voir *Dartres*).

Hydarthose. Hydropisie des articulations.

Traitement. Interne. **C**[3] × **A**[3]. Première dilution. — Externe. Onctions **C**[5] et applications d'**El. V.** sur les articulations,

Remèdes analogues en pareils cas et pouvant être consultés au besoin : **A**, **A**[2], **S**[6].

Hydrocèle. Tumeur formée par un amas de sérosité dans le tissus lamineux du scrotum et dans la tunique vaginale du testicule.

Traitement. Interne. **C**[7]. × **S**[7]. deuxième dilution. – Externe, Onctions de **C**[5]. ; compresses **S**[5].

Remèdes analogues en pareils cas et pouvant être consultés au besoin : **A**, **A**[2], **Ven**[1], **S**[2], **S**[7].

Hydrocephalie. Hydropisie de la tête ou plus exactement de l'encephale.

Traitement. Interne. Tous les matins **N** à sec à la dose de cinq globules ; **C**[2] × **A** deuxième dilution. — Externe. Applications d'**El. A.** × **El. J.** sur le crâne.

Remèdes analogues en pareils cas et pouvant être consultés au besoin : **A**[2], **C**[1].

Hydropéricardite. Hydropisie du péricarde déterminée par une dyscrasie sanguine, ou par une gêne de la circulation veineuse qui favorise la transudation du liquide.

Traitement. Interne. **A**[2] × **C**[2] deuxième ou troisième dilution. — Externe. Onctions d'**A**[2] sur la région précordiale.

Hydropisie. (Voir *Ascite*).

Hypocondrie. Trouble intellectuel caractérisé soit par des inquiétudes perpétuelles dans ce qui concerne la santé, par la tendance à exagérer les souffrances réelles où à s'en créer d'imaginaires.

Traitement. Interne. **N** × **F**[1] deuxième dilution. — Externe. Onctions **F**[2] aux hypocondres : applications d'**El. A** × **El. J.** au grand sympathique et au plexus solaire.

Remèdes analogues en pareils cas et pouvant être consultés au besoin : **A**, **S**, **C**[1].

Hystérie. Maladie qu'on a supposé avoir son siège dans l'utérus.

Symptômes. L'hystérie se manifeste par accès, dont le principal caractère consiste dans le sentiment d'une boule (globe hystérique) qui semble partir de la matrice, remonter vers l'estomac avec une chaleur plus ou moins vive, ou un froid glacial, et se porter ensuite à la poitrine et au cou où elle produit une espèce d'étouffement et de strangulation. Si l'accés est fort, ces phénomènes sont suivis de perte de connaissance et de mouvements convulsifs, souvent très violents ; enfin la circulation, la respiration, et les autres fonctions organiques peuvent être suspendues.

Traitement. Interne. **RC** cinq globules à sec le main au réveil ; **N** × **C**[6] deuxième dilution. — Externe. Onctions **F**[2]. aux hypocondres ; applications d'**El. J** × **El. B**, à l'occiput, au grand sympathique et au plexus solaire ; bains de **N.**

Remèdes analogues en pareils cas et pouvant être consultés au besoin : **A**, **A**[3], **S**, **C**[1], **F**[1], **El. A**.

Ichtyose. Maladie de la peau.

Symptômes. Formation de masses d'épiderme, en forme de plaques ou d'écailles, plus ou moins épaisses et de coloration plus ou moins foncée.

Traitement . Interne . **S**[5] × **C**[1] . — Externe . Onctions et bains de **S**[5] et **C**[5].

Ictère. Coloration spéciale de divers tissus et humeurs de l'économie ; dans l'ictère, c'est la bile qui colore les tissus, soit que l'abondance de la sécrétion est augmentée, soit que le foie lésé ne puisse suffire à la transformation en pigment biliaire des éléments du sang.

Traitement. Interne. **B** × **F**^{1} deuxième dilution. — Externe. Onctions **F**^{2} aux hypocondres ; bains de **B**.

Impétigo. Maladie de la peau.

Symptômes. Eruption cutanée caractérisée par des pustules dont l'humeur, en se desséchant, forme des croûtes épaisses.

Traitement. Interne. **S**^{5} deuxième dilution à boire dans la journée ; **RC** cinq globules à sec aux repas. — Externe. Onctions **S**^{5}: bains **S**^{5} × **C**^{5}.

Impuissance. Inaptitude à opérer une copulation fécondante ou non, par suite d'un défaut quelconque qui s'oppose à la consommation régulière de l'acte. S'il n'y a pas d'anomalie dans les organes, l'impuissance peut être traitée comme suit :

Traitement. Interne. **RC** cinq globules à sec le matin au réveil ; **N** × **A** première dilution. — Externe. Applications d'**El. A.** au grand sympathique ; frictions sur la colonne vertébrale avec **El. R.**

Remèdes analogues en pareils cas et pouvant être consultés au besoin : **S**^{1}, **A**^{3}, **S**^{2}.

Incontinence d'Urine. Ecoulement ou émission involontaire des urines.

Traitement. Interne. **RC** × **S**^{6} première dilution. — Externe. Applications **El. R.** sur le pubis ; bains de **N** × **S**^{5}.

Indigestion. Trouble passager et subit des fonctions digestives.

Traitement. Interne. **S**^{1} dix globules à sec. — Externe. Applications d'**El. R.** au creux de l'estomac.

Remèdes analogues en pareils cas et pouvant être consultés au besoin : **B**, **S**^{3}, **El. B.**

Insolation. Effet produit sur une partie quelconque d'un être vivant par l'action du soleil ; lorsque l'effet du coup de soleil frappe sur la tète, il en résulte une affection cérébrale plus ou moins intense, ayant de l'analogie avec la congestion des centres nerveux.

Traitement. Interne. **A** × **S**² deuxième dilution à boire souvent dans la journée par petites cuillerées ; **N** six globules à sec dans la matinée ; **F**¹ six globules à sec dans l'après-midi. — Externe. Compresses froides d'**A**² sur le crâne et sur le front ; applications d'**El. A.** à la nuque et aux tempes.

Insomnie. Privation du Sommeil.

Traitement. Interne. **N** × **F**¹ — Externe. Applications d'**El. B.** sur le crâne ; onctions **F**² aux hypocondres.

Intestins. (Voir : *Entérite*).

Intertrigo. Inflammation érésipélateuse causée par le frottement des parties.

Traitement. Externe. Onctions de **S**⁵ ; lotions **S**⁵ ; saupoudrer les parties atteintes avec de l'amidon en poudre.

Iritis. Affection de la vue, inflammation de l'iris.

Symptômes. Cette affection s'annonce au début par un léger trouble de la vision, par de la céphalalgie, une sensation de chaleur et d'embarras dans l'œil. Il y a larmoiement et la lumière est difficilement supportée. La conjonctive et la sclérotique sont sillonnées de petits vaisseaux injectés qui se dirigent vers le bord de la cornée. La pupille est contractée, irrégulière, immobile.

Traitement. Interne. **RC** × **A** première dilution ; **N** six globules à sec aux repas. — Externe. Compresses **C**⁵ sur les yeux ; applications d'**El. A** × **El. B.** aux tempes, aux sus et sous orbitaux.

Remèdes analogues en pareils cas et pouvant être consultés au besoin : **A**^{3}, **Ven**^{1}, **S**^{2}.

Ischurie. Rétention d'urine ; impossibilité d'uriner.

Traitement. Interne. **N** × **S**^{6}. — Externe. Bains de **S**^{6} ; onctions de **S**^{5}. sur la région hypogastrique ; applications d'**El. J.** × **El. B.** au pubis et au périnée.

Ivresse. Ensemble de phénomènes passagers que détermine l'abus de boissons alcooliques.

Traitement. Interne. **S** dix à vingt globules à sec en une seule fois. — Externe. Applications **El. A.** × **El. J.** aux tempes et sur le front.

Jaunisse. (Voir *Ictère*).

Joues (Enflure des).

Traitement. Interne. **RC** × **A**. — Externe. Onctions **A**^{2}. × **S**^{5} sur les joues.

Lait. Suppression du lait chez la nourrice.

Traitement. Interne. **RC** × **S**^{2} première dilution. — Externe. Onctions **S**^{5} et applications d'**El. R.** × **El. B.** sur les seins.

Langue. (Voir *Glossite*).

Laryngite. Inflammation du larynx.

Symptômes. Douleur plus ou moins vive dans la région du larynx, douleur cuisante entretenue par le contact de l'air et qui s'exaspère par la moindre pression. La parole est pénible. La voix qui est d'abord sifflante, s'éteint peu à peu et finit par être complètement voilée, la respiration est extrêmement gênée ; la toux est douloureuse et accompagnée d'une expectoration peu abondante qui peut manquer complètement.

Le malade accuse de la migraine et de la fièvre.

Traitement. Interne. **RC** cinq globules à sec le matin ; **P**^{1} × **A** deuxième dilution dans la journée. — Externe. Onctions **S**^{5} × **C**^{5} sur la gorge.

Remèdes analogues en pareils cas et pouvant être consultés au besoin : **P**, **P**^{3}, **P**^{4}, **C**^{1}.

Lèpre. Maladie générale, endémique dans certains pays, caractérisée par l'apparition sur la peau et sur certaines muqueuses, de taches, de nodosités, de vésicules à évolution ulcéreuse avec anesthésie de ces points, et troubles de la nutrition.

Traitement. Interne. $S^{5} \times C^{1}$ première dilution. — Externe. Onctions, bains et compresses avec $S^{5} \times C^{5}$.

Remèdes analogues en pareils cas et pouvant être consultés au besoin : **A**, **S**, **S**^{2}, **S**^{6}, **S**^{7}.

Léthargie. (Voir *Coma*).

Leucorrhée. Affection caractérisée par un écoulement mucoso-purulent de la vulve, résultant d'une débilité générale de l'organisme et affectant particulièrement les femmes à tempérament lymphatique ou scrofuleuses.

Traitement. Interne. $S \times C^{1}$ première dilution. — Externe. Bains et injections avec **C**^{5} et **El. V**.

Régime. (Voir *Anémie*).

Remèdes analogues en pareils cas et pouvant être consultés au besoin : **S**^{5}, **C**^{2}, **C**^{6}.

Lichen. Affection de la peau à forme papuleuse.

Symptômes. Elévations pleines, solides, le plus ordinairement très petites, quelquefois légèrement rouges, mais le plus souvent de la couleur de la peau, presque toujours agglomérées et accompagnées de prurit.

Traitement. Interne. **S**^{5} première dilution. — Externe. Bains et onctions avec **S**^{5}.

Lumbago. Douleur dans la région lombaire, sans gonflement, sans rougeur, et ordinairement sans chaleur locale survenant presque toujours subitement, se manifestant à la moindre contraction des muscles, des lombes, forçant les malades à se tenir courbés en avant et déterminant rarement de la fièvre.

Traitement. Interne. **BC** cinq globules à sec le matin au réveil ; **A**^{3} × **S** première dilution. — Externe. Onctions **C**^{5} ; badigeonnages avec **El. R.** × **El. J.**

Remèdes analogues en pareils cas et pouvant être consultés au besoin : **N**, **A**, **F**^{1}, **C**^{1}.

Loupe. Tumeur fréquente, surtout au cuir chevelu, placée sous la peau, globuleuse, indolente, circonscrite, mobile et contenant tantôt une matière blanche, jaunâtre, tantôt une substance plus ou moins jaune, onctueuse, ayant la consistance du miel.

Traitement. Interne. **S**^{5} × **C**^{1}. — Externe. Onctions de **C**^{5}. Lorsque les loupes ont acquis un volume assez considérable, l'ablation par les caustiques ou par le bistouri est indispensable.

Lymphangite. Inflammation des vaisseaux lymphatiques.

Symptômes. Les symptômes de la lymphangite consistent dans de la douleur et de la pesanteur ; il y a bientôt de la tuméfaction. Lorsque les vaisseaux superficiels s'enflamment il y a érythème.

Traitement. Interne. **S** × **C**^{1}. — Externe. Onctions de **S**^{5} ; application d'**El. R** ; bains de **S**^{5} × **C**^{5}.

Mâchoire. (Voir *Tic douloureux*).

Mal caduc. (Voir *Epilepsie*).

Mal de mer. Ensemble de symptômes pénibles dont sont ordinairement tourmentés ceux qui vont sur mer pour la première fois, ou au commencement du voyage ; ce mal est attribué à plusieurs causes, notamment à un trouble de la circulation générale, et de celles du cerveau particulièrement ; trouble qui survient lorsque l'homme est placé dans un milieu tel, que les conditions d'équilibre du corps deviennent instables.

Traitement. Interne. **N** × **S**[1] cinq globules à sec deux ou trois fois par jour. — Externe. Applications d'**El. R.** au creux de l'estomac. Prendre une position horizontale.

Marasme. Dessèchement général, maigreur extrême de tout le corps, suite ordinaire des maladies chroniques.

Traitement. (Voir *Cancer*, *Entérite*, *Phtisie*).

Matrice. (Voir *Age critique*, *Amenorrhée*, *Cancer*. *Chute de matrice*, *Dysmenorrhée*, *Métrorragie*).

Méningite. Inflammation aiguë des méninges du cerveau.

Symptômes, Au début, la méningite se manifeste par une céphalalgie très variable par la forme, par l'étendue et par l'intensité, mais remarquable en ce point que la pression exercée sur la peau ne diminue jamais la douleur et l'augmente assez souvent. Des vomissements bilieux, des frissons, des bouffées de chaleur, la cyanose des paupières inférieures accompagnent ou suivent ces premiers symptômes. Cette première période de la méningite, ne se prolonge guère, au-delà de quelques jours.

Les symptômes deviennent ensuite beaucoup plus graves et plus caractéristiques. La perte ou l'altération de l'intelligence ne laisse plus douter d'une affection cérébrale ; le délire se prononce soit subitement, soit par degrés, et va quelquefois jusqu'au coma.

Dans un grand nombre de cas, cette altération revêt la forme d'une convulsion plus ou moins grave, et peut aller jusqu'aux contractures des membres ; quelquefois les mouvements volontaires sont complètement abolis.

La troisième période est surtout marquée par une résolution générale des forces, le ralentissement et la petitesse du pouls. Enfin les extrémités se refroidissent, la bouche s'emplit d'un mucus écumeux, et la mort survient après quelques heures, parfois au bout de deux ou trois jours.

Traitement Interne. **A** × **F**[1] × **N** deuxième ou troisième dilution.— Externe. Compresses d'**El. A.** et **A**[2] sur le crâne.

Régime. Diete lactée, tisanes acidules et délayante, le repos au lit dans une chambre spacieuse et bien aérée ; pas de bruit autour des malades. Tous les deux jours un lavement purgatif avec vingt grammes de sulfate de soude.

Maux de tête. (Voir *Emicranie).*

Ménopause. (Voir *Age Critique*).

Métrite. Inflammation de la matrice.

Symptômes. Lorsque la lésion est légère et bornée à une partie de l'organe, elle peut débuter sans prodromes, et ne donner lieu, qu'à des phénomènes locaux, comme de la chaleur, du gonflement, et de la sensibilité. Mais il n'en est pas de même lorsque l'inflammation envahit l'utérus en totalité ou dans sa plus grande partie. Son invasion s'annonce par des frissons, de la céphalalgie, de la soif, et de l'anorexie. Bientôt l'hypogastre devient le siège d'une douleur aiguë, profonde, qui se propage dans tout le reste du ventre et dans la région lombaire. Cette douleur s'étend encore, aux aînes et aux cuisses ; elle est continuée et augmentée par la pression un peu forte de la main, par l'abaissement du diaphragme dans la toux, les efforts et les grandes inspirations. Le toucher, qui est toujours douloureux, fait reconnaître la chaleur du vagin et du col utérin, et l'extrême susceptibilité de ce dernier organe, qui est tuméfié, plus dur ou plus mou, que dans l'état sain. Il existe en même temps un ténesme pénible dans le rectum, et des besoins fréquents d'uriner ; l'émission est difficile et ne peut avoir lieu, ainsi que la défécation, sans une augmentation de souffrances. A ces symptômes locaux se joignent des phénomènes généraux, comme la fièvre, de la céphalalgie, des nausées, des vomissements, de l'oppression et de la constipation.

Traitement. Interne. **A²** × **C¹** deuxième ou troisième dilution. Externe. Onctions **C⁵**, applications d'**El. A.** × **El. B.** et cataplasmes émollients sur le ventre ; lavements émollients, bains de siège avec **C⁵** ; repos au lit.

Remèdes analogues en pareils cas et pouvant être consultés au besoin : **A¹**, **C⁵**, **C⁶**, **F¹**.

Métrorragie. Hémorragie provenant de l'utérus.

Traitement. Interne. **A²** × **C¹** deuxième dilution. — Externe. Compresses d'**El. A.** ; onctions d'**A²** sur le ventre.

Migraine. (Voir *Céphalalgie*).

Miliaire. (Voir *Fièvres Eruptives*).

Symptômes. Fièvre et apparition sur la peau de petits boutons qui ressemblent à des grains de mil.

Traitement. Interne. **F¹** × **S** deuxième dilution.

Remèdes analogues en pareils cas et pouvant être consultés au besoin : **A**, **S²**, **S⁵**.

Morsures venimeuses.

Traitement. Interne. **S⁵** × **C¹**. — Externe. Compresses d'**El. V.**; onctions **C⁵**.

Remèdes analogues en pareils cas et pouvant être consultés au besoin : **S**, **A**.

Mutisme. Impuissance d'articuler les sons.

Traitement. Interne. **RC** × **N**. — Externe. Applications d'**El. R.** × **El. J.** ou **El. A.** aux grands et petits hypoglosses.

Muguet. Forme de stomatite dans laquelle il se produit à la surface interne des lèvres et de la bouche, des granulations blanchâtres, caséuses remplies d'un parasite végétal.

Traitement. Externe. Gargarismes **C**^{5} et **El. V.**; gargarismes avec de l'eau de Vichy.

Myélite. Inflammation aiguë de la moëlle épinière.

Symptômes. Le début de cette affection est souvent annoncé par des fourmillements et l'engourdissement des doigts et des orteils, avec gêne des mouvements; quelquefois aussi par des convulsions et des vomissements, par des douleurs dans les parois abdominales. Déjà s'est montrée une douleur fixe en un point du rachis, douleur sans exacerbation marquée, que les mouvements et la pression augmentent. Aux fourmillements et à l'engourdissement succède une faiblesse dans les membres, particulièrement dans les jambes, faiblesse qui va en augmentant jusqu'à la paralysie plus ou moins complète. Celle-ci occupe les deux membres inférieurs, quelquefois un seul. Avant la paralysie complète, le malade, lorsqu'il marche, détache mal la pointe du pied du sol et bronche fréquemment; plus tard, la progression semble s'effectuer plutôt à l'aide des muscles du bassin que ceux des jambes, qui fléchissent sous le poids du tronc. La sensibilité se perd en même temps plus ou moins complètement; quelquefois, elle se montre exaltée au début, ou bien elle reste normale. Les membres paralysés ont de la roideur, quelquefois sont le siège de douleurs et de contractures. L'urine est souvent retenue dans la vessie qui participe à la paralysie, il y a constipation alternant souvent avec la diarrhée, état fébrile avec ou sans paroxysme, pouls fréquent, développé, irrégulier, tumultueux.

Traitement. Interne. **N** × **A** × **S**^{3}. — Externe. Onctions **C**^{5} sur la colonne vertébrale, frictions avec **El. J.**; bains de **S**^{3}.

Nausées. (Voir *Mal de mer*.)

Néphrite. Inflammation du tissu des reins et qui suit une marche aiguë ou chronique.

Symptômes. La néphrite aiguë inflammatoire débute par un frisson plus ou moins prolongé, suivi de chaleur, de soif, d'agitation et de tous les phénomènes généraux des accès fébriles, parmi lesquels dominent les troubles gastriques, l'état saburral de la langue, les nausées et les vomissements. Bientôt apparaît dans la région rénale une douleur qui offre des rémissions dans son intensité. Par la palpation ou la percussion plessimétrique, on apprécie une augmentation du volume des reins. Ces premiers symptômes sont suivis par des troubles de la sécrétion de l'urine et de sa composition. L'excrétion est rare ou bien le malade, tourmenté par des besoins continuels d'uriner, ne rend que quelques gouttes. L'urine contient une plus ou moins grande quantité de sang qui la rend rouge, brune ou noirâtre, et, avec le sang en nature, de l'albumine.

Traitement. Interne. **RC** cinq globules à sec le matin ; **S**^{6} × **A**^{1} deuxième dilution à boire souvent dans la journée. — Externe. Onctions **S**^{5}, applications d'**El. A.** × **El. B.** aux reins ; bains de **A**^{3} × **S**^{5}.

Remèdes analogues en pareils cas et pouvant être consultés au besoin : **N**, **B**, **A**^{3}, **S**^{2}, **S**^{7}, **C**^{1}.

Régime. Dans la néphrite aiguë : Alimentation faible, boissons adoucissantes, acidulées ou nitrées, bouillons, potages ou la diète lactée. Vêtements de laine sur la peau et des bains de vapeur. Dans la néphrite chronique : Bonne nourriture, un peu de vin pur ; séjour à la campagne.

Névralgies. Nom générique d'un certain nombre de maladies dont le principal symptôme est une douleur vive, paroxystique, exacerbante, rémittente ou intermittente, qui suit le trajet d'une branche nerveuse et de ses ramifications.

Traitement. Interne. **N** deuxième dilution. — Externe. Applications d'**El. B.** × **El. J** ou **El. R.** sur le point qui est le siège de la douleur.

Remèdes analogues en pareils cas et pouvant être consultés au besoin : **A**, **A^3**, **S^2**, **S^5**.

Névrose. (Voir *Névralgies*).

Nez. (Voir *Coryza, Epistaxis, Ozène*).

Nostalgie. (Voir *Hypocondrie*).

Nymphomanie. Névrose des parties génitales de la femme caractérisée par un penchant irrésistible et insatiable à l'acte vénérien.

Traitement. Interne. **N** × **C^1** deuxième dilution. — Externe. Bains de **N** × **C^5**.

Remèdes analogues en pareils cas et pouvant être consultés au besoin : **A^3**, **A**, **S^7**.

Obésité. Hypertrophie du tissus adipeux soit sous-cutané seulement soit de toute l'économie.

Traitement. Interne. **S** × **S^7**. — Externe. Bains avec **S^7**. L'emploi des granules **Lax**, les eaux minérales purgatives, l'exercice musculaire qui résulte des marches forcées, de la gymnastique, de l'équitation ; l'emploi de la flanelle comme agent de sudation, l'abstinence des alcooliques peuvent contribuer à guérir l'obésité.

Odontalgie. (Voir *Dents et Névralgie*).

Ophtalmie. Affection inflammatoire du globe de l'œil avec rougeur de la conjonctive.

Traitement. Interne. **R C** × **A**. — Externe compresses d'**El. A**. et d'**A** sur les yeux ; applications d'**El. B.** × **El. A**. aux tempes et aux sus et sous orbtitaux.

Remèdes analogues en pareils cas et pouvant être consultés au besoin : **S**, **S^2**, **S^5**.

Orchite. Inflammation du testicule.

Traitement. Interne. **Ven[1]** × **A**. Externe. Onctions avec **C[5]** ou **Ven[2]**.

Remèdes analogues en pareils cas et pouvant être consultés au besoin : **Ven[2]**, **S**, **S[2]**, **S[7]**, **C[1]**, **C[5]**.

Oreillons. (Voir *Parotite*).

Otalgie. Névrose de la corde du tympan et du nerf acoustique.

Traitement. Interne **RC** × **N**. — Externe. Applications d'**El. B.**×**El. A**. à la nuque et autour des oreilles.

Remèdes analogues en pareils cas et pouvant être consultés au besoin : **A**, **S**, **S[5]**, **C[1]**.

Otite. Phlegmasie de l'oreille, qui débute ordinairement par une douleur plus ou moins aiguë, un bourdonnement insupportable ou des élancements violents.

Traitement. Interne. **RC** × **A**. -- Externe. Applications d'**El. A**. autour des oreilles.

Remèdes analogues en pareils cas et pouvant être consultés au besoin : **N**, **S**, **C[1]**, **C[5]**, **S[5]**.

Otorrhée. Phlegmasie chronique de l'oreille, produisant un écoulement par le canal auditif.

Traitement. (Voir *Otite*).

Ovarite. Inflammation de l'ovaire, maladie assez fréquente à la suite de l'accouchement ou d'irrégularités dans les fonctions menstruelles ou encore comme propagation de la métrite.

Traitement. Interne. **A[2]** × **C[1]** × **RC**. — Externe. Onctions **C[5]** × **A[2]** sur les ovaires ; bains de **C[5]** et d'**A[2]**.

Remèdes analogues en pareils cas et pouvant être consultés au besoin : **A**, **A[3]**, **S[7]**, **C[2]**.

Ozène. Ulcère du nez qui communique à l'haleine une odeur fétide.

Traitement. Interne. **S** × **C[1]**. — Externe. Aspirations nasales avec **C[5]** ; onctions **C[5]** sur la racine du nez.

Remèdes analogues en pareils cas et pouvant être consultés au besoin : **S**^{2}, **S**^{5}, **C**^{4}, **C**^{7}.

Ostéite. Inflammation du tissus osseux.

Traitement. Interne. **RC** × **C**^{4}. — Onctions de **C**^{4} ; bains d'**A.**

Remèdes analogues en pareils cas et pouvant être consultés au besoin : **S**, **S**^{5}, **C**^{1}, **C**^{5}, **Ven**^{1}, **Ven**^{2}.

Orgeolet. (Voir *Furoncle).*

Pâles Couleurs. (Voir *Anémie et Chlorose).*

Palpitations. Battements de cœur plus fréquents ou plus forts et plus étendus qu'à l'état normal.

Traitement. Interne **N** × **A**^{2}. — Externe. Applications d'**El. A.** × **El. B.** ; onctions **A**^{2} sur la région précordiale.

Panaris. Inflammation phlegmonneuse des doigts ou des orteils.

Traitement. Interne **RC** × **S**^{1} × **C**^{1}. — Compresses, onctions et bains avec **C**^{5}.

Remèdes analogues en pareils cas et pouvant être consultés au besoin : **S**^{5}, **C**^{3}, **C**^{4}.

Paralysie. Diminution considérable et abolition de la motricité volontaire ou involontaire ; elle peut dépendre d'une hémorragie cérébrale ou méningée, ou des troubles fonctionnels de l'appareil nerveux, sans lésion de structure de cet appareil.

Traitement. Interne. **N** × **A.** — Externe. Applications d'**El. A.** sur le crâne, au grand sympathique, au plexus solaire et sur le trajet des nerfs correspondant à l'organe paralysé.

Remèdes analogues en pareils cas et pouvant être consultés au besoin : **S**, **A**^{3}, **S**^{3}, **C**^{1}, **El. B.**

Parotite. Inflammation des glandes parotides.

Traitement. Interne. **A** × **S**[7]. — Externe. Onctions **S**[7], **C**[5].

Remèdes analogues en pareils cas et pouvant être consultés au besoin ; **S**, **S**[5], **C**[1].

Paupières. (Voir *Blepharite*, *Blepharospasme*.)

Peau. (Voir *Dartres*.)

Périosteite. Inflammation du périoste. (Voir *Osteite*.)

Péritonite. Inflammation du péritoine.

Symptômes. La péritonite aiguë débute quelquefois par un frisson violent, mais, le plus souvent, le premier symptôme qui apparaît est une douleur abdominale ordinairement fixée en un point de l'abdomen, comme l'ombilic, l'hypogastre, etc. Cette douleur est très superficielle, pongitive, lancinante et tellement vive, que certains malades ne peuvent supporter les cataplasmes, les fomentations, ni même les couvertures, qu'on est obligé de soutenir à l'aide de cerceaux. La toux, la miction, la défécation, les efforts de vomissement et le plus léger mouvement l'exaspèrent au point que le malade est obligé à pousser des cris déchirants. Dès ce début, on observe des hoquets, des envies de vomir, puis des vomissements qui fatiguent beaucoup les sujets. Le pouls est fort et fréquent. Les traits du visage profondément altérés expriment l'anxiété et la souffrance. La respiration est fréquente, courte, interrompue par les douleurs du ventre. Celui-ci est tuméfié, tendu, sonore, et présente sur les points les plus déclives un son mât annonçant déjà la collection d'un liquide. Lorsque la maladie s'aggrave, le pouls petit et faible acquiert une fréquence qui atteint et dépasse 120 pulsations par minute ; la face se grippe, les nausées sont presque continuelles et les vomissements plus rapprochés. Le ventre se développe toujours plus davantage par l'exagération simultanée du météorisme et de l'épanchement péritoneal ; par contre, on voit en même temps la douleur diminuer ou même cesser tout à fait et les individus éprouver un calme qui peut les illusionner, mais qui ne saurait tromper l'œil clairvoyant du médecin. Tout, d'ailleurs, révèle un péril plus grand et même prochain.

Traitement. Interne. **A** × **C**[4] × **F**[1]. — Externe. Onctions **C**[5]; applications d'**El B.** × **El. A.** sur le ventre.

Remèdes analogues en pareils cas et pouvant être consultés au besoin : **N**, **B**, **S**, **A**[2], **S**[4], **C**[2].

Régime. Immobilité, silence, diète, repos au lit, boissons émollientes et fragments de glace à manger fréquemment ; lavements avec 20 gouttes d'**El. B**.

Dans la péritonite chronique on observera le régime lacté et on donnera tous les jours un bain tiède avec **C**[5].

Pertes blanches. (Voir *Leucorrhée*.)

Pertes séminales. (Voir *Spermatorrhée*.)

Pharyngite. Inflammation du pharynx, angine glanduleuse.

Traitement. Interne. **S**[7] × **A**. — Externe. Onctions de **S**[7] ou **C**[5] sur la gorge ; applications d'**El. A.** × **El. B.**

Remèdes analogues en pareils cas et pouvant être consultés au besoin : **A**[2], **A**[3], **S**, **S**[5], **C**[5].

Phlébite. Inflammation des veines.

Traitement. Interne. **A**[2].— Externe. Onctions **A**[2]. compresses d'**El. A**.

Phtisie pulmonaire. Lésion des poumons qui tend à produire une désorganisation progressive de ce viscère, à la suite de laquelle survient son ulcération.

Traitement. Interne. **RC** × **P**^{2} × **C**^{1}. — Externe. Onctions **C**^{5} sur le dos et sur la poitrine.

Remèdes analogues en pareils cas et pouvant être consultés au besoin : **A**^{2}, **P**^{3}, **P**^{4}, **S**^{5}, **S**, **C**^{5}.

Régime. Tonique et fortifiant ; changement de séjour, habitation dans un pays plus chaud que celui où la maladie s'est développée.

Pieds. Sueurs abondantes et fétides des pieds.

Traitement. Interne. **RC** × **S**^{5}. — Externe. Bains de **S**^{5}.

Pierre. (Voir *Calculs*).

Piqûre d'insectes. (Voir *Morsures Venimeuses*).

Pityriasis. Inflammation chronique superficielle qui attaque principalement le cuir chevelu et se caractérise par des petites écailles semblables à du son.

Traitement. Interne. **A** × **S**^{5}. — Externe. Onctions **S**^{5}.

Plaies Gangreneuses. (Voir *Gangrène*).

Pleurésie. Inflammation de la pleure, membrane séreuse qui tapisse un des côtés de la poitrine et se réfléchit ensuite sur le poumon.

Traitement. Interne. **A**^{2} × **P**^{2} deuxième ou troisième dilution ; **F**^{1} × **S**^{1} à sec. — Externe. Onctions **F**^{2} aux hypocondres ; onctions **C**^{5} sur la poitrine.

Remèdes analogues en pareils cas et pouvant être consultés au besoin : **A**, **A**^{3}, **P**^{1}, **P**^{3}, **P**^{4}, **C**^{1}.

Pissement au lit. Emission inconsciente des urines pendant le sommeil.

Traitement. Interne. **N** × **S**^{6}. — Externe. Frictions avec **El. R**. aux reins; applications d'**El. R**. au grand sympathique.

Pneumonie. Fluxion de poitrine, inflammation du parenchyme pulmonaire.

Traitement. (Voir *Pleurésie*).

Pollutions involontaires. Emission de la liqueur séminale hors du temps du coït.

Traitement. (Voir *Spermatorrhée*).

Polypes. Tumeurs développées sur une membrane muqueuse aux dépens de ses papilles et de ses glandes.

Traitement. Interne. **A²** × **C¹**. — Externe. Compresses, onctions, injections avec **El. V.**, **El. A.** ou **C⁵**.

Remèdes analogues en pareil cas et pouvant être consultés au besoin : **A**, **A³**, **C³**, **C⁵**, **C⁷**.

Prurigo. Eruption cutanée caractérisée par des papules peu saillantes, et à peu près de même couleur que la peau, produisant une démangeaison très-vive et quelquefois intolérable.

Traitement. Interne **A** × **S⁵**. — Externe. Onctions et bains avec **S⁵**.

Prurit. Sensation plus ou moins analogue à celle du châtouillement qui se manifeste spontanément à la surface de la peau et des muqueuses nasale, buccale et génitale.

Traitement. Externe. Applications d'**El. B.**, onctions **S⁵**.

Pustules malignes. (Voir *Charbon*).

Psoriasis. (Voir *Gâle*).

Rachitisme. Maladie propre à l'enfance, caractérisée par une perturbation de la nutrition et du développement des tissus qui concourent à la formation des os.

Traitement. Interne. **S⁵**×**C⁴** deuxième dilution; **S** cinq globules à sec aux repas. — Externe. Bains de **S⁵**.

Régime. Salubre et fortifiant. Un air pur, une habitation saine et exposée aux rayons solaires, aux bords de la mer si c'est possible ; des exercices modérés sont particulièrement recommandés.

Raideur des muscles. (Voir *Tétanos*).

Ramolissements du cerveau. (Voir *Encéphalite*).

Rate. (Voir *Splénite*).

Rectum. (Voir *Chûte de l'Anus*).

Règles. (Voir *Amenorrhée*).

Reins. (Voir *Néphrite*).

Retention d'urine. (Voir *Dysurie*),

Rhumatisme. Maladie diathésique, héréditaire, caractérisée par l'inflammation des séreuses articulaires.

Traitement. Interne. **RC** cinq globules à sec le matin au réveil ; **S** × **C**[3] première dilution dans la journée. — Externe. Applications d'**El. V.** onctions de **C**[5] sur les articulations atteintes.

Remèdes analogues en pareils cas et pouvant être consultés au besoin : **A**, **A**[3], **S**[3], **S**[5], **C**[1], **C**[3].

Régime. (Voir *Goutte*).

Roséole. Eruption cutanée qui consiste en petites taches roses diversement figurées, sans élevures ni papules.

Traitement. Interne. **F**[1] × **C**[5] ; si la roséole est de nature syphilitique on alternera le **F**[1] avec **Ven**[1].

Saignement du nez. (Voir *Epistaxis*).

Salivation. Sécrétion surabondante de la salive, déterminée soit par l'usage des masticatoires irritants, soit par une influence nerveuse.

Traitement. Interne. **S**[7] × **N**. — Externe. Gargarismes avec **S**[7].

Scarlatine. Maladie générale, fébrile, contagieuse, souvent épidémique caractérisée par une éruption cutanée et un mal de gorge constant.

Traitement. Interne. **F**[1] × **S**[5] deuxième dilution. Si la fièvre prend une forme nerveuse, **S**[5] × **N**; s'il y a délire : **S**^{5} × **A** × **N**. — Externe. Onctions avec **S**^{5}. Pendant la convalescence il faut préserver le malade du froid et de l'humidité et après la guérison les malades ne doivent pas sortir avant vingt-cinq jours, jusqu'au moment où l'épiderme tombé a eu le temps de se reproduire.

Sciatique. Névralgie du nerf sciatique, qui se manifeste à la hanche, dans la cuisse et même dans toute la jambe.

Traitement. Interne. **RC** × **N**. — Externe. Onctions **A**^{2}, applications d'**El. A.** × **El. J.** sur le trajet de la douleur.

Remèdes analogues en pareils cas et pouvant être consultés au besoin : **A**, **A**^{3}, **S**, **S**^{3}, **S**^{5}, **C**^{3}, **C**^{5}, **El. B.**, **El. R.**

Scorbut. Affection générale, déterminée par une modification profonde de l'économie, et dont les principaux caractères sont un affaiblissement notable dans l'énergie musculaire et des hémorragies multiples.

Symptômes. Le scorbut est, en général, annoncé par certains signes précurseurs que l'on peut regarder comme caractéristiques. Le visage offre une légère bouffissure ; la peau prend, surtout à la face, une teinte jaunâtre distincte de celles que produisent l'ictère, la chlorose ou la cachexie cancéreuse et tout à fait comparable à la coloration d'un jaune affaibli que laissent après elle les ecchymoses.

A ces phénomènes se joignent une lassitude extrême, une tristesse et un abattement extraordinaires, qui persistent pendant un temps plus ou moins long avant l'invasion de la maladie. Dans quelques cas rares, cependant, celle-ci débute par l'affection locale des gencives, sans aucun autre trouble. Les symptômes précurseurs augmentent d'intensité, les forces vont toujours en diminuant, les jambes peuvent à peine supporter le poids du corps ; le moindre exercice détermine la plus violente dyspnée, des palpitations, des vertiges; les malades se plaignent de douleurs vagues, surtout dans les membres inférieurs; bientôt ils accusent une sensation désagréable dans la bouche, les gencives se gonflent, elles deviennent livides, molles, spongieuses, saignantes, principalement au niveau de chaque dent, où se forment des espèces de végétation fougueuses violacées.

La mastication est difficile et douloureuse, la cavité buccale exhale une odeur fétide par suite de la matière sanieuse que laissent suppurer les gencives. Notons toutefois que cette altération manque assez souvent dans le scorbut; on pourrait même dire qu'elle se fait en sens inverse des autres ulcérations et ecchymoses; si ces dernières sont nombreuses ailleurs, la bouche et les gencives sont souvent épargnées; le vice versâ n'est pas moins fréquent.

En même temps on voit apparaître principalement sur les jambes, sur les cuisses et sur le tronc de petites taches hémorragiques qui forment tantôt un piqueté fin d'un rouge assez vif, disséminées surtout à la partie antérieure des membres au niveau des follicules pileux, tantôt de véritables pétéchies occupant les couches superficielles de la peau. Les malléoles sont le siège d'un œdème marqué, d'abord le soir seulement, mais qui persiste et s'étend de plus en plus. Aux taches pétéchiales s'ajoutent des ecchymoses plus profondes et plus étendues, des infiltrations sanguines qui se reconnaissent soit à de larges plaques, soit à des tumeurs plus ou moins saillantes et circonscrites qui dépassent parfois le volume d'un œuf. Ces diverses lésions se succèdent et offrent des teintes. diverses, suivant leur date plus ou moins ancienne. La peau qui est le siège de ces diverses colorations ressemble à certains marbres, dont elle possède souvent la dureté, parce que l'infiltration du sang s'étend jusqu'au tissu cellulaire sous-cutané et dans l'intervalle des muscles. Elle est, d'ailleurs, sèche, rude et très sensible au toucher ; dans des cas assez rares, on observe des squames ou de petites éruptions miliaires. Des douleurs générales se font alors sentir dans les os, mais surtout dans les jointures des membres inférieurs, dans les genoux, qui deviennent très enflés, et dans les les lombes. Toutes espèce de mouvement augmente ces douleurs et principalement celle du dos et de la poitrine. Les taches ecchymotiques de toutes couleurs dont se couvrent les membres peuvent être suivies d'ulcérations profondes, très lentes à guérir. Les jambes ne peuvent plus alors supporter le poids du corps ; les vertiges et les palpitations surviennent, le moindre mouvement occasionne de violentes douleurs qui affectent surtout les genoux et la région lombaire. Les malades s'affaiblissent de plus en plus ; leur pouls, sans s'altérer essentiellement, devient filiforme ; leurs selles sont diarrhéiques et sanguinolentes ainsi que leurs urines. Leurs dents se déchaussent et tombent, tandis que leurs os maxillaires se carient et qu'une salivation abondante achève de les épuiser. Leur intelligence finit par s'altérer, et quand le mal a atteint ce degré, ils ne tardent pas à succomber, soit subitement après quelque hémorragie, soit par suite de la gêne croissante qu'éprouve la respiration. Dans les cas les plus heureux, la convalescence est toujours longue. Les individus restent pendant longtemps faibles, décolorés et en proie à des douleurs musculaires qui simulent le rhumatisme chronique.

Traitement. Interne. **RC**, cinq globules à sec le matin au réveil : $S^5 \times A \times C^1$ deuxième dilution dans la journée. — Externe. Bains, compresses, gargarismes avec $S^5 \times C^5$ (suivant les points plus particulièrement affectés).

Régime. Nourrir les malades avec des viandes fraîches et des légumes frais, on leur fera boire trois fois par jour le suc d'une orange ou d'un citron.

Scrofules. Maladie constitutionnelle, non contagieuse, le plus souvent héréditaire, d'une durée ordinairement longue, se traduisant par un ensemble d'affections variables de siège et de modalité pathogénique, qui ont pour caractère commun la fixité, la tendance hypertrophique, et pour siège ordinaire les systèmes tégumentaires (peau et muqueuse) lymphatique et osseux.

La maladie se manifeste par des tumeurs irrégulières (engorgements scrofuleux) dures, indolentes, mobiles qui occupent les ganglions du cou, de l'aisselle et qui s'accroissent peu à peu, se ramollissent et présentent de la fluctuation. La peau qui les recouvre est luisante et s'ouvre dans différents points.

Les plaies après une durée plus ou moins longue se cicatrisent pour faire place à des nouvelles tumeurs dans d'autres endroits du corps. Les cicatrices consécutives sont indélébiles et forment une dépression plus ou moins marquée dont le fond est inégal et traversé par des brides saillantes.

Traitement. Interne. **RC** × **S**^{2}. — Externe. Compresses, onctions, bains avec **S**^{5}.

Remèdes analogues en pareils cas et pouvant être consultés au besoin : **S**, **S**^{5}, **S**^{7}, **C**^{1}, **C**^{4}.

Régime. Bonne nourriture, séjour à la campagne et aux bords de la mer, exercice à pied ou à cheval, gymnastique.

Somnambulisme. Affections des fonctions cérébrales caractérisée par une sorte d'aptitude à répéter pendant le sommeil des actions dont on a contracté l'habitude, ou à marcher et à exécuter divers mouvements, sans qu'il reste, après le réveil, aucun souvenir de ce qui s'est passé.

Traitement. Interne. **RC** × **N**. — Externe. Applications d'**El. B** au grand sympathique et aux plexus solaire.

Régime. Beaucoup d'exercice durant le jour allant jusqu'à la fatigue; bains de mer ou de rivière.

Spermatorrhée. Ecoulement involontaire et spontané du sperme, qui a lieu particulièrement la nuit, en l'absence de toute excitation sous l'influence de stimulants qui ordinairement seraient impuissants pour produire cet effet.

Traitement. Interne **RC** cinq globules à sec le matin au réveil ; **S** × **C**[1] deuxième dilution. — Externe. Applications d'**El. B** au grand sympathique, frictions **F**[2] sur la colonne vertébrale, bains de **S**[5].

Spinite. (Voir *Myelite)*.

Squirre. (Voir *Cancer)*.

Staphylôme. Nom donné à des bosselures bleuâtres qui se forment quelquefois à la surface de la sclérotique et autour de la circonférence de la cornée.

Traitement. Interne. **RC** × **S**[5]. — Externe. Compresses sur les yeux avec **S**[5].

Remèdes analogues en pareils cas et pouvant être consultés au besoin : **S**, **S**[2], **C**[1].

Stomatite. (Voir *Salivation)*.

Suicide. Penchant au suicide. (Voir *Hypocondrie)*.

Surdité. Abolition plus ou moins complète du sens de l'ouïe ; elle est généralement le symptôme commun à un certain nombre de maladies de l'oreille.

Traitement. (Voir *Otite)*.

Syphilis. La syphilis est une maladie spécifique transmise par contact et par hérédité, caractérisée à ses différentes périodes par certains accidents dont l'évolution est subordonnée à l'action du virus syphilitique et dont la marche est ordinairement déterminée. Quelle que soit la source d'où elle provienne, elle débute toujours par un chancre infectant qui peut résulter de la contagion, à un individu sain, d'un chancre infectant, d'un accident secondaire, à forme suppurative du sang d'un syphilitique à la période secondaire et peut-être dans certains cas, de ses sécrétions morbides.

Traitement. Interne. **RC × Ven**[1]. — Externe. Bains, compresses et onctions de **Ven**[2].

Remèdes analogues en pareils cas et pouvant être consultés au besoin. **S**[3], **S**[5], **C**[1], **C**[4].

Ténia. Genre de vers cestoïdes de forme rubanée et d'une grande longueur, dont une espèce est connue sous le nom vulgaire de ver solitaire.

Symptômes. Le ténia peut exister pendant plusieurs années dans le tube digestif sans provoquer aucune souffrance et sans amener de troubles intestinaux sérieux. Cependant, dans le plus grand nombre des cas, sa présence occasionne à la longue, diverses incommodités.

Les symptômes les plus communs alors sont : des coliques, du prurit à l'anus, de la démangeaison aux narines, de l'irrégularité dans l'appétit, qui se montre capricieux, tantôt très faible et tantôt exagéré, de la fétidité dans l'haleine, de la salivation, des émanations, de la tympanite ; à certains moments, la sensation d'ondulation d'un corps qui se meut dans l'estomac, des picotements autour de l'ombilic et quelquefois de la diarrhée. Cependant le seul symptôme certain de l'existence du ténia est la sortie de quelques fragments de vers.

Traitement. Interne. **Verm**[2], dix globules à sec matin et soir ; dans la journée, **Verm**[2] première dilution. — Externe, Lavements avec trente globules de **Verm**[2]. Après cinq jours de traitement, prendre le soir, une infusion de vingt grammes de feuilles de sené. On pourra aussi essayer l'huile d'olive, 480 grammes à boire par 120 grammes de quart d'heure en quart d'heure.

Teigne. Affection parasitique des poils et qui n'a aucune analogie de nature ni d'évolution avec l'herpes.

Traitement. Interne. **S**^{5} × **C**^{1}. — Externe. Compresses et onctions de **S**^{5} sur le crâne. L'épilation avec une pince est un bon moyen auxiliaire auquel on peut avoir recours,

Testicule. (Voir *Hydrocèle et Orchite).*

Tétanos. Maladie caractérisée par la rigidité, la tension convulsive de tous ou presque tous les muscles volontaires et qui amène souvent la mort par asphyxie.

Traitement. Interne **N** × **A**. — Externe. Applications d'**El. J.** sur les membres atteints.

Remèdes analogues en pareils cas et pouvant être consultés au besoin : **A**^{3}, **S**^{3}, **C**^{1}.

Tic douloureux. Mouvement couvulsif et douloureux de certains muscles, particulièrement de ceux du visage.

Traitement. Interne. **R C** × **N**. — Externe. Applications d'**El. J.** sur les points atteints.

Tumeurs. (Voir *Abcès, Adénite, Hernie, Cancer*).

Toux. (Voir *Bronchite, Grippe).*

Vaccination. Le **Ven**^{1} donné à petites doses, troisième dilution, quelques cuillerées à café dans la journée, aux petits enfants après qu'ils ont été vaccinés; neutralise les mauvais germes qui peuvent être transmis par la vaccination (de bras à bras) et qui engendrent avec le temps toutes sortes de maladies opiniâtres et constitutionnelles.

Vaginite. Inflammation du vagin.

Traitement. (Voir *Blenorrhagie).* Faire usage des boules vaginales au **C**^{5}.

Varices. Dilatation permanente et morbide d'une veine, produite par l'accumulation du sang dans sa cavité. La varice offre l'apparence d'une nodosité molle inégale et liquide, noirâtre ou bleuâtre, sans pulsation, cédant facilement à l'impression du doigt, reparaissant dès que l'on cesse la compression.

Traitement. Interne. **A^2** deuxième dilution. — Externe. Onctions, compresses et bains avec **A^2**.

Varicocèles. Varice du scrotum.
Traitement. (Voir *Varices*).

Variole. Maladie générale, fébrile, contagieuse, qui est carctérisée par une éruption pustuleuse, cutanée et muqueuse, qu'on n'a ordinairement qu'une fois, qui est quelquefois sporadique, souvent épidémique et qui est inoculable. C'est par la contagion qu'elle se propage, contagion directe du malade aux individus sains qui l'entourent, ou contagion indirecte par action des miasmes transportés par l'air et agissant à une distance plus ou moins grande ; les croûtes qui résultent de la dessiccation des pustules, les effets des varioleux sont des agents puissants de l'extension de la maladie.

Traitement. Interne. **F^1** cinq globles à sec deux fois par jour ; **$S^5 \times A$** deuxième dilution.

Remèdes analogues en pareil cas et pouvant être consultés au besoin : **S**, **S^2**, **S^6**, **C^1**, **C^5**.

Veines. (Voir *Phlébite et Varices*).

Vers. Les vermifuges 1 et 2, s'emploient contre tous les vers intestinaux sans exception depuis les ascarides jusqu'au ténia.
Traitement. (Voir *Ténia*).

Voix. (Voir *Aphonie*).

Vomissements. Expulsion par la bouche des matières contenues dans l'estomac. Cette expulsion a lieu lorsque sous l'influence d'une cause perturbatrice dont le système nerveux est le point de départ, la contraction du diaphragme et celle des muscles abdominaux sont simultanées.

Traitement. Interne. **B** × **S** dix globules à sec de quart d'heure en quart d'heure jusqu'à cessation complète des vomissements et des nausées. — Externe. Applications d'**El.R.** au creux de l'estomac.

Zona. Affection de la peau, dartre qui n'affecte qu'une des moitiés latérales de la poitrine ou de l'abdomen.

Traitement. Interne. **RC** × **S**^{5}. — Externe. Onctions et bains avec **S**^{5}.

Voir ci-après la planche anatomique indiquant les points où doivent être appliquées les Electricités, conformément aux indications contenues dans le Catalogue alphabétique.

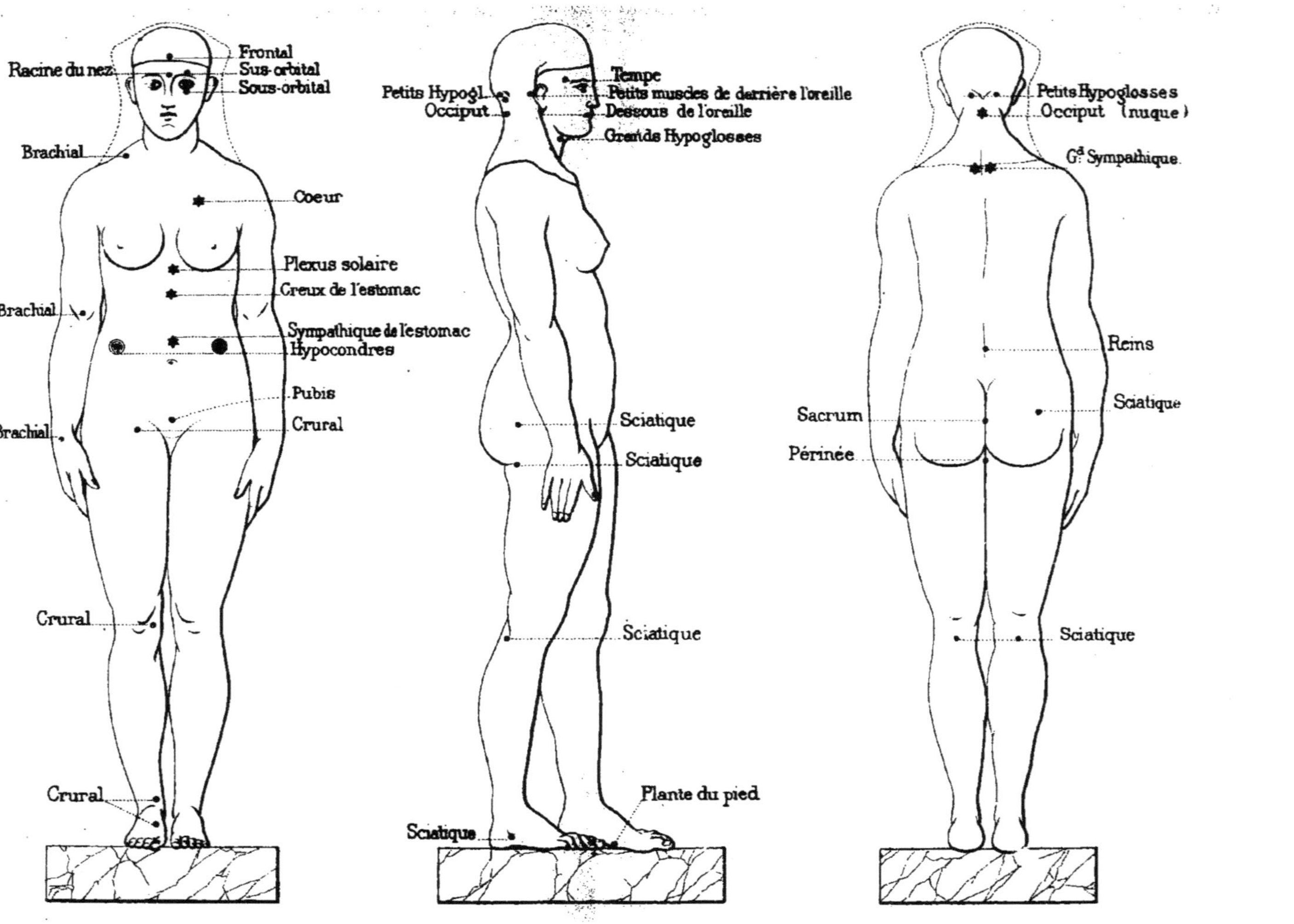
Frontal
Racine du nez
Sus-orbital
Sous-orbital
Brachial
Coeur
Plexus solaire
Creux de l'estomac
Brachial
Sympathique de l'estomac
Hypocondres
Pubis
Brachial
Crural
Crural
Crural
Tempe
Petits Hypogl.
Petits muscles de derrière l'oreille
Occiput
Dessous de l'oreille
Grands Hypoglosses
Sciatique
Sciatique
Sciatique
Plante du pied
Sciatique
Petits Hypoglosses
Occiput (nuque)
Gd Sympathique
Reins
Sciatique
Sacrum
Périnée
Sciatique

TABLE DES MATIERES

LIVRE II

Pathologie

LIVRE III

Pharmacologie. Matière médicale

LIVRE IV

Thérapeutique

Voir la liste alphabétique de nos remèdes, avec leurs abréviations, à la page 575.

SOMMAIRE ANALYTIQUE DES CHAPITRES

INTRODUCTION

Philosophie de la Médecine

LIVRE PREMIER

Genèse de l'Electro-homéopathie

CHAPITRE PREMIER

IMPUISSANCE DE L'ALLOPATHIE

§ 1er — L'allopathie jugée par l'Homéopathie.

d'administration des médicaments. Nécessité d'une réforme.— La découverte de Julius Aegidi : mélange homéopathique de deux remèdes. — Lettre approbative de Hahnemann. — Cinquième édition de l'*Organon*. — Les paragraphes 272 et 273. Ajournement indéfini de la réforme. Raisons de cet ajournement. — Réfutation du paragraphe 274 de l'*Organon*. Légitimité, en médecine homéopathique, du mélange des remèdes. — Exposé de sa doctrine fait par Aegidi dans les *Archives homéopathiques* de Leipzig (année 1834). Analyse de cet article. — La série continue des remèdes. — Dualité des remèdes homéopathiques. — Le docteur Lutze et le docteur Hempel. · L'homéopathie complexe en Allemagne et aux Etats-Unis.

CHAPITRE IV

BELLOTTI. FINELLA. MATTEI

Electro-Homéopathie

§ 1er Bellotti

Découverte de l'abbé Soleri. Série simultanée des remèdes homéopathiques. Les vingt-six spécifiques complexes. — Le docteur Bellotti. — *Médecine spécifique* ou *Idioiatrie*. — Les théories de Bellotti. Etat stationnaire de l'homéopathie. Projets de synthèse médicale. Hahnemann et Bichat. — Spécifisme idioiatrique. La loi des semblables. Propriétés vitales des tissus. — Le mal et le remède. Spécificité organique. Spécificité médicamenteuse. — Complexité. Similitude. Prophylaxie. Rapidité d'action. — Les quarante-deux remèdes. — Mort de Bellotti. Œuvre inachevée. — Les erreurs de Bellotti. Schismatique en homéopathie. Son spécifique général, panacée universelle. Ses spécifiques propres, panacées organiques. — Conclusion : pluralité des remèdes, progrès considérable sur la réforme proposée par Aegidi.

§ 2. — Finella.

Le docteur Finella réformateur en homéopathie. Son orthodoxie. Sa publication de la *Nouvelle méthode homéopathique* basée sur l'application des remèdes complexes. Emprunts faits à Soleri et à Bellotti. — Théorie de la complexité. Unité.

Affinité élective. Simultanéité. Abréviation. Principe d'assimilation. Election et rejet des subtances par l'organisme. — Spécificité organiqne. Loi générale d'harmonie. Les quatre lois de l'homéopathie complexe. Loi de sympathie. Loi de complexité. Loi de continuité Loi de simultanéité. — Mort de Finella. Sa doctrine. Sa matière médicale. Les cinquante et un remèdes. — Erreurs de Finella. — Défectuosités du cadre nosologique. Sphère d'action mal délimitée du spécifique préparatoire et des spécifiques organiques. — Conclusion : influence salutaire de Finella en homéopathie complexe.

§ 3. — **Mattei.**

Etablissement de Mattei à Bologne en 1865. — Propagation des nouveaux remèdes.- Analyse de l'ouvrage *Electro-Homéopathie. Principes d'une science nouvelle*, par le comte Mattei. — L'électro-homéopathie n'est que la continuation et le couronnement de l'homéopathie. — Spécificité des remèdes — Doses minimes, dilutions, globules. — Les remèdes dits « électricités ». Comment la médecine nouvelle fut nommée électro-homéopathie.— Inconvénients du secret en médecine.-- Les erreurs de Mattei. — Huitième édition du *Vade Mecum* Son testament scientifique. — Raisons de notre rupture avec le comte Mattei. Son obstination à garder le secret des remèdes. Déviations dans la méthode. Application intempestive à l'électro-homéopathie de la doctrine de la polarité de MM. Chazarin et Dècle. — La vraie doctrine, la vraie tradition.

CHAPITRE V

LA MÉDECINE DE L'AVENIR

L'électro-homéopathie n'est que l'homéopathie complexe. Titres scientifiques de la nouvelle médecine. Ses relations nécessaires avec l'homéopathie régénérée et transformée. — Etat actuel de la médecine en Europe. Ruine des vieilles méthodes allopathiques. Progrès de la doctrine homéopathique. — La médecine spécifique est la seule générale. La médecine antagoniste ou dérivative n'est qu'accessoire. — Déclin de l'allopathie. Anarchie, décadence professionnelle. — Conditions de relèvement.— Ascension de l'homéopathie. — Conditions de ses succès. — L'avenir en médecine est au dynamisme. — Caractère des nouvelles méthodes : leur spiritualité. — Médication hygiénique. Médication morale. Médication spécifique. — Les agents curatifs : chaleur, électricité, lumière. — Médication psychique. — *Mens agitat molem.*

LIVRE II

Pathologie

CHAPITRE PREMIER

PATHOLOGIE GÉNÉRALE

§ 1er — Le mal

Le bien physiologique et le mal physiologique. — Distinction entre le bien et la santé. — Distinction entre le mal et la maladie. — La santé et la maladie sont des résultats. — Le mal physiologique, point de départ de la maladie, est une rupture d'équilibre entre l'homme et son milieu. — Principe de transgression. — Genèse pathologique. — L'affection précède la lésion. — Les trois moments successifs du phénomène morbide : transgression, impression, réaction.

§ 2 — La Maladie

La maladie est un dérivé du mal. — Notion hippocratique de la maladie : la maladie est un effort de la nature pour se délivrer du mal. — L'école vitaliste. — Définition de Sydenham. — Définition de Cayol. — Contre-naturisme d'Asclépiade et de Galien. — L'école matérialiste. — Les organo-vitalistes modernes. — Définition de M. Andral. — Impuissance de l'allopathie à concevoir le phénomène morbide.

§ 3 — Pathologie dynamique

Plan général de l'organisme interne de l'homme. — Les quatre fonctions générales. - Diagramme de la vie fonctionnelle. — Bichat et les propriétés vitales des tissus. — Dynamisme corporel, animal et spirituel. — Les fonctions moléculaires, les fonctions organiques. — Les idiosyncrasies. — Constitutions humaines. — Les quatre types constitutionnels. — Bases de la pathologie dynamique. — Application des principes de transgression, d'impression et de réaction. — Définition scientifique de la maladie. — La définition de Hahnemann. — Définition de M. Bouchut. — Notre définition : *La maladie est un trouble fonctionnel.* — Justification de cet aperçu. — Résumé.

CHAPITRE II

ETIOLOGIE

Théorie des tempéraments

Considérations préliminaires. — L'étiologie de Hahnemann. — Bases rationnelles de l'étiologie. Trois modificateurs du phénomène morbide : l'agent, le véhicule, le siège de la maladie.

§ 1er. — Causes fondamentales ou déterminantes *(extérieures)*. Agent de la maladie

Critique de l'étiologie hahnemanienne. — Fausse distinction entre les maladies aiguës et les maladies chroniques. — La théorie des miasmes chroniques. — Les trois miasmes. — Périodes d'infection, d'incubation et d'éruption. — L'étiologie renouvelée par Hahnemann. — Type de méthode à suivre dans la détermination des espèces morbides. — Principes à observer dans la recherche des agents morbifiques.

§ 2. — Causes occasionnelles ou prédisposantes *(intérieures)*. Véhicule de la maladie. Théorie des tempéraments.

Causes prédisposantes de la maladie d'après Hahnemann. — Nécessité de tenir compte de la constitution physique du malade. — Distinction entre la constitution et le tempérament. — Théorie des diathèses humorales. — Genèse de cette idée. — Hahnemann. — Bellotti. — Bichat. — Description, au point de vue fonctionnel, des quatre systèmes humoraux. — Physiologie des nerfs. — Physiologie de la bile. — Physiologie du sang. — Physiologie de la lymphe. — Caractères distinctifs des tempéraments : signes extérieurs, aptitudes physiologiques, diathèses morbides. — Description des quatre tempéraments. — Importance des tempéraments en pathologie. — Les quatre fluides organiques véhicules principaux de la maladie.

§ 3. — Causes spécifiques ou fonctionnelles *(intérieures)*. Siège de la maladie.

Fonctions particulières. — Spécifisme fonctionnel. — Sériation organique du corps humain. — Les tissus anatomiques. — L'organe. — Siège de la fonction. — Siège de la maladie. — Organe et fonction, termes synonymes. — Le siège de la maladie, facteur important du phénomène morbide.

Résumé et Conclusion

L'étiologie doit reconnaître trois causes principales aux maladies. — Critique de cette idée de cause : modification dans la nature de la causalité. — Substitution des idées d'*agent*, de *véhicule*, de *siège*. — Notre théorie des véhicules humoraux. — L'humorisme d'Hippocrate. — La science antique et la science moderne. — Bichat. — Hippocrate. — Hahnemann.

CHAPITRE III

SYMPTOMATOLOGIE

Idée générale de la symptomatologie. — Définition du symptôme. — Principe de la symptomatologie hahnemanienne : la totalité des symptômes est égale à la totalité de la maladie. — Hiérarchie des symptômes. — Théorie de la douleur. — Symptômes de la sensibilité, symptômes fonctionnels, symptômes organiques. — Marche inverse de l'allopathie : méthode graphique, abstraction des symptômes moraux et intellectuels. — Symptomatologie électro-homéopathique. — Il n'y a que des symptômes fonctionnels. — Simplification et abréviation en sémiologie : tous les symptômes ramenés à deux termes. — Etat général déterminé par le tempérament. — Etat spécial déterminé par l'organe. — Observation des phases et périodes de la maladie. — Acuité, chronicité. — Périodes d'invasion, d'augment et de déclin. — Fièvre, atonie. — Les trois tempéraments dynamiques : rythme fébrile particulier. — Le tempérament adynamique : état torpide, apyrexie. — Résumé.

CHAPITRE IV

PATHOLOGIE SPÉCIALE

Nosologie électro-homéopathique

Problème de la classification en médecine — L'école de Hahnemann. — Principe étiologique de classification. — L'*agent*, ou cause fondamentale des maladies, base fixe de classification, actuellement inapplicable. — Principe de classification puisé dans les causes prédisposantes : *véhicule* et *siège* des maladies. — Idées d'Hippocrate sur ce point. — Triple principe de classification. — Recherche d'une méthode naturelle. — Nosologie électro-homéopathique. — Classification des maladies d'après leurs caractères fonctionnels. — Analogie avec la méthode naturelle de Jussien. — Notre cadre nosologique. — Nomenclature des maladies, classées d'après les *véhicules* humoraux du corps humain et le *siège* organique des fonctions lésées. — Justification de nos principes nosologiques.

LIVRE III

Pharmacologie. Matière médicale

CHAPITRE PREMIER

PHARMACOLOGIE

§ 1er. — Dynamisme médicamenteux. Pourquoi la médecine nouvelle a été appelée Electro-Homéopathie

Dynamisme physiologique. — Dynamisme pathologique. — Dynamisme médicamenteux. — Principe de la dynamisation. — La trituration et la dilution. — Potentiel des remèdes homéopathiques. — Puissance *aromale* des médicaments. - Divisibilité infinie de la matière. — Atténuation, dynamisation, puissance. — Multiplication des surfaces et des forces. — Changement d'état de la substance médicamenteuse : subtilité d'action. — Les impondérables. — Analogie avec l'action du fluide électrique. — Présence de l'électricité dans tous les phénomènes de la vie.— Développement de ce fluide par le broiement et la succussion. — Opinion de M. Poudra, professeur au corps d'état-major. — Opinion de Weber. — Opinion de Hahnemann.— Conclusion. — Indication de Bellotti. — Electro-Homéopathie, nom de l'homéopathie complexe, vrai nom de l'homéopathie.

§ 2. — Fonction du médicament. Le Remède et le Poison. L'Aliment

Dualité de médicament, à la fois remède et poison. — Définition scientifique du médicament. — Ses propriétés reconnues par l'expérimentation pure. — Principes généraux de l'expérimentation. — L'expérimentation sur le malade est un contresens. — L'expérimentation sur les animaux est insuffisante. — L'expérimentation sur l'homme sain est seule conforme aux principes de la méthode expérimentale. - Comparaison du médicament avec l'aliment. — Différences et analogies. — Véritables principes de l'action curative. — Le médicament rejeté par l'homme sain, assimilé par le malade. — Opinion de Weber. — Le médicament est un aliment *curatif*.

§ 3. — Spécificité médicamenteuse. Action élective des remèdes. La Médecine expérimentale

Suite du parallèle entre l'aliment et le médicament. — Aliments complets. — Médicaments complexes. — Action élective de la substance. — Modification de l'organisme à la fois générale et spéciale. — Spécifisme complexe. — Loi de complexité formulée par Finella. — Election et rejet des substances par l'organisme. — Erreur de l'homéopathie simple dans l'administration d'une substance unique. — Marche de la nature. — La part des probabilités dans la production des phénomènes naturels. — Prolificité des espèces ; multitude des ébauches dans la création des types vivants. — Encore l'expérimentation pure. — Haller précurseur, Hahnemann véritable fondateur de la médecine expérimentale. — Progrès à réaliser. — Correction des tableaux pathogétiques. — Perfectionnement dans la méthode d'observation. — Symptômes fonctionnels observés d'après les diathèses humorales et les diathèses spécifiques. — Codex de la nature. — Multiplication et centralisation des observations. — Bioscopie et nécroscopie. — Clinique. — Certitude mathématique en médecine.

CHAPITRE II

MATIÈRE MÉDICALE

Substances employées dans la composition de nos remèdes

Nomenclature des soixante-quatorze substances qui entrent dans la composition de nos remèdes électro-homéopathiques. Leur histoire naturelle, leurs effets pathogéniques, leurs indications thérapeuthiques

CHAPITRE III

NOS REMÈDES OFFICINAUX

Raisons principales qui nous ont guidé dans le choix des substances. — *Unité et complexité.* — *Sphère d'action de nos remèdes.* — Série logique des remèdes complexes. — Les quatre remèdes constitutionnels. — Les vingt-six remèdes spéciaux. Les cinq Electricités. — Nomenclature des remèdes. — Pathogénies complexes des remèdes constitutionnels. — Indications thérapeutiques des remèdes spéciaux et des électricités. — Justification de notre répertoire pharmacologique. — Filiation homéopathique. — Tradition et progrès. — Système Ponzio. — *Cuique suum.*

CHAPITRE IV

FORME DE NOS REMÈDES

Globules. Dilutions alcooliques. Electricités.

Avantages des globules médicamenteux adoptés par nous. — Nécessité des dilutions alcooliques. — Valeur pratique des remèdes liquides dits électricités. — Titre de nos médicaments. — Puissance électro-homéopathique. — Simplicité et perfection de notre pharmacopée.

LIVRE IV

Thérapeutique

CHAPITRE PREMIER

LOI DES SEMBLABLES

Théorie de la Complexité

§ 1er. - La Loi des Semblables.

Allopathie et homéopathie fortuites : Rencontre, dans l'organisme, de deux maladies semblables. — Imitation de la nature : moyens indirects et moyens directs de guérison. — Méthode spécifique. — Médecine substitutive. — Spécifisme dynamique.

§ 2. — La Réaction curative.

Doctrine de la réaction curative. — Impression et Réaction. — Impressions curatives transformées. — Emprunt de l'allopathie à l'homéopathie. — La théorie de la réaction curative appartient à Hahnemann. — Formule. — La réaction est égale et opposée à l'action.

§ 3. -- Théorie de la complexité.

En quoi l'homéopathie complexe diffère de l'homéopathie simple. — Complexité, continuité, simultanéité. — La réaction curative en électro-homéopathie. — Objection contre la complexité au point de vue de la loi des semblables. — Réponse à cette objection. — Loi de continuité. — Il n'est pas nécessaire d'attendre la réaction. — Méthode thérapeutique naturelle. — Loi de simultanéité. — La série successive d'Aegidi. — La série simultanée de Soleri. — La thérapeutique nouvelle continuation et couronnement de l'homéopathie.

CHAPITRE II

SÉMIOTIQUE

Diagnostic et pronostic

Définition du signe. — Conversion des symptômes en signes. — La sémiologie. — La sémiotique. — Signes diagnostiques. — Signe pronostiques. — Signes thérapeutiques. -- Importance du diagnostic.

§ 1er. — Diagnostic.

Définition du diagnostic. — La diagnose allopathique. — Supériorité de la diagnose homéopathique au point de vue des signes thérapeutiques. — Raison de cette supériorité. — La matière médicale. — Pourquoi l'allopathie est impuissante à guérir. — Bienfait réalisé par Hahnemann. — Prescience et divination de Bichat. — La diagnose électro-homéopathique. — Simplification et abrégé. — Symptômes généraux et symptômes individuels. — Symptômes constitutionnels et symptômes spéciaux. — Il n'y a que des symptômes fonctionnels. — Recherche de l'agent, du véhicule et du siège des maladies. — Importance, dans tout diagnostic, du tempérament ou véhicule des maladies. — Les altérations du tempérament révèlent le trouble d'une fonction générale. — Moyens de reconnaître les tempéraments. — Localisation ou siège des maladies. — Les altérations organiques révèlent le trouble d'une fonction particulière. — Dédoublement du diagnostic. — Méthode abréviative et directe. — Supériorité de la diagnose électro-homéopathique.

§ 2. — Pronostic.

Définition du pronostic. — Son importance n'est que relative pour la médecine homéopathique. -- Phases et périodes de la maladie. — Jours critiques. -- Signes critiques. — Succession des états morbides. -- Naturisme dynamique. — Diminution des périodes, éviction des critiques signes et des métastases. — Issuede la maladie. — Présages allopathiques. — Présages homéopathiques.

CHAPITRE III

TRAITEMENT

Antidotes

La matière médicale. — Notre répertoire pharmacologique. — Etude des pathogénies de nos trente-cinq spécifiques complexes. — Conversion des symptômes en signes thérapeutiques.

§ 1er. Traitement.

Sphère d'action de nos remèdes. — Physiologie des quatre remèdes constitutionnels ; leurs indications thérapeutiques. — Le Nerveux. — Le Bilieux. — L'Angiotique. — Le Scrofuleux (Lymphatique). — Remarques sur l'étendue et la diversité d'action des remèdes constitutionnels. — Ils correspondent aux *fonctions générales* de la *vie humaine*. — La *dominante* du traitement. — Nécessité d'alterner les remèdes. — Le remède constitutionnel considéré comme remède préparatoire. — Malades de tempérament mixte. — Unité de la diathèse humorale. — Remède constitutionnel considéré comme remède spécial. — Physiologie des remèdes spéciaux ; leurs indications thérapeutiques. — Exemples de traitements appropriés *aux quatre tempéraments principaux*. — *Considérations générales* sur le mode de traitement par la méthode électro-homéopathique. — Remèdes employés comme moyens d'essai. — Diathèses occultes. — Les analogues.

§ 2. — Antidotes.

Erreurs de l'homéopathie simple en matière d'antidotes. — Gêne et suspicion dans l'emploi des substances. — Préjugés doctrinaires. — Notion vraiment homéopathique de l'antidote. — Nouvelle théorie de l'antidote. — Le véritable antidote d'un médicament, c'est *le médicament lui-même*. — Exemple de correction électro-homéopathique. — Confirmation expérimentale de la théorie.

CHAPITRE IV

MODE D'EMPLOI DE NOS REMÈDES

Préparations magistrales

Supériorité de la méthode électro-homéopathique. — Simplification du diagnostic. — Abréviation dans la durée du traitement. — Complexité des remèdes, simplicité d'action. — Simplicité dans le mode d'administration des remèdes.

§ 1er. — Préparations magistrales. Cure interne et externe.

Préparations magistrales exécutées par le malade. — Suppression des poudres. — Exemple donné par les médecins homéopathes. — Cure interne et cure externe se complétant l'une par l'autre. — Siège complet de la maladie.

§ 2. — Doses. Répétition. Alternance.

Les quatre formes de médicaments internes. — *Doses et puissances.* — Distinction entre la dose et la puissance. — Dilutions : leur mode de préparation. Leurs puissances ; modes d'emploi des puissances. Leurs doses : manière de doser. — Solutions : mode de préparation, doses et puissances. — Globules à sec : mode d'administration, doses et puissances. — Electricités liquides à l'intérieur. — *Répétition.* — Application de la loi de continuité. — Il ne faut jamais laisser le malade sans remèdes. — Petite supercherie des médecins homéopathes. — La répétition des doses est une question résolue. — Opinion de Bichat : « L'habitude émousse le sentiment. » — L'alternance confirme le principe de continuité. — L'alternance et la répétition des doses sont les deux piliers de la méthode électro-homéopathique, — *Alternance.* — Incertitudes de l'homéopathie simple sur ce point si important. — Les homéopathes militants et belliqueux. — Les homéopathes chercheurs et pacifiques : Aegidi, Soleri, Finella. — L'alternance est une question résolue. — Raisons scientifiques de l'alternance. — Modes d'alternance pour les dilutions, pour les solutions, pour les globules à sec. — Alternance de deux, de trois et de quatre remèdes.

§ 3. — Usage externe.

Véhicules des médicaments pour l'usage externe : eau, huiles et graisses, électricités liquides. — Bains. — Lotions.

— Compresses. — Aspirations nasales. — Gargarismes. — Injections. — Lavements. — Onctions. — Pansements onctueux. — Liniments et pansements huileux. — Suppositoires. — Boules vaginales. — Frictions. — Electricités prises à l'extérieur : bains, compresses, lotions, applications et frictions. — Indications particulières sur le mode d'emploi de nos remèdes. — Considérations générales. — Précision et clarté de notre méthode.

CHAPITRE V

DIÉTÉTIQUE ET HYGIÈNE

Moyens auxiliaires

La diététique homéopathique ; son rigorisme excessif. — Prohibitions arbitraires. — La salade et l'homéopathie. — Proscription des parfums. — Diététique électro-homéopathique. — Régime alimentaire des malades. — Exercice, travail, repos, heures des repas. — Etat moral des malades. — Leurs occupations, leurs distractions, leurs affections. — Force morale. — Cadre d'ensemble de la diététique. — Moyens auxiliaires. — Opérations chirurgicales. — Saignée. — Evacuation purgative. — Ni dérivation ni antagonisme. — *Extremis malis, extrema remedia.* — Pas d'exclusivisme. — Le changement d'air. — Climatothérapie. — Les Bains. — Eaux thermales. — Bains turcs. — Electrothérapie. — Médication psychique. — La suggestion. — Dynamothérapie. — La médecine universelle. — Synthèse médicale. — Prédominance de la thérapeutique médicamenteuse. — La matière médicale. — Ensemble de moyens curatifs. — Médecine de l'avenir. — L'homéopathie simple a commencé le mouvement de régénération. — L'homéopathie complexe, ou électro-homéopathie, le continue.

LIVRE V

Catalogue alphabétique des maladies avec leur traitement par les remèdes homéopathiques complexes.

Nice. — Imprimerie Niçoise, descente Crotti, 8.

REMÈDES ÉLECTRO-HOMÉOPATHIQUES

SYSTÈME PONZIO

P. PONZIO & Cie, Agents Généraux

NICE — AVENUE CARABACEL — NICE

PRIX-COURANT AU 16 MARS 1889

	Fr.	C.
Pharmacie avec 87 flacons, contenant 29 médicaments en dilutions alcooliques titrés aux dilutions 1re, 2me et 3me ; 5 flacons d'Electricités et 2 tubes de Granules Laxatifs..........	200	»
Pharmacie avec 29 médicaments en dilutions alcooliques titrés à la 1re dilution ; 5 flacons d'Electricités et 1 tube de Granules Laxatifs..........	75	»
Pharmacie de poche n° 1, contenant 27 tubes doubles de Globules, 5 flacons d'Electricités et 1 tube de Granules Laxatifs..........	72	»
Pharmacie de poche n° 2, contenant 27 tubes de Globules, 5 flacons d'Electricités et 1 tube de Granules Laxatifs..........	45	»
Pharmacie de poche n° 3, contenant 27 tubes de Globules et 1 tube de Granules Laxatifs..........	34	»
Pharmacie de poche n° 4, contenant 5 flacons d'Electricités..........	15	»
Electricités, 1 flacon..........	2	»
Dilutions alcooliques (1re, 2me et 3me), le flacon.	2	»
Tubes doubles de Globules en première, deuxième ou troisième dilution..........	2	»
Tubes ordinaires de Globules en première, deuxième ou troisième dilution..........	1	»
Tube de Granules Laxatifs..........	2	»
Pommades aux différents médicaments, le pot....	2	»
Suppositoires médicamentés, la boite de 12....	2	50
Boules vaginales médicamentées, la boite de 12.	2	50
Cigarettes anti-asthmatiques, la boite de 20.	2	50
Tubes fumigatoires anti-asthmatiques, la boite de 20..........	2	50

SECTION DE PARFUMERIE

Savon médicinal à base de *Scrofoloso*, la boîte de 3 savons 4 50

Eau Capillaire à base d'*Angioïtico* et *Électricité Blanche*, flacon de 150 grammes .... 4 »

Eau Dermique à base de *Scrofoloso* et d'*Electricité Rouge*, flacon de 150 grammes .... 4 »

Eau Dentrifice « base de *Canceroso* et d'*Electricité Bleue*, flacon de 150 grammes .... 3 »

LIVRES

Traité complet de Médecine Electro-Homéopathique. « Pathologie nouvelle, Thérapeutique nouvelle», broché .... 7 »

Relié .... 10 »

Electro-Homeopatia o Tratamiento de las enfermedades por medio de Remedios homeopaticos complejos .... 5 »

Guide to Electro-Homeopathy with the formula of remedies and their clinical indications........ 7 50

Manuel de l'Electro-Homéopathe cemprenant les notions principales sur l'Electro-Homéopathie et le traitement des maladies les plus communes.. 1 50

Nous tenons des questionnaires à la disposition de tous ceux qui en feront la demande, afin de rendre plus facile la tâche du malade qui ne saurait pas sur quels points doivent porter les renseignements nécessaires à la cure; les questionnaires imprimés en toutes les langues se trouvent aussi chez tous les dépositaires de nos remèdes Electro-Homéopathiques.

www.ingramcontent.com/pod-product-compliance
Ingram Content Group UK Ltd.
Pitfield, Milton Keynes, MK11 3LW, UK
UKHW021837190726
13855UKWH00001B/29